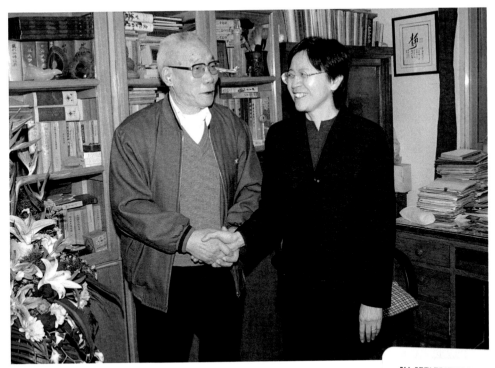

原卫生部佘靖副部长看望张珍玉先生

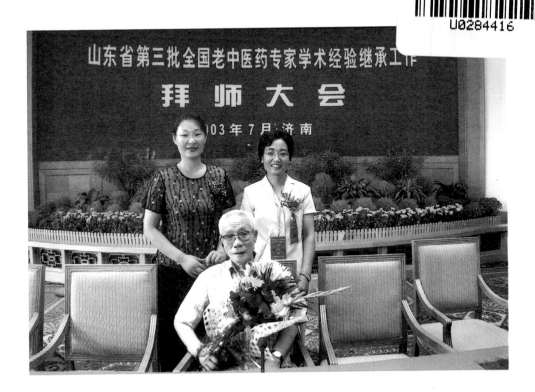

师带徒

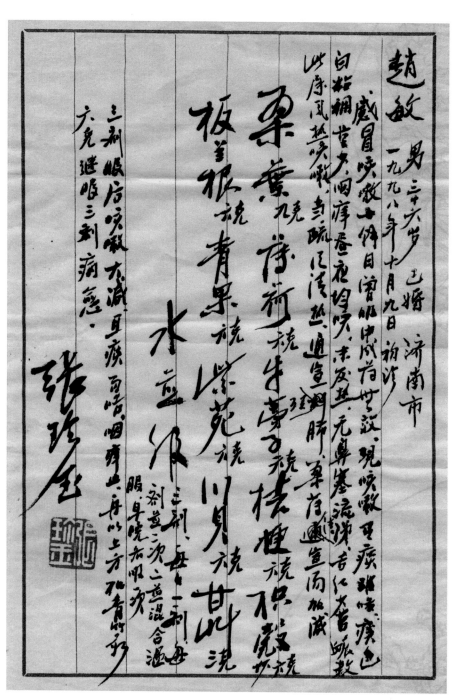

张珍玉先生手迹

张珍玉医学文集

魏凤琴　王小平　张惠云　主编

科 学 出 版 社

北　京

内 容 简 介

本书为张珍玉名医工作室建设项目成果之一，从生平传略、学术思想、论著辑要、医案精选、医论医话五方面，系统整理了张珍玉先生代表性的学术成就。其中，生平传略部分，让我们领略了先生习医、教学和临床的风采与令人难以忘怀的瞬间；论著辑要和医论医话，集录了先生生前的原著，并首次集录了先生生前未公开发表的教学资料，其中，医论医话的内容以发表时间先后为序，不仅让我们从字里行间原汁原味地体会到先生治学教书育人的点点滴滴，更能让后学者领悟到一位中医大家学术思想的形成脉络；医案精选真实呈现了先生的临床经验，体现了先生临证诊疗的特色，与验案相关的理论述要和分析内容，由张珍玉名医工作室成员完成，是我们对先生临证指导思想和思辨特色的研究发掘，记录着我们的心得，也是对我们继承工作成果的总结。

本书可供中医临床医师阅读。

图书在版编目（CIP）数据

张珍玉医学文集／魏凤琴，王小平，张惠云主编．—北京：科学出版社，2015.4
ISBN 978-7-03-043919-2

Ⅰ．张…　Ⅱ．①魏…②王…③张…　Ⅲ．中医学–临床医学–文集
Ⅳ．R24-53

中国版本图书馆 CIP 数据核字（2015）第 055138 号

责任编辑：郭海燕／责任校对：张怡君
责任印制：李　彤／封面设计：范璧合

科 学 出 版 社 出版
北京东黄城根北街 16 号
邮政编码：100717
http://www.sciencep.com

北京虎彩文化传播有限公司 印刷
科学出版社发行　各地新华书店经销
*
2015 年 4 月第 一 版　　开本：787×1092　1/16
2022 年 7 月第三次印刷　　印张：26 1/2　插页：1
字数：424 000

定价：128.00 元
（如有印装质量问题，我社负责调换）

本书编委会

主　编　魏凤琴　王小平　张惠云

编　委　（按姓氏笔画排序）

马月香　王小平　王玉芳

吴建林　张庆祥　张安玲

张惠云　鲁明源　魏凤琴

医乃仁术，自我为之

近日，接约为即将付梓出版的《张珍玉医学文集》作序。虽熟稔父亲为人、为学、为医，一时竟无从落笔。几经思量，清浅着墨，贻笑方家，亦代为序。

家父业医，悬壶一世，躬身杏林，执教杏坛。父常以"医乃仁术，自我为之"省己励人，毕生清心俭行，钻研不倦，行医无算，只求为传承弘扬中医国药尽绵薄之力。

父之从医，幼承家训，耳濡目染，潜移默化。初入门阶，诵读《医学三字经》、《药性赋》等浅易医书，后熟习《内经》、《金匮要略》、《伤寒论》等历代医家名著。父常言，身在杏林，学无捷径，亦无止境，必先继承传统，厚积学识，晓其医道，知其医理，待能明辨证候，方能施诊抓药，授人医学。其居行罕有外出觥筹交错，多为案头揽卷凝思，每有所得，畅然之余，均执笔记之。家父师古，但不拘泥。其以为，所涉猎古典，为前人心血所得，精髓所在。今人应习读思判，通读精研，去伪存真，与时运化；博大中医，自成体系，活为其魂，用之有方，取之不尽。为此，家父钻研医理，穷其一生，乐此不疲。

家父倾其一生，向学育人。教学相长，如切如磋，为其教学体验。家父常忆起初次行医之经历，时时告诫自己，行医治病，不敢怠慢；也常借此勉励后学，行医务必由虚务实，实践求真，切忌按图索骥，虚而不实。其一生谨记行医之道，时常醒己，治病救人，要及人之苦，敬畏生命。及至晚年，亦未敢忘问诊百姓，一来帮助患者、解除病痛；二来收集医案、促进教学，助力中医人才成长。其之所思所得，亦不抱守，或为教材，或为札记，抛砖引玉，留与后学。

该文集从生平传略、学术论著、医案医话等方面客观、全面地辑录了家父相关资料，编者为此付出了大量的劳动，在此一并深表谢忱！

张舍愚子

2014 年 11 月

前　言

　　张珍玉先生是我国著名的中医学家，理论造诣深厚，临证处方用药特色鲜明，疗效显著。先生事业的成功和业绩的辉煌，为后学者树立了楷模，令同道所称颂。为总结先生的成功经验，继承和发扬先生的学术思想、医疗经验，张珍玉名医工作室全面整理了张珍玉先生生前撰写的论文著作及临床验案，深入发掘和研究张珍玉先生学术思想及临证思辨规律的形成与发展脉络，以便能更好地传承张珍玉先生的学术思想及临证经验。

　　本书为张珍玉名医工作室建设项目成果之一，从生平传略、学术思想、论著辑要、医案精选、医论医话五方面，系统整理了张珍玉先生代表性的学术成就。其中，生平传略部分，让我们领略了先生习医、教学和临床的风采与令人难以忘怀的瞬间；论著辑要和医论医话，集录了张珍玉先生生前的原著，并首次集录了先生生前未公开发表的教学资料，其中，医论医话的内容以发表时间先后为序，不仅让我们从字里行间原汁原味地体会到先生治学教书育人的点点滴滴，更能让后学者领悟到一位中医大家学术思想的形成脉络；医案精选真实呈现了先生的临床经验，体现了先生临证诊疗的特色，与验案相关的理论述要和分析内容，由张珍玉名医工作室成员完成，是我们对先生临证指导思想和思辨特色的研究发掘，记录着我们的心得，也是对我们继承工作成果的总结。

　　尽管本书内容经张珍玉名医工作室成员的反复研究讨论，但是仍会由于种种原因，特别是我们自身能力和水平的限制，未必能全面准确地反映先生的思想水平，不准确乃至于不当之处在所难免，谨请同道批评指正。

张珍玉名医工作室

2014 年 12 月

目　　录

第一部分 生平传略

名誉不争，学术不让。

虚能引和，静可生悟。

——张珍玉

张珍玉（1920～2005），别号虚静。山东中医药大学教授，博士生导师。全国著名中医理论家、临床家。张珍玉先生1920年11月出生于山东省平度县的一个中医世家，16岁中学毕业随父习医。在其父指导下，他四大经典手不释卷，金元四大家之作孜孜以读，奠定了深厚的理论基础。20世纪40年代始独立行医，50年代已见成就，成为当地家喻户晓的名医。坚持中医发展遵循中医学自身规律，突出中医理论指导临床实践，擅长在中医理论指导下辨证论治内科、儿科及各种疑难杂病，用药味少，量轻，配伍精当，疗效显著，形成了重视脾胃、擅长治肝的诊治特点。

20世纪50年代青岛市中医学校成立，张珍玉先生作为优秀青年中医生首批被安排进修，1956年山东省中医进修学校成立，又作为师资培养对象首批被推荐入校，1958年作为高水平师资培养对象被选派赴南京参加卫生部主办的中医教学研究班进行深造，1959年入山东中医学院执教，成为该校中医基础理论学科的创始人和奠基者，开始了从事高等中医药教育事业的生涯，为中医事业培养了一大批优秀人才。先生自1978年开始招收硕士研究生，1987年开始招收博士研究生，2002年批准为全国老中医药专家学术经验继承人，开始师带徒。他治学严谨，多次主持自编教材，参加全国统编教材的撰写。编著、出版高校教材和学术著作20多部，发表学术论文百余篇，主持指导完成并获得了多项省部级科研课题奖。积数十年理论研究与临床实践经验，创立了"治咳之要在宣降"、"气分阴阳"、"脾胃分治论"、"肝失疏泄"包括"肝气逆"与"肝气郁"两证等广为学术界公认的新理论和成果。先后荣获"全国优秀教师"、"中华中医药学会成就奖"、"山东省科技兴鲁先进工作者"、"山东省卫生系统先进工作者"、"山东省有突出贡献的名老中医药专家"、"山东省名中医药专家"等荣誉称号，享受国务院政府特殊津贴，并被录入《英国剑桥大学世界名人录》、《中国当代名人录》、《山东省有重要贡献专家名录》。曾历任山东省第四、五、六届政协委员。先后任中华全国中医学会中医理论研究会委员，黄帝内经专业委员会顾问，中华全国中医学会山东分会理事、常务理事，中医基础理论委员会主任委员等。

一、习医——继承家业，博采众长

张珍玉先生1920年11月出生于中医世家，尊翁悬壶青岛，医术精湛，诊务繁忙，活人无算。为了能更好地继承家业，张珍玉先生6岁入私塾启蒙教育，9岁入西关小学读三年级，13岁高小毕业后入平度师范讲习所，1934年平度师范讲习所并入平度中学，他继

1

续就读于平度中学师范班。1936 年张珍玉先生 16 岁中学毕业后迁居青岛，随父习医，走上了以父为师的习医之路，边随父看病，在见习中学医，边通读背诵父亲指定的中医读本。第一步从内容浅显易懂的《医学三字经》、《药性赋》、《濒湖脉学》、《汤头歌诀》学起。学习的方法是从背诵入手，父亲要求甚严，经常过一段时间就"抽查"，提出其中的一句，要求必须熟练地往下背诵……功夫不负有心人，两年时间他四书全部背熟。继之转入了第二阶段的学习，攻读《素问》、《灵枢》、《难经》、《伤寒论》和《金匮要略》等医学圭臬，学习的方法仍然是背诵。尊翁的观点是：学习没有捷径可走，必须扎扎实实地学，打好基础，年轻时记忆力好，要多记多背，熟能生巧，临证时才能得心应手，举一反三。严师出高徒，得益于严父施教，张珍玉先生很快就有了扎实的理论功底。同时，经过数年随父见习，已较熟悉临床常见病证和诊病常识。以此为基础，他开始了理论与临床相结合的第三阶段习医经历：结合临床实践，加深理论理解。到了这一阶段的习医，随父看病时，父亲常结合病情，讲解相关经文。如对《伤寒论》"胃家实"之论，此前虽经父亲引经据典，反复讲解，但他理解并不深。随父见习时，见一位患者头痛，家父投以大承气汤，遂问其理。家父云："患者便秘拒按，苔黄脉洪，是阳明腑实证。阳明之热邪循经上冲，干扰清窍，故头痛。阳明经行于前，故痛位在前。用大承气汤以泻其实邪，邪去正复，头痛自然可愈。"至此他才真正领悟了"胃家实"之意。学过的理论知识在临床实践中得到了验证，这大大激发了他的学习兴趣和热情，坚定了学医的信念，学习由被动转为主动。学习的内容也开始向更深入和广泛发展，相继涉猎了《本草备要》、《本草经疏》、《景岳全书》、《医宗必读》、《西溪书屋夜话录》、《医林改错》及金元四大家之著作等历代名著，其中的妙文佳句均可脱口而出。张珍玉先生经历了随父见习的学医过程后，即转入门诊看病实习。开始他诊过患者，向家父汇报病情，说明理法方药，对证，才让开方；反之，父亲再给讲解。一次他诊断一个胃痛患者，处方柴胡疏肝散。父亲问其思路，他说："患者饭前痛，喜按，嗳气，乃胃虚肝气乘之，肝气犯胃，治应疏肝和胃。"父亲听后，点头称是。就这样，父亲的一次次肯定更加激发了他的自信心。经过一段见习和实习，他开始从父亲的"把关"，过渡到独立看病。令张珍玉先生刻骨铭心的是首次独立出诊，没有父亲在身边，面对患者时，紧张中乱了阵脚，忘记了问诊就匆匆切脉，许久也没有诊出是什么脉，只好反问患者那里不适，患者却答曰："你试过脉不知是什么病吗？"借尊翁之"光"，老先生给"小医生"竖起了下台的梯子："我咳嗽吐白痰，喘气困难，遇冷犯病，已经十几年了，回去问问令尊，再开方。"他揪着的心这时才放松下来，又切了脉，脉弦滑。回到家中，将诊病过程如实禀报，并开出二陈汤加味的处方，恭候家父教诲：此为外邪诱发痰喘咳嗽，应有解表药，小青龙汤加减更对证。正是经历了一次次刻骨铭心的磨炼，才成就了张珍玉先生在而立之年的精湛医术，如 20 世纪 40 年代他曾诊治一已过而立的男性患者，久患胃疾身羸但脉却弦大，他诊毕说："此脉症不合谓之逆，此疾难已。"未开处方，不久患者果逝。

幼承家学，医术高超，虽已声名在外，但张珍玉先生不满足于家学，父亲更渴望爱子博采众家，共同的心愿促使他带着强烈的求知欲望跨出了家门拜访名医，聆听高见，探究医理。当时青岛云南路颇有盛名的老中医谢文良先生便是其一。聆听谢老先生阐述"春夏养阳，秋冬养阴"之理：春夏温暖，阳气旺盛，阳生阴长，生机蓬勃，万物争荣，此时应当顺应自然之势，保护生发的阳气；秋冬寒凉，阳杀阴藏，阴气当令，万物收藏，此时应保护主令之阴气。谢老先生的论述启发了他在以后的行医生涯中，重视中医整体观念，强调天人合一、因时制宜，不仅形成了临床治病考虑时令气候、用药勿伐天和的诊治特点，而且开阔了眼界加深了对中医药理论的理解：四物汤是补血的首方、要方，其配伍之巧妙正是阴阳动静结合整体观的体现。大自然有春夏秋冬，万物有生长收藏，春夏为阳，主生长，秋冬为阴，司闭藏，阴静阳动，无动则无以静，无静亦无以动，动中有静，静中有动。四物汤中，川芎为春，当归为夏，二者主动，白芍属秋，熟地系冬，二者主静。动静配合，所养之血，才是有生机的活血……

正当他满怀希望，拜医求教，如饥似渴的时候，时局的混乱动荡不安，打破了年轻人的求知"梦想"。张珍玉先生博采众家的求知之路因此中断，习医之路又返回到了刻苦自学这一最可靠的途径和方法，这期间他在诊病之余，更是四大经典之作爱不释手；金元四大家之著孜孜以读；赵献可、李中梓、张景岳之论张口即出；缪希雍的《本草经疏》、吴崑的《医方考》、王旭高的《西溪书屋夜话录》等更为推崇。

张珍玉先生习医、业医均在自家诊所，所以诊病兑药，乃至药品加工炮制，常用膏丹丸散的制作等，事事必亲自动手，身体力行。这为全面认识药物，灵活运用药物，造就"大医"、"上工"，打下了坚实的基础，具有重要意义。他业医的20世纪40年代，西医已盛，中医备受当局欺凌，大有欲以法制扼杀之势，大医院绝无中医立足之地。中医都是民间作坊式的自家诊所，身无绝技，便无生存之机。张珍玉先生得严父指教，受益于背诵经典、名著及传统的学中干、干中学，医术提高很快，50年代已见成就，虽非神医，上工是当之无愧。1952年青岛市中医学校成立时，他作为优秀青年中医首批被安排进修，主要学习西医课程。学习结束后，不少人弃旧从新，改业西医。而他通过西医知识的学习对中西医理论有了更辩证的认识：中西医理论体系不同，但殊途同归，研究的对象都是人，中医理论强调从整体、宏观、动态、功能角度把握人体生命规律，西医理论则注重了从局部、微观、静态、解剖角度把握人体生命规律。二者各有所长，各有所短，学习西医知识应该为我所用。通过这次的进修学习，更加坚定了他从事中医事业的决心和信心。

二、教学——教书育人，拓展思路

1956年党和政府为振兴中医事业，决定建立中医自己的学校，山东省中医进修学校应运而生。山东省著名老中医、时任山东省卫生厅副厅长的刘惠民慧眼独识，同年，张珍玉先生被选调到山东省中医进修学校任教。36岁的他随即告别了妻儿老小，奔赴位于济南历城县灵岩寺的寺庙（当时山东省中医进修学校校址）中教书。

从临床到教学，对张珍玉先生来说是一个人生的转折点和考验。自己没有教学经验，当时学校刚成立，又没有教材……真是无从下手。凭借着自己坚实的理论和临床功底……他边学习，边备课教学，白天上课，晚上自己动手编写教材。他分类选编的《黄帝内经摘要》教材在20世纪60年代由山东人民出版社出版。这期间他既体验到了初涉教学的艰辛，更体会到了教学相长的快乐。如学生"带脉起于季胁，环腰一周，起于季胁哪一面"、"脑为奇恒之府，中药并没有入脑的药物，临床上怎样治疗脑病"等问题，问住了他。他通过查阅资料，认真思考，结合临床体会，并和同学展开讨论的结果是：带脉起于季胁的两面，环腰一周，如束带然；因心主藏神，为五脏六腑之大主，肝主藏血，肾主藏精，生髓而通于脑，因此，脑病中医临床多从心肝肾辨证论治，而临证脑病实多治心，虚多治肾……问题的解决，是一个教学相长，如切如磋的过程，而且理论联系实际的阐释，更使教学的过程生动而具体。由于教学成绩优秀，1958年张珍玉先生作为高水平师资培养对象，被选派赴南京参加卫生部主办的中医教学研究班进行了一年多的深造学习。1959年他奉命登上了山东中医学院的讲台，真正开始了献身高等中医教育的执教生涯，担任学校中医基础理论教研室主任，成为学校中医基础理论学科的创始人和奠基者。他为国家的中医教育事业，奉献了近半个世纪的辛勤耕耘。

张珍玉先生从事中医药高等教育伊始，同样面临着教学内容和教材的问题，为更好地提高教学质量，适应教学的需要，他潜心研究教学内容和教学规律，致力于编写适应不同层次学生的教材。20世纪60年代出版了本科自编教材《黄帝内经摘要语释》，并参编了全国中医院校本科试用教材《中医诊断学》（第二版）；70年代参编全国高等医药院校中医院校本科《中医学基础》；80年代先后担任国家卫生部高等医药院校中医专业教材编审委员会委员，主持自编了山东中医学院首届本科少年班教材《中医学导论》、《脏象经络学》、《病因病机学》，参编全国高等医药院校教材《中医基础理论》；90年代主编全国高等医药院校专科教材《中医学基础》。

办学初期，学校师资力量薄弱，为适应时代发展的需要，从20世纪60年代始张珍玉先生先后承担《中医基础理论》、《内经》、《中医诊断学》、《中医各家学说》、《难经》等多门中医基础课程的本专科教学工作。张珍玉先生是在严谨的治学环境中学医，在实践中习医。正是因为这严谨与实践，从小受过的师范教育和后来的教学深造，造就了他朴实无华、深入浅出、生动形象、深受学生喜欢的教学方法。

他在本科及专科课堂教学中强化基本概念、基本理论、基本原理等"三基"知识的基础上，特别注重学生能力的培养，"授之以鱼"的同时，又"授之以渔"。如在讲授完《中医基础理论》课程后，他喜欢提出这样的问题：我们这一学期学习的《中医基础理论》这门课程都讲了些什么内容？这时学生都会争先恐后地将《中医基础理论》课程从绪论到阴阳五行脏腑经络直至治则治法的目录从头到尾说一遍。这时，他总会和蔼地说："同学们学习的不错，掌握了这门课程的基本内容，但从我们这门课程的系统性而言，应该是以整体观念为指导思想，以精气阴阳五行学说为论理工具，以脏象经络精气血津液为理论核心，以辨证论治为诊疗特点。"在轻松的教学气氛中，既让学生掌握了基本内容，同时又在潜移默化中培养了学生对知识由博返约，系统总结的能力……

对于经典课程《内经》的教学内容，始终存在仁者见仁，智者见智的现象，但张珍玉先生的教学，总是让学生有一种焕然一新的感觉。当学生请教：《灵枢》有"终始"篇，其中之"终始"为什么不是"始终"时他说到，凡事皆有始，却未必有终，所以要提示"善始善终"，否则有可能"不了了之"，言"终始"旨在突出终，有终肯定有始。诸如此类的现象，经典、古籍中不乏其见，寓意颇深，这就是科学。科学就源于我们对自己生活的环境中诸多现象和元素的认真观察，仔细揣摩。这种方法是一切科学发现的启源。他的这种教学方法看来似乎原始、落后，但它让学生更贴近中医学，更了解中医学，更深刻地认识了中医学。

张珍玉先生近半个世纪的教学成就，莫过于为中医事业培养了一大批各层次的优秀人才。他自1978年开始招收硕士学位研究生，1987年开始招收博士学位研究生，2002年成为全国老中医药专家学术经验继承人，招收师带徒学员，共培养硕士 17 人、博士 24 人、师带徒 2 人，其中有 6 人已成为博士研究生导师、3 人获得霍英东教育基金会全国高等院校青年教师奖，学生遍及国内外，真可谓桃李满天下。

张珍玉先生教学坚持遵循中医学自身的规律，强调中医教学，不仅是为了传授知识，更重要的是培养中医学的思维方法，只有沿中医理论形成的固有思路去学习理解中医，才能学到原汁原味的中医，中医学思维方法的培养，是学好中医最行之有效的方法，更是学习中医的基础。如他在 80 高龄给全校师生做"中医理论与临床"的专题讲座时，讲到活血化瘀药的组方用药规律，提出，《伤寒论》活血化瘀方，如抵当汤、抵当丸、桃仁承气汤等，为什么不用红花？大家的直觉是当时没有红花。他强调，《金匮要略》的红蓝花酒，即是用红花。这就是如何用中医思维方法认识药物的问题，中医理论强调"近乎天者亲乎上，近乎地者亲乎下"，一般而言，花、叶、子有向上、向外生长之性，治上焦病；而根有下行、内收的趋向，多用治下焦病。红花是"花"有上行之功，而《伤寒论》所治瘀血在下焦，故不用红花。所以后世的生化汤、少腹逐瘀汤等都没用红花。他说到，这就是认识中药的思路，只有沿中医学的思维方式，在中医理论指导下去分析和认识药物才叫中药。你在处方中写的是中药名，但如果不是在中医理论指导下开的方，而是在现代药理指导下应用的，那就不能称其为中药方。他的教学方式就是这样深入浅出，从日常教学的点点滴滴中培养学生的中医学思维方法。

张珍玉先生读书以"读无字处"即发现别人发现不了的问题而著称，每当学生问及怎样才能达到如此的境界，他总是淡然一笑说："无他，具备了中医学的思维方法，沿中医学自身规律去认识中医问题而已。"他常告诫自己的学生，你们是中医学的博士、硕士，而不是西医学的博士、硕士，一定要牢记自己的使命，坚定地站在中医立场上，研究中医理论，应用中医方法，为继承与发扬中医学而不断努力。可见，中医学思维方法的培养是能否学好中医的至圣法宝，张珍玉先生重视培养中医学思维方法的教学方法可谓是抓住了学好中医的命脉。

三、临床——重视脏腑，医德高尚

张珍玉先生在临床实践中既重视理论对临床的指导作用，更强调要总结临床，深化理论。他常说，中医理论源于临床，临床是理论的源头活水，离开了中医临床，理论就成了无源之水，无本之木。因此，中医理论的完善发展和创新离不开临床，为解决临床实际问题，深化相关理论学习，理论的深化，反过来又能提高临床疗效，二者相得益彰。作为一名合格的中医，只是疲于每天应付临床是远远不够的，而是要善于总结经验，发现临床存在的问题，深化理论以提高疗效，这也是中医现代化的需要，更是中医理论得以发展创新的有效途径。

当今社会，由于激烈竞争、生活节奏加快、人们精神紧张、心理障碍及人际关系不和等因素而罹患的临床病症日渐增多。张珍玉先生敏锐地观察到了这一临床现状，并于 20 世纪 80 年代始深入研究了中医内伤情志致病理论和肝主疏泄调畅情志的肝脏象理论，结合大量的临床实践提出，诸病皆可从肝治的理论。在张珍玉先生肝失疏泄理论指导下，治疗经前期综合征肝气逆证新药——经前平颗粒和治疗肝气郁证的新药——经前舒颗粒，为众多女性患者解除了病痛，为女性健康多了一份保障，并取得了很好的社会效益。如一位姓孙的女士患经前期综合征已 5 年，每次月经来前 8～10 天，她便开始烦躁易怒、情绪不安，双乳胀痛不能碰，甚至与衣服接触或走路时，也感到胀痛、头痛。上述症状常常要持续到月经来潮后才逐渐消失，让她痛苦不堪，正常的生理现象，在她看来不亚于刑罚。在北京西苑医院，她接受了经前平颗粒的治疗。服药第一个疗程结束后，她的烦躁易怒、头痛诸症明显减轻，乳房胀痛消失，自觉较前精神状态有明显的好转。服完第二疗程后，头痛消失，烦躁易怒、乳胀轻微，小腹胀痛由服药前的重度变为轻度，经质变为正常。服药前后血、尿、便常规检查均正常，服药过程亦无不良反应发生。经前平颗粒让孙女士消除了月经恐惧症。

辨证论治是中医治疗学的特色和精髓，张珍玉先生从事中医临床 60 余年，临证强调辨证论治，特别重视脏腑辨证，积累了丰富的诊疗经验。如提出"治咳之要在宣降"，"肝脾肾并调治泄泻"，"诸病皆可从肝治"，"治消无分上中下，唯取都气加黄芪"，"脱发治肺"，"治心悸不在养而在调阴阳"等观点，并在对"治咳之要在宣降"理论深入研究的基础上，结合因时制宜的治疗理念，张珍玉先生提出，由于气候的变化，时代的变迁，以及饮食条件、居住生活条件的改变，当今人们多体质壮实、阳盛有余，故外感风寒，多从热化。依据中医学辨证求因的原则，外感咳嗽多属风热咳嗽，影响肺的宣发功能，气不得宣，冲逆激荡而发，治以清热疏风，宣肺止咳。自拟"桑薄清宣汤"一方，临证加减治疗外感咳嗽，常获神效。自创"黄芪益气汤"加减治疗脱发；自拟"参芪紫癜汤"治疗血小板减少性紫癜、过敏性紫癜；祖传验方疗口疮等，疗效显著。

张珍玉先生临床辨证论治，疗效显著的验案不胜枚举，体现了中医理论指导临床、灵活化裁古方的特点，且对于不少疑难杂病，亦常有意想不到的治疗效果。如知柏地黄丸加减治愈不射精案；柴胡疏肝散合四君子汤加减治愈咬牙案；逍遥散加减治愈血精案、乳泣案；逍遥散合四君子汤加减治愈触按腰腹嗳气案、腋下汗出案；参苓白术散加减治愈夜半子时手足麻木案；补中益气汤加减治愈食后头痛案；瓜蒌薤白半夏汤合逍遥散加减治愈纵隔囊肿案；白头翁汤加减治愈冬季菌痢案；银翘散加减治愈口疮案……可谓辨证中肯，效如桴鼓。

做临床突出中医理论指导下的脏腑辨证论治，是张珍玉先生的临床诊疗特点，更是他重视理论与临床相结合学术思想的体现。张珍玉先生深谙中医治病之理，他常说，中医治病的原理，在于利用各种治疗手段调动和激发人体的自我调节功能，激发人体固有的愈病机制，从整体上补偏救弊，从而达到扶正驱邪而愈病，这种以人为本，将人的"正气"放在主导地位的主导思想，形成了他"重视正气，以人为本"的治疗理念。体现在他的处方用药中，则是尊古但不泥古，善仿经方、古方之义，灵活化裁。常用方剂有：逍遥散、四君子汤、柴胡疏肝散、四逆散、参苓白术散、二陈汤、平胃散、补中益气汤、枳术丸、左金丸、银翘散等。其组方量小力宏，配伍严格，简洁精练，主攻明确，且注意顾护正气，以人为本。

张珍玉先生是全国老中医药专家学术经验继承人、山东省有突出贡献的名老中医药专家、山东省名中医药专家。他的医术名扬四海，医德更是有口皆碑。"医乃仁术"是他的座右铭，他在几十年的执教生涯中，传授"医乃仁术"的精髓，早年有专论谈"医乃仁术"，他认为"仁义"是儒学思想的核心，"精诚"是中医学家为医之道的总结，也是做医生的准则。儒者与医者皆求"仁义"、"精诚"。仁者爱人，医者精诚，若能俱而备之，"则与医道无所滞碍，而尽善尽美矣"。为医当精诚，首先要精，精是诚的基础，诚是精的目的。精之诚须博极医源，恒心不倦，勤求古训，博采众方，用心精微，潜心经典医籍，集众家之长，不耻下问，且不可自矜，以至精之术，以仁爱之心，拯救病厄，博施济众，唯有如此始能达到孙思邈所说的"智圆、行方、心小、胆大"的医疗境界，否则只求名利，自逞后快，甚不仁矣。

张珍玉先生不仅是医疗战线上"医乃仁术"的传授者，更是"医乃仁术"践行者，在他几十年的行医过程中常见仁术之举——对所有求诊患者不论是乡村贫困农民，还是城镇权贵；不管是平民百姓，还是政府官员；也不管是国民亦或外国人都一视同仁。他常说，作为一名好医生，对患者既要严肃认真，又要和蔼可亲。因此，他在临床诊察过程中，体贴患者不愠不躁，询问病情根据需要，闲话不多说，认真仔细一丝不苟。患者贸然到家中造访，他从不厌烦；有人忘记"挂号"，他照看不误；四面八方的各种求治信件，他在百忙中都一一回复，是为了能让尽可能多的患者得到就诊机会，更是为了让学生多见识一些病种。他80高龄时仍坚持门诊，一般从早晨7点多工作至中午12点多，有几次他感冒还带病坚持门诊，此情此景，不仅让学生，更让求诊的患者感动不已。他临证用药以药性轻灵，药味少，药量小见长，堪称经方一派，临证时，不需吃药的便不开药，3剂药能愈的不开6剂，廉价药能解决的不用贵重药，既节省了药材避免了浪费，又减轻了患者的经济负担，被患者称为"给老百姓看病的医生"，更体现了"医乃仁术"的真谛。在市场经济浪潮冲击的今天，张珍玉先生高尚的医德医风，展现了一代名医的优秀品质，更为我们树立了楷模，指明了今后努力的方向。

张珍玉先生从医、执教60余年，几十年如一日，呕心沥血，为百姓解除疾苦，为学生传道授业解惑，赢得了人民的尊重和学生的爱戴，一位博士生在她的文章中，谈了她与张珍玉先生初次相逢的感触，从中我们或许能够体会到张珍玉先生的人格魅力，她说："记得第一次见到张珍玉先生，是在一次研究生毕业论文答辩会上。有些瘦削的面庞，精短的华发，平静而凝练的目光，如一湾深泓。只那一面便很难忘却了。之后常去门诊上的缘故，也就多次见到先生，依旧是那略显瘦削的面庞，精短的华发，平静而凝练的目光，然而每次我都被这种平静震撼着……它是什么？翻开心灵的辞典，我找到了答案，这涌动在宁静之中的力量，便是无形的博大啊！我又一次被震撼了。一位诗人这样说：'太阳无语，自是一种光辉；高山无语，自是一种巍峨；蓝天无语，自是一种高远；大地无语，自是一种广博。'这不语的宁静，正是躁动之心所不能企及的真知吧！"正是被张珍玉先生的大家风范所折服，她2005年报考了张珍玉先生的博士研究生，但随着张珍玉先生2005年5月23日的仙逝，她永远失去了随他探讨真知的机会，成为了终生的遗憾；但张珍玉先生高尚的医德医风和宁静致远的人格魅力，将是她和我们后学者一生的楷模。

第二部分 学术思想

张珍玉先生是全国著名的理论家、临床家，学术造诣深厚，在张珍玉先生倾尽毕生精力的习医、教学、临床、科研中，他不断总结创新，形成了自己遵循中医自身发展规律，继承发展中医理论，有效指导中医临床，进行中医研究的思路。提出了诸多代表性的学术思想。

一、经典是中医理论的源头活水

1959 年张珍玉先生调入山东中医学院，担任学校中医基础理论教研室主任，成为学校中医基础理论学科的创始人和奠基者，开始了中医理论研究的历程，他特别重视中医经典理论的研究，经常说，中医学之所以富有生命力，在于它理想的临床疗效，而好的疗效源于中医理论的指导，中医理论的根基就是《内经》、《难经》、《伤寒杂病论》等经典之作，这是中医理论的源头活水，因此，重视中医理论研究必须从深入研究中医经典著作入手。他从医数十载，自少随父习医起，即熟读背诵中医经典名著，精辟之处烂熟于心，颇有体会。自20世纪50年代始从事中医经典著作《内经》教学，很多人学习《内经》感觉其理论不但文字深奥难懂，而且内容比较零散，系统性不强，通过对《内经》的深入学习，他提出，《内经》本身的理论有很强的系统性，如《素问·平人气象论》篇虽然涉及呼吸、虚里、四时平病死脉等诸多内容，但所有理论都以"胃气"一线贯之，是从不同角度论述了胃气的重要性。此外《内经》篇与篇之间亦有密切关系，如《素问》第一篇上古天真论，主要谈天真之精；第二篇四气调神大论，主要谈调神；第三篇生气通天论，主要谈阳气，而精气神为人身三宝，三者又密不可分。积多年研究《内经》等经典理论的成果，他分别于20世纪60年代独著出版了《黄帝内经摘要语释》和主编出版了《灵枢经语释》；80年代独著出版了《内难经通论》，并在山东中医学院学报连载研读《内经》的体会文章"读《内经》札记（一）至（八）"，及至晚年张珍玉先生虽已成中医名家，临床上工，对经典名家著述仍手不释卷。尤其是《内经》、《难经》等常置于桌案床头，潜心研究，并将读书心得一一记下，以示后学。

对经典著作的研究，张珍玉先生提倡"学以致用"、"古为今用"的研究思路，反对为经典而经典，为文献而文献的研究方法，将经典理论验之于临床，从实践中找答案，真正体现了读经典、做临床的思想理念。如他曾治一患者，女，42 岁，头发全脱 5 年有余。起始梳头发落，渐至头发渐疏，头皮外露。虽多方医治，未有效果，心理压力极大，后求治于先生。初诊之时，虽天气炎热，患者仍头戴帽子，帽檐四周装以假发。详诊之，患者素日少言懒动，动则气喘，易于汗出，舌脉如常。观其前医所用方药，皆以养血补肾为治，且汤丸并用，却均无疗效。审证求因，病属肺虚卫弱，毛发失养。治当补肺固卫，益气和血，以黄芪益气汤加减。服 20 剂，头部已见细微黄色嫩发，药已中的，效不更方。继服原方 10 余剂，头发渐黑且粗壮。随将原方倍量，研粉蜜丸服之，以图后效，三个月后，黑发全生，一如常人。这一"脱发治肺"的新观点，正是张珍玉先生研经典做临床的体现，根据《灵枢·经脉》篇有"人始生，先成精……皮肤坚而毛发长"，《素问·痿论》中有"肺主身之皮毛"，《难经》有"损其肺者，益其气"等经典医理，通过多年理论指导临床的验证，取得了满意的效果。20 世纪 90 年代，张珍玉先生明确提出"脱发治肺"的新观点，自创"黄芪益气汤"一方为主加减，治疗脱发，疗效甚佳。张珍玉先生执教数十年，一向理论、实践两不误。为使经典理论跳动出更多符合时代的音符，他总结自己经典研究的心得，20 世纪 70 年代公开发表了有关《内经》的病机十九条临床应用、《内经》的五郁及其临床意义及简论《金匮要略》等；80 年代在山东中医学院学报连载了"读《内经》札记（一）至（八）"等多篇代表他经典理论的研究论文。文中不乏他研读经典的真知灼见，经典指导临床的体会。诸如"肾气是肾的阴活力和阳活力的总称"；"阳加于阴谓之汗，除指脉象的意义外，还指汗是阴液通过阳气的宣发出于肌表而成的"；"邪之所凑，其气必虚之虚，有整体之虚、局部之虚和暂时之虚的不同"；心为阳中之阳，肺为阳中之阴，心有实热之邪，可以用苦寒直折，而肺有实热之邪则应慎用苦寒，以防伤阴，心火移肺之火，始可用黄芩，更有他以经典理论指导临床，效如桴鼓的验案：《素问·咳论》中有"五藏六腑皆令人咳，非独肺也"之医理，指导临床治一 50 多岁女性患者，至冬发咳则尿出，已 3 年，以补中益气汤加减，咳尿皆愈；《素问·至真要大论》中有"诸寒收引，皆属于肾"之论，指导治疗一男性阴茎勃起痛患者，投与肾着汤加葫芦巴 3 剂而愈。《灵枢·终始》有"阴阳俱不足，补阳则阴竭，泻阴则阳脱。如是者，可将以甘药，不可饮以至剂"之论，指导临床从脾胃调治脉压差小之病证，收效显著。

二、传统"补土派"理论需要深化完善

"补土派"是中医学发展史上具有代表性的学术流派之一。金元四大家之一的李杲是"补土派"的代表，李杲师从于张元素，尽得其传而又独有发挥，通过长期的临床实践积累了一定的经验，提出"内伤脾胃，百病由生"的观点，形成了独具一格的脾胃内伤学说。因为在五行当中，脾胃属于中央土，因此他的学派也被称作"补土派"。

张珍玉先生深研《内经》及李杲《脾胃论》等的脾胃理论，继承传统"补土派"的精髓，强调脾胃为元气之本，是人身生命活动的动力来源，突出强调脾胃在人体生命活动中的重要作用。强调指出，元气是健康之本，而脾胃则是元气之本。命门虽为先天之本，生命之根，是人由胚胎生长发育成人的原动力，但既生之后，人体的生长发育，一切生理活动，全赖脾胃水谷精气的维持，故《素问·平人气象论》说："人以水谷为本。故人绝水谷则死。"所以有"得谷者昌，失谷者亡"的定论。先天禀赋再足，若没有后天脾胃的充养，就难以维持生命。因此，在既生之后的生命活动中，脾胃占有更为重要的地位。20世纪 90 年代张珍玉先生就指导研究生以"脾胃病用药规律"和"脾脏象理论"为题进行了探讨，深化了中医脾胃理论，后续研究创新性地提出了中医"大脾胃"概念，开展了基于"脾藏意、主思"理论的脾脑相关性系列研究。

继承李氏"补土派"脾胃理论重视脾的生长与升发的特点，张珍玉先生临床用药具有

顾护脾胃、药偏温补的特点，张珍玉先生强调，人体固有的抗病、愈病能力，是脏腑气血功能活动的综合体现，它源于先天，养于后天，脾胃化生的水谷精微是其发挥作用的物质基础；药食入口，依赖脾胃纳化输转，升降斡旋，上至心肺，下达肝肾。一旦脾胃受损，不仅化源不足，抗病、愈病能力低下，而且中土闭塞，药物难达病所，所以古人有"胃气一败，百药难使"之箴言。先生深谙脾胃功能的重要性，并创造性地将脾胃学说运用于内、外、妇、儿各科临床，强调无论外感、内伤当处处顾护脾胃。特别在治疗内伤疾病方面，先生在辨证论治的基础上，每方必用砂仁、甘草，目的是醒脾和中，温运脾阳，使升降枢机运转自如，达药于病所。先生强调，传统"补土派"理论，对脏腑间相互影响的认识只重视了脾胃和肺、肾的关系，而对脾胃和心、肝的相互影响则略而不详。但是，内伤多不足，其病多见虚证或虚实夹杂之证，无论病在何脏，补虚不可忽视中焦化源，如养心以当归、丹参、远志等合参、苓；益肾用六味地黄配参、术；补肺更是依据土生金而立方；至于肝病，多见木亢乘土或木不疏土，治疗以疏肝理气与健脾和胃并投。先生继承了李杲之说，认为内伤病多损害脾胃之阳，故用药偏于温补，寒凉药物，用之慎之又慎，若确需使用，一般见效即退，或以温药调和药性，使脾胃之阳免受戕害。

同时，在深入研究传统"补土派"在脾胃气机升降理论方面重视脾的生长与升发属阳而忽略胃气降浊属阴理论的基础上，结合后世叶天士有鉴李氏之偏，提出的脾胃分论，创养胃阴法，以弥补东垣升脾有余而降胃不足之缺憾的理论，结合山东地区四季分明、冬夏较长的气候特点，学贯南北，兼收并蓄，在临床实践中既重视脾阳，也重视胃阴，得其偏而成其全，效果显著。如对于外感，先生认为，今人体质偏阳热，外感以风热居多，治宜清宣、清解，但热邪最易伤阴，故热甚可加芦根以清热生津、保护胃阴；若口渴、便干、舌红绛，当合生地、知母清热滋阴以保胃气；热病后期，余热不退，可仿竹叶石膏汤，清补气津，和胃护中。对于脾胃素弱，反复感邪者，应于表邪已解之际，用人参或白术和中补虚，增强体质。

张珍玉先生深入研究经典"升降出入，无器不有"（《素问·六微旨大论》）和"百病生于气"（《素问·举痛论》）的气理论，结合临床实际，重视气的研究，特别是对气机升降理论作了全面阐述，提出"气机升降，无处不在；升降失常，多病共具"的新观点，并从气机升降角度对脾胃理论进行了深入的阐述，发展了传统的脾胃理论。张珍玉先生强调，脾属湿土，性喜燥而恶湿，体阴而用阳，以升为主；胃属燥土，性喜湿而恶燥，以降为主，共同完成饮食物的消化吸收，是升清降浊的枢纽。脾胃健运，就能维持"清阳出上窍，浊阴出下窍；清阳发腠理，浊阴走五藏；清阳实四肢，浊阴归六腑"（《素问·阴阳应象大论》）的正常升降运动。若脾胃气虚，升降失常，则内而五脏六腑，外而四肢九窍，都会发生病变。因而，脾胃升降失常，是脾胃病理的又一重要方面。它可以引起上、中、下三焦及其所络属的脏腑的各种病证。因此，生理上，气机升降相因，二者不能偏执；病理上，气机升降失常，二者不能偏颇。脾升和胃降相反相成，是矛盾的两个方面。脾病主要表现为脾气不升，致有"清气在下，则生飧泄"之患；胃病主要表现为胃气不降，则有"浊气在上，则生䐜胀"（《素问·阴阳应象大论》）之忧。因此临床上治脾病以升为主，常用辛甘温之剂以助其升举之性，可选方剂如四君子汤、补中益气汤等，擅用药物如人参、黄芪、白术、砂仁、甘草、柴胡等以健脾助升，亦同时配伍降胃之品，如陈皮、枳壳之属；治胃以降为顺，常用辛苦通降之剂以顺其降，常用方剂如枳实导滞丸、承气汤之类化裁，擅用药物如苍术、陈皮、厚朴、枳壳，亦同时配伍健脾升清之药，如人参、白术等。当然临床有时也见治胃病反治脾用升药，治脾病反治胃用降药，所以先生有时说，治脾亦是治胃，治胃亦是治脾。但这并不是说治脾治胃不分，而是因脾病而影响到胃之降浊时升脾可降胃，胃病影响到脾之升清时降胃可升脾。如此则用药主次分明，脾胃升降有序，所配佐药更可获相反相成之效。

张珍玉先生不仅全面继承传统"补土派"理论的精髓，而且注重发展创新，在理论上，完善了脾胃分治理论体系；在用药规律上，从临床实际出发，脾胃同治，既重脾阳气升，又不忽略胃阴气降，继承和发展了"补土派"理论，成为齐鲁补土流派的代表。

三、中医临床以脏腑辨证为核心

张珍玉先生作为全国著名的理论家、临床家，不仅具有坚实的理论基础，还善于将理论与实践有机结合，积累了丰富的临床经验。他在实践中既重视理论对临床的指导作用，更强调要总结临床，深化理论，提高疗效。他常说，从中医理论形成的自身规律而言，中医理论源于临床，临床是理论的源头活水，离开了中医临床，理论就成了无源之水，无本之木。因此，中医理论的完善发展和创新离不开临床，为解决临床实际问题，深化相关理论学习，理论的深化，反过来又能提高临床疗效，二者相得益彰。张珍玉先生从事中医临床60余载，临证强调辨证论治，特别重视脏腑辨证，提出了"诸病皆可从肝治"等一系列学术理论，体现了张珍玉先生强调理论指导临床，重视脏腑辨证的学术思想。

（一）诸病皆可从肝治

当今社会，由于激烈竞争、生活节奏加快、人们精神紧张、心理障碍及人际关系不和等因素而罹患的临床病症日渐增多。张珍玉先生敏锐地观察到了这一临床现状，并于20世纪80年代始深入研究了中医内伤情志致病理论和肝主疏泄调畅情志的肝脏象理论，结合大量的临床实践提出，"诸病皆可从肝治"的理论。五脏六腑，肝最为要，内伤杂病，肝病首当其冲。肝主疏泄，人体男精女血之藏泄、情志之畅达、气机之协调、血与津液之输布运行及饮食物之消化吸收，皆赖肝之疏泄、条达。足厥阴肝经下起自足上至于头，与许多脏腑器官相联络。若肝失疏泄，气机不畅，则不仅导致肝经所过部位胀满疼痛，而且气滞日久，影响精、血、津液的输布运行，则致血瘀痰阻，进而导致癥瘕积聚、月经不调、阳痿不举等病证。肝主疏泄，调畅气机，能协调脾胃气机升降，促进脾胃对饮食水谷的消化吸收作用。且心肝之血互养，肝肾精血互化，肝肺气机协调，肝肾藏泄有度。若肝失疏泄，肝气横逆，乘脾犯胃，致脾失健运，胃失和降，而见脘腹胀痛、呕吐泄泻之症；若肝郁化火，木火刑金，肺降不及，则见气逆而咳；扰动精室，影响肾脏，则致遗精梦泄；伤及心血，扰及心神，则为失眠多梦。故清·魏玉璜称"肝为万病之贼"。肝失疏泄分太过、不及两端。疏泄太过者名曰肝气逆，以气病为主，因气属阳，易动易升，故逆乱而为患，以"胀"为特点。疏泄不及者，名曰肝气郁，郁在血分，因血属阴，主静故也，凡郁结而为患，以"闷"为特征，于妇人多见月经失调诸证。因此，肝气逆与肝气郁，有阴阳动静之别，不可混淆。但二者亦可相互转化，如肝郁在血分，若血瘀日久，必生郁热，热可助气，肝郁可以转化为肝逆。且气之与血，一阴一阳，一体一用，密不可分。肝气逆者，有上逆、横逆之别。上逆者多有头痛耳鸣，横逆者肠胃受之，症见脘腹痛、泛酸、嗳气等。治宜"疏肝"，疏者，疏其正道也。犹大禹之治水，不可因水之太过而废疏通之法。肝为刚脏，肝气逆用药不能一味降肝，若一味降肝遏其条达之性，反会激其反动之力，同时还应考虑到肝之"体阴用阳"特性，过度疏散又易于劫伤肝阴更不利于肝复其常，方用《景岳全书》之柴胡疏肝散化裁，肝气郁者，为郁结而不得散越之意，治宜"舒肝"。木郁不达，则血行不畅、脾土失健，当健脾和营，方用《太平惠民和剂局方》之逍遥散化裁。张珍玉先生临床擅长从肝论治经前期综合征、胃脘痛、头痛、遗精、痛经、子宫肌瘤、前列腺炎等诸多病种，均取得了显著疗效。在张珍玉先生肝失疏泄理论指导下治疗经前期综合征肝气逆证新药——经前平颗粒和治疗肝气郁证的新药——经前舒颗粒，为众多女性患者解除了病痛。

（二）治咳之要在宣降

张珍玉先生在深研《内经》及历代医家有关咳嗽及肺脏象理论基础上，结合多年的理论教学与临床实践提出了"治咳之要在宣降"理论，他认为，咳嗽，虽可由其他脏腑病变引起，但其病位在肺，其直接病机是由肺失宣降所致。咳嗽的辨治，当首分外感与内伤，失宣多由外邪所闭，不降常因内伤劳倦所为。究其治法，亦不外两途：外感重在宣发，佐以肃降；内伤重在肃降，佐以宣发。宣与降的侧重，既应注意药味的比例，又须留心宣降剂量的比例，还需根据肺失宣降的程度，酌配升降药对、参以调理气机的动药，格成一方。

在对"治咳之要在宣降"理论深入研究的基础上，结合因时制宜的治疗理念，张珍玉先生提出，由于气候的变化，时代的变迁，以及饮食条件、居住生活条件的改变，当今人们多体质壮实、阳盛有余，故外感风寒，多从热化。依据中医学辨证求因的原则，外感咳嗽多属风热咳嗽，影响肺的宣发功能，气不得宣，冲逆激荡而发，治以清热疏风，宣肺止咳。"宣"之义有二：一则以宣驱散外邪，一则借宣助肺之宣发。自拟"桑薄清宣汤"一方，临证加减治疗外感咳嗽，常获神效。

（三）脾胃分治论

张珍玉先生继承了《内经》重视脾胃的学术思想，研究了李杲、叶天士等古代医家的学术观点，结合自己的临床经验，提出了"脾胃分治"理论。指出，脾胃虽同为后天，但二者生理病理特点有别，在治疗上，亦应当区别对待。治脾胃病总以甘味为主，其中辛甘入脾，辛苦入胃；治脾当升，治胃宜降，脾胃同治，各有侧重。

（1）补脾养胃，甘味为主

甘味属土，为脾胃所主，甘味药既能入脾，又能入胃，这是脾胃用药之相同处。其中，甘温热药，补气助阳，脾胃气虚者宜用之；甘寒凉药，养阴清热，脾胃阴虚者宜之；甘淡药补脾渗湿，脾虚湿困者宜之。脾为湿土，喜燥而恶湿，其气主升，因此，脾病多湿而其气易陷，治当宜甘温（热）、甘淡之品，以达补脾益气，以助脾升，温燥渗湿以利脾运之目的。胃为燥土，喜润恶燥，其气主降，胃病多燥而其气易逆，治胃当宜甘寒（凉）之品，清燥润通以助胃降。

（2）辛甘入脾，辛苦入胃

因辛与甘相合，辛甘化阳，辛甘发散为阳，故辛甘相合则主升主动故入脾。辛与苦相得，辛苦通降为阴，辛苦相合主降主通故入胃。

（3）治脾当升，治胃宜降

针对脾病气虚不升，甚则下陷的病理特点，治脾当用温升，其用药当以甘辛性温之品为主，方如四君子汤、补中益气汤等。针对胃病多见燥热邪实和气机不降之病理特点，治胃宜用通降。所谓通降，并非专指攻逐泻下而言。如治疗阳明腑实证，用苦寒通降之大承气汤；饮食积滞，用消导通降之枳实导滞丸；湿浊阻胃，用燥湿通降之平胃散。其他，如降逆止呕之旋覆代赭汤；行气通滞之木香槟榔丸；涤饮通降之小半夏汤等方中皆以通降胃气之药为主。由于脾胃升降相因，共同完成人体饮食物的消化吸收功能，因此，治胃用通降时，亦需佐以升脾。胃失通降，常与脾不运化、积湿生浊有关。如枳实导滞丸，在消导通降方药中酌加健脾之品，一方面可助脾之运化，促使积滞排出；另一方面可防止消导通降太过而损伤脾气，有预防矫枉过正之弊。而单纯降胃之剂，多因病情需要，非急速下达不能解患者之危，但中病即止，不可过剂，过则易致脾气不升而泄泻。脾胃分治论在治疗胃脘痛、泄泻、食少等病证中有重要的临床应用价值。

四、中医现代化应走自主发展的道路

张珍玉先生不仅是一位中医理论的继承者，更是中医理论的发展和开拓者，在全国中医基础理论研究领域，一直占有重要地位。他一直关注中医现代化、中医理论的继承与发展问题。关于中医现代研究，张珍玉先生一贯主张，中医理论继承和发展必须坚持中医研究和研究中医两条腿走路。

（一）继承创新，相辅相成

张珍玉先生认为，中国医药学有着数千年悠久的历史，是我国劳动人民长期与疾病作斗争的实践经验总结，是历代医家不懈努力，在不断继承、创新、再继承、再创新的过程中，逐步形成和发展起来的。因此中医的发展，必须遵循自身发展规律。对中医理论的继承与发展中存在和应该解决的问题，他有自己独到的认识，从20世纪90年代先后公开发表了"浅议中医学的继承与创新"、"中医学目前存在的问题与解决对策"等专论，强调，"继承和创新是相辅相成、不可分割的"。创新是在继承基础上的突破与发展，而继承则是对创新的扬弃与延续。继承是创新的前提和基础，创新是继承的目的和发展。没有继承，中医学则不能延续，创新则成为无源之水、无本之木；没有创新，中医学将无以发展，只能循环往复，停滞不前。只有充分地继承，才不致割断历史；而只有在继承的基础上不断创新，才能不断地推动历史前进。中医学两千多年的发展史表明，无论是医学理论的进步，还是临床诊治技能的提高，都是后世医家在继承前贤理论、经验和教训的前提下，结合自己的医疗实践，不断创新而丰富和完善起来的。只有充分深入地继承，才能取得真正意义上的创新，使中医药学沿着自身规律发展。如金元四大家均是在继承前人经验和教训的基础上，创造性地提出了各自独特的学术观点，丰富和发展了中医理论及临床应用。

结合自己的切身体会，20世纪90年代他提出，中医继承的范围应包括中医学的四大经典、金元四大家、温病医家等的重要著作，以及药物、方剂等重要著作。主要继承他们的医学理论、医学思想、思维方法、诊治技巧、临床体会、方药特点等，为中医学的创新和发展，打下坚实的基础。中医学的继承方式主要有师承、私塾及讲学三种。师承方式，多经过老师言传身教，有助于掌握老师的学术思想，继承其临证经验，达到承上启下的目的。私塾是通过文献传播的形式达到继承目的的一种方式，是后人继承前贤的常用方式。目前中医学继承的主要方式是学校系统教育，这种教育形式有利于学生广泛涉猎各科知识，继承众家之长，也便于大量培养医学人才。

创新，则须做到在继承中扬其精华、弃其糟粕，师古而不泥古，不断开拓新领域，发展新规律，提出新理论，创立新方法，为中医学宝库增添新知识。如此，才能"青出于蓝而胜于蓝"，推动中医学的不断发展。如朱丹溪为刘完素的再传弟子，他在继承刘完素火热病机思想的基础上，又旁及李东垣、张从正、王好古等医家之学，联系当时的临床实际，独创性地提出了"阳常有余，阴常不足"的著名论断，成为"滋阴派"的代表人物。他指出，目前科研中存在的主要问题：一是教学中理论与临床实践相互脱节；二是临床上以"西医模式"指导中医实践；三是科研上不重继承、忽视基础，过分强调新药开发研究。并针对性地提出解决的对策为：一是重视中医发展并为中医药学创造良好的生存与发展环境；二是重视中医教学与临床，充分传承与发扬中医学优秀文化；三是结合现代科研成果，不断弘扬创新中医药理论体系。他呼吁广大中医同仁要端正态度，树立高尚的敬业精神，既不要自高自傲，也无须自卑自弃，要善于学习，勤于总结，发扬中医学特色，运用传统中医理论，探求新规律，解决新问题，这才是健康发展中医药学的正确道路。

（二）中医研究与研究中医

关于中医现代研究，张珍玉先生一贯主张，中医理论继承和发展必须坚持中医研究和研究中医两条腿走路。中医研究强调要站稳立场，立足于中医理论自身发生发展规律，用中医的思维方法开拓研究途径，强调自主发展，突出中医特色。在中医研究方面目前许多人未认识到中医研究中继承的重要性，不了解继承与发展的辩证关系，不注意学习和继承前人的理论和经验，满足于一知半解、浅尝辄止，盲目发展，即如俗语所说"不会走就想跑"，其结果只能是失去了中医的特色，把中医搞得面目全非。他重视中医研究的思路，一方面体现在坚持中医思维进行传统的中医理论研究。张珍玉先生的一生，深研经典，博览群书，即是坚持中医思维的真实写照；同时将这一理念落实到指导后学，如他自20世纪70年代培养研究生，在研究生论文选题上，都会因人而异，指导一部分研究生坚持中医思维，致力于应用传统理论方法进行中医理论研究，着眼于中医理论关键问题，先后指导研究生对"治未病思想"、"肝为罢极之本理论"、"脾脏象理论"、"宗气理论"、"命门理论"、"肺脏象理论"、"中医合和思想"、"封藏与疏泄理论"、"气血理论"、"情志理论"、"五脏精气理论"等进行了系统深入的研究和探讨，丰富和发展了中医脏象气血情志理论，强化中医的文哲基础。特别是20世纪90年代指导博士研究生李如辉对中医理论发生学的研究，为中医研究开启了崭新的途径，解决了诸如"肺为脏之长"之意义在于"肺为人体后天之天"的千古之谜。另一方面坚持中医理论指导临床实践。中医药学是一门实践性极强的科学，中医学对人体与疾病的研究皆以临床需要为前提，离开了临床，中医学基础理论则毫无价值。因此，中医学基础理论的现代研究，必须以为中医临床服务为前提，以阐释和发展中医学基本理论为目标，注意做到"继承而不泥古，创新而不离宗"。如同是疮疡生在项后正中对着口唇的部位，俗称"对口"则较易治，而"偏对口"则较难愈，因前者病位在奇经八脉中通诸阳的督脉上，故易溃、易散、易愈；后者是位于十二正经的足太阳膀胱经，足太阳主寒水，是标阳本寒，故难溃难愈。这就是中医理论对临床的指导作用，中医理论不是空洞无用的，中医治病之所以有效，就是中医理论的指导。20世纪90年代，在中医基础理论学科共建会上，他明确提出：什么是中医现代化？用中医理论指导解决现实存在的问题，即是中医现代化。张珍玉先生从来不反对西医，他自己学过西医，懂得西医的思维方法。他在临床也借用西医的检测手段和方法，但是对检测的结果，则是纳入中医学的辨证论治体系中。如2000年治疗一西医检查结果为第三脑室水肿的患者，未拘泥于西医定位的脑，而是从患者巅顶胀痛、头晕入手，以"足厥阴肝经，与督脉会于巅"，"诸风掉眩，皆属于肝"的中医理论指导，辨证为肝气逆而化风，从肝论治取得了理想的效果。

中医学理论体系的奠基之作《内经》被誉为中国古代的百科全书，因此，中医学理论体系从形成之初，即含有多学科的知识，但由于其思维方式和历史条件等诸多因素的限制，显得较为抽象、笼统、模糊，所以需要应用现代科学和技术加以开发和研究。因此，他倡导中医学理论的继承和发展，需要多学科研究中医。他一再强调，无论应用多学科研究中医理论的什么问题，一定要首先搞清该理论的确切内涵，否则，极易出现"张冠李戴"，偏离研究的初衷。研究中医的关键是借鉴方法思路，而进行多学科研究的目的是为了发展创新中医学术，将多学科研究的成果回归到中医理论之中，总结形成新概念，抽象上升为新学说。在他的科研生涯中，不仅有发生学方法对中医理论的研究，同时又有实验方法、数学方法、计算机方法、流行病学调查方法等在中医理论研究中的应用，并取得了有价值的研究成果。如20世纪90年代他指导自己的博士生运用计算机仿真技术开展的五脏精气生克规律数学模型的研究，取得了可喜的成果，而这一成果的取得正是基于他"多学科研究应以准确把握研究对象的确切内涵"为前提的科研思路。在课题研究之初，他前后数次讲解精气的不同涵义，介绍历代医家有关五脏精气生克制化理论的不同观点，指导学生选择其中基本观点为依据进行研究，这一研究成果获得了山东省科技进步三等奖，以此为基础的后续研究更是成绩斐然，先后获得多项国家及省部级科研资助和奖励。

中医基础理论现代研究，切入点的选择一直是研究者所关注和探讨的问题，早在20世纪80年代初，全国性的中医基础理论现代研究刚刚起步，张珍玉先生凭借自己对中医理论体系以脏象为理论核心的准确理解，确立了以脏象研究为切入点的研究思路，特别是指导乔明琦博士在应用实验研究和流行病学调查研究方法对肝脏象理论研究方面取得了令人瞩目的成就，在应用传统的中医理论研究方法，提出"肝失疏泄"包括"肝气逆"和"肝气郁"两证的成果基础上，进一步运用动物实验研究方法成功地建立了"肝气逆"和"肝气郁"两证的动物模型，通过大量的实验研究对肝失疏泄的理论进行了科学的阐释，于1996年获得山东省科技进步二等奖，总结研究成果提出了"肝气逆、肝气郁两证"证候新概念、"气血潜在不畅"病因新概念、"多情交织共同为病首先伤肝"的情志致病新假说等，在此基础上，结合流行病学调查方法研究了妇科临床中经前期综合征的实际情况，开发了专门用于经前期综合征肝气逆和肝气郁两证的新药，不仅继承和发展了中医肝脏象理论，同时使中医理论与临床、应用开发有机地结合在一起，理论、临床、应用开发三位一体，走在了全国中医基础理论研究的前列。以此为基础的后续研究更是成绩斐然，获得国家科技进步奖二等奖等多项国家及省部级科研成果奖。

　　张珍玉先生对于多学科研究中医的现状，有着自己的见解：中医科研的目的是运用现代科学技术证实中医药治疗疾病的科学性，继而创造和发展中医理论，指导临床实践，更好地为解除患者痛苦，提高民众的健康水平服务。中医药学的现代研究包括"认同性研究"与"差异性研究"两个方面，与当代科学（尤其是西医学）认识相同者要研究，而与之不同者同样需要研究。若抛开中医临床，孤立地进行动物实验研究，或过分强调认同性研究，凡事以西医学为标准，处处以新技术、新指标、新方法为借口来研究中医药，其结果则会将系统的中医基础理论弄得支离破碎，使之脱离了与中医临床的血肉联系，从而难以指导中医临床。中医学是宏观整体医学，西医学是微观分析医学，其对人体与疾病的认识各有所长，亦各有不足，二者可相互取长补短，同时并存，不能互相取代。应当结合现代先进的科学理论，如系统论、信息论、控制论、超循环理论、模糊数学等，来阐明中医学基本理论，使之进一步适应新时代的需要，更好地为广大民众服务。

第三部分 论著辑要

内经通论

在没有讨论原文以前，首先要使大家明确关于《内经》的沿革与注解的各种形式和特点。

一、《内经》命名的探讨

《内经》是我国现存最早的一部医学巨著，它的成书年代多数医学家认为在战国时代，经过许多医家所集成，但后世也有所补充。所以本书并非出于一人之手，也不是一朝一代的作品。总之，本书是总结战国以前医学经验的专书，为历代医家所推崇，直到目前还是指导临床的理论专书。祖国医学理论的发展及临床医疗成绩的创立都是在《内经》的基础上发展起来的。

《内经》这一名称，最早见于《汉书·艺文志》。《史记》扁鹊仓公列传中，所载之医书没有《内经》这一书名，《扁鹊传》中说："长桑君……乃悉取其禁方书，尽与扁鹊"。《仓公传》中说他老师公乘阳庆所给他的一批书中也没有《内经》这一书名。这不是说《内经》书名成立较晚，而这部书就是西汉作品。我们的根据是阳庆给淳于意的一批医书中有许多内容已经在现存的《内经》之中，如《黄帝扁鹊之脉书》所谓脉书就是关于脉诊的专书，而《内经》里面关于切脉的内容可能与此书相关。在医学著作中正式提出《内经》的是晋·皇甫谧的《针灸甲乙经》，他在序文中说："按《七略》，《艺文志》，《内经》十八卷，今有《针经》九卷，《素问》九卷，二九十八卷，即《内经》也。"

要讨论《内经》的命名问题，首先要明确为什么本书冠以"黄帝"二字。黄帝是历代史学家所崇拜的人物，都当作了不起的圣人来看待，那么黄帝是否真有其人呢？据一般的学者认为黄帝是假托的一个人物，可能是当时的一个部落酋长。据《太平御览》七十九引皇甫谧《帝王世纪》说："黄帝有熊氏，少典之子，姬姓也。母曰附宝，其先即炎帝，母家有蟜氏之女，世与少典氏婚，故《国语》兼称焉。及神农氏之末，少典氏又取附宝，见大电光绕北斗，枢星照郊野，感附宝，孕二十五月，生黄帝于寿丘，长于姬水，因以为姓。日角，龙颜，有圣德，受国于有熊，居轩辕之丘，故因以为名，又以为号。与神农氏战于阪泉之野，三战而克之。力牧、常先、大鸿、神农、皇直，封钜人，镇大山，稽鬼、奥区、封胡、孔甲等，或以为师，或以为将，分掌四方，各如己视，故号曰：'黄帝四目'。又使岐伯尝味百草，典医疗疾，令经方、本草之书咸出焉。其史仓颉，又取象鸟迹，始作文字，史官之作，盖自此始。记其言行，策而藏之，名曰书契。黄帝一号帝鸿氏，或曰归藏氏，或曰帝轩。吹律定姓，有四妃，生二十五子，在位百年而崩，年百一十岁。"

范文澜《中国通史简编》说："黄帝族原先居住在西北方，据传说，黄帝曾居住涿鹿（今河北宣化鸡鸣山）地区的山湾里，过着往来不定，迁徙无常的游牧生活，后来打败了九黎族（南方蛮族之一，约为九个部落的联盟，首领即蚩尤）和炎帝族（西戎羌族的一支，传说炎帝姓姜，牛头人身，大概是牛图腾的氏族），逐渐在中部地区定居下来。黄帝姬姓，号轩辕氏，又号有熊氏。古书中有关黄帝的传说特别多，如用玉（坚石）作兵器，造舟车弓矢，染五色衣裳，螺祖（黄帝正妻）养蚕，仓颉造文字，大桡作干支，伶伦制乐器。虞、夏二代禘祭黄帝（尊黄帝为始祖）。这些传说多出于战国、秦、汉时学者的附会，但有一点是可以理解的，即古代学者承认黄帝为华族始祖，因而一切文物制度都推原到黄帝。"正因为黄帝氏族文化发展是多方面的，所以历代人民都以自己为黄帝子孙为荣，因而各种历史文献都冠以"黄帝"二字，是可以理解的。所以《淮南子·卷十九·修务训》说："世俗之人，多尊古而贱今，故为道者，必托之于神农黄帝而后能入说。"

明确了本书冠以"黄帝"二字的意义。那么为什么称"内经"呢？下面先讨论一下《内经》"内"字的意义。日·丹波元简的解释："相对名之焉尔，不必有深意。"一般认为他的这一解释是合理的。我们看一看《汉书·艺文志》的目录，也就是内外相对之意，这种内外字样不但祖国医学是这样，就是战国时代诸子百家的著作也都是冠以内外二字，如《春秋内传》、《春秋外传》；《庄子内篇》、《庄子外篇》；韩非子的《内储》、《外储》等就是例子。另外我们从《汉书·艺文志》目录看也是这种意义。如黄帝内经十八卷、黄帝外经三十七卷；扁鹊内经九卷、扁鹊外经十二卷；白氏内经三十八卷、白氏外经三十六卷。湖南长沙马王堆出土的汉墓中，就有关于医学的帛卷，所以有人说这可能就是《黄帝外经》了。那么这个"内"字是否有其他意义呢？我们可以从历代医家对"内"字的解释看，大都是着重在"医"这个字上。如明·吴崑的《素问吴注》及王九达的《内经合类》都说："五内阴阳之谓内。"明·张介宾《类经》说："内者，性命之道。"杨珣《针灸详说》说："内者，深奥也。"方以智《通雅》说："岐黄曰内经，言身内也。"

对"经"字的含义，也有以下解释。一是可遵循法则的书称经。如唐·陆德明《经典释文》说："经者，常也，法也，径也，由也。"即是说凡是具有一定法则，又必须学习和掌握的书籍，古人都称曰"经"。如儒家的《六经》，老子的《道德经》即是。还有便于诵读而有一定法则可遵循的也称"经"。如《三字经》、《四字经》等即是。二是把经与纬相对而言来解释的。如汉代就有纬书，它的意义即纵曰经，横曰纬，但毕竟经在前面而纬在后面，故纬书都是解释经书的。如《易纬》、《书纬》、《诗纬》、《礼纬》、《乐纬》、《春秋纬》。这就是说先有《易经》而后有《易纬》，先有《书经》而后有《书纬》以配之。这与《内经》、《外经》同时出现不同。

总之，《内经》是论述医学的专书，与以上所说的经是有所不同的，《内经》又称《医经》。《汉书·艺文志》对《内经》的解释是"医经者，原人血脉、经络、骨髓，阴阳表里，以起百病之本，死生之分，而用度箴石汤火所施，调百药齐，和之所宜。至齐之德，犹慈石取铁，以物相使，拙者失理，以愈为剧，以生为死。"这段文字包括了脏腑病机、立法施治、处方遣药等问题，可以说是医学的基本理论和知识，所以称"经"是恰当的。这与《内经》的内容基本一致。但《汉书·艺文志》中所载的医经七家，仅有《内经》一家了。

二、《内经》的成书年代

本书虽然称《内经》，但并不是黄帝所著，我们通过以上讨论，黄帝是当时的部落首领，那个时代，经济、文化各个方面都不可能达到这样的水平。因此我们认为本书绝非黄帝的作品。就其文意内容，都认为是出自战国时代，正与宋·高保衡、林亿等新校正《甲乙经》的序文中说："或曰：《素问》、《针经》、《明堂》三部之书，非黄帝书，似出于战国。"《内经》之书虽出于战国，但又不尽出于战国，这正与吕复所说："《内经素问》，世称黄帝岐伯问答之书，乃观其旨意，殆非一时之言，其所撰述，亦非一人之手。刘向指为韩诸公子所著（指《汉书·艺文志》阴阳家著的《黄帝太素》二十篇，师古注引刘向《别录》语）。程子谓出于战国之末，而其大略，正与《礼记》之萃于汉儒，而与孔子、子思之言并传也"（元戴良《九灵山房集·沧州翁传》引）。

（一）《素问》的成书年代

《内经》的成书年代，已于上述，也是大家公认的事实。但我们要根据其具体内容，进行具体分析，才能得出正确的结论。《内经》包括《素问》和《灵枢》两个组成部分，下面先将《素问》的情况加以分析，不但医学家公认为战国时作品，历代文人也都一致认为是战国时期的作品，如宋·邵雍（字尧夫，范阳人，精于《易》学，为百源学派的宗师，著有《观物篇》、《皇极经世》等书）在《皇极经世书》卷八心学第十二中说："《素问》、《阴府》，七国时书也。"宋·程颢（字伯淳，号明道，世称明道先生，亦精于《易》学，著有《识仁》篇、《定性书》等）在《二程全书·伊川先生语》中说："《素问》书，出战国之末，气象可见。若是三皇五帝典坟，文章自别，其气运处，绝浅近。"宋·司马光（字君实，陕州人，曾相宋哲宗，著有《资治通鉴》）与范景仁书云："谓《素问》为真黄帝之书，则恐未可。黄帝亦治天下，岂终日坐明堂，但与岐伯论医药针灸耶，此周、汉之间，医者依托以取重耳"（《传家集·书启》）。宋·朱熹（字元晦，婺源人，为宋代理学大师，著作甚多，后人整理成《朱子全书》六十六卷）《古史余论》说："至于战国之时，方术之士，遂笔之于书，以相传授，如列子之所引，与夫《素问》、《握奇》之属，盖必有粗得其遗言（指黄帝）之仿佛者，如许行所道神农之言耳。"

明·方孝孺（字希直，明·宁海人，著有《逊志斋集》、《侯城集》、《希古堂稿》等书）说："世之伪书众矣，如《内经》称黄帝，《汲冢书》称周，皆出于战国秦汉之人，故其书虽伪，而其人近古，有可取者"（《逊志斋集·读三坟书》）。明·方以智（字密之，号曼公，著有《通雅》、《物理小识》等书）在《通雅》中说："守其业而浸广之，《灵枢》、《素问》也，皆周末笔。"清·魏荔彤（字赓虞，号念庭，柏乡人，著有《伤寒论本义》、《金匮要略方论本义》等书）为医学家，对伤寒很有研究，其在《伤寒论本义》序文中说："轩岐之书，类春秋战国人所为，而托于上古。"清·崔述（字武承，清大名人，著有《补上中考信录》）在其"黄帝说"中曰："世所传《素问》一书，载黄帝与岐伯问答之言，而《灵枢》、《阴符经》亦称为黄帝所作，至战国诸子书述黄帝者尤众。"

以上引述我们可以看出，《素问》这一书，一致认为是战国时的作品，但也不尽然，还要从本书的内容再加以分析，就目前《素问》的内容，可分两部分：第一部分，是从文字结构及文法叙述，都出于先秦，最晚也不迟于扁鹊以后。其根据就是其内容与《周礼》、《扁仓传》等书的学术思想是同出一辙，文字结构也多相似。这一点是公认的。第二部分，主要是七篇大论及《六节藏象论》前一段，疑为王冰所补《阴阳大论》内容。如林亿《新校正》云："详《素问》第七卷，亡已久矣。按皇甫士安，晋人也，序《甲乙经》云：'亦有亡失'。《隋书·经籍志》载《梁七录》，亦云：'止存八卷'。全元起，隋人，所注本乃无第七。王冰，唐宝应中人，上至晋皇甫谧甘露中，已六百余年，而冰自为得旧藏之卷，今窃疑之。乃观《天元纪大论》、《五运行论》、《六微旨论》、《气交变论》、《五常政论》、《六元正纪论》、《至真要论》七篇，居今《素问》四卷，篇卷浩大，不与《素问》前后篇卷等；又且所载之事，与《素问》余篇略不相通。窃疑此七篇乃《阴阳大论》之文，王氏取以补所亡之卷，犹《周官》亡《冬官》，以《考工记》补之之类也。又按汉·张仲景《伤寒论》序云：'撰用《素问》、《九卷》、《八十一难经》、《阴阳大论》'，是《素问》与《阴阳大论》，两书甚明，乃王氏并《阴阳大论》于《素问》中也。要之，《阴阳大论》亦古医经，终非《素问》第七矣。"

《新校正》的看法，是符合道理的。七篇大论的内容主要讲五运六气，但《新校正》既疑七篇大论是王冰将《阴阳大论》补入，又认为《阴阳大论》为古医经，那么《阴阳大论》既为古医经，又属于运气内容，这其中就不免使后来医家产生怀疑，如明·缪希雍所说："原夫五运六气之说，其起于汉魏之后乎？何者？张仲景汉末人也，其书不载也。"我们认为张仲景的书不是不载，而是载的不明显罢了，如《金匮要略》第一篇中就有"未至而至"的内容。张仲景曾言运气，则运气之说当在仲景之前无疑。但从七篇大论中运气学说以甲子纪年来看，不会晚于东汉，我们知道东汉章帝元和二年，颁布四分历，便已开始运用甲子纪年了。不但是这样，在夏朝已有建寅的历法，《夏小正》里已运用地支纪月，这说明甲子纪时已经有很早的历史了。四分历运用甲子是起于东汉，但不等于运气学说从东汉开始，因此说第二部分内容，至迟不会晚于东汉以前。

（二）《灵枢》的成书年代

在没有讨论《灵枢》成书年代以前，首先要从《灵枢》的各种命名来考证一下其成书年代，关于《灵枢》的各种命名有下列不同看法：

一种看法是否定《灵枢》之名是原有的。如宋·晁公武《郡斋读书志》说《灵枢》是"好事者于皇甫谧所集《内经》中抄出之文"。元·吕复认为《灵枢》系王冰以《九灵经》之更名。清·杭世俊《道古堂诗文集》说《灵枢》："文义浅短，为王冰所伪记"。

另一种认为《灵枢》是《针经》的一书二名。如清·陆心源《仪顾堂题跋》说："愚按《灵枢》即《针经》，见于《汉书·艺文志》皇甫谧《针灸甲乙经》（简称《甲乙经》）序，并非后出。《灵宝注》以针有九名改为'九灵'，又以十二经络分为十二卷，王冰又因'九灵'之名而改为《灵枢》，其名益雅，其去古益远，实一书也。请列五证以明之。皇甫谧《针灸甲乙经》序曰：'《七略》，《汉书艺文志》，《黄帝内经》十八卷，今《针经》九卷，《素问》九卷，二九十八卷，即内经也，又有《明堂孔穴》，《针灸治要》，皆黄帝岐伯选事也，三部同归，文多重复，乃撰集三部，使事类相从，为十二卷。'今检《甲乙经》称素问者，即今之《素问》，称黄帝者，验其文，即今《灵枢》，别无所谓《针经》者，则《针经》即《灵枢》可知，其证一也。《灵枢》卷一《九针十二原篇》已云，

'先立针经'，是《针经》之名，见于本书，其证二也。王冰云：'《灵枢》即黄帝内经十八卷之九。'与皇甫谧同，当是汉以来相传之旧说，其证三也。杨上善，隋初人也，所著《黄帝内经太素》、《黄帝内经明堂类成》，中土久佚，今由日本传来，其书采录《灵枢经》文，与《素问》不分轩轾，与《甲乙经》同，是汉唐人所称《内经》，合《素问》、《针经》而言，非专指《素问》明矣，其证四也。《灵枢》义精词奥，《经筋》等篇，非圣人不能作，与冰《素问》注相较，精粗深浅，相去悬殊，断非冰所能伪托，其证五也"（见卷七《仪顾堂题跋·灵枢经跋》）。

清·余嘉锡《四库提要辨证》中，基本上同意陆氏的见解，他说："夫皇甫谧以《针经》、《素问》为《内经》，王冰以《素问》、《灵枢》为《内经》。《针经》、《灵枢》卷数相合，盖一书而二名耳。谧去古未远，其言当有所受之。冰邃于医学，唐时《针经》具在，必不舍流传有绪之古书，而别指一书以当《内经》，断可识矣。《玉海》卷六十三引《书目》云：'《黄帝灵枢经》九卷，黄帝、岐伯、雷公、少俞、伯高问答之语。'隋·杨上善序：凡八十一篇，《针经》九卷大抵同，亦八十一篇。《针经》以《九针十二原》为首，《灵枢》以《精气》为首（按今本《灵枢》实以《九针十二原》为首，而无《精气篇》，这与《中兴馆阁书目》不同。盖《书目》据杨上善本，今所传为史崧所上，乃别一本也。《精气篇》疑即今之《决气篇》，篇中首论精气），又间有详略。王冰以《针经》为《灵枢》，故席延赏云：'《灵枢》之名，时最后出'（《宋史·艺文志》载有席延赏《黄帝针经音义》一卷）是《灵枢》即《针经》，宋人书目，具有明文，其时《针经》尚存，以之两相对勘，见其文字相同，实一书而二名，其能言之确切如此。"

通过以上介绍，陆、余二氏都认为《针经》和《灵枢》为一书二名，绝非两种书，或者说是一种书的两种版本，绝不是两种不同的书。《灵枢》在晋以前称《针经》。虽然《甲乙经》卷二"十二经脉络脉支别"第一上，有引《灵枢》之文，但此引为后人注释加入正文。到了唐代又出现了一部与《针经》相类的书，王冰改名为《灵枢》。至宋·林亿校正医书时，《针经》已亡失，只存《灵枢》但已残缺不全。至宋哲宗时，高丽献了一部《针经》。目前所流传的为史崧将家藏之《灵枢》刊行于世，至于林亿所校之《灵枢》也失传了。这就是一书二名的根源。据考证《针经》和《灵枢》在内容上"间有详略"，据《中兴馆阁书目》说："《针经》以《九针十二原》为首，《灵枢》以《精气》为首。"再从刘温舒的《素问入式运气论奥》一书中卷上"论生成数"所引《灵枢》的原文及《难经集注·五十七难》虞氏注引"灵枢总病"，都是今本《灵枢》所没有的内容。又如《素问·三部九候论》中王冰注解"中部人，手少阴也"一句，下引《灵枢·持针从舍论》，而今本《灵枢》也没有此篇之名，但其内容在《邪客篇》之中。这些都是《针经》与《灵枢》不同的地方。但其所引都称《灵枢》与今所见之《灵枢》也不相同，过去之《针经》有时也称《针经》，也称《灵枢》，这是一书二名的原因。目前所流行之《灵枢》为南宋史崧将家藏旧本刊印行世，它所刊印之本也可能即是高丽所进献之本了。

在这里还须介绍一个问题，就是有人认为《灵枢》的文字比《素问》浅陋，同时怀疑其为晚出，如吕复、杭世俊、丹波元简父子均有此看法。张山雷也是如此，他认为《灵枢经》其出最晚，南宋·史崧始传于世，并未经林亿校正。其实，《灵枢》和《素问》一样，都是成书于战国时期，只是个别篇章渗入了汉代的内容，因此它也非一人一时之书。黄以周在他的《儆季文钞·黄帝内经九卷集注序》中，对这个问题讲得很客观，他说：

"或又谓《素问》义深，《九卷》义浅。夫《内经》十八卷，乃医家所集，本非出一人之手。论其义之深，《九卷》之古奥，虽《素问》不能过。其浅而可鄙者，《素问》亦何减于《九卷》？《九卷》之于《素问》，同属《内经》。《素问·通评虚实论》中有骨度、脉度、筋度之问，而无对语，王注以为具在《灵枢》中，此文乃彼经之错简。皇甫谧谓《内经》十八卷，即此二书，可谓信而有证。《素问·针解》之所解，其文出于《九卷》，'新校正'已言之，又《方盛衰论》言：'合五诊，调阴阳，已在《经脉》'。《经脉》即《九卷》之篇目，王冰注亦言之，则《素问》之文，且有出于《九卷》之后矣。《素问》宗此经，而谓此经不逮《素问》，可乎？"所以黄氏强调说："《九卷》之古奥，虽《素问》不能过。其浅而可鄙者，《素问》亦何减于《九卷》？"

（三）《素问》遗篇的讨论

所谓遗篇问题，系指《素问》中的《刺法论》和《本病论》两篇。据王冰编次时分别列为第七十二、七十三篇。当王冰次注时，这两篇已遗失不存了，仅在目录中，存其篇名，并注明"亡"。但到了宋朝，刘温舒著《运气论奥》则附列此两篇内容，并题名为《素问遗篇》。

按刘温舒里居不详，唯在本书自序中，有元符己卯（为宋哲宗年号十四年，即公元1099年）并题有"朝散郎太医学习业"等字样。在林亿等校正《素问》时，也曾见到此二篇的内容，故云："详此二篇，亡在王注之前。按《病能论》篇末王冰注云：'世本既阙第七二篇'，谓此二篇也。而今世有《素问亡篇》及《昭明隐旨论》，以谓此三篇，仍托名王冰为注，词理鄙陋，无足取者。"

我们知道，遗篇内容主要讲运气升降，一般认为是唐宋人的作品，至于是谁的作品，那就无从考证了。我们见到明《艺文志》中有一段记载："赵简王补刊《素问》遗篇一卷"，下有小注："世传素问王冰注本中有缺篇，简王得全本补之。"从这段记载我们可以明确，本两篇伪作最晚也是在明朝以前。因此，有人认为是刘温舒所伪作。清·周学海认为不是刘氏之作，在他的《内经评文·素问遗篇》评语中说："二篇义浅笔稚，世皆斥其伪矣。揣其时当出于王启玄之后，刘温舒之前，绝非温舒所自作也。时有古义杂出其间，如入疫室者，先存想五脏之神，见于《巢氏诸病源候论》，即其分辨五疫、五疬，成于三年，俱卓有精义，必有所受之矣。第篇中仅排次其位，而无所发明其理，注中更引用咒语，尤为鄙俚，故二篇者，纪数之文也，不当以义理绳之。"

三、《素问》及《灵枢》的命名探讨和篇卷

《内经》包括《素问》和《灵枢》两部分，《素问》和《灵枢》这两个名称是否原来就存在呢？这是需要探讨的问题。

（一）《素问》的命名探讨和篇卷

《素问》之名，医书中最早见于张仲景《伤寒杂病论》自序中撰用"《素问》、《九卷》、《八十一难》"，史书中最早见于《北齐书》马嗣明传："博综经方，《甲乙》、《素问》。"至唐·王冰整理后，《素问》始有专书传世。《素问》之名，自仲景后一千七百多

年一直沿用。它为什么称《素问》呢？后世解释很多，据林亿《新校正》说："《素问》之名，著于隋志，上见于汉代也，自仲景以前，无文可见，莫得而知，据近世所存之名。则《素问》之名，起于汉代也。所以名《素问》之义，全元起有说云：'素者，本也；问者，黄帝问岐伯也。方陈性情之源，五行之本，故曰《素问》。'元起虽有此解，义未甚明，按《乾凿度》云：'夫有形者生于无形，故有太易、有太初、有太始、有太素。太易者，未见气也；太初者，气之始也；太始者，形之始也；太素者，质之始也。'气形质具，而苛瘵由是萌生，故黄帝问此太素，质之始也。《素问》之名，义或由此。"

此段文义提出了"太素者，质之始也，气形质具，而苛瘵由是萌生"。就是说人体具有形气质的存在，不免有种种疾病的发生，故以问答以明之。隋·杨上善对《素问》命名的理解，基本上也是这个精神，所以他整理的《内经》就以"太素"而命名，则称《黄帝内经太素》。以素作质解，早在《管子·地水》也有记载："素也者，五色之质也。"我们对《素问》的理解，也是研究人这个物质体，无怪于陈修园说："识一字便可为医。"这一字不是别字，而是"人"字，人是物质的。

《素问》原为九卷，在全元起训解时即缺第七卷，实为八卷，但仍以九卷为编次。唐·王冰次注时，便将《素问》改为二十四卷本，篇目次第与全元起完全不同，现在还存在元朝胡氏《古林书堂》的刊本，合并为十二卷本。还有明代正统年刊的《道藏》本，是五十卷本，总之，无论《古林书堂》本也好，《道藏》本也好，但都保持王冰所编篇目次第，此外，吴崐的《素问注》为二十四卷本，高世栻《素问直解》为九卷本，马莳及张志聪所注的《素问》都为九卷本。

（二）《灵枢》的命名探讨和篇卷

《灵枢》的名称据文献记载有《针经》、《九卷》、《九灵》等名称。《灵枢》九针十二原篇中有"先立针经"的一句，晋·皇甫谧《针灸甲乙经》自序中说："按《七略》，《艺文志》，《内经》十八卷，今有《针经》九卷，《素问》九卷，二九十八卷，即内经也"。到了唐·王冰始称《灵枢》，但他也称《针经》。如他在序文中说："班固《汉书·艺文志》曰：《黄帝内经》十八卷，《素问》即其经之九卷也，兼《灵枢》九卷，乃其数焉"。王冰在《三部九候论》的注解中称《灵枢》，而在《调经论》引用则称《针经》。所以林亿在《调经论》中"神气乃平"句下曰："详此注引《针经》曰，与《三部九候论》注两引之，在彼云《灵枢》，而此曰《针经》，则王氏之意，指《灵枢》为《针经》也。按今《素问》注中引《针经》者，多《灵枢》之文，但以《灵枢》今不全，故未得尽知也。"从文字我们可以了解两个问题：一是《灵枢》即《针经》；二是《灵枢》在林亿校正医书时已散失不全。

下面再谈一下《灵枢》命名的意义，马莳说："《灵枢》者，正以枢为门户，阖辟所系，而灵乃至神至元之称，此书之功，何以异是。"张介宾说："神灵之枢要，谓之《灵枢》"。王九达说："灵乃至神至玄之称，枢为门户阖辟所系，《生气通天论》'欲如运枢'，枢，天枢也。天运于上，枢机无一息之停，人身若天之运枢，所谓'守神守机'是也。其初意在于舍药而用针，故揭空中之机以示人，空者灵，枢者机也。既得其枢，则经度营卫，变化在我，何灵如之"（《黄帝内经素问灵枢合类》）。

以上对《灵枢》的解释都是从字义上作解。这样也使人难于理解，因而日·丹波元胤对此做了解释，他说："今考《道藏》中有'玉枢'、'神枢'、'灵轴'等之经，而又收入是经，则《灵枢》之称，意出于羽流者欤！"丹波氏的解释是从道家所谓神、枢作解，与本书的内容不符，但《灵枢》的真实意义，可能是对针刺而言的，灵者，验也，就是针刺疗效，至为灵验。但要疗效显著，必须掌握刺法的枢机而后才能灵，故曰《灵枢》，《灵枢·九针十二原》的一段记载，就说明了这个问题："小针之要，陈而难入，粗守形、上守神……迎之随之，以意和之，针道毕矣。"

《灵枢》最早称《九卷》，《九卷》名称来源见于《伤寒杂病论》序文中，丹波元胤认为，"先子曰：《灵枢》单称《九卷》者，对《素问》八卷而言之。盖东汉以降，《素问》既亡'第七'一卷，不然则《素问》亦当称九卷耳。"（《医籍考·医经五》）到了南宋时，才有史崧改编为二十四卷，在他的自序中说："家藏旧本，《灵枢》九卷，共八十一篇，增修音释，附于卷末，勒为二十四卷，庶使好生之人，开卷易明，了无差别。"

至于《灵枢》的篇目，在《针经》和《灵枢》两种版本并存时，（前面已经谈到）《中兴馆阁书目》的记载，《针经》的首篇是《九针十二原》，而《灵枢》首篇则是《精气》。可惜现存的《灵枢》没有经宋·林亿等校正过，以致篇目详细的异同，不得而知了。到了元代胡氏《古林书堂》刊行《灵枢》的时候，又改为十二卷，由于他刊行的《素问》也是十二卷，这样两书的卷数才能相称。明《道藏》本改订为五十卷，仅及他所刊《素问》卷数的一半。

总之，王冰改编的二十四卷本《素问》，是现存最早的版本，并在宋·嘉祐二年经过高保衡、孙奇、林亿等校正，孙兆重订改误刊行，所以它的书名叫《重广补注黄帝内经素问》。宋·史崧改编二十四卷本的《灵枢》，也是现存最早的版本，它的全书名称叫《黄帝内经灵枢经》。

四、历代注解和校勘《内经》诸家

《内经》一书，文字古奥，年代久远，错乱较多，故必须加以注解和校勘，才能有助于学习。

（一）历代注解《内经》诸家

注解《素问》最早的医家，当推梁·全元起所注的《黄帝素问》八卷，本书又称《素问训解》，在宋代时，本书还存在，以后便失传了。宋·林亿等校正《素问》时就多处引用全元起的注解，如《生气通天论》引用的"欲如运枢"一句，《新校正》云："按全元起本作连枢，元起云：'阳气定如连枢者，动系也'。"又如《生气通天论》"汗出偏沮，使人偏枯"一句中的"沮"字，《新校正》按全元起本作"恒"。目前我们所见到的历代注解《内经》的注家可以分为三类：单注《素问》诸家；全注《内经》诸家；分类注释诸家。分述如下：

1. 单注《素问》诸家

（1）全元起《素问训解》八卷

《素问》最早的注，首推梁·全元起的《素问全元起注》，又称《素问训解》，本书传至宋代已失传，据《新校正》所载只有卷目次第，但已缺第七卷，共有八卷，六十八篇。

（2）王冰《素问次注》二十四卷

王冰是唐朝人，官至太仆令，故又称王太仆，号启玄子，他对《素问》的整理，对于《内经》流传，贡献是很大的。他注《素问》有三个特点：

1）编次整理，突出重点。如他将全元起注本的第九卷第一篇的《上古天真论》、第二篇《四气调神论》作为第一篇和第二篇，并把原在训解第四卷的《生气通天论》列在第一卷的第三篇，这样就画龙点睛地突出了精、神、气的重要性，既抓住了全书的纲领，又便于学习和掌握《内经》的全部精神。再如第一卷第四篇《金匮真言论》是阐发精的作用及藏精的重要性。这样参照第一篇对精的认识就可以有一个总的概念。第五篇《阴阳应象大论》讨论了阴阳五行学说，内容丰富，是祖国医学理论体系中的一篇重要文献。由此可知，王冰的编次整理是有一定的目的和要求的。

2）注解独到，贡献很大。他对《至真要大论》中"诸寒之而热者，取之阴；热之而寒者，取之阳，所谓求其属也"一段的解释，提出了"益火之源以消阴翳；壮水之主以制阳光，故曰求其属也"的"壮水"、"益火"的治疗原则，是针对阴虚和阳虚两种不同病变的治疗方法，有很高的理论价值和临床现实意义。

3）传承运气学说。王冰补七篇大论于《素问》之中，林亿《新校正》认为是《阴阳大论》之文。这七篇大论不管是否为《阴阳大论》，但主要阐述的是五运六气学说。运气学说的内容通过王冰整理《内经》而流传下来。五运六气是古人研究气候运行规律借以防治疾病的一种学说，这种学说在一定程度上揭示了自然界力量的变化，而这一切生命都孕育在其中。所以王冰在《天元纪大论》注解中说："五运更统于太虚，四时随部而迁复，六气分居而异主，万物因之以化生。"又说："云行雨施，品物流形。"这就说明自然界的变化，是万物生长发展的必要条件。王氏对运气很有研究，他说："辞理秘密，难粗论述者，别撰《玄珠》，以陈其道。"他唯恐对《素问》运气的解释不够精细，故另著有《玄珠》一书作为补充。虽然《玄珠》一书已失传，但它为后世运气学说奠定了基础。现存的《玄珠秘语》和《昭明隐旨论》两书，虽属伪托，非王氏之旧，但是讨论五运六气的。

（3）吴崑《素问吴注》二十四卷

吴崑，字山甫，号鹤皋，明·安徽歙县人。他注释《素问》是以王冰本为蓝本，并结合自己的临床经验加以解释，颇有临床价值。如注《素问·灵兰秘典论》"三焦者，决渎之官"时，不仅说明了三焦的生理功能，而且阐述了三焦的病变机制。他说："决，开也；渎，水道也。上焦不治，水溢高原；中焦不治，水停中脘；下焦不治，水蓄膀胱。故三焦气治，则为开决沟渎之官，水道无泛滥停蓄之患矣。"《素问·五藏生成》中"诊病之始，五决为纪。欲知其始，先建其母"的"母"字，吴崑注解为胃气是恰当的，是符合临床意义的。所以清·汪昂说："《素问吴注》间有阐发，补前注所未备。"汪氏这话是很中肯的。《素问吴注》不足之处为多擅改经文。

（4）高世栻《素问直解》九卷

高世栻，字士宗，为张志聪之门人。高氏之直解，是继张隐庵集注而后成的。其特点是将每篇的篇名都做了解释，并反对割裂原文，分类解释。他认为，"隐庵集注，义意艰深，其失也晦"。高氏的注解比较通俗易懂，他的解释可与原文通读。如对《阴阳应象大论》中"喜怒伤气，寒暑伤形，暴怒伤阴，暴喜伤阳"一段的解释为："人之志意起于内，故喜怒伤气，天之邪气起于外，故寒暑伤形。举喜怒而悲忧恐在其中，举寒暑而燥湿风在其中，在天则寒为阴，暑为阳；在人则怒为阴，喜为阳，故卒暴而怒，则伤吾身之阴气，卒暴而喜，则伤吾身之阳气。"他这一解释说明了两个问题：一是就人体来说可分形气两方面，七情内伤气机，六淫外侵形体；二是就喜怒来说，喜可伤人体之阳气，怒可伤人体之阴气，对病因的认识又深化了一步。总之，高氏对《素问》之注多宗张志聪之说，能大畅己意而有所发挥，这是他的另一特点。

（5）张琦《素问释义》十卷

张琦，字翰风，清·江苏湖阳县人。通儒兼精医学，本书虽平凡，但其特点有二：①书中所著多采用黄元御《素灵微蕴》与章合节之《素问阙疑》两家之说，两家的书流行较少，特别是《阙疑》一书更是不容易看到，可在本书中见到。②对林亿《新校正》关于篇卷之变迁的校语，基本上都摘录了。他的注解亦时有发挥，如《六节藏象论》中"关格之脉赢"一句的注解云："盖'关格'虽有内外之不同，而总为阴盛而病阳。外格则阳浮，内关则阳陷，非阳盛而关阴于外之说也。绎越人、仲景、《甲乙经》之义，则得之矣。"张氏的"阴盛而病阳"一语，指出了关格的关键。《灵枢·脉度》"阴阳俱盛，不得相荣，故曰关格"，《素问·脉要精微论》曰："阴阳不相应，病名曰关格"，这都是关格在病机上的论述。

（6）姚止庵《素问经注节解》九卷

姚止庵，字绍虞，清·浙江会稽人。他认为要学医首先要学好《内经》，由于《内经》古奥难懂，虽然有王冰之注，高保衡、林亿等《新校正》，但后人仍不能够通晓，他说："后人见之不敢读，读之不能解，解之不尽明。"他看到《素问》虽经唐、宋之注及校正，然其文仍错杂而难领会，所以他再三思考，而采用了节注的方法。就是把难以领会，并对临床实用价值不大的内容进行节删，其节删方法为保留原篇，只对某一段落删去，"于经之正意已完于前，而复赘词于后者，则去之；经之言已见于别篇，而又重出于此者，则删之。"另外对于"文词残缺，义无可考"者，他认为，"强解而无味者，或缺疑或尽除之。"共删有一百七十八处，删去了六千六百八十六字。他的注解以王冰注本为基础，《新校正》为依据，并参用张介宾、马莳、王九达等诸家之说，颇有适用之处。所以后人对本书有比较中肯的评价，本书的作者能独抒己见，不沿旧说，对原书作了适当的改编和节略，有分析地探讨前人的见解，使原书的精义愈辩愈明。此外对王冰注本的缺疑、讹误之处，也作了一定的考证、校补，因此本书对学习《内经》有一定的参考价值。本书另一特点是篇卷仍分九卷，但以理、数（"阴阳治法者，理也"，"针灸岁运者，数也"）分为内、外篇。

2. 全注《内经》诸家

全注《内经》诸家主要是保留原文篇章而不加删减，对《素问》和《灵枢》的原文加以注释，这样可以保留原书的面目，使学者能够了解全书内容。

（1）马莳《素问注证发微》九卷、《灵枢注证发微》九卷

马莳，字仲化，自号玄台子，后人多称之马元台，明·浙江会稽人。他的这两部《注证发微》各九卷，目的是恢复《艺文志》黄帝内经十八卷之旧，因为他反对王冰和史崧的二十四卷本。马氏所注《素问》部分不如其注《灵枢》精当，《灵枢》在马莳之前并无

注家。由于他对针灸、经脉素有研究，故所注《灵枢》较精。如《灵枢·经筋》中一段经文曰："经筋之病……阳急则反折，阴急则俯不伸，焠刺者，刺寒急也。热则筋纵不收，无用燔针。"马元台的解释十分精当，他说："拘急有阴阳之分，背为阳，阳急则反折；腹为阴，阴急则俯不伸，故是为焠刺者，正为寒也，焠刺即燔针。"他把"阳急"、"阴急"以背腹来分，不但符合《内经》的理论，同时也与临床实际相符合，说明马氏有着丰富的临床经验。再看张介宾对这一段的解释，把"阳急"、"阴急"的阴阳解释为足太阳和足少阳，这就与临床实际不符了。

汪昂对马莳注《素问》颇多非议，说："马注舛谬颇多，又有随文敷衍，有注犹之无注者。"而对其注的《灵枢》则有较高的评价，他说："至明始有马元台之注，其疏经络穴道，颇为详明，可谓有功于后学。"汪氏的论断，颇多中肯。

（2）张志聪《素问集注》九卷、《灵枢集注》九卷

张志聪，字隐庵，清·钱塘人。张氏之注之所以称"集注"，是他与门人集体注释而成的。正因为集多人的智慧，故其质量较高，如《素问·阴阳别论》说："凡阳有五，五五二十五阳……所谓阳者，胃脘之阳也。"对此句的解释王冰认为胃脘之阳是人迎之气，这是不符合临床要求的。因为诊脉必须以胃气为主，而张志聪则正是从这方面加以注释的，他说："所谓二十五阳者，乃胃脘所生之阳气也。胃脘者，中焦之分，主化水谷之精气，以资养五脏者也……四时五脏，皆得微和之胃气，故为二十五阳也。"张氏"胃脘之阳"即"胃气"的看法是符合临床实际的。再如注释《灵枢·邪气藏府病形》篇中"脾脉急甚为瘈疭，微急为膈中，食饮入而还出，后沃沫"一句，马莳认为是脾气下流的后沃沫，即是说脾气下流所致大便下沃沫。而张氏则谓"脾不能游溢津液，上归于肺，四布于皮毛，故涎沫从口出也"。他这解一释较马莳为优。

张志聪集体所注之《素问》、《灵枢》自觉很精当，他说："以昼夜之悟思，印岐黄之精义，前人咳唾，概所勿袭；古论糟粕，悉所勿存，唯与同学高良共深参究之秘；及门诸弟，时任校正之严。"

以上介绍可以看出全注《内经》的比较少，就张、马两家而言，各有所长各有所短，我们必须择善而从之。另外，张、马两家所注之《内经》仍将遗篇行于后。日·丹波元简所注的《素问识》、《灵枢识》及丹波元坚所注的《素问绍识》无原文，只择句注释并对各注家作了选择，遇到异议时则加己意。因此说以上三种注本是比较好的参考书。

3. 分类注释《内经》诸家

分类注释是指将《内经》原文拆散而分类，包括将原篇挪移而分类，有以下三种情况。一种是将《内经》全文拆散归类注释，如隋·杨上善、明·张介宾；另一种是摘其要者进行分类，如元·滑寿（只《素问》）、明·李中梓、清·汪昂、沈又彭、陈修园等；还有一种是调整篇次而分类，原篇不动，如黄元御《灵素悬解》。下面分述之：

（1）全文拆散而分类的诸家

1）杨上善《黄帝内经太素》三十卷。杨上善的《太素》从字面上看似认为只包括《素问》，但实为《素问》、《灵枢》的混合改编本。他把《素问》、《灵枢》各篇全部拆散，按其不同的内容分为：摄生、阴阳、人和、脏腑、经脉、经穴、营卫气、身度、诊候、证候、设方、九针、补泻、伤寒、寒热、邪论、风论、气论、杂病，共十九类三十卷，残缺仅存二十三卷，其中有十一卷较完整。目录可见《太素》，在每类中又分若干目，

如人和类,有阴阳合、四海合、十二水之目。

黄以周在其叙文中评《太素》说:"《太素》改编经文,各归其类,取法于皇甫谧之《甲乙经》,而无其破碎大义之失。其文先载篇幅之长者,而以所逐之短章碎文附于其后,不使原文糅杂。其相承旧本有可疑者,于注中破其字,定其读,亦可辄易正文。以视王氏之率意窜改,不存本字,任意逐迁徙,不顾经趣者,大有径庭焉。即如《痹论》一篇,首言风寒湿杂至为痹,次言五痹不已者,为重感寒湿以益内痹,其风气胜者,尚为易治,故曰:'各以其时重感于寒湿之气,诸痹不已,亦益内也,其风气胜者,其人易已'。王氏'重感寒湿'句,妄增'风'字,下又窜入《阴阳别论》一段,以致'风气易已'句,文义不属,经旨全晦。《太素》之文,同全元起本,不以别论羼入其中"(《儆季文钞·旧钞太素经校本叙》)。从黄氏的这段评语可以得出以下结论:《太素》保存了《内经》原貌;不任意篡改经文;首创分类。杨氏之《太素》自宋元以后,残缺不全,且国内已无流行本。光绪中叶,杨惺五始从日本获钞本影印回来。一般认为,注《素问》始于全元起,而注《灵枢》实始于杨上善。《新校正》中引《太素》多至一百六十条。可惜张介宾、马莳、张志聪等注家在注《灵枢》时都未曾见到《太素》,因今日之《太素》是从日本翻印而来的。

2)张介宾《类经》三十二卷。张介宾是将《素问》、《灵枢》全文拆散而分类的。全书共分摄生、阴阳、脏象、脉色、经络、标本、气味、论治、疾病、针刺、运气、会通十二类,共三百六十多节,凡无法分类的内容,都列入"会通"类。张氏认为《内经》"经文奥衍,研阅诚难……详求其法,则唯有尽易旧制,颠倒一番,从类分门,然后附意阐发。"张氏正是基于这个目的而进行分类。他用了三十年的时间,完成了这部全部分类《内经》最完整的一部巨著。他对《内经》的注释切合实际,又通俗易懂,故得到后世医家的好评。如《素问·五藏生成》中的"此皆卫气之所留止,邪气之所客也"一句,自王冰以为"卫气满填以行,邪气不得居止,卫气亏缺留止,则为邪气所客"后,诸家所注皆从王注,唯独张介宾的解释较为实际,他说:"凡此溪谷之会,本皆卫气留止之所,若其为病,则亦邪气所客之处也。"综观王氏之注以"留止"分正邪言,究于义未妥,不如张注理顺言从。又如《素问·玉版论要》篇中的"脉孤为消气"一句,王冰注云:"夫脉有表无里,有里无表,皆曰孤亡之气也。"王氏之注使人很难理解,而张氏之注使人一看即明,他说:"脉孤者,孤阴孤阳也。孤阳者,洪大之极,阴气必消;孤阴者,微弱之甚,阳气必消,故脉孤为消气也。"这样的注解既切合实际,又使人易懂。由于他的注解多来自临床实践的体会,所以说理透彻,使人易于掌握。他在自序中说:"及乎近代诸家,尤不过顺文敷衍,而难者仍未能明,精处仍不能发,其何裨之与有?"张氏的《类经》有什么特点呢?他在自序中已经说明了这个问题:"类之者,以灵枢启素问之微,素问发灵枢之秘,相为表里,通其义也。两经既合,乃分为十二类。"张氏除将《内经》分为十二类而称《类经》外,还附有《图翼》和《附翼》两部分。《图翼》是将《内经》中以文字不易说明的问题,通过制图以明其义;《附翼》则是专题发挥《内经》理论的文章,为后世所推崇。

(2)摘要分类的诸家

1)滑寿《读素问钞》十二卷。滑寿,字伯仁,元·河南襄城人,先迁江苏,后迁居浙江,晚号樱宁生。滑氏从京口王居中学医时,首先学《素问》,经过反复研究,认为要达到便于后学，必须选择实用的内容，于是他从《素问》中选出比较实用的内容，并把它们分门别类进行编次，共计十二类：脏象、经度、脉候、病能、摄生、论治、色脉、针刺、阴阳、标本、运气、荟萃。这样就对《素问》进行删繁撮要，以类相从，这种分类在客观上起到了便于学习的作用，也使散乱的内容系统化。本书为滑氏研究《素问》的心得记述，颇具特色。他的分类比杨上善要高超，张介宾的《类经》就是根据滑氏的分类而编次的。因此，他的摘要达到了"简明扼要"的要求，为后世所称赞，正与明·汪机说："非深于岐黄之学者，不能也。"滑寿的《素问钞》经汪机给他补注，名《续读素问钞》二卷，补入王冰原注，增入汪氏见解，刊入《汪氏医学丛书》中。明·丁瓒，因滑氏《素问钞》年久传写多误，乃重为补正，保留王冰之注，又增入诸书各说和丁氏见解，名为《素问钞补正》十卷，并画了运气图及《诊家枢要》一卷附在后面，本书颇受医家欢迎。

2）李中梓《内经知要》二卷。李中梓，字士材，号念莪，江苏南汇人。李中梓的《知要》是将《灵枢》、《素问》中的内容，选择进行分类的，比滑氏多而且实用。他认为，要充实讲脏腑，不选《灵枢·本输》篇五脏六腑相配合的内容；望诊不选《灵枢·五色》中面部部位名称的内容；经络不选《灵枢·经脉》对十二经脉的循行起止，就毫无分晓。相反，如五运六气，不是急切需用的内容，省略亦无大害。因此，李中梓所辑《内经知要》把祖国医学的基本理论归纳为道生、阴阳、色诊、脉诊、脏象、经络、治则、病能八类，所以自刊行以来甚为广大医者所欢迎，就连薛生白也承认《内经知要》比他的《医经原旨》高明。缺点是在每类的按语，多有不切实用的词句，甚至有唯心思想的渗入。由于历史条件的限制，也是必然的。

3）汪昂《素问灵枢类纂约注》三卷。汪氏类纂是以《素问》为主，《灵枢》为副的分类选本。共分脏象、经络、病机、脉要、诊候、运气、审治、生死、杂论九类。然其分类有下列特点：一是他反对滑氏之《读素问钞》割裂原文，失原书之面目，本书虽有删节而分类，但原文段落仍旧；二是他认为《素问》说理之文多而《灵枢》专论针灸，说数之文多，故以《素问》之文为主，《灵枢》副之，其《素问》、《灵枢》同者，皆用《素问》，而不用《灵枢》；三是本书虽分有九类，其中有经络而无针灸；四是本书中之注解，十之七多采用王冰、马莳、吴崑、张志聪，十之三为自注，在采用四家之注时，节其繁杂，辨其谬误，或在注的基础上，畅其文义详其未悉，遇到不能解释的问题则作存疑。总之，达到语简义明，裨益后学。因此，本书不失为善本。

4）沈又彭《医经读》四卷。沈又彭，字尧封，清·浙江嘉善人。他认为《素问》、《灵枢》在许多地方有自相矛盾处，因而已意抉择灵素之精要，分平、病、诊、治四类，是分类最简明的注本。平，指脏腑气血正常生理，取义于《素问·平人气象论》；病，包括病机、病证；诊，即诊法；治，即治则。这种分类虽不多，却是实用。但其所选之内容，不如滑、李、汪诸家精当，例如，他在"平集"中，第一条选了《上古天真论》中的开首几句"昔在黄帝，生而神灵，弱而能言，幼而徇齐，长而敦敏，成而登天"，这几句话原出于《大戴记》（亦作《大戴礼》，为汉·戴德所编，原有八十五篇，今存三十九篇）。《素问》开首选用它，有其一定意义，这是赞美黄帝的几句话，但沈氏录用在平集类，这与脏腑就没有关系了。

5）陈修园《灵素集注节要》十二卷。陈修园，字念祖，清·福建长乐人。他的著作颇多，本书就是其中的一种。他的著作特点是本着"深入浅出，反博为约"的精神，采用通俗易懂的文字，来阐述艰深古奥的中医学理论。本书称曰《灵素集注节要》就是采用张志聪之集注加以删节分类而成。其注语多采用《集注》兼加己意，注文浅要易懂。本书共分道生、脏象、经络、十二经图形、运气、望色、闻声、问察、审治、生死、杂论、脉诊、病机十三类。特别在经络类后加十二经图形，并加上穴位分寸歌，这样使学者在学习经络以后，再学穴位就比较容易记忆和掌握。此外，杂论类主要论述脏象内容，如采纳《灵枢·五音五味》篇中妇人无须的内容。总之，从陈氏的分类看，他的意图是使学者从理论到治疗有一个完整的印象，所以本书也是学习《内经》的必要参考书。然而由于时代的局限和遵古太甚，同时他对持不同学术观点医家的批评，常失之过激，这是学习他学术思想应该注意的。

（3）调整篇次分类

主要是清·黄元御《素问悬解》十三卷、《灵枢悬解》九卷。

黄元御，字坤载，清·昌邑人。黄氏将素灵各篇原文内容完全不动，只是调整篇次予以分类。其用意是对《内经》悬而未决的内容，加以解决，故其名曰《素问悬解》和《灵枢悬解》。其《素问悬解》将原篇分养生、脏象、脉法、经络、孔穴、病论、治论、刺法、雷公问、运气十类。《灵枢悬解》则分刺法、经络、营卫、神气、脏象、外候、病论、贼邪、疾病九类。我们知道，移篇而分类是最不容易的事。因为一篇之中包括很多内容。黄氏的分类是为了避免割裂原文，失掉原意，但这种分类，义能合者固有，其不能合者多，若强以类从则不免有张冠李戴之嫌。另外，他认为《本病论》未亡而在《玉机真藏论》中，《刺法》亦未佚，而在《诊要经终论》中。这是他个人的看法，可存其说。但就历代医家的看法及两篇原文的古义是不能相信的。

（二）历代校勘《内经》诸家

在没有发明造纸术以前的古代，一切书籍主要是用竹简、木板刻成，或写在帛上，这样保存起来就比较困难，加之年久日遥，必然发生残简短篇，错落遗佚，再加连年用兵及自然灾害，与涣漫剥蚀诸种现象，在所难免，更加古今语言文字的不断变迁，以上种种原因，给阅读古代文献增加了不少的困难。因此，必须加以校勘，才能弄清搞懂。由此可知，校勘工作对古代文献是不可缺少的一环。正如张舜徽《广校雠略·书籍必须校勘论》说："古书流传日久，讹舛滋多，或误夺一字，而事实全乖；或偶衍一文，而意谊尽失，苟非善读者，据他书订正之，则无以复古人之旧，此校勘之役，所以不可缓也。"

《内经》是祖国医学最早的一部著作，距今已有两千多年的历史，也必然存在上述情况。就《素问》来说，传至唐代已经不是原来的面目，所以王冰说："世本纰缪，篇目重叠，前后不伦，文义悬隔，施行不易，披会亦难，岁月既淹，袭以成弊。或一篇重出，而别立二名；或两论并吞，而都为一目；或问答未已，别树篇题；或脱简不书，而云世阙……诸如此流，不可胜数。"从王冰这一段话，我们就可以看出当时《素问》错乱的程度。我们今天能看到较为完整的《素问》，首先归功于王冰的校勘工作。当然与社会的发展也有很大的关系。至于王氏怎样校勘《素问》在他的序文中已有详细的记载，这里就不再赘述了。

"校勘"是一门专门学科，首先要具备文字学、音韵学、训诂学等基本功，然后博览群书，才能进行校勘。正与孙诒让在他的《札迻》序中说的那样："综论厥善，大抵以旧刊精校为据依，而究其微旨，通其大例，精思博考，不参成见，其谠正文字讹舛，或求之于本书，或旁证之他籍，及援引之类书，而以声类通转为之铃键，故能发疑正读，奄若合符。"孙氏对校勘非常重视而且要求也很高。现将校勘《内经》各家分述如下：

1. 林亿等新校正《素问》二十四卷

林亿等认为王冰次注之《素问》"文注纷错，义理混淆"，难于学习，更不用说流传了。因此与高保衡等"遂乃搜访中外，裒集众本，浸寻其义，正其讹舛，十得其三四，余不能具"。林亿所校勘之《素问》远没有达到他预期的要求。他在校正时采用了当时存世之古医经数十家，"正谬误者六千余字，增注义者二千余条，一言去取，必有稽考，舛文疑义，于是详明"（见林亿序）。林亿等所进行的校勘主要有两方面：一是勘正谬误的字，如《五藏生成》篇中"人有大谷十二分，小溪三百五十四名，少十二俞"的"俞"字，校为"关"字。这样校勘，上下文义通顺；二是对王冰注语遗漏而进行增注，这样使读者更容易明确文义。如《评热病论》"劳风法在肺下，其为病也，使人强上冥视……"一段，原王冰对这一段的"强上冥视"一句没有注解，而《新校正》则云："按杨上善云'强上，好仰也。冥视，谓合眼视不明也。'又《千金方》冥视作目眩。"他的增注都是有客观依据，并且便于理解又切合实用的。因此，林亿等《新校正》之《素问》，不但订正了唐宋间王冰注本的传抄错误，同时对王冰注本的流传起到一定作用。

2. 胡澍《素问校义》一卷

胡澍，字荄甫，又字甘伯，号石生，清·安徽绩溪人。他著的《校义》书未成而病逝，故仅存三十二条，本书在三三丛书中。可以看出胡氏之校勘，法度谨严。如对"能"字的解释，《素问》中有"病之形能也"（《阴阳应象大论》），又有"能冬不能夏"，前者之"能"应读"態"，后者之"能"当读"耐"，因而他将《素问》中读"态"的原文引证出来如："病之形能也"、"乐恬憺之能"、"与其病能"、"愿闻六经脉之厥状病能也"、"病能论"、"合之病能"、"此阴阳更胜之变，病之形能也"等，胡澍认为以上这些"能"字，都应读"態"，他说："能读为'態'。'病之形能也'者，病之形態也。《荀子·天论》：'耳目鼻口，形能各有接，而不相能也'。形能亦形態，《楚辞·九章》'固，庸態也'。《论衡·累害》'態作能'。《汉书·司马相如传》'君子之態'，《史记》徐广本'態'作能。皆古人以'能'为'態'之证。下文曰：'是以圣人为无为之事，乐恬憺之能'，'能'亦读为'態'，与事为韵。恬憺之能即恬憺之態也。《五藏别论》曰：'观其意志，与其病能（今本误作'与其病也'）'能'亦读为態，与意为韵，'病能'即'病態'也。《风论》曰：'愿闻其诊，及其病能'，即'及其病態'也。《厥论》曰：'愿闻六经脉之厥状病能也'，'厥状'与'病能'并举，即厥状病態也。第四十八篇名《病能论》，即《病態论》也。《方盛衰论》曰：'循尺滑涩寒温之意，视其大小，合之病能'，'能'亦与意为韵，即'合之病態'也。王于诸'能'字，或无注，或批驳其说，均由不得其读。《释音》发音于本篇上文，'能冬不能夏，曰奴代切，下形能同。'则又强不知以为知矣。"从这一段引文可以看出，胡氏对"能"字的解释是根据文义而定的，同时引证有据，对校勘下了一番工夫，对后世学习《内经》起到了一定的作用。

又如他对《四气调神大论》"道者，圣人行之，愚者佩之"中"愚者佩之"一句的校勘，澍案："'佩'读'倍'。《说文》：'倍，反也'……《荀子·天论》'倍道而妄行，则天不能使之吉。'杨倞注曰：'倍者，反逆之名也，字或作'偝'。《坊记投壶》作'背'（经典通以'背'为'倍'），'圣人行之，愚者倍之'，谓圣人行道，愚者倍道也。'行'与'倍'正相反，故下遂云：'从阴阳则生，逆之则死；从之则治，逆之则乱。''从'与'逆'亦相反，'从'即'行'（《广雅》'从'，行也），'逆'即'倍'也。（见上《荀子》注）。'佩'与'倍'，古同声而通用。《释名》曰：'佩，倍也。'言其非一物有倍二也，是古同声之证。《荀子·大略》：'一佩易之。'注曰：佩或为倍。是古通用之证。王冰谓'圣人心合于道，故勤而行之；愚者性守于迷，故佩服而已。'此不得其解，而曲为之说。古人之文恒多假借，不求诸声音，而索之字画，宜其洁鞫为病矣。"胡氏因多病而学医，特别对《素问》做出精湛的校勘，对后学裨益很大，可惜早卒未能完成，是为憾事。

3. 俞樾《内经辩言》四十八条

俞樾，字荫甫，自号曲园居士，清·浙江人。曾在翰林院编修，著有《群经评议》、《诸子评议》等书，他对古书专从事正句读，审字义，通古人假借，成为古训巨擘。他既解词又能考字。从解词来看，如校《素问·阴阳别论》中一段："二阳之病发心脾，有不得隐曲，女子不月。"王注曰："隐曲，谓隐蔽委曲之事也。夫肠胃发病，心脾受之，心受之则血不流，脾受之则味不化。血不流故女子不月，味不化则男子少精，是以隐蔽委曲之事不能为也。"樾谨按："王氏此注，有四失焉。本文但言'女子不月'，不言'男子少精'，增益其文，其失一也；本文先言'不得隐曲'，后言'女子不月'，乃增出'男子少精'，而以'不得隐曲'，总承男女而言，使经文倒置，其失二也；'女子不月'既著其文，又申以'不得隐曲'之言，而'男子少精'，必待注家补出，使经文详略失宜，其失三也；《上古天真论》曰：'丈夫八岁，肾气实，发长齿更；二八肾气盛，天癸至，精气溢泻'，是男子之精与女子月事并由肾气，'少精'与'不月'，应是同病。乃以'女子不月'属之心，而以'男子少精'属之脾，其失四也。今按，下文云：'三阴三阳俱搏，心腹满，发尽不得隐曲，五日死。'注云：'隐曲，为便泻也。'然则，'不得隐曲'谓不得便泻。王注前后不照，当以后注为长。便泻谓之'隐曲'，盖古语如此。《襄十五年·左传》'师慧过宋朝私焉。'杜注曰：'私，小便。'便泻谓之'隐曲'，犹小便谓之'私'矣。'不得隐曲'为一病，'女子不月'为一病，二者不得并为一谈。'不得隐曲'从下注，训为'不得便泻'，正与脾病相应矣。""隐曲"二字在《素问》中凡五见，《阴阳别论》二见，《风论》一见，《至真要大论》二见。其意大致如此。

再从考字来看，他在校《素问·五藏生成》中"凝于脉者为泣"的"泣"字说："王注云：'泣，为血行不利。'樾谨按：字书'泣'字并无此义，'泣'疑'洰'字之误。《玉篇·水部》：'洰，胡故切，闭塞也。''洰'字右旁之'互'误而为'立'，因改为'立'而成'泣'字矣。上文云：'是故多食盐，则脉凝泣而变色。''泣'亦'洰'字之误。王氏不注于前，而注于后，或其作注时，此文'洰'字犹未误，故以'血行不利'说之，正'洰'字之义也。《汤液醪醴论》：'营泣卫除'，《八正神明论》：'人血凝泣'，'泣'字并当作'洰'。"以上是俞樾对《素问》两段原文的校勘，前者是训诂，后者为校字。他虽然不是医学家，但他校勘的比较确切，可惜只限于《素问》，而且内容又太少。

4. 孙诒让《素问札记》十三条

孙诒让，字仲容，清·浙江瑞安人。本书是孙氏《札迻》十二卷中的一卷，它是校雠古书，谠正文字的札记。其中卷十一即是校《素问》的札记，共十三条。如校《素问·阴阳别论》云：" '三阴三阳发病，为偏枯痿易，四肢不举。'王注云：'易，谓变易常用，而痿弱无力也。'又《大奇论》篇：'跛易偏枯。'王注云：'若血气变易为偏枯也。'按：易，并当读为'施'。《汤液醪醴论》篇云：'是气拒于内，而形施于外'。'施'亦作'弛'。《生气通天论》篇云：'大筋软短，小筋弛长，软短为拘，弛长为痿。'又云：'筋脉沮弛。'注云：'弛，缓也。'《痿论》篇云：'宗筋弛纵。'《刺要论》篇云：'肝动则春病热而筋弛。'《皮部论》篇云：'热多则筋弛骨消。'盖痿跛之病，皆由筋骨懈弛，故云'痿易'、'跛易'，'易'即'弛'也。王如字释之，非经旨也。《毛诗·何人斯》篇：'我心易也。'《释文》：'易，韩诗作施。'《尔雅·释诂》：'弛，易也。'《释文》：'弛本作施。'是'易'、'施'、'弛'古通之证。"

又校《痹论》篇云：" '凡痹之类，逢寒则虫，逢热则纵。'王注云：'虫，谓皮中如虫行。'《新校正》云：'按《甲乙经》虫作急。'按：'虫'当作'痋'之借字。《说文·病部》云：'痋，动病也，从病，虫省声，故古书痋或作虫。'段玉裁《说文》注：谓'痋'即'疼'字。《释名》云：'疼，旱气疼疼然烦也。疼疼，即《诗·云汉》之虫虫是也。'盖痹逢寒则急切而疼疼然不安，则谓之'痋'。《巢氏诸病源候论》云：'凡痹之类，逢热则痒，逢寒则痛。' '痛'与'疼'义亦相近。王注训为'虫行'，皇甫谧作'急'，顾校从之，并非也。"

以上举例可以看出孙氏对"易"、"虫"二字的校勘可谓详尽，由此可知，校勘工作，确非易事。

5. 顾观光《素问校勘记》一卷、《灵枢校勘记》一卷

顾观光，字宾王，号尚之，清代人。顾氏之"校勘记"为医者之专门校勘的首创。两书各刊于钱熙祚校勘守山阁本《素问》、《灵枢》之后（《守山阁丛书》为道光钱熙祚辑《墨海金壶》残本与《四库全书》中流传较少之书而成为此丛书，《素问》、《灵枢》就是其中的一种，参加编校者有张文虎），其内容很丰富，不仅每篇都有校雠，而且对王冰注及《新校正》均有所补直纠正。他在校正时，或引旧说，或出己见，均称精当，虽然不与以上诸大家相比，但其校勘切实，以医解医，使学者容易领会。

此外，关于校勘《内经》还有不少的古人学者，如冯承熙之《校余偶识》一卷，载于黄元御《素问悬解》之后，多引王冰及《新校正》语。江有诰之《先秦韵读》，其《灵枢》、《素问》刊在《江氏音学十书》中，是从韵语的角度，校其读句和文字的讹误。盖先秦之文往往流露其自然韵语。《内经》为先秦之古籍，当然也不例外，如《灵枢·刺节真邪》篇云："凡刺小邪日以大，补其不足乃无害，视其所在迎之界，远近尽至不得外，侵而行之乃自费。"因此，从音韵角度校勘也是重要方法之一。

五、《内经》的主要内容

《内经》的内容比较广泛，所以古人说其"上知天文，下知地理，中知人事"无所不包。《内经》包括天文、气象、星象等自然科学，主要是以朴素的阴阳五行作为论理工具，以整体观念为主导思想来阐述养生、生理、病理、诊断、治疗、针刺方面的理论，这些理论不但为历代医家所遵循，就目前来说它还一直指导着临床实践。现将其主要内容分述如下：

（一）阴阳五行是论理工具

阴阳五行早在先秦时期，就应用于各个学科。当时是一种朴素的哲学思想，是用以观察宇宙间一切事物和现象相互关系的论理工具，并以阴阳五行说明事物和现象的生长发展变化，以及人体生长壮老的规律。所以《素问·阴阳应象大论》曰："阴阳者，天地之道也，万物之纲纪，变化之父母，生杀之本始，神明之府也。"五行是木火土金水五种物质。古人认为，宇宙间一切事物都是由这五种物质的运动与变化所构成的。早在公元前一千多年的殷商时代，便认识到五行是构成世界不可缺少的物质，与人们的关系极为密切。《尚书正义》记载："水火者，百姓之所饮食也；金木者，百姓之所兴作也；土者，万物之所资生，是为人用。"

阴阳五行学说运用于医学领域，是古人长期医疗实践中用来对人体的生理功能、病理变化、病证的诊断、治疗措施与组方法则等进行分析、归纳、综合的，因而成为中医学理论的重要组成部分，它对中医学的理论形成与发展，有着深刻的影响。

阴阳学说这一辩证思想在《内经》中主要阐发两方面的问题：一方面用它来阐明人与物质世界的关系；另一方面用它来解释人体生理、病理、诊断、治疗等方面的对立统一关系。《内经》认为宇宙自然包含着阴阳相互关系的运动规律，而人体也是这样。故《素问·金匮真言论》说："夫言人之阴阳，则外为阳，内为阴。言人身之阴阳，则背为阳，腹为阴。言人身藏府中阴阳，则藏者为阴，府者为阳。"从这段经文我们可以看出阴阳在人体的分属是相对的，而不是绝对的，所以二者之间存在着不可分割的关系。而这种相对性一方面表现为在一定条件下，阴阳可以相互转化，阴可转阳，阳可转阴；另一方面体现在事物的可分性，正如《素问·金匮真言论》说："阴中有阴，阳中有阳。平旦到日中，天之阳，阳中之阳也；日中至黄昏，天之阳，阳中之阴也；合夜至鸡鸣，天之阴，阴中之阴也；鸡鸣至平旦，天之阴，阴中之阳也。"这就告诉我们阴阳中仍有阴阳可分。

由此可见，宇宙间任何事物都可概括为阴阳两类，任何一种事物内部又可分为阴阳两方面。也就是说每一事物中阴和阳任何一方，还可以再分阴阳，因此说"阴阳是至大无外，至小无内"的。

阴阳双方不是处于静止不变的，而是在互为消长的运动变化中，自然界的阴阳消长转化，最明显的莫如四季的气候变化，如《灵枢·论疾诊尺》篇说："四时之变，寒暑之胜，重阴必阳，重阳必阴，故阴主寒，阳主热，故寒甚则热，热甚则寒，故曰：寒生热，热生寒，此阴阳之变也。"张景岳言："阴阳不可见，寒热见之。"寒热即代表阴阳，但寒之极则生热，是阴转阳的征象，在四季即秋冬尽而春夏至，这种变化即所谓"物极必反"。反之，热之极则生寒，也是这个道理。阴阳两个方面，运动而至于极点，必转而化为相反的一面。《内经》就是以朴素唯物辩证观、阴阳学说为论理工具，来说明与医学有关的相互依存、相互转化消长的关系等内容，并使之理论化。

五行学说认为，宇宙间的一切物质，都是由木火土金水五种物质所构成。所谓五行就是这五种物质的运行，而《内经》主要从"生化"与"承制"两方面来说明五行之间的相互联系。《素问·玉机真藏论》说："春脉者肝也，东方木也，万物之所以始生也……夏脉者心也，南方火也，万物之所以盛长也……秋脉者肺也，西方金也，万物之所以收成也……冬脉者肾也，北方水也，万物之所以合藏也。"在这一篇中虽然提到了"脾脉者土也"，而在《素问·藏气法时论》却明确提出"脾主长夏"，长夏为农历六月，《新校正》云："按全元起云：脾王四季，六月是火王之处。盖以脾主中央，六月是十二月之中，一年之半，故脾主六月也。"由此而知，木生火，火生土等即由春而夏、而秋、而冬，顺序而生，即所谓"生化"。由于春生、夏长、长夏化、秋收、冬藏的生化，秩序不紊乱，所以叫"生化"，也是相生关系。

五行的"承制"关系，即是相克关系。《素问·宝命全形论》说："木得金而伐，水得火而灭，土得木而达，金得火而缺，水得土而绝，万物尽然，不可胜竭。"这就是《内经》中五行相克的论述。然五行中相生和相克是在同一事物中的两个方面，就是说相生中有相克，相克中有相生，这样才能达到生克制化的正常规律。为什么有相生还必须有相克呢？黄元御《四圣心源》中说："相克者，制其太过也。木性发散，敛之以金气，则木不过散；火性升炎，伏之以水气，则火不过炎；土性濡湿，疏之以木气，则土不过湿；金性收敛，温之以火气，则金不过收；水性降润，渗之以土气，则水不过润，皆气化自然之妙也。"在这里还必须明确的一个问题就是不能将五行认为是五种物质的实质，而是言其性能。正如黄元御所说："其相生相克，皆以气而不以质也，成质则不能生克矣。"这就是说生克的五行，已经是从认识事物本质中抽象出来的理性知识，而不再是五种实物的本体。正如《素问·至真要大论》所说："以名命气，以气命处，而言其病。"因此，五行所代表的五脏是以五行性能而言，如肝以柔和为事，含有生发之机，便以能屈能直的木名之；脾以运化为事，为精气生化之源，便以生长万物的土名之；其余诸脏亦是如此。因此，虽言肝为风木之脏，但绝不能与树木并为一谈；虽言脾属土，也绝不能与田地之土混为一事，这一点很重要。由此可知，祖国医学所言五行，实际上是五种不同属性的抽象概括。

（二）整体观念为主导思想

整体观念是《内经》的主导思想，它贯穿于全书之中。《内经》的作者认为人体内部是一个完整统一体。人体任何一个或大或小的组织都是整体的一部分，都是为整体的需要而发挥其生理功能，所以《素问·阴阳应象大论》说："上古圣人，论理人形，列别脏腑，端络经脉，会通六合，各从其经，气穴所发，各有处名，谿谷属骨，皆有所起，分部逆从，各有条理，四时阴阳，尽有经纪，外内之应，皆有表里。"这就是说，凡言人之形体、脏腑、经脉、气穴、谿谷等，既要有它们的所发、所属、所起，更要知道它们之间的外内相应、表里关系之所在。因此说，尽管人体一脏一腑、一经一络、一气一血都有它不同的功能，而这种不同功能都是为整体服务的。所以《素问·灵兰秘典论》曰："凡此十二官者，不得相失也。故主明则下安，以此养生则寿，殁世不殆……主不明则十二官危，使道闭塞而不通，形乃大伤，以此养生则殃。"这段经文充分说明了人体各个脏腑、器官、组织的功能活动虽然有主次之不同，但都是在心的统帅下进行分工合作，这样才能完成整体的生命活动。

人们生活在自然环境中，自然界存在着人类生活的条件。自然界无时不在变化着，而人体的生理功能，一方面需要外在环境的支持，另一方面当外在气候变化不利于机体功能活动时，体内发生相应的功能变化来适应它。这就体现了人与自然的整体性，所以《素问·六节藏象论》说："天食人以五气，地食人以五味，五气入鼻，藏于心肺，上使五色修明，音声能彰；五味入口，藏于肠胃，味有所藏，以养五气，气和而生，津液相成，神乃自生。"不仅人类赖以生存的物质来源于自然界，而且自然界的气候变化也与脏腑功能有密切的关系。如《素问·六节藏象论》说："心者，生之本，神之变也，其华在面，其充在血脉，为阳中之太阳，通于夏气；肺者，气之本，魄之处也，其华在毛，其充在皮，为阳中之太阴，通于秋气；肾者，主蛰，封藏之本，精之处也，其华在发，其充在骨，为阴中之少阴，通于冬气；肝者，罢极之本，魂之居也，其华在爪，其充在筋，以生血气，其味酸，其色苍，此为阳中之少阳，通于春气；脾胃大肠小肠三焦膀胱者，仓廪之本，营之居也，名曰器，能化糟粕，转味而入出者也，其华在唇四白，其充在肌，其味甘，其色黄，此至阴之类，通于土气。"本段经文不但论述了脏腑的功能，而且提出脏腑功能与自然气候有密切关系。如夏季阳热亢盛，有助于心阳的宣发；秋季气候凉爽，有助于肺气肃降；冬气寒冷，有助于肾的闭藏；春季温和，有助于肝的升发；长夏是万物盛极之时，有助于脾长养四旁的作用。原文所说的"通"，就是资助之意。另外，为了适应自然气候变化，更好地进行生理活动，人体会做出相应的变化，如《灵枢·五癃津液别》篇说："天暑衣厚，则腠理开，故汗出……天寒则腠理闭，气湿不行，水下留于膀胱，则为溺与气。"这种适应变化的动力，主要是人体内的阳气。汗、尿的生成，主要是阳气的作用，如《素问·阴阳别论》说："阳加于阴谓之汗。"叶天士说："通阳不在温，而在利小便。"这就说明阳气与汗、尿的关系。人之阳气随四时气候而变化，一天之中也是如此。如《素问·生气通天论》说："阳气者，一日而主外，平旦人气生，日中而阳气隆，日西而阳气已虚，气门乃闭，是故暮而收拒。"阳气这种变化有两方面的作用，一方面是适应自然；另一方面是抗拒病邪。但人生活在自然之中，不但要适应自然，更重要的是要改造自然，成为自然的主人，所以《灵枢·玉版》篇说："且夫人者，天地之镇也，其不可不参乎？"

正由于人与自然息息相关，人体不论在生理、病理上都与自然密切相关，因而在诊断和治疗上都要注意人与自然的关系，所以说整体观念是祖国医学的主导思想，也是中医学的特点之一。

（三）脏象经络为理论核心

1. 脏象

脏象学说不是以解剖学为基础，而是以生理功能的表现为依据，体现了机体的完整统一性，但这不等于说祖国医学没有解剖知识，相反它是对人体的组织形态进行了细致的观察而加以描述的，并且对人体各部的生理特性及其相互关系，都作了精当的分析。如《灵枢·经水》说："若夫八尺之士，皮肉在此，外可度量切循而得之，其死可解剖而视之，其藏之坚脆，府之大小，谷之多少，脉之长短……皆有大数。"

脏腑学说对人体结构形态及功能的了解，一方面是通过解剖方法获得；另一方面是通过无数次的实践，不断地认识，加以总结而形成的。主要是在整体观念的指导下，以"有诸内必行诸外"的理论为基础，逐渐形成了脏象学说，从而弥补了当时解剖知识的不足。正如《灵枢·本藏》说："视其外应，以知其内藏，则知所病矣。"

脏象学说的内容包括五脏、六腑和奇恒之府。此外，精、气、津液、血是脏腑经络功能活动的物质基础，反过来脏腑经络的功能活动也可产生这些物质。

五脏即心、肝、脾、肺、肾，《素问·五藏别论》云："所谓五藏者，藏精气而不泻也，故满而不能实。" 而《灵枢·本藏》则进一步说明了这一功能："五藏者，所以藏精神血气魂魄者也。" 精、血、气作为五脏功能活动的物质基础，故虽可满，但不能实塞不通。神、魂、魄是五脏功能的体现。精、气、血三者可相互转化，《素问·阴阳应象大论》说："气归精，精归化。" 就是说气的生成由精所化生，精的生成由气的作用。精与血也是互为转化的，血虽为中焦脾胃所生，但由心主之，肝藏之，脾统之，肺辅之，肾生之。精有先天后天之别，先天之精藏于肾以供生殖繁育及生血；后天之精本源于饮食物，亦藏之于肾，先后天之精也是相互支持的，都是人体的重要物质，所以《素问·金匮真言论》说："夫精者，身之本也。" 气各有特性，就部位而言，在上为宗气，在中为中气，在下为元气；就脏腑而论，则有肝气、心气、脾气、肾气、肺气等的不同；就其功能而论，有保卫、温煦、动力、营养、气化、固摄等作用，因此说精、气、血是支持生命活动的重要物质。

六腑，即胆、胃、大小肠、三焦、膀胱。《素问·五藏别论》："六府者，传化物而不藏，故实而不能满也。" 饮食物通过七冲门后，经过腐熟、泌别清浊、传化等过程，是其所谓"实"。也就是胃实肠虚，肠实胃虚不断的交替，故称"实而不能满"。若满则传导失职，病变成矣。

奇恒之府即脑、髓、骨、脉、胆、女子胞六个脏器。所谓奇者，异也，恒者，常也。就是说这六个脏器，虽名之曰府，而与其他六腑有所不同，故《素问·五藏别论》云："此六者，地气之所生也。皆藏于阴而象于地，故藏而不泻，名曰奇恒之府。" 这就说奇恒之府虽名曰腑，在阴阳属性上，不属于阳而属于阴，此与常腑异者一也；脏与腑在功能上的区别是五脏藏而不泻，六腑泻而不藏，而奇恒之府，虽名曰府，其功能与五脏相同，主藏而不泻，此为与腑异者也。

脏腑虽然功能不同，但不是各自为政，而是相互联系，分工合作。如《灵枢·本输》曰："肺合大肠，大肠者，传道之府。心合小肠，小肠者，受盛之府。肝合胆，胆者，中精之府。脾合胃，胃者，五谷之府。肾合膀胱，膀胱者，津液之府也。"《素问·五藏生成》说："心之合脉也，其荣色也，其主肾也。肺之合皮也，其荣毛也，其主心也。肝之合筋也，其荣爪也，其主肺也。脾之合肉也，其荣唇也，其主肝也。肾之合骨也，其荣发也，其主脾也。" 这两段原文说明了脏腑学说是以五脏为核心，把脏与腑之间，脏腑与体表组织之间，作了有机联系。这是整体观念的体现，也是祖国医学的特点之一。

2. 经络

经络是祖国医学中特有的组织，是生理的主要组成部分，与机体脏腑有密切的关系，由于它有独特的理论体系，所以称之为经络学说。它的产生和发展与针刺疗法有不可分割的关系。因此，关于经络和针刺理论的论述，在《内经》占有相当的比重。但它的实践意义不仅是针灸的理论基础，同时也是临床各科不可缺少的基础理论。所以《灵枢·经脉》说："经脉者，所以决死生，处百病，调虚实，不可不通。"

经络可分为经脉、络脉及俞穴三个方面：

经脉主要是十二正经，即手足三阴三阳经脉，其循行起止，手足相交，互为衔接，有其一定的循行规律，如《灵枢·逆顺肥瘦》说："手之三阴，从藏走手；手之三阳，从手走头；足之三阳，从头走足，足之三阴，从足走腹。"

另外，还有奇经八脉。奇经之名不出于《内经》，而是见于《难经·二十七难》。八脉者，曰冲、任、督、带、阴阳跷、阴阳维。其总的功能是调节十二正经气血。其特点：它无表里配合，更不与脏腑直接连属。分而言之，督脉行于背，统督诸阳；任脉行于腹，任养诸阴；冲脉行于腹、背、腿、足等处，为十二经之海，又称血海；带脉环腰一周，状如束带，总束诸经；二跷二维均起于足，跷脉乃阴阳之气相交的通路，而维脉，具有维系全身阴阳表里的意义。

络脉有十五络，各有其循行部位及名称。其中十二经脉与任督两脉各有一支别络，再加上脾之大络，合为十五别络。别络的作用是加强表里阴阳两经的联系及调节。络脉之浮行于浅表部位的称浮络。络脉最细小的分枝称孙络。

俞穴是针灸所用的穴位，它是经脉之气出入游行之所。在《内经》称俞穴，首见于《素问·气穴论》，再见于《气府论》。两论都说人体共有三百六十五穴，实际上《气穴论》为三百四十二穴，而《气府论》则为三百八十六穴。其推演方法不同，得出的数字也不一样，《气穴论》主要从体表部位各穴分布计算，《气府论》则是以经脉循行来计算。

俞穴由于与经脉和内脏的关系，因而有肘膝以下的井、荥、俞、原、经、合之穴名，又有府募穴、八会穴、五脏俞等名称，以便于辨证施针的治疗。

总之，脏腑经络是祖国医学的理论核心，不通晓脏腑经络的生理，就不可能了解其病机，也就谈不到进行正确的诊断和治疗。因此要学习和研究祖国医学，必须先掌握脏腑经络在生理上的作用，进而才能与阴阳五行联系起来，以指导临床的应用。

（四） 辨证论治为诊疗特点

《内经》中并没有明确提出辨证论治这四个字，但是辨证论治的理论基础都导源于《内经》。辨证包括病因、病机、病态及诊法等，在论治方面，除"治未病"的预防思想外，还有制方法度、治疗原则及具体治法，这些在《内经》中都有较详细的论述。特别是在针刺治疗上提出了许多方法以适应各种不同的病情。在发病上首先提出了风、气、卫对发病的重要性，指出："风者，百病之长也"（《素问·风论》），"百病生于气也"（《素问·举痛论》），"卫气为百病母"（《灵枢·禁服》），奠定了外感和内伤病的病机、辨证的基础。

1. 辨证

病机是祖国医学综合说明病因、病位和病理的名称。它对辨证的意义和方法提供了很大的便利。因此说祖国医学所谓辨证的含义不仅是对症状的辨识，而且包括了发病的原因和发病的部位及发病的机制。病机就是疾病发生和发展的内在机制。"病机"两字首见于《素问·至真要大论》"审察病机，无失气宜"。《内经》中有关病机的内容可分下列三个方面：

（1）病因

《内经》已奠定了祖国医学病因学说的基础。如《素问·调经论》有："夫邪之生也，或生于阴，或生于阳。其生于阳者，得之风雨寒暑。其生于阴者，得之饮食居处，阴阳喜怒。"但疾病的发生无论是外感和内伤都可导致机体的结构和功能上发生变异。《素问·病能论》说："藏有所伤及，精有所之寄。"就是说，内脏有所损伤，则阴精必有偏倚。发病的因素就《内经》来说虽然已经包括了三因的内容，但它特别强调内在因素与发病的关系，如"正气存内，邪不可干"，"邪之所凑，其气必虚"，"邪之所在，皆为不足"等，都说明了人体的正气充足，病邪是不会侵入身体而发病的。但人们的正气是有一定限度的，《内经》也特别注意这一点，所以在强调正气重要作用的同时，还要注意身体的锻炼及保养，如《素问·上古天真论》："精神内守，病安从来。"又"虚邪贼风，避之有时。"《素问·四气调神大论》提出："春夏养阳，秋冬养阴。"《素问·生气通天论》云："虽有大风苛毒，弗之能害。"

（2）发病

上面讲了正气和邪气是一切疾病发生的两个方面，一般地说，正气充足，虽有致病因素，可免于发病，反之正气衰弱，而邪气则容易感而发病。《灵枢·百病始生》云："风雨寒热，不得虚，邪不能独伤人。卒然逢疾风暴雨而不病者，盖无虚，故邪不能独伤人。"正气的强弱因素取决于体质因素，而体质因素除后天的调养外，与先天禀赋有密切关系。这种禀赋表现为个体的特点，与《灵枢·寿夭刚柔》指出的那样："人之生也，有刚有柔，有弱有强，有短有长，有阴有阳。"《内经》已经认识到由于先天禀赋不同，可以形成个体的差异，而这种差异可以导致某种疾病的发生，如肥胖人所谓"中风质"就是例证。

此外，由于地理环境的不同，对发病也有一定的影响，《素问·异法方宜论》："地势使然也。"一个人生活在社会上，要为社会服务，必然要保持身体健康，要身体健康，要达到"形体不敝，精神不散"（《上古天真论》）才能适应自然的变化，不然也是发病的根源，如《素问·金匮真言论》所说："长夏善病洞泄寒中，秋善病风疟。"

（3）病位与病性

病因侵袭人体有一定的部位，但病位不是固定不变的。因而《内经》将复杂的病变从阴阳、上下、脏腑、经络分析，就其疾病性质来说又有寒热、虚实的不同。这样为后世的辨证，提供了便利的条件。下面就有关病位与病性介绍如下：

1）阴阳。是一个相对的概念，它不但指出了部位和性质，同时也说明了病变的属性。《素问·太阴阳明论》云："阳受风气，阴受湿气。"这是指病邪的阴阳属性和部位的阴阳属性有同气相感之意，对辨证提供了根据。同时疾病的传变也是根据这一理论而定的，如《素问·太阴阳明论》又说："阳受之则入六府，阴受之则入五藏。"疾病的传变归宿是以阴阳这一规律来认识的，正与《素问·玉机真藏论》所说："别于阳者，知病从来；别于阴者，知生死之期。"所以阴阳的含义不但说明生理的属性，同时也说明了病理的机制，但就病理机制这一方面《内经》中的论述是很多的，所以《素问·宝命全形论》说："人生有形，不离阴阳。"

2）中外上下。中外即表里病变部位，它标志着病变的深浅及趋势，上下也是代表疾病发展趋势的，如《素问·玉机真藏论》说："其气来实而强，此谓太过，病在外；其气来不实而微，此谓不及，病在中。"这是说外感之病多实，内伤病多虚。《素问·太阴阳明论》说："阳病者，上行极而下，阴病者，下行极而上。"这是说疾病上下传变是以阴阳性质而定的。我们知道，外感病多有余，内伤病多不足，在上在下是变化多端的，有的从外至内，有的从内至外，有的从上至下，有的从下至上，这种变化首先要抓住主要矛盾，才能正确的辨证。

3）寒热虚实。寒热是两种不同性质的病变，它是阴阳偏盛偏衰的结果。正与《灵枢·刺节真邪》所说："阳盛者则为热，阴盛者则为寒。"也就是《素问·至真要大论》

所说的："阳之动，始于温，盛于暑；阴之动，始于清，盛于寒。"阴阳的性质，阴为寒，阳为热，若至偏盛偏衰就会出现寒热，但由于阴阳的属性，阳偏于上外，阴偏于下内，故其寒热之变化亦有内外之互异，正如《素问·调经论》所说："阳虚则外寒，阴虚则内热，阳盛则外热，阴盛则内寒。"寒热的变化往往是互为消长，在一定条件下也相互转化，如《灵枢·论疾诊尺》说："阴主寒，阳主热，故寒甚则热，热甚则寒，故曰寒生热，热生寒。"正由于寒热可以转化，因而在疾病的辨识上而有"寒者，则为病热"及"热甚则厥"的理论。虚实是反映正邪的关系，虚是正气不足，实是邪气有余，故《素问·通评虚实论》："邪气盛则实，精气夺则虚。"这样概括性地指出了虚实的概念。但在复杂的病变中，有正虚而邪实者，有邪实而正不甚虚者，有正虚而无邪者，有正虚邪少者，独无所谓正实者，正气不虚，不得谓之实。此为人之正常情况。

由以上介绍可以明确，病机就是疾病发生和发展的机制。此外，《内经》中还将病机归纳为六淫和五脏病机的十九条，即后世所谓"病机十九条"，这十九条病机，历代医家都非常重视，对临床辨证起了很大的作用，因此还必须进一步加以研究。

（4）四诊

辨证是建立在病因病机及病位的基础之上的，因此说，辨证必须依据一定的理论，对患者所呈现的症状加以分析。但症状的获得又依赖于正确地运用四诊。《内经》中四诊的内容虽都已论述，但在具体上往往是互为印证的，仅述一诊或两诊，均不全面。如《素问·阴阳应象大论》说："善诊者，察色按脉，先别阴阳。审清浊，而知部分；视喘息，听音声，而知所苦；观权衡规矩，而知病所主；按尺寸，观浮沉滑涩，而知病所生；以治无过，以诊则不失矣。"《灵枢·邪气藏府病形》篇说："见其色，知其病，命曰明；按其脉，知其病，命曰神；问其病，知其处，命曰工。余愿问见而知之，按而得之，问而极之……"从这两段原文充分说明了《内经》诊断疾病是运用了四诊。现将《内经》四诊内容简要介绍如下：

1）望诊。在《内经》中有望神色、察形态、察舌三方面的内容。如《灵枢·天年》说："失神者死，得神者生。"《素问·五藏生成》说："五色微诊，可以目察。"《素问·举痛论》说："视而可见奈何？岐伯曰：五藏六府，固尽有部，视其五色，黄赤为热，白为寒，青黑为痛，此所谓视而可见者也。"观察五色要按其部位，才可知内脏病，如《灵枢·五色》："五色各见其部，察其浮沉，以知浅深；察其泽夭，以观成败；察其散搏，以知远近；视色上下，以知病处；积神于心，以知往今。"望神色主要是面部和两目及络脉，如《灵枢·五阅五使》："五官者，五藏之阅也。"这就是说通过察看五官，可以测知内脏病变，所以又说："肺病者，喘息鼻张；肝病者，眦青；脾病者，唇黄；心病者，舌卷短，颧赤；肾病者，颧与颜黑。"《内经》中也很重视察形态，如《素问·三部九候论》说："必先度其形之肥瘦，以调其气之虚实。"又如《素问·经脉别论》说："诊病之道，观人勇怯骨肉皮肤，能知其情，以为诊法也。"这是说勇则骨肉皮肤坚壮，怯则骨肉皮肤脆弱，故有助于诊断。因此察形之肥瘦，形体的强弱，可知内在气血之盛衰。所以《素问·刺志论》："气实形实，气虚形虚，此其常也，反此者病。"这里所指的气实而形虚，实当为邪气，若形实而气虚，其"实"当为假象，这种虚实情况，应当分开。

辨舌为望诊的重要组成部分。《内经》舌诊内容虽然简略，但在察舌方面的论述却给后世舌诊的发展奠定了基础，无论在舌苔和舌质方面都积累了宝贵的经验。如《素问·刺热论》："肺热病者……舌上黄身热。"《灵枢·刺节真邪》："舌焦唇槁。"《灵枢·寒热病》："舌纵涎下。"《素问·热论》：伤寒"五日……口燥舌干而渴。"《灵枢·经脉》："脉不荣则肌肉软……舌萎。"《素问·脉要精微论》："心脉搏坚而长，当病舌卷不能言。"

2）闻诊。作为一种诊法，在《内经》中亦有记述。《素问·阴阳应象大论》说："听音声，而知所苦。"又如《素问·脉要精微论》说："声如从室中言，是中气之湿也；言而微，终日乃复言者，此夺气也；衣被不敛，言语善恶不避亲疏者，此神明之乱也。"《内经》认为五脏病从声音的异常可以测知，如《素问·刺热论》："肝热病者……热争则狂言及惊。"《素问·调经论》："神有余则笑不休，神不足则悲。"《素问·阴阳应象大论》说：脾"在变动为哕"《素问·逆调论》说："起居如故而息有音者，此肺之络脉逆也。"《素问·脉解》篇："内夺而厥，则为瘖俳，此肾虚也"。

嗅气味也是闻诊的范围，《内经》中也有论述，如《素问·金匮真言论》："肝……其臭臊；心……其臭焦；脾……其臭香；肺……其臭腥；肾……其臭腐。"

3）问诊。关于问诊，《内经》有许多论述。如《素问·移精变气论》："闭户塞牖，系之病者，数问其情，以从其意。"《素问·八正神明论》："问其所病，索之于经，慧然在前。"《内经》中不但说明了问诊的重要性，同时也论述了怎样进行问诊。如《素问·三部九候论》："必审问其所始病，与今之所方病。"《素问·疏五过论》说："凡欲诊病者，必问饮食居处，暴乐暴苦，始乐后苦，皆伤精气，精气竭绝，形体毁沮。"《素问·征四失论》："诊病不问其始，忧患饮食之失节，起居之过度，或伤于毒，不先言此，卒持寸口，何病能中。"

4）切诊。《内经》中的切诊分切脉和诊尺肤两个方面，切脉方面论述较多，足以证明古人对脉诊的重视。切脉在《内经》中分全身诊法和寸口诊法。三部九候诊是将人体分上、中、下三部，每部又分天、地、人三候，故称三部九候（详见《素问·三部九候论》）。寸口诊法在《内经》中即人迎、气口诊法，以人迎主诊外感疾患，以寸口主诊内伤疾患。关于诊法详见在《灵枢》中的《终始》、《四时气》、《禁服》、《五色》等篇。

此外，在切脉时主要依靠调息，以无病之平人为标准，见于《素问·平人气象论》。《内经》中还特别强调"脉有胃气"，《素问·玉机真藏论》说："五藏者，皆禀气于胃，胃者，五藏之本也，藏气者，不能自致于手太阴，必因于胃气，乃至于手太阴也。"《素问·平人气象论》："平人之常气禀于胃，胃者，平人之常气也，人无胃气曰逆，逆者死。"又说："人绝水谷则死，脉无胃气亦死。"什么是有胃之脉呢？《灵枢·终始》说："邪气来也，紧而疾，谷气来也，徐而和。"《内经》提出的脉象种类有四十多种，使人难以掌握，所以又提出了"六纲脉"，如《灵枢·邪气藏府病形》说："五藏之所生，变化之病形何如……岐伯曰：调其脉之缓急、大小、滑涩，而病变定矣。"以此六纲对寒热气血病变作了概括，所以说："诸急者多寒；缓者多热；大者多气少血；小者血气皆少；滑者阳气盛，微有热；涩者，多血少气，微有寒。"六脉为纲，虽不很恰当，但这种执简驭繁的方法，给后世脉象提纲作了启发。

诊尺肤即是诊视从尺泽至寸口的一段皮肤，《内经》亦称调尺。在《灵枢》中专篇讨论这一方法。同时还散见在《内经》其他篇中，如《灵枢·邪气藏府病形》说："善调尺者，不待于寸。"这就是说尺肤诊的重要不次于诊寸口脉。因此《灵枢·论疾诊尺》强调说："余欲无视色持脉，独调其尺，以言其病……而病形定矣。"但一般还是要配合切脉而进行，如《灵枢·邪气藏府病形》说："脉急者，尺之皮肤亦急；脉缓者，尺之皮肤亦缓……凡此变者，有微有甚。"

2. 论治

辨证的目的是为了论治，所以说辨证是决定治疗的前提和依据，论治是治疗疾病的手段和方法。《内经》中有关论治的记述归纳起来可分为下列几方面：

（1）治未病

《内经》治未病思想，是符合预防为主的治疗理念，它包括未病先防和已病防变两个方面。所以《素问·四气调神大论》提出："是故圣人不治已病治未病，不治已乱治未乱，此之谓也。夫病已成而后药之，乱已成而后治之，譬犹渴而穿井，斗而铸锥，不亦晚乎！"

未病之前的预防，《内经》中指出要从饮食起居、环境生活等方面着手。如《素问·上古天真论》说："食饮有节，起居有常，不妄作劳，故能形与神俱，而尽终其天年，度百岁乃去。"不但要锻炼身体，同时还要避贼邪、调精神，这样才能防止疾病的发生。正如《素问·上古天真论》说："虚邪贼风，避之有时，恬惔虚无，真气从之，精神内守，病安从来。"

已病的预防，《内经》中也很重视，这样可以防止疾病的传变恶化，以便早期治疗。《素问·阴阳应象大论》："故邪风之至，疾如风雨，故善治者治皮毛，其次治肌肤，其次治筋脉，其次治六府，其次治五藏，治五藏者，半死半生也。"

（2）三因制宜

三因制宜原则不但在辨证时要注意，在论治中更为重要。就因时论治而言，《内经》中指出："用寒远寒，用热远热，用凉远凉，用温远温，食宜同法。"这是说治疗疾病必须结合当时的季节变化，寒热温凉是代表四季的正常气候，若以热犯热，以寒犯寒，不但治疗上不起作用，而且还能损伤正气。但这种情况也不是绝对的，所以《内经》又强调指出："有故无殒，亦无殒也。"

以地势而言，东南西北，高下悬殊，寒热温凉亦各不同，《素问·六元正纪大论》说："至高之地，冬气常在；至下之地，春气常在。"由于居处环境不同，生活习惯各异，发病也就各不相同。《素问·异法方宜论》就指出了这一点。

以人而言，禀赋不同，性情各异，同时受病，反应也不一样，因而在治疗上也要注意。如《灵枢·论勇》篇说："夫忍痛与不忍痛者，皮肤之薄厚，肌肉之坚脆缓急之分也，非勇怯之谓也。"这里的"痛"字可作"病"字理解，忍痛与否关系体质的强弱，因此在治疗过程中应分别对待，正如《素问·五常政大论》所说的："能毒者以厚药，不能毒者以薄药。"此外，个人的生活环境、性情的变异，对治疗影响很大，更不能疏忽。《素问·徵四失论》说："不适贫富贵贱之居，坐之薄厚，形之寒温，不适饮食之宜，不别人之勇怯，不知比类，足以自乱，不足以自明，此治之三失也。"由此可知，只治病，不治人，是不能达到治疗目的的。

（3）标本逆从

标本是相对的，标本的含义，提示在治疗上要分清主次先后。如以脏腑经络而言，则脏腑为本，经络为标；病因与病症而言，则病因为本，症状为标；就疾病先后而论，先病为本，后病为标等。这些情况在《内经》中颇为重视，正如《素问·至真要大论》说：

"夫标本之道，要而博，小而大，可以言一而知百病之害，言标与本，易而无损，察本与标，气可令调。"标本主次掌握以后，还要抓住主次加以论治，但必须根据客观需要而定。在标本治疗时，总以治本为主，所以《素问·阴阳应象大论》说："治病必求于本。"

逆从是治疗原则之一，逆者正治，从者反治，也就是说逆其病性而治，为正治；顺其病性而治者，为反治。如寒者热之、热者寒之、实者泻之、虚者补之，是逆其病情而治，所以为正治。塞因塞用、通因通用、热因热用、寒因寒用，是药性与症状相从，为反治。无论正治和反治都是根据具体病情而定的，所以《素问·至真要大论》说："微者逆之，甚者从之……逆者正治，从者正治，从少从多，观其事也。"

（4）立法制方

辨证与论治是不可分割的两方面，论治首先要确定原则，原则既定，立法也就相应而出了，所以《灵枢·师传》篇说："治彼与治此，治小与治大……未有逆而能治之也，夫唯顺而已矣。"这里的顺，就是客观与主观一致，据此而立法，发挥治疗作用，即《阴阳应象大论》所说："故因其轻而扬之，因其重而减之，因其衰而彰之；形不足者，温之以气，精不足者，补之以味；其高者，因而越之，其下者，引而竭之……其实者，散而泻之。审其阴阳，以别柔刚。阳病治阴，阴病治阳，定其血气，各守其乡。"所谓轻、重、衰、不足等，即病之所在，要针对病证施以扬之、减之、彰之、竭之等法。

此外，《内经》对六淫侵入机体后所产生的疾病的治疗，特别是在药物配伍方面有详细的论述，如《素问·至真要大论》说："风淫于内，治以辛凉，佐以苦，以甘缓之，以辛散之……寒淫于内，治以甘热，佐以苦辛，以咸泻之，以辛润之，以苦坚之。"同时在《素问·藏气法时论》中，特别强调五脏的苦欲，指明了脏腑用药的方向。

总之，立法是根据辨证而来，《内经》中在立法方面已经提示了八纲的运用。如《素问·阴阳应象大论》所说："阳病治阴，阴病治阳。"是以阴阳而治；"其在皮者，汗而发之"，"中满者，泻之于内"，这是表里之治；"寒者热之，热者寒之"，"寒因寒用，热因热用"，这是寒热之治；"实则泻之，虚则补之"，此虚实之治也。

制方，《内经》中虽然方药只有十三方，但在《素问·至真要大论》中对遣药制方，论述颇多。就制方而言，是以药物为基础，而《内经》中对药物的性能，是按阴阳作为归类的，《素问·至真要大论》说："五味阴阳之用何如？岐伯曰：辛甘发散为阳，酸苦涌泄为阴，咸味涌泄为阴，淡味渗泄为阳。六者，或收或散，或缓或急，或燥或湿，或软或坚，以所利而行之，调其气使其平也。"至于制方主要是君、臣、佐、使配伍得当，效果明显，因此，《内经》中对制方的法度提出了明确的原则，如《素问·至真要大论》说："方制君臣何谓也？岐伯曰：主病之谓君，佐君之谓臣，应臣之谓使。"又说："有毒无毒，何先何后……岐伯曰：有毒无毒，所治为主，适大小为制也。帝曰：请言其制。岐伯曰：君一臣二，制之小也；君一臣三佐五，制之中也；君一臣三佐九，制之大也。"君臣佐使为制方法度，若离开这个制方法度，就不能适应病情，所以后世对此非常重视。

此外，《内经》中有关针刺的内容占比重较大，特别是关于补泻方法和针刺手法论述的比较详细，其中补泻方法不但实用于针刺，也实用于方药。如《素问·离合真邪论》提出"呼吸补泻"；《素问·八正神明论》及《官能》提出"方员补泻"法；《灵枢·终始》提出"浅深补泻"法；《素问·针解》篇提出了"徐疾补泻法"；《灵枢·九针十二原》篇提出"轻重补泻"法，还有"迎随补泻"法等，这些方法，至今为针灸家所沿用。

六、《内经》对后世的影响和瞻望

通过以上介绍，我们明确了《内经》包括祖国医学理论的各个方面，历代医家对祖国医学的贡献，都是在《内经》的理论基础上发展起来的。他们有的对原有理论作了进一步的研究，如秦越人《难经》就是根据《内经》中诊法、经络、脏腑、病症等加以发挥；汉·张仲景的《伤寒杂病论》阐发了《内经》的《热论》并结合自己的经验，进一步创立了辨证论治的理论；皇甫谧的《甲乙经》阐发了《内经》中有关针灸方面的论述；王叔和的《脉经》就是在《内经》的理论基础上发挥并整理了关于脉学方面的内容；华佗的《华氏中藏经》专题发挥了《内经》的色脉诊及脏腑寒热虚实的辨证，是从平脉辨证的角度研究《内经》，是最系统，而又最早的著作。

此外，金元四大家，也是在《内经》的理论基础上结合自己的临床经验加以总结发挥，自成一家。如刘河间在《内经》病机十九条火热病较多的启发下，创立了"火热论"的观点，这对温热学派的发展有很大的影响；李东垣的"重脾胃"是在《内经》论"胃气"的基础上加以发挥的；张子和汗、吐、下三法的运用，是受到《内经》的"辛甘发散为阳，酸苦涌泄为阴"理论的启发；朱丹溪是在《内经》"阳道实，阴道虚"的理论基础上提出了"阴常不足，阳常有余"的观点，为后世滋阴理论指出了方向。所以说《内经》为祖国医学的发展奠定了坚实的理论基础，成为四大经典之首，直到目前仍然是指导临床的典籍。

综观上述，《内经》确是祖国医学的理论基础，但由于历史条件的限制，不可避免地有不当之处，我们必须加以整理提高，才能更好地为人民健康服务。

历来中西医两种医学各有所长，各有所短，彼此都不能取而代之，只能按着"古为今用，洋为中用"的方针，取其精华，去其糟粕，在实践中不断总结，不断提高，在肯定疗效的基础上，进一步用近代科学方法阐明理论，逐步地实现中医的现代化，使中医学这一祖国文化遗产中的瑰宝为中华人民的健康事业，为世界医学的发展做出自己的巨大贡献。

七、《内经》各论提要

《内经》是我国最早的一部医学巨著，它是祖国医学的理论基础。历代医家的理论与临床都是在《内经》基础上丰富、发展起来，直到目前仍然具有指导临床实践的现实意义，因而《内经》成为学习祖国医学的必读之书。但由于《内经》年代久远，文字古奥，且每篇有独立的篇名，每篇有各自不同的内容，增加了学习和研究的难度。为了解决上述问题，给学习《内经》打下可靠的基础，下面力求以通俗易懂的语言，结合原文，将每篇的篇题做一简要的说明，并将每篇的主要内容作以归纳性的论述。这样既可掌握《内经》的概貌，又能将一些常用的原文掌握并灵活地用于临床。因此，这种方法是学习《内经》不可缺少的一步。故命名为《内经各论提要》。

本书将《内经》的组成部分《素问》和《灵枢》共162篇按上述方法，逐篇加以解说。《素问》篇章编次依据王冰注本为蓝本。

（一）《素问》各论提要

1. 上古真天论篇第一

（1）篇题解释

本篇称"上古"系《内经》作者对祖国历史早期的一种笼统概念。根据《中国历代医史》的意见，关于医学的演变，约略言之可分三个时期：上古时代自伏羲氏至秦代；中古时代自两汉至明代；近时代自清代至现在。"天真"即天真之气，张志聪认为"天乙始生之真元也"。我们认为要从本文内容上去理解，它指的是正气、真气、肾气的意义，所以保存天真则能长寿，"尽终其天年"。

明确了"上古"和"天真"的意义后，对篇名的含义也就容易理解了。本篇主要讨论古人注意养生方法、适应自然、抵御外邪、调摄精神、保养正气，以"能年皆度百岁而动作不衰者，以其德全不危也"。因此，借上古之人"春秋皆度百岁，而动作不衰"的原因提出论述，故称上古天真论。

（2）主要内容

1）养生的重要性及方法。养生能调养形神，"尽终天年"。方法有下列几方面："恬惔虚无，真气从之"，主张"精神内守，病安从来"；生活起居方面提出"食饮有节，起居有常，不妄作劳，故能形与神俱"；适应自然气候方面指出"虚邪贼风，避之有时"。

2）肾气与人体生长衰老的关系。文中指出女子以七、男子以八为期，阐明了男女两性生殖功能的形成取决于肾气的盛衰，同时也阐明了人的生长壮老已与肾气的关系是十分密切的。由此可知，肾气在人体的重要性。

3）提出四类人的养生结果。他们的养生方法不同，因而有真人、至人、圣人、贤人的区别。这四种类型的人也不过是古人理想中的典型，使人仿效而已。

2. 四气调神大论篇第二

（1）篇题解释

四气，即春夏秋冬四季的温热凉寒四气。人体要顺应四时正常的四气规律来调摄精神，才能健康长寿，否则可导致疾病的发生，故本篇称"四气调神"。

高世栻将本篇题目中的"大论"二字删去，其理由是，高氏认为凡篇内有黄帝与岐伯问答的内容则称论，无此内容则算篇。本篇因无黄帝与岐伯问答之辞，所以他删去"大论"二字。

（2）主要内容

1）提出春生、夏长、秋收、冬藏是四时的自然规律，人们养生必须要从情志和起居上顺应这个规律，才能调摄精神，达到养生的目的。如司马迁《史记》说："春生夏长秋收冬藏，此天地之大经也。不顺则无以为纪纲，故四时之大顺不可失。"

2）指出四季的生长收藏是一个相连的过程，就是说没有生就没有长，没有收更谈不到藏。所以春生不好，就会影响到夏长；夏长不正常，就会影响到秋收；秋收不得，冬即不能藏；冬得不到藏，春天也就不能生。因为人体五脏与四时密切相关，所以自然界的生长收藏规律被破坏必然影响人体五脏，从而发生疾病，这也是"天人相应"观点的具体体现。

3）提出"春夏养阳，秋冬养阴"的论点。所谓养阳即养生养长，养阴即养收养藏。

这是预防医学思想，但是对临床也有指导价值。

4）养生是"治未病"的最好方法。本篇提出"圣人不治已病治未病，不治已乱治未乱，此之谓也。夫病已成而后药之，乱已成而后治之，譬犹渴而穿井，斗而铸锥，不亦晚乎？"《内经》中特别强调"治未病"，如"上工救其萌芽"，"善治者治皮毛"都是这一思想的发展。

3. 生气通天论篇第三

（1）篇题解释

生气即人的生命活力，"通天"，天即自然界，就是说人的生命活动与自然界是息息相通的。如高世栻说："生气通天者，人身阴阳五行之气，生生不已，上通于天也，气为阳，主生。故帝论阳气内藏，则承上卫外，可以上通于天。伯谓阳主外，阴主内。阳外，而复秘密；阴内，而能起亟，则精固于内，而气立于外，可以上通于天，长有天命，故名《生气通天论》。"

本篇及以上两篇列为本书之首是有一定意义的。第一篇《上古天真论》主要论精；第二篇《四气调神大论》重点在于调神；本篇则阐述了生命之气，包括阴阳两个方面。把精、神、气三篇列在《素问》之首，由此可以体会到王冰的《素问》篇次排序有一定道理，如张志聪说："所生之来谓之精，故首论精；两精相搏谓之神，故次论神；气乃精水中之生阳，故后论气。"

（2）主要内容

人与自然相通的整体观是本篇的主导思想，它包括下列几方面：

1）指出"阳气者，若天与日，失其所则折寿而不彰"，"苍天之气，清静则志意治"，这是借天和太阳来比喻人体阳气的重要性及"阳气者，精则养神，柔则养筋"的作用，并以具体的病证"煎厥"、"薄厥"说明阳气失常的病机和症状。

2）指出寒、暑、湿、风四种病因侵袭人体后都可损伤阳气。因而有"四维相代，阳气乃竭"的论述。

3）指出阴阳二者的关系及其协调平衡，才是人体健康的保证。如"阴者藏精而起亟也，阳者卫外而为固也"，"阴平阳秘，精神乃治，阴阳离决，精气乃绝"。所以临床上无论是阴病和阳病，都不能忽视对方之阴和阳。这是应当注意的。

4）本篇论述饮食五味与人体健康的关系。认为五味太过，会伤五脏，这也是养生的主要内容之一。因而提出了"膏粱之变，足生大丁"，"因而饱食，筋脉横解，肠澼为痔"等，这些病变都与饮食有关。同时从饮食气味两方面说明"气"通乎天，可以养阳；"味"本乎地，可以养阴。但五味偏嗜，又可伤害五脏。

5）本篇最后指出四时发病的一般规律为"春伤于风，邪气留恋，乃为洞泄；夏伤于暑，秋为痎疟；秋伤于湿，上逆而咳，发为痿厥；冬伤于寒，春必温病"。这是第一篇和第二篇论述人与自然界的整体观在发病上的应用，特别是"冬伤于寒，春必温病"对后世温病学的发展有一定的启发。

4. 金匮真言论篇第四

（1）篇题解释

本篇论述了祖国医学学术上的许多基本问题，作者很重视它，认为非常珍秘，所以称《金匮真言论》。高世栻说："金匮，藏书之器也，真言，至真不易之言也。"

（2）主要内容

本篇以四时五行为中心，以取类比象的方法来解释四时和昼夜自然气象的变化，从而结合五脏、五色、五味、五音等以阐述阴阳在医学上的运用，进一步阐明人体内外完整统一性。本篇内容大体分为三个方面：

1）阐发"精"的重要性，如"夫精者，身之本也。"强调对精气的保养。单纯从生殖方面去理解"精"字是不全面的。故本文说："藏于精者，春不病温。"吴鞠通说得好："不藏精三字须活看，不专主房劳说，一切人事之能动摇其精者皆是。"这一理解是正确的。

2）指出若不注意养生，在正常情况下也会发病。即本文指出的四季多发病，"春善病鼽衄，仲夏善病胸胁，长夏善病洞泄寒中，秋善病风疟，冬善病痹厥"。

3）指出阴阳的可分性，即阴阳双方各有阴阳之分。这对指导临床来说有重要价值。如本文所说："阴中有阴，阳中有阳，平旦至日中，天之阳，阳中之阳也；日中至黄昏，天之阳，阳中之阴也；合夜至鸡鸣，天之阴，阴中之阴也；鸡鸣至平旦，天之阴，阴中之阳也。"并以此引申到人体，如本文所说："背为阳，阳中之阳，心也；背为阳，阳中之阴，肺也。"

5. 阴阳应象大论篇第五

（1）篇题解释

吴崑说："天地之阴阳，一人身之血气；应象者，应乎天象，而配乎阴阳五行也。"这是对阴阳应象的解释。本篇正是阐发了阴阳是宇宙间一切事物发生发展变化的根本规律，并把自然界的事物和现象归纳为阴阳两大类，运用五行以取类比象方法联系起来，把中医学基本内容归纳成为祖国医学理论体系的一篇重要文献。

（2）主要内容

1）指出阴阳是宇宙间事物发展变化的根本规律和法则。即所谓："阴阳者，天地之道也，万物之纲纪，变化之父母，生杀之本始，神明之府也。"并把阴阳运用到各方面，将事物的性质、形态、气味等都归纳为阴阳，如"水为阴，火为阳"、"阳为气，阴为味"。并进一步从事物上说明了阴阳之间的相互关系。如"味归形，形归气，气归精，精归化，精食气，形食味，化生精，气生形。味伤形，气伤精，精化为气，气伤于味。"特别指出阴阳的性能"阴静阳躁"，并说明四时的变化是由于阴阳的作用，如"阳生阴长，阳杀阴藏。"这对临床来说有很高的指导价值。"阴在内，阳之守也，阳在外，阴之使也。"说明了阴阳互根互用的关系。

2）提出少火和壮火的内容及与气的关系。后世所谓的相火、贼火就是这一理论的发展，"气有余便是火"的论点也是在这个理论指导下发展的。

3）对药物的性能，是以阴阳气味来认识的。如"气味辛甘发散为阳，酸苦涌泄为阴。"这两句话不但奠定了药物的功效，同时也阐明汗、吐、下三种治疗方法，启发了张子和对此三法的扩大运用。

4）以较大的篇幅阐述了五行学说，并补充了阴阳学说的内容。它是从人与自然界密切相关的整体观念出发，采用取类比象的方法和生克承制规律，用以说明人与自然，脏与脏，腑与腑，脏腑与体表的联系。把人体内外与自然界构成一个完整的整体。

5）列举许多治疗法则，对临床颇有指导价值。"形不足者，温之以气，精不足者，补之以味"，"因其轻而扬之"，"因其重而减之"，"其高者，因而越之，其下者，引而竭之，中满者，泻之于内"等都是临床常用的治疗原则。在治疗上特别强调早期治疗。如"善治者，治皮毛，其次治肌肤，其次治筋脉，其次治六腑，其次治五脏，治五脏者半死半生也。"早期治疗一方面防止传变，另一方面减少经济上和身体上的损失，因此它有着积极的意义。

6. 阴阳离合论篇第六

（1）篇题解释

阴和阳有离合关系，阴之中离之为三，合之为一，阳之中也是如此，所以说三阴归于一阴，三阳归于一阳。本篇就是讨论阴阳离合关系。所谓离则有太阳、阳明、少阳之三阳，太阴、厥阴、少阴之三阴；合之则一阴一阳。如马蒔说："阴阳者，阴经阳经也，其义论离合之数，故名篇。"高世栻说："此承上篇阴阳应象，而复论阴阳之离合也。应象者，阴阳之征乎外也；离合者，阴阳之本乎内也。"此篇是接上篇进一步阐述阴阳之间、阴与阴、阳与阳之间的离合关系，故曰阴阳离合。

（2）主要内容

1）首先指出阴阳是宇宙万物的纲领。阴阳运用于事物的推演是"至大无外，至小无内"，大之可概括整个宇宙，小之可分析一个事物。因此说阴阳二字既无所指，又无所不指，正如本篇所说："阴阳者，数之可十，推之可百，数之可千，推之可万，万之大不可胜数。"虽然是这样，归根结底还是一阴一阳"然其要一也"，因此说，阴阳对立的双方是普遍存在的。

2）论述阴阳的离合关系。主要精神是说，阴阳可分可合，在人体分开来说，阴可分为三阴，阳可分为三阳，合起来为一阴一阳，所以本文说："是故三阳之离合也，太阳为开，阳明为阖，少阳为枢，三经者，不得相失也，搏而勿浮，命曰一阳。"又说"是故三阴之离合也，太阴为开，厥阴为阖，少阴为枢，三经者，不得相失也，搏而勿沉，名曰一阴。"开合枢是三阴三阳出入的生理作用，若失其常则为病变。

7. 阴阳别论篇第七

（1）篇题解释

本篇定名为阴阳别论，实际上就是别论阴阳，怎样别论阴阳呢？吴崑说："此篇言阴阳，与常论不同，自是一家议论，故曰别论。"

（2）主要内容

1）本文从整体观念出发，阐述了脉象和四时相应的情况。即所谓"十二月，应十二脉"，"四经应四时"。所谓"四经"即肝、心、肺、肾四脏之脉，与春夏秋冬四时相应，由于脾旺于四季，不独主时，所以不提脾。脉象的变化必须随四时气候的变化而变化。不然的话，即是病态。

2）从阴阳的理论来说明脉象的动态，即所谓"去者为阴，至者为阳；静者为阴，动者为阳；迟者为阴，数者为阳"。同时特别强调，脉来自真脏之气属阴，来自胃脘之阳的则属阳，胃脘之阳，即胃气；真脏脉即无胃气之脉，见则败，败则死。如高世栻说："无胃脘之阳，见真藏之阴，则为别阴；无柔和之阴，见结搏之阳，则为别阳。别阴别阳，非阴阳之常，乃阴阳之别。常则和，别则病；常则顺，别则死。所以别阳别阴，阳结阴结，阳搏阴搏，皆言病而言死也。"所以本文提出了结阴、结阳的病证和搏阴、搏阳的死期。

所谓结阴、结阳、搏阴、搏阳是别论阴阳在六经发病的脉象、症状及预后的讨论。文中特别指出了"二阳之病发心脾，有不得隐曲，女子不月"的理论，对临床确有指导意义。

8. 灵兰秘典论篇第八

（1）篇题解释

本篇论述十二脏腑各自的生理功能，特别强调心的主导作用。这些内容在古代是"非其人勿传"，是藏于灵兰之室的秘典，故名。高世栻说："帝以岐伯之言，藏灵兰之室，为秘密之典章。"

（2）主要内容

1）借用古代统治机制中的"君主"、"相傅"、"将军"等不同职称，论述十二脏腑的各自功能，如"心者，君主之官，神明出焉"，"肺者，相傅之官，治节出焉"，"肝者，将军之官，谋虑出焉"等。这是祖国医学脏象学说的主要内容。

2）指出心为人体主宰的重要性，并在心的统领下，分工合作，"凡此十二官者，不得相失也。"心的主导作用，好比"君主"，"主明则下安……主不明则十二官危"。其中"主不明则十二官危"一句，给后世有很大的启发，李梴的《医学入门》将心分为"神明之心"和"血肉之心"，赵献可的《医贯》为十二官外另有一脏器，即命门。这些内容丰富了祖国医学的理论。

9. 六节藏象论篇第九

（1）篇题解释

本篇首先论述六六之节（六十日一甲子，一年六个甲子，共三百六十日）和九九制会（谓人与地之九州、九窍、九脏为准度配合天之六六之节），此属于运气学说，其次讨论了脏象，阐述脏腑的功能与四时的关系，所以称"六节藏象论"。

（2）主要内容

1）首先讨论天地日月运行以成岁月的规律及与人的关系。此多为运气内容，其基本精神与后七篇大论同。

2）提出了"藏象"二字，如帝曰："藏象何如?"但本文中的脏象不仅指脏器的实质，更重要的是指脏器的功能，而这种功能是以五脏为中心，包括与体表、与外界的联系，如本文所说"心者，生之本，神之变也，其华在面，其充在血脉，为阳中之太阳，通于夏气。"这是整体观念指导下的联系，五脏在内，象见于外，是脏象学说的基本内容，也是祖国医学的特点。本文特别提出"十一脏取决于胆"的论点，虽然临床还没找出它的指导价值，但它总有一定意义存在，有待今后加以研究。

10. 五藏生成篇第十

（1）篇题解释

生，乃长养之谓也，这与《史记·孟尝君传》"其母窃举生之"的"生"作长养解是一个意思。本篇首先指出了五脏与皮肉筋骨脉之外合，进而论述了五味各归其脏，然太过亦可伤及五脏，说明五脏赖五味以长养，并运用五行学说的理论，以五脏为中心，联系五色、五味等，进一步论证了人体的整体性，故篇名为五藏生成。

（2）主要内容

1）运用五行学说，以五脏为中心与体表的皮、肉、筋、骨、脉、毛发、爪甲等各组织的联系，进一步说明了人体的整体统一性，临床上运用这种整体统一理论，可以"见外而知内"来进行辨证施治。

2）五脏与五味、五色、五脉等都以五行为归属做了联系，特别是五色的望诊，对临床有现实的指导意义。五色的表现也是五脏之气通外的结果。以比类的方法，识别五色正常与不正常，如"生于心，如以缟裹朱；生于肺，如以缟裹红；生于肝，如以缟裹绀；生于脾，如以缟裹瓜蒌实；生于肾，如以缟裹紫。此五脏所生之外荣也。"所谓正常的气色是滑润光泽，含蓄不露；异常的病色则无含蓄而毕露，且无光泽。如青如草兹，黄如枳实，黑如炲，赤如衃血，白如枯骨。这种比象的辨色方法，有一定道理。

3）特别强调"肝藏血"作用，"故人卧血归于肝，肝受血而能视，足受血而能步，掌受血而能握，指受血而能摄。"

4）举疾病为例，说明辨证论治的意义。由此可知，《内经》已为辨证论治奠定了基础和方法。如"徇蒙招尤，目冥耳聋，下实上虚，过在足少阳厥阴，甚则入肝。"这段原文对眩晕病证，从症状到病机病位及发展趋向都作了说明。眩晕病证，从病机上说，是上虚下实；从病位上说，轻是在足少阳经及足厥阴经。若不及时治疗，可以影响到肝，这一病证很符合临床肝阳上亢的高血压病。

11. 五藏别论篇第十一

（1）篇题解释

本篇澄清了当时对脏腑的归属及其总的功能，是别论五脏的一篇文章，故称五藏别论。

（2）主要内容

1）论述并整理了当时对脏象的混乱认识。针对当时方士流行的"或以脑髓为藏，或以肠胃为藏，或以为府……皆自谓是"的局面，本篇则以"五藏者，藏精气而不泻"、"六府者，传化物而不藏"作为功能上的区别来澄清方士认识上的错误。

2）提出了奇恒之府，包括脑、髓、骨、脉、胆、女子胞，"此六者，地气之所生也，皆藏于阴而象于地，故藏而不泻，名曰奇恒之府。"奇恒之府的特点是形态上像腑，功能上像脏，故称奇恒之府。

3）提到"气口何以独为五藏主"的诊脉原理。特别值得注意的是，它批判了方士之流运用鬼神迷信来治病的做法，提出"拘于鬼神者，不可与言至德；恶于针石者，不可与言至巧；病不许治者，病必不治，治之无功矣"的论点。

12. 异法方宜论篇第十二

（1）篇题解释

本篇重点说明治病方法是从各地的实践经验中总结出来的，但各地疾病的发生与当地的气候地理条件和生活习惯有着密切的联系，因此治疗疾病要根据患者的不同生活境况和病情，选用不同的治疗方法，故篇名曰异法方宜。

（2）主要内容

1）对当时医疗方法的搜集和整理，提出了"砭石者，亦从东方来"，"毒药者，亦从西方来"，"灸焫者，亦从北方来"，"九针者，亦从南方来"，"导引按跷者，亦从中央出也"。

2）指出五方的地理气候条件和生活习惯的不同而发病亦不同，如本文指出"东方之域……鱼盐之地，滨海傍水，其民食鱼而嗜咸……其病皆为痈疡。"

3）提出辨证施治的重要性，所以本文说："圣人杂合以治，各得其所宜，故治所以异，而病皆愈者，得病之情，知治之大体也。"所谓"得病之情"就是要辨证明确，所谓"知治之大体"就是要因地、因时、因人的遣方用药。

13. 移精变气论篇第十三

（1）篇题解释

本篇论述在古代治病用祝由的方法可以"移易精神，变化藏气"，使病情向愈，故称移精变气。

（2）主要内容

1）由于时代不同，生活环境发生了差异，因此疾病的发生也就不同，故在治疗上就当"古今异轨"。文中特别将不同时代分为上古、中古和暮世三个时期，由于各个时期生活环境的特点，所以治疗方法各异，指出上古之人由于穴居野外，茹毛饮血，思想意识比较单纯，如"动作以避寒，阴居以避暑，内无眷慕之累，外无伸宦之形"，"故可移精祝由而已"。中古之世，开始有了剥削，病就复杂，因而有"八风"、"五痹"之病，可用汤液治之。"暮世之治病也则不然……乃欲微针治其外，汤液治其内。"一方面说明社会对疾病的影响，另一方面也反映了对学术修养的重视与要求。

2）指出色脉诊的重要性。文中指出作为一个医生要"临病人，观死生，决嫌疑，欲知其要，如日月光"，就必须熟练地掌握色脉诊的理论与技巧。"欲知其要，则色脉是矣。"

3）指出详细问诊是诊断的重要一环，所以本文说："闭户塞牖，系之病者，数问其情，以从其意。"

14. 汤液醪醴论篇第十四

（1）篇题解释

汤液醪醴都是酒类。本篇首先讨论它的制法和药用作用，故名汤液醪醴论。就内容它包括内伤情志病和药后不见功的问题，以及医者和患者的关系，即"病为本，工为标"的问题，最后又讨论了水肿病的治疗原则。

（2）主要内容

1）提出上古、中古、今世对汤液醪醴的应用情况，如"自古圣人之作汤液醪醴者，以为备耳"，"中古之世……邪气时至，服之万全"，"当今之世，必齐毒药攻其中，镵石针艾治其外也"。若到了"形弊血尽"的情况，不见功效，是由于"神不使"的原因。

2）指出医生必须明确"其病之始生也，极微极精"，在这时应当及早治疗，同时还要明确医生和患者是标本的关系，若不是这样，"病为本，工为标，标本不得，邪气不服"。

3）指出水肿病的症状"津液充郭"、"形不可与衣相保"，它的病机是"五藏阳已竭也"。故对水肿提出"开鬼门"、"洁净府"、"去菀陈莝"的治疗原则。

15. 玉版论要篇第十五

（1）篇题解释

吴崑说："古之帝王，闻一善道，著之方策，以纪其事，谓之玉版。要，旨要也。"就是说本篇所论属于医学上重要内容，是什么重要内容呢？高世栻说："玉版，著之玉版也；论要，论色脉之大要也。"故篇名玉版论要。

（2）主要内容

1）以色脉为要，讨论"揆度奇恒"的运用，所以本文说："揆度者，度病之深浅也；奇恒者，言奇病也。""揆度奇恒"的基本意义是对疾病的正常、异常进行衡量比较的辨证，这样在治疗上才能通常达变。

2）从望色部位及男女不同，来辨别疾病的顺逆，如"色见上下左右，各在其要。上为逆，下为从"，"女子右为逆，左为从；男子左为逆，右为从"，切脉"以太阴始"来辨别逆从，"行所不胜曰逆"、"行所胜曰从"。

3）特别提出"揆度奇恒"的要求在于"神转不回，回则不转"的论点，强调了神在人体的作用。

16. 诊要经终论篇第十六

（1）篇题解释

本篇讨论两个重点，一是诊要，就是说在运用针刺时要注意天地人之间的相互关系与针刺方法的相互关系。所以本篇强调"治不本四时，必内伤于五藏"；二是经终，就是十二经脉败绝的证候。故篇名诊要经终。

（2）主要内容

1）指出十二月变迁与天气地理和人的关系。作为诊要的内容。如"正月二月，天气始方，地气始发，人气在肝。"这是"天人相应"整体观念的具体说明。

2）指出人与自然是息息相通的。春夏，其气浮于外；秋冬，其气敛宁内。因此，春夏宜浅刺，秋冬宜深刺，正与本文所说"春刺散俞"、"夏刺络俞"、"秋刺皮肤"、"冬刺俞窍于分理"，特别强调"凡刺胸腹者，必避五藏"。

3）最后论述了十二经脉败绝的证候，如"太阳之脉，其终也，戴眼，反折，瘈疭，其色白，绝汗乃出，出则死矣。"

17. 脉要精微论篇第十七

（1）篇题解释

本篇主要讨论诊法，特别以切脉作为主要内容，并论述了切脉的时间、方法及与其他诊法的关系，高世栻说："脉之大要，至精至微。"故本篇名为脉要精微论。

（2）主要内容

1）首先指出诊脉时间以平旦最为适宜的原因。"诊法常以平旦，阴气未动，阳气未散，饮食未进，经脉未盛，络脉调匀，气血未乱，故乃可诊有过之脉。"

2）指出诊察疾病必须色脉合参，才能达到要求。如"切脉动静而视精明，察五色，观五藏有余不足，六府强弱，形之盛衰，以此参伍，决死生之分。"同时指出了脉是气血运行的反映，所以说"夫脉者，血之府也"。

3）指出察五色虽属血的反映，但与气有密切关系，正与本文所说"夫精明五色者，气之华也。"察五色时更需要注意五色的善恶，即本文所说的"赤欲如白裹朱，不欲如赭；白欲如鹅羽，不欲如盐"等。

4）指出五脏的强弱可以从表现在外的异常上诊察出来。如声音之异常"声如从室中言，是中气之湿也"。形态之异常，如"头倾视深，精神将夺矣"。这都是从外知内的诊察方法。

5）指出四时脉的变化，即"春应中规，夏应中矩，秋应中衡，冬应中权"的四种脉象。特别强调切脉的重要性，指出"微妙在脉，不可不察，察之有纪，从阴阳始，始之有经，从五行生，生之有度，四时为宜。"

6）最后指出切脉部位以尺部为准，左右两旁及上至鱼际。也有人认为这一内容是属尺肤诊。

18. 平人气象论篇第十八

（1）篇题解释

平人是无病之人，气是指脉气，象指脉的形象。所以高世栻说："平人气象者，无病人之脉气与脉象也。"本篇是以平人之脉、病脉及死脉加以对比来论述的，故称平人气象论。

（2）主要内容

1）指出脉搏的跳动与呼吸有密切关系。本文即运用这一理论，以呼吸测量脉搏至数，即文中所说："人一呼脉再动，一吸脉亦再动，呼吸定息，脉五动，闰以太息，命曰平人。"这是迟、数二脉的根据，同时指出五至以上为病温，二至以下为少气，及脉滑主风，脉涩主痹的论点。

2）指出"胃气"是人体生命活动之本，以四时之脉的胃气多少来区分平脉、病脉、死脉。并特别指出"少胃则病，无胃则死"。

3）论述了胃之大络"虚里"在切脉上的重要性。

4）最后举例指出了各种疾病的脉象和诊察方法，如水肿、黄疸等，指出了妊娠脉象为"妇人手少阴脉动甚者，妊子也"。

19. 玉机真藏论篇第十九

（1）篇题解释

高世栻曰："玉机者，心之神机；真藏者，藏之元真。"本篇是上篇的补充，突出论述了四时脉象的不同是因受到气候的影响，特别强调真脏脉，古人非常重视，因而本篇称玉机真藏论。

（2）主要内容

1）指出四时五脏脉象的形态，同时从四时脉的太过、不及来确定病因在外、在内的不同。并论述了五脏之真脏脉的形态是无胃气的一种死脉。如"五藏者，皆禀气于胃，胃者五藏之本也。藏气者，不能自致于手太阴，必因于胃气，乃至于手太阴也。"这就是有胃则生，无胃则死的道理。

2）指出五脏病的传变是以五行相克规律来进行的，如"五藏相通，移皆有次，五藏有病，则各传其所胜。"的五行相乘传变，意味着早期治疗的重要性。特别提出"风为百病之长"，如本文所指："风邪入皮毛，不治入肺，不治入肝，不治入脾"等。

3）最后指出五虚五实的症状及预后。"脉盛，皮热，腹胀，前后不通，闷瞀，此谓五实；脉细，皮寒，气少，泄利前后，饮食不入，此谓五虚。"其预后则指出："浆粥入胃，泄注止，则虚者活；身汗，得后利，则实者活"，这充分说明在治疗上，实者使邪气去有出路，虚者使正气复，便能转危为安。

20. 三部九候论篇第二十

（1）篇题解释

本篇全元起本为《决死生》，王冰改为《三部九候论》。本篇论述脉诊部位分上、中、下三部，每部又分天、地、人三候，故本篇称三部九候论。

（2）主要内容

1）论述三部九候部位。如本文指出上部（在头）有天、地、人三候，"上部天，两额之动脉；上部地，两颊之动脉；上部人，耳前之动脉。"中部在手，下部在足，都各有天、地、人三候，分别以诊察内脏病变。

2）指出身形肥瘦与脉之虚实不必相应，并举例各种脉象所主病证及不同病症之死时。如本文所举"寒热病者，以平旦死；热中及热病者，日中死；病风者，以日夕死；病水者，以夜半死"等都有临床参考价值。

3）指出临床诊脉的要领"必先知经脉，然后知病脉"，同时在诊脉前先询问患者，"开始怎样"、"现在怎样"等病情，然后切脉，所以本文说："必审问其所始病，与今之所方病，而后各切循其脉，视其经络浮沉，以上下逆从循之。"

21. 经脉别论篇第二十一

（1）篇题解释

经脉的循行始于手太阴，终于足厥阴，周流环行，进行正常气血运转。若惊恐恚劳过度则致经脉气血失其常度而脏气独至，脉搏发生变化。并指出饮食消化输布过程。本篇与常论经脉篇不同，故称经脉别论。

（2）主要内容

1）指出人体在不同条件下，如惊恐、恚劳、负重、远行等，可使经脉气血发生变化，脉搏亦发生相应的变化。特别强调勇怯对疾病的影响，指出"当是之时，勇者气行则已，怯者则着而为病也。"

2）阐述饮食物的消化、吸收、输布过程及其机转，这个过程又以脾之转输、肺之宣降，起着重要作用。特别是"肺朝百脉"，"气归于权衡，权衡以平，气口成寸，以决死生"的论述，不但指出了肺的功能，同时指出了"独取寸口"的理论根据。

3）最后指出三阴三阳六经偏盛的病证及脉象。特别值得注意的是提出"太阳藏"，"阳明藏"等，《内经》脏与腑有时混称，腑也称脏，如"凡十一藏取决于胆"，就是例证。

22. 藏气法时论篇第二十二

（1）篇题解释

高世栻说："藏气，五藏之气也。法时，法天之四时也。"《内经》的作者认为人体五脏之气，法象于四时，而它的变化，可用五行加以推演，故篇名藏气法时论。

（2）主要内容

1）论述了五脏之气与四时有着密切关系，这种关系用五行生克制化规律来说明。本篇对五脏病的向愈、加剧等情况，是在五行理论指导下阐述的，如病在心，愈在长夏，这是由于火生土，所以向愈；甚于冬，即在冬季加剧，这是水克火的缘故；到了春季处于相持状态，这是由于木生火的缘故；起于夏，这由于夏属火，心也属火，乃为本气自旺时期所以可痊愈。本文指出不但四季如此，一天之中也是如此。

2）指出五脏性能是以四时之气为依据，从而确定对药物之气的苦欲。如心欲软、脾欲缓、肺欲收、肾欲坚、肝欲散及肝苦急、心苦缓、脾苦湿、肺苦气上逆、肾苦燥等，明确指出辨证须针对药物气味而运用。并指出药物五味的作用："有辛酸甘苦咸，各有所利，或散或收，或缓或急，或坚或软，四时五藏，病随五味所宜也。"

3）特别指出在用药治病的时候，还要加强饮食营养的调摄，才能提高疗效。如"毒药攻邪，五谷为养，五果为助，五畜为益，五菜为充，气味合而服之，以补精益气。"但要注意饮食营养要"病随五味所宜"从而达到"食尽养之"的目的。

23. 宣明五气篇第二十三

（1）篇题解释

吴崑说："宣，发也；五气，木火土金水也。言五气有入、有病、有并、有恶、有液、有禁、有发、有乱、有邪、有藏、有主、有伤、有应，是篇皆发明之。"根据吴氏的说法，宣明即宣发彰明之意；五气即五脏。本篇进一步说明五脏的正常与异常在临床上常见的情况，所以称宣明五气，本篇与《灵枢·九针论》中的内容基本相同，可参见。

（2）主要内容

本篇以五脏为中心，以五行为配属，说明人体内外复杂的联系，可以说本篇是五行学说的具体运用，它涉及发病因素、脏腑功能、脉象、疾病特点、药物及饮食宜忌等。归纳如下。

五脏所藏：肝魂、心神、脾意、肺魄、肾志。

五脏所主：肝筋、心脉、脾肉、肺皮、肾骨。

五脏化液：肝泪、心汗、脾涎、肺涕、肾唾。

五味所入：肝酸、心苦、脾甘、肺辛、肾咸。

五脏所恶：肝风、心热、脾湿、肺寒、肾燥。

五脏之脉：肝弦、心钩、脾代、肺毛、肾石。

五气所病：肝语、心噫、脾吞、肺咳、肾欠、嚏。

五精所并：肝忧、心喜、脾畏、肺悲、肾恐。

五劳所伤：久行伤筋、久视伤血、久坐伤肉、久卧伤气、久立伤骨。

五味所禁：辛走气，气病无多食辛；咸走血，血病无多食咸；苦走骨，骨病无多食苦；甘走肉，肉病无多食甘；酸走筋，筋病无多食酸。是谓五禁，无令多食。《素问·至真要大论》指出"不能五味偏嗜"，因"久而增气，物化之常也；气增而久，夭之由也"。

24. 血气形志篇第二十四

（1）篇题解释

《素问·调经论》说："人之所有者，血与气耳"，血气充形以养志，但六经气血各有多少的不同，形志有苦乐之异，故篇名血气形志。

（2）主要内容

1）首先指出六经气血多少。如"太阳常多血少气，少阳常少血多气，阳明常多气多血。少阴常少血多气，厥阴常多血少气，太阴常多气少血，此天之常数。"这是说六经的气血多少是生理状态，因此在运用针刺和药物时要注意这一点。此外，关于六经气血之多少，《灵枢·五音五味》和《灵枢·九针论》有所不同，前者是"少阴常多血少气，厥阴常多气少血"，后者则说"太阳多血少气"，与本篇不同。但多数医家都以本篇为主。

2）提出六经的阴阳表里相配。如"足太阳与少阴为表里，少阳与厥阴为表里，阳明与太阴为表里，是为足阴阳也；手太阳与少阴为表里，少阳与心主为表里，阳明与太阴为表里，是为手之阴阳也。"

3）指出形志苦乐的不同，发生疾病往往各有特点，其治疗也不相同，提出辨治施治的要求。

25. 宝命全形论篇第二十五

（1）篇题解释

全元起本名《刺禁》，王冰改为本名。宝命，即保养宝贵的生命；全形，即形体的正常活动，所以高世栻说："宝命全形者，宝天命以全人形也，形之疾病，则命失其宝，形不能全。若如全形，必先治神，治神，所以宝命，宝命，则能全形矣。"

（2）主要内容

1）首先强调"天覆地载，万物悉备，莫贵于人"，但人是以"天地之气生，四时之法成"。就是说最宝贵的人类生存于天地之间，但不能脱离自然而生存。因此疾病的形成，治疗之方法，都要考虑到人与自然的关系。所以说，整体观念为《内经》的主导思想。

2）在"天人相应"整体观念指导下，认识到事物之间的相互关系。如本篇所言："木得金而伐，火得水而灭，土得木而达，金得火而缺，水得土而绝，万物尽然，不可胜竭。"

3）指出作为一个医生必须掌握医学理论，因而提出"五法俱立"，一曰治神，二曰知养身，三曰知毒药为真，四曰制砭石小大，五曰知府藏血气之诊。特别强调"道无鬼神"的唯物观。

4）最后指出在临床工作运用针刺治病时，要专心致志，胆大细心，做到本文所说的"如临深渊，手若握虎，神无营于众物"。

26. 八正神明论篇第二十六

（1）篇题解释

高世栻说："八正，天地八方之正位也。天之八正，日月星辰也。地之八正，四方四隅也。合人形于天地四时，阴阳虚实，以为用针之法。神乎神，独悟独见独明，故曰八正神明也。"就是说临床针刺时必须注意自然气候的变化，对人体阴阳气血的影响。八正指自然规律，神明指人体的正常生命活动。

（2）主要内容

1）论述四时八正，日月星辰的变化与人体气血虚实和针刺补泻有密切关系。所以本文说："八正之虚邪，而避之无犯也。"又说："先知日之寒温，月之虚盛，以候气之浮沉，而调之于身，观其立有验也。"

2）指出诊病应结合四时、阴阳、虚实以分析病情。由于人之气血随气候的变化而变化，所以本文说："是故天温日明，则人血淖液而卫气浮……天寒日阴，则人血凝泣而卫气沉。"

3）强调早期治疗的重要性，曰："上工救其萌芽"，"下工救其已成，救其已败"，同时论述针刺补泻的"方"、"员"手法，指出吸气而内针、转针，呼气时出针则曰泻，这是"方"的手法；若吸气时转针，同时深刺至荥，这是补法，故曰"员"。这与《灵枢·官能》篇所论之"方员"其意义有所不同，当参阅。

27. 离合真邪论篇第二十七

（1）篇题解释

本篇论述真气与邪气之离合，如真气与邪气尚未结合，应及早泻之，使之离；若真气与邪气已结合，应诊察三部九候之脉，视其邪之所在而调之，吴崑说："外邪入于正气，名曰合；刺之泻其邪，名曰离。"故本篇名离合真邪论。

（2）主要内容

1）指出病邪侵入人体，未与真气相合，未有定处，及早治疗，可使立愈。这是"治未病"思想的具体体现。

2）反复论述针刺补泻的操作方法与宜忌。泻法目的在于祛邪，适用于实证，在使用时，使患者吸气进针，出针时呼气，这样外邪可随呼气而外出；补法的目的，在于补正，适用于虚证，在运用时必先在所刺穴位上揉按一遍，等呼气将尽时进针，吸气时出针，出针时当迅速揉按其针孔，不使正气外泄。强调在针刺时无论补泻必须候气至方可出针。

28. 通评虚实论篇第二十八

（1）篇题解释

本篇主要评述虚实的意义，故曰通评虚实。

（2）主要内容

1）首先论述虚实的病机。"邪气盛则实，精气夺则虚"，这是虚实的概念，虚实有暂时、局部及全身的不同，阴阳、脏腑、经络、血气、脉及病证都有虚实的概念，因此说虚实是病变的归宿。

2）推论虚实与脏腑有关，指出"气虚者，肺虚也"，同时指出了重虚、重实的意义。实而又实即所谓重实，即本文所说的"所谓重实者，言大热病，气热脉满，是谓重实"，就是大热病为实证，但又气热脉满，说明邪气炽盛于气分、血分，所以为重实；所谓重虚是虚之又虚，即本文"脉气上虚，尺虚，是谓重虚"，脉主阴血，气主阳气，脉虚、气虚、尺虚，是阴阳气血俱虚，故为重虚。

3）论述脉诊在虚实辨证上的重要性。如消瘅"脉实大，病久可治；脉悬小坚，病久不可治。"最后指出了脏腑病的病因和症状，如"黄疸，暴痛，癫疾，厥狂，久逆之所生也。五藏不平，六府闭塞之所生也。头痛耳鸣，九窍不利，肠胃之所生也。"

29. 太阴阳明论篇第二十九

（1）篇题解释

本文论述太阴、阳明二经及其表里关系，它们之间是阴阳异名、燥湿异病、升降异位，并论述脾主四时，为胃行其津液，故篇名太阴阳明论。

（2）主要内容

1）详细论述脾胃功能及其发病特点。太阴脾、阳明胃虽为表里关系，但由于脏腑、经脉、阴阳不同，四时春夏秋冬、逆从不同，虚实有异，所以疾病有所不同，特别提出了"阳道实，阴道虚"。不但说明了脾胃病的"所从不同，故病异名"的理论，同时成为后世朱丹溪所倡的"阳常有余，阴常不足"的理论根据。

2）指出由于阴阳的属性不同，所以受病也不同，正如本文所说的："阳受风气，阴受湿气"，"伤于风者，上先受之，伤于湿者，下先受之"。这在病位辨证上有现实意义。

3）指出"脾病而四肢不用"的道理，说明脾与胃在生理上的关系。如"四肢皆禀气于胃，而不得至经，必因于脾，乃得禀也。今脾病不能为胃行其津液，四肢不得禀水谷气，气日以衰，脉道不利，筋骨肌肉，皆无气以生，故不用焉。"李东垣之所以重脾胃及"治痿独取阳明"的理论依据就在于此。

30. 阳明脉解篇第三十

（1）篇题解释

本篇主要是解释阳明经脉病证，故篇名阳明脉解。吴崑说："解，释也。此篇皆所以释阳明脉为病之义。"

（2）主要内容

上篇讨论太阴、阳明时明确指出它们之间是阴阳异位、生病而异。本篇则特别举出阳明病的特点，多为阳邪亢盛之实热证。举出了阳明胃实热证之"恶人与火"，"病甚则弃衣而走，登高而歌，或至不食数日，踰垣上屋"，"阳盛则使人妄言骂詈不避亲疏"，"闻木音而惊"等都是阳热实证。从本文内容看，虽属阳明的实热证，实为临床所见的狂证，也就是现代医学狂躁型的精神分裂症。

31. 热论篇第三十一

（1）篇题解释

本文是一篇系统而又全面的热病文献。对热病的病因、症状、传变、预后、禁忌及治疗原则都作了论述，特别指出了"今夫热病者，皆伤寒之类也"。故本篇名热论。

（2）主要内容

1）指出伤寒病的定义"今夫热病者，皆伤寒之类也"，及其病因为寒邪，"人之伤于寒者，则为病热"。

2）指出伤寒病的传变及预后。其传变为"一日太阳受之，二日阳明受之，三日少阳受之，四日太阴受之，五日少阴受之，六日厥阴受之"，其预后则指出"热虽甚不死，其两感于寒而病者，必不免于死"。

3）指出热病的治疗原则和食复、病遗的成因。"其未满三日者，可汗而已；其满三日者，可泄而已"，"病热少愈，食肉则复，多食则遗，此其禁也"。

4）最后指出由于季节的不同，伤寒又有"凡病伤寒而成温者，先夏至日者为病温，后夏至日者为病暑"的区别。

32. 刺热篇第三十二

（1）篇题解释

本篇论述用针刺治疗热病的方法。张介宾说："前篇《热论》所载者，悉言伤寒；此篇名刺热者，盖即所以治伤寒也。但前篇分伤寒之六经，此篇详伤寒之五脏，正彼此相为发明耳。"本篇虽名刺热，实刺五脏热病，故篇名刺热。

（2）主要内容

1）论述五脏热病必有先兆。如肝热病者，小便先黄；心热病者，先不乐，数日乃热；脾热病者，先头重颊痛；肺热病者，先淅然厥，起毫毛；肾热病者，先腰痛胻酸。

2）指出五脏热病的机转，取决于邪正交争，同时在五行相克时日病情恶化。如肝热病，"庚辛甚"（黄昏时金克木）、"甲乙大汗"（平旦，自得其位）、"气逆则庚辛死"（金克木不仅病甚，若见气逆则死）。

3）指出五脏热病，运用色诊"病虽未发，见赤色者刺之，名曰治未病"。这种赤色由于所见部位不同，因而可测内脏热病，如"肝热病者，左颊先赤；心热病者，颜先赤；脾热病者，鼻先赤；肺热病者，右颊先赤；肾热病者，颐先赤"等，这种见热先刺的方法，是早期诊断、早期治疗的临床措施，对预防有积极意义。

4）指出五脏热病在针刺时，选经取穴要有一定的根据。本经病取本经穴，如热病始于头者，刺项太阳（这是病在太阳经，当取本经穴），若涉及他经，选其表里之经，如"手臂痛，刺手阳明、太阴。"特别指出热病刺用五十九穴。尤其注意的是刺热病时当寒饮、寒衣、居寒处，这种方法要重视。

33. 评热病论篇第三十三

（1）篇题解释

高世栻说："《热论》，论热病之在脉；《刺热》，论热病之先见；《评热》，论热病之变证。风厥、劳风、肾风、风水，皆热病之变，举而评之，故曰《评热病论》。"本篇重点介绍了由于风乘虚侵袭引起的几种病与热病的比较，故篇名评热病论。

（2）主要内容

1）提出疾病形成的主要因素是"邪之所凑，其气必虚"的论点，强调研究发病的机制，要从人体内部去找，不能单纯从外部找原因。

2）提出了阴阳交、风厥、劳风、肾风等病的病因、病机、症状、治则及预后等，阐述了"正胜邪则生，正不胜邪则死"的理论，有助于理解扶正祛邪的治疗原则。

3）举例四种病证：

阴阳交：其症"热不为汗衰"、"脉躁疾不为汗衰"、"狂言不能食"等。一般认为它是温热病过程中的一种变症，是由于精却邪胜所致，预后不良。

风厥：其症为"有病身热，汗出烦满，烦满不为汗解"。高世栻认为"因风致汗，因汗致厥"，本病一般认为是太阳经受风邪，发热而影响到少阴，以致汗出烦满，当以针刺其表，汤药治其里，表里兼治。

劳风：其症"强上冥视，唾出若涕，恶风而振寒"，甚则"咳出青黄涕……大如弹丸，从口中若鼻中出"，治当"以救俯仰"。

肾风：其症"面胕庞然，壅害于言"，就是面目皆肿、语言不利，此为虚证，不可刺，若刺之则加甚，以致出现不得正卧、喘咳、月事不来等症，成为"风水"证。

34. 逆调论篇第三十四

（1）篇题解释

本篇举例论述寒热、水火、营卫、脏气失调所发生的病变，故篇名逆调论。高世栻说："调，调和也；逆调，逆其寒热水火营卫之气，不调和也。寒热逆调，则为烦为痹；水火逆调，则为肉烁，为挛节；营卫逆调，则为肉苛；藏气逆调，则为息喘也。"

（2）主要内容

本篇讨论了寒热、骨痹、肉苛、逆气等疾病的成因及症状。

1）寒热 是一种"人身非常温，非常热"的"热而烦满"的热证，是由于阴少阳胜所致。另一种是非衣寒，也不是里有寒的寒证，是由于阳气少阴气多的缘故。

2）骨痹 是全身寒冷，汤火不能热，厚衣不能温，然不冻栗，是由于肾虚纵欲太过所致。

3）肉苛 是由于营卫失调，营虚卫实所致，它的症状"荣气虚则不仁，卫气虚则不用，营卫俱虚，则不仁且不用"。特点是"肉如故也，人身与志不相有"。

4）逆气 是由于经气上下不调而气逆。在上为肺络之逆，在中有胃气之逆，在下有肾水上迫于肺之逆。

35. 疟论篇第三十五

（1）篇题解释

本篇专门论述疟疾的病因、病机、症状、治疗及预后等方面的问题。由于本病发病暴虐，故称疟疾。所以丹波元简说："按《刘熙·释名》云：'疟，酷虐也，凡疾或寒或热耳。而此疾先寒后热，两疾似酷虐也。"

（2）主要内容

专题论述疟疾的病因、症状、病机、病位、类型、治则等。

1）病因　"夫痎疟皆生于风"。

2）症状　"其蓄作有时"，"疟之始发也，先起于毫毛，伸欠乃作，寒栗鼓颌，腰脊俱痛，寒去则内外皆热，头痛如裂，渴欲冷饮"。

3）病机　"阴阳上下交争，虚实更作，阴阳相移也。阳并于阴，则阴实而阳虚，阳明虚则寒栗鼓颌也；巨阳虚则腰背头项痛；三阳俱虚，则阴气胜，阴气盛，则骨寒而痛；寒生于内，故中外皆寒；阳盛则外热，阴虚则内热，外内皆热则喘而渴，故欲冷饮也"。

4）病位　"藏于皮肤之内，肠胃之外，此营气之所舍也"。

5）类型　"卫气者，昼行于阳，夜行于阴，此气得阳而外出，得阴而内薄，内外相薄，是以日作"，"其气之舍深，内薄于阴，阳气独发，阴邪内著，阴与阳争不得出，是以间日而作也"。此外，还论述了先热而后寒的温疟，单热而不寒的瘅疟，它们的特点都是"发作有时"。

6）治则　"其疟之未发也，阴未并阳，阳未并阴，因而调之，真气得安，邪气乃亡，故工不能治其已发"。

36. 刺疟篇第三十六

（1）篇题解释

本篇是承接上篇，专题论述针刺治疟疾的方法，故篇名刺疟论。

（2）主要内容

1）举例疟有足六经疟、五脏疟及胃疟等十二种，它是根据症状特点划分的。如"心疟者，令人烦心甚，欲得清水，反寒多，不甚热。"

2）治疗各种疟的应取经穴。虽然以针刺为主，但指出"脉缓大而虚"的宜药治，特别强调"凡治疟先发，如食顷乃可以治，过之则失时也"的科学论点。

37. 气厥论篇第三十七

（1）篇题解释

本篇论述寒热之气，在脏腑之间相互转移而发生的各种疾病，称气厥，正如高世栻所说："脏腑不和，则气厥，气厥则寒热相移，寒热相移，此皆得之气厥。"

（2）主要内容

1）五脏寒热相移，可分寒与热两方面的症状，即①寒的方面：肾移寒于脾，痈肿少气；脾移寒于肝，痈肿筋挛；肝移寒于心，狂隔中；心移寒于肺，肺消，肺消者，饮一溲二，死不治；肺移寒于肾，为涌水，涌水者，按腹不坚，水气客于大肠，疾行则鸣濯濯如囊裹浆，水之病也。②热的方面：脾移热于肝，则为惊衄；肝移热于心，则死；心移热于肺，传为鬲消；肺移热于肾，传为柔痓；肾移热于脾，传为虚，肠澼死，不可治。

2）六腑移热的症状，即胞移热于膀胱，则癃溺血；膀胱移热于小肠，鬲肠不便，上为口糜；小肠移热于大肠，为虙瘕，为沉；大肠移热于胃，善食而瘦人，谓之食亦；胃移热于胆，亦曰食亦；胆移热于脑，则辛頞鼻渊，鼻渊者，浊涕下不止也，传为衄蔑瞑目。

38. 咳论篇第三十八

（1）篇题解释

本篇论述咳的成因及五脏咳和六腑咳的症状和治疗，故篇名咳论。

（2）主要内容

1）指出了咳的成因和病机。"皮毛者，肺之合也，皮毛先受邪气，邪气以从其合也。"另一种情况是"其寒饮食入胃，从肺脉上至于肺则肺寒，肺寒则外内合邪，因而客之，则为肺咳。"

2）指出了五脏六腑皆令人咳及其相传情况。"五藏六府皆令人咳，非独肺也"，它的传变情况"五藏各以其时受病，非其时各传以与之。人与天地相参，故五藏各以治时，感于寒则受病，微则为咳，甚则为泄，为痛。乘秋则肺先受邪，乘春则肝先受之，乘夏则心先受之，乘至阴则脾先受之，乘冬则肾先受之"。它的传变情况是"五藏之久咳不已，乃移于六府"。六腑之咳多为表里相传，如心咳不已，小肠受之。

3）指出治咳的针刺原则。"治藏者治其俞，治府者治其合，浮肿者治其经。"

39. 举痛论篇第三十九

（1）篇题解释

本篇主要论述五脏卒痛的病因和症状，马莳说："首节悉举诸痛以为问，故名篇。"

（2）主要内容

1）提出理论与实践的关系及古为今用，这是我们应有的态度。提出："余闻善言天者，必有验于人；善言古者，必有合于今；善言人者，必有厌于己"的论点。

2）指出卒痛是由于寒气所致。所以本文说："经脉流行不止，环周不休。寒气入经而稽迟，泣而不行，客于脉外则血少，客于脉中则气不通，故卒然而痛。"

3）指出九气为病的特点，特别强调气机失常是百病之原。所以说："余知百病生于气也，怒则气上，喜则气缓，悲则气消，恐则气下，寒则气收，炅则气泄，惊则气乱，劳则气耗，思则气结。"这就是内伤七情发病的根据。

40. 腹中论篇第四十

（1）篇题解释

本篇论述了鼓胀、血枯、伏梁、热中、消中、厥逆等病，这些病的病位多在腹中，故篇名腹中论。

（2）主要内容

1）鼓胀　心腹满，旦食不能暮食，治以鸡矢醴。

2）血枯　胸胁支满，不能饮食，唾血，目眩等，治之以四乌贼骨一芦茹丸。

3）伏梁　成因有二：一为肠胃之外，积留脓血，以致少腹胀满，上下有根；一为风邪留于脐腹之间，溢于大肠，著于肓膜，环脐而痛，甚则身体髀股胻皆肿。

4）消中、热中　热中为多饮数溲；消中则多食数溲，此二病皆属热病，故禁食膏粱厚味，更不宜芳草石药治疗。

5）厥逆　膂肿，颈痛，胸腹胀满，是由于阳气重上逆所致。须其气并而治之。

6）最后提出怀孕之后，应"身有病而无邪脉也"。

41. 刺腰痛篇第四十一

（1）篇题解释

本篇专题论述十二经脉和奇经八脉，针对其皆可令人腰痛及所呈现之症状，进而循经取穴进行调治，故篇名刺腰痛。

（2）主要内容

1）指出十二经、奇经八脉所病，进而发生腰痛，在治疗时应循症求经，循经取穴，进行针刺。

2）指出要根据各经的循行部位，论述腰痛的症状。由于足三阴三阳之经脉及奇经都经过腰部，所以腰痛一症并非皆属于肾。这是经络辨证的根据。

42. 风论篇第四十二

（1）篇题解释

本篇论述风邪侵及人体所发生的各种病理变化及其诊察方法，特别指出"风者百病之长"、"风者善行而数变"的特性，故篇名风论。

（2）主要内容

1）论述风邪致病有不同的病证。故本篇开始即说："风之伤人也，或为寒热，或为热中，或为寒中，或为疠风，或为偏枯，或为风也，其病各异，其名不同，或内至五藏六府。"

2）提出了"风者百病之长"和"善行而数变"的风邪致病特点。

3）指出四季之风中于当令的内脏，即为某脏之风，如心风、肝风、肾风等。至于风邪侵入的途径，有"循风府而上"、"循脉而上至目内眦"、"各入其门户所中"等，它的特征是"多汗恶风"。

43. 痹论篇第四十三

（1）篇题解释

本篇主要论述痹的成因、病机、症状及类型。高世栻说："痹，闭也，血气凝涩不行也。有风、寒、湿三气之痹，有皮肌脉筋骨、五脏外合之痹……营卫流行，则不为痹。痹之为病，或痛，或不痛，或不仁，或寒，或热，或燥，或湿，举而论之，故曰《痹论》。"

（2）主要内容

1）指出痹的成因、病机和分类。"风寒湿三气杂至，合而为痹也。其风气胜者，为行痹；寒气胜者，为痛痹；湿气胜者，为着痹也"，"痛者，寒气多也"，"其不痛不仁者，病久入深，荣卫之行涩，经络时疏，故不通，皮肤不营，故为不仁"，"其热者，阳气多，阴气少，病气胜，阳遭阴，故为痹热"。

2）指出营卫的生成和作用及与痹形成的关系。"荣者，水谷之精气也，和调于五藏，洒陈于六府，乃能入于脉也……卫者，水谷之悍气也，其气慓疾滑利，不能入于脉也，故循皮肤之中，分肉之间，熏于肓膜，散于胸腹……不与风寒湿气合，故不为痹。"

3）指出痹证的预后与邪气停留的部位有密切关系。"其入藏者死，其留连筋骨间者疼久，其留皮肤间者易已。"

44. 痿论篇第四十四

（1）篇题解释

吴崑说："痿与萎同，弱而不用之意。"本篇主要论述四肢痿弱，举动不能的痿证，并论其病因、病机、诊断、治疗等问题，故篇名曰痿论。

（2）主要内容

1）指出痿的成因及分类。"故肺热叶焦，则皮毛虚弱急薄，著则生痿躄也；心气热，则下脉厥而上，上则下脉虚，虚则生脉痿……肝气热，则胆泄口苦筋膜干，筋膜干则筋急而挛，发为筋痿。脾气热，则胃干而渴，肌肉不仁，发为肉痿。肾气热，则腰脊不举，骨枯而髓减，发为骨痿。"这是根据痿的成因有五脏偏热不同而分为筋脉肉骨之痿，但痿证亦有因内伤情志及房事太过而成，又有外感水湿及远行劳倦所致之不同。

2）指出治痿的大法为"独取阳明"。东垣之清燥汤是公认的基本方，但在本篇中指出针刺的原则"各补其荣，而通其俞"。

45. 厥论篇第四十五

（1）篇题解释

本篇主要讨论厥的病因、病机及症状，故称厥论。内经中所论之厥较为广泛。本篇所论之厥，主要是气逆之厥。正如张介宾所说："厥者，逆也。气逆则乱，故忽为眩仆脱绝，是名为厥。"

（2）主要内容

1）首先指出寒、热厥的症状、病机。"阳气衰于下则为寒厥；阴气衰于下则为热厥。"寒厥是由于"秋冬夺于所用"，"阳气衰不能渗营其经络，阳气日损，阴气独在，故手足为之寒也"。热厥是由于"精气竭则不营其四肢也"，"肾气有衰，阳气独胜，故手足为之热也"。

2）指出厥证"暴不知人"的病机是"阳气胜于上则下气重上而邪气逆，逆则阳气乱，阳气乱则不知人也"。

3）最后指出六经厥和六经厥逆的症状。如"巨阳之厥，则肿首头重，足不能行，发为眴仆"，"太阳厥逆，僵仆，呕血善衄"。

综上我们体会，厥的病机是由于阴阳气不相顺接，气血不循常规所呈现之逆乱现象。因此它的表现有属寒者、有属热者、有仅手足厥冷、有暴仆不知人等的不同，在治疗上用阴阳顺逆来分析，用六经形症来归纳。

46. 病能论篇第四十六

（1）篇题解释

本篇举例论述了胃脘痈、颈痈、阳厥、酒风、怒狂等病的病态。由病态推论到病因，同时也指出了原则性的治疗。另外，还有卧不安、不能偃卧、病厥三证的病情，故本篇称病能论。

（2）主要内容

1）首先指出胃脘痈以脉诊来判定。"诊此者，当候胃脉……人迎者，胃脉也。逆而盛，则热聚于胃口而不行，故胃脘为痈也。"

2）指出卧不安的病机是"藏有所伤及，精有所之寄"。

3）指出不能偃卧的病机是"肺气盛则脉大"。

4）指出病厥腰痛的脉，是右当沉紧，而左脉浮迟。此种脉象是由肾及肺，所以文中说："少阴脉贯肾络肺，今得肺脉，肾为之病，故肾为腰痛之病也。"

5）指出颈痈的两种治法都能治愈。"此所谓同病异治也。"

6）指出怒狂病的病因是"阳气者，因暴折而难决，故善怒也，病名曰阳厥"。在治疗上首先"夺其食"，并服"生铁落为饮"。

7）指出酒风病的症状。"身热懈堕，汗出如浴，恶风少气"，治以泽泻术麋衔方祛风利湿。

47. 奇病论篇第四十七

（1）篇题解释

丹波元简说："此篇所载，重身声瘖、息积、疹筋等，率皆奇特之病，故以奇病名篇。"我们认为本篇是继咳、风、痹、痿、厥等常见病之后的几种非常见之病，所以称奇病论。

（2）主要内容

1）妊娠九月而声哑（重身九月而瘖）的原因是"胞之络脉绝"。由于"胞络者，系于肾，少阴之脉，贯肾系舌本，故不能言"。治疗方面提出"无治也，当十月复"。

2）指出息积的症状为"病胁下满，气逆，二三岁不已"。其特点是"不妨于食"，在治疗上"积为导引服药"。

3）指出伏梁的病机为"风根"，症状为"环脐而痛"。

4）指出疹筋的脉症是"尺脉数甚，筋急而见"，"腹必急，白色黑色见，则病甚"。

5）指出厥逆头痛的病因病机是"当有所犯大寒，内至骨髓，髓者以脑为主，脑逆故令头痛，齿亦痛"，"数岁不已"。

6）指出脾瘅的病因病机和症状。"口甘"是本病的特点，由于"此人必数食甘美而多肥也，肥者令人内热，甘者令人中满，故其气上溢，转为消渴"。同时以口苦之胆瘅是由于"胆虚，气上溢，而口为之苦"，治之以胆募俞；脾瘅"治之以兰"。

7）指出癃证有虚实之别。"日数十溲"、"太阴脉微细如发者"为虚证；"若身热如炭"、"喘息气逆"、"人迎躁盛"为实证。

8）指出癫痫的病因为"在母腹中时，其母有所大惊，气上而不下，精气并居，故令子发为癫疾也"。

9）肾风的症状。"庞然水肿"、"不能食"、"善惊"、"心气痿者死"。

48. 大奇论篇第四十八

（1）篇题解释

本篇承接上篇扩大了奇病论的范围称大奇论。正如吴崑所说："前有奇病论，此言大奇论者，扩而大之也。"本篇亦无问答之词，故高世栻认为当删论字。

（2）主要内容

1）指出比较少见的病证脉象，分析其病机及预后。如"肝满、肾满、肺满皆实"都能病水肿；肝、肾、心脉小急不鼓指或三阳脉急，皆能病瘕。提示我们通过脉象来辨识病因和病位。

2）指出各种病证的死脉。如肠澼病"其脉小沉涩……其身热者死，热见，七日死"，"肝脉小缓……易治"。这里所谓死脉，即真脏脉，也就是无胃气之脉。

3）指出一些特殊脉象都是死症。如丸泥、横格、弦缕、交漆、涌泉、颓土、悬雍、偃刀、如华等，这是真脏脉的形态描述。与后世之七绝脉意义相同。

49. 脉解篇第四十九

（1）篇题解释

本篇主要论述四时六气的阴阳盛衰变化，来说明三阴三阳经脉病证，故篇名脉解。

（2）主要内容

1）对六经三阴三阳的主时配合与他篇不同。六气主时，始于厥阴而终于太阳，本篇则以太阳主春，故主正月；阳明主夏，五月；太阴主七月；少阳主秋，九月。三阴经脉外合三阳，所以太阴合阳明，故太阴主十一月，太阳和少阴又主十二月，这种错综配属，使人很难理解。

2）指出由于四时气候、阴阳盛衰的变化，影响到六经的功能所发生的各种病症。这也进一步说明了人与自然是息息相关的整体统一。

50. 刺要论篇第五十

（1）篇题解释

本篇论述针刺要遵遁它的规律与法则，故本篇名刺要。

（2）主要内容

1）首先指出刺法的要点。"病有浮沉，刺有浅深，各至其理，无过其道。"特别强调"过之则内伤，不及则生外壅，壅则邪从之"。所以谆谆告诫"浅深不得，反为大贼，内动五藏，后生大病"。

2）指出针刺不按刺皮无伤肉、刺肉无伤脉、刺脉无伤筋、刺筋无伤骨、刺骨无伤髓的原则就会内伤五脏。如"皮伤则内动肺，肺动则秋病温疟"，"肉伤则内动脾，脾动……病腹胀烦不嗜食"等。若不注意深刺不但内伤五脏，同时浅刺还削弱了抗病力，不能祛邪。

51. 刺齐论篇第五十一

（1）篇题解释

本篇很短，其意义和内容是接上篇的精神，针刺时浅深要适度，如病在皮中，针刺皮中，勿浅勿深，故名曰刺齐。高世栻说："齐，犹一也。"

（2）主要内容

本篇进一步解释刺皮无伤肉、刺肉无伤筋、刺筋无伤骨等的方法。这就是针刺浅深要适应病位，若应深而浅，则不达病所，反导致气壅于外；若应浅而深，则超过了病所，必致发生他病。

52. 刺禁论篇第五十二

（1）篇题解释

本篇提出在运用针刺时的禁忌事项及要点，故本篇称刺禁论。

（2）主要内容

1）指出刺中五脏者死，这就是本篇提出的"藏有要害，不可不察"。同时指出某些紧要部位，在针刺时也应注意，如本文说："刺跗上，中大脉，血出不止，死"，"刺头中脑户，入脑立死"，"刺脊间，中髓，为伛"等，以上这些禁忌确为经验之谈，目前仍有现实意义。

2）指出在接受针刺时，患者要心神安静。如本文所指："无刺大醉，令人气乱；无刺大怒，令人气逆；无刺大劳人，无刺新饱人，无刺大饥人，无刺大渴人，无刺大惊人"

等，这些论点都值得我们学习。

3）特别提出"肝生于左，肺藏于右"的论点。这是从天人相应，阴阳升降理论来认识的。即是说肝属木主升发，好像自然界树木春天生长发芽一样，也像太阳自东方升起，落于西方，左升为阳，右降为阴。肺属金，主西方，好像太阳由左向右转的意思。余云岫反对中医就抓住这两句话来攻击中医，殊属可笑。

53. 刺志论篇第五十三

（1）篇题解释

马莳说："志者，记也。篇内言虚实之要，及泻实补虚之法，当记之不忘，故名篇。"吴崑认为当改虚实要论。

（2）主要内容

1）所提之虚实是以气、形来阐明。如在正常情况下，本文指出"气实形实，气虚形虚，此其常也"，"谷盛气盛，谷虚气虚，此其常也"，"脉实血实，脉虚血虚，此其常也"。此外，还举出了虚实的反常现象，如"谷入多而气少"、"谷入少而气多"，前者为脱血或下焦有湿；后者则为"邪在胃，及与肺也"。这对临床辨证很有意义。

2）提出伤寒和伤暑的病机。"气盛身寒，得之伤寒；气虚身热，得之伤暑。"

3）特别指出针刺泻实补虚的原则。"夫实者，气入也；虚者，气出也"。其具体手法是"入实者，左手开针空也；入虚者，左手闭针空也。"

54. 针解篇第五十四

（1）篇题解释

高世栻说："针解，解《灵枢》、《素问》所言之针法也。针法始于一，终于九，上应天地，合于人身，故虚实之要，九针最妙。此帝首问九针之解，虚实之道，以为针解也。"是说本篇是解释九针的应用，是根据病情而定的，故称"针解篇"。本篇内有黄帝问，岐伯答之词，故高世栻认为应添"论"字。

（2）主要内容

1）指出针刺要根据补虚泻实的原则，对针刺补泻作了进一步说明。如"刺实须其虚者，留针阴气隆至，乃去针也；刺虚须其实者，阳气隆至，针下热乃去针也。"就是说针刺时要留针候气时，属实证者一定要等到阴气到来，即患者自感针下有寒气，然后出针；虚证一定要等到阳气到来，即患者自感针下有热气，然后出针。

2）指出天地阴阳和人体阴阳相应的特点，根据这个特点而制作九针。曰："一天、二地、三人、四时、五音、六律、七星、八风、九野，身形亦应之，针各有所宜，故曰九针。"本段原文所说"身形亦应之"即本文所说："人皮应天，人肉应地，人脉应人，人筋应时，人声应音，人阴阳合气应律，人齿面目应星，人出入气应风，人九窍三百六十五络应野"。因此在九针的使用上，也是根据这一精神。所以本文指出"一针皮（镵针刺皮），二针肉（员针刺肉），三针脉（锃针刺脉），四针筋（锋针刺筋），五针骨（铍针刺骨），六针调阴阳（员利针调阴阳），七针益精（毫针主益精），八针除风（长针除风），九针通九窍，除三百六十五节气（大针主通九窍，并除三百六十五络之滞气）。"

55. 长刺节论篇第五十五

（1）篇题解释

本篇的长，即广的意思，就是扩充节刺的范围。什么是节刺呢？《灵枢·官针》有

"刺有十二节"，《刺节真邪》有"刺有五节"，本篇就是推广五节、十二节之刺，所以本篇称长刺节论。本篇之论字高世栻认为当删去，由于它没有黄帝岐伯问答之词。

（2）主要内容

1）首先提出"刺家不诊，听病者言"。强调在四诊合参的基础上问诊的重要性。

2）列举头痛、寒热、痈肿、少腹有积、寒疝、筋痹、肌痹、骨痹、狂癫、大风等病的病因、症状及刺法。特别是对大风的刺法，要耐心长期治疗。三天针一次，一百天为一疗程，第一疗程深达肌肉，第二疗程深达骨髓，每次针时都有汗出，这是有效的表现。这样针刺两个疗程，须眉生，病即可愈。

56. 皮部论篇第五十六

（1）篇题解释

本篇主要论述十二经络之脉，皆在皮部，各有分属部位，故本篇称皮部论。

（2）主要内容

1）指出人身经脉，内联脏腑，外达皮肤，而各有分部。其根据是各经的络脉分部，即是该经的皮部。所以说"皮者，脉之部也"。外邪自皮毛，由络至经而内达脏腑，所以本文说："邪客于皮，则腠理开，开则邪入客于络脉，络脉满，则注于经脉，经脉满，则入舍于府藏也。"

2）指出邪在皮肤时，必淅然恶寒；入络脉则盛满色变；入于经脉则向所虚之脏腑传变。

3）指出由于邪气不同，其所侵之部位不同，其症状也因而异之。如寒多则筋挛骨痛，热多则筋弛骨消等，所以根据不同症状，确定邪在部位，治疗才能中肯。

57. 经络论篇第五十七

（1）篇题解释

本篇吴崑改作经络色诊论，这就说明本篇是论述经之络的五色变化，但这种变化是脏腑病情的反映，故名经络论。

（2）主要内容

1）指出"经有常色而络无常变也"。所谓经之常色即肺白、心赤、肝青、脾黄、肾黑。而络脉分阴阳，属阴经的络脉与经脉相应，而阳经的络脉则与四时变化有关。

2）指出络脉"寒多则凝涩，凝涩则青黑；热多则淖泽，淖泽则黄赤"。

58. 气穴论篇第五十八

（1）篇题解释

气穴，即孔穴，也就是针刺的穴位。吴崑说："人身孔穴，皆气所居，故曰气穴。"本篇论述人身三百六十五个气穴的分部概况，且每穴与脏腑经络之气相通，故名气穴论。

（2）主要内容

1）首先介绍人身三百六十五穴以应一年三百六十五日之数，这是天人相应思想的指导，并指出了热俞五十九穴，水俞五十七穴，这是热病及水病的专用穴。

2）指出谿谷命名意义及作用。"肉之大会为谷，肉之小会为谿，肉分之间，谿谷之会，以行荣卫，以会大气。"

3）指出"背与心相控而痛，所治天突与十椎及上纪。上纪者，胃脘也，下纪者，关元也"。这与冠心病的绞痛相似，特别提出针刺胃脘，与"虚里"胃之大络联系起来了，可以进行研究。

59. 气府论篇第五十九

（1）篇题解释

气府，系指手足三阳经与督、任、冲三脉的脉气所发穴位，在各经脉交会之处；另一含义是指手足三阳经脉内属六腑，其经所发之穴，亦称气府。正如高世栻所说："手足三阳之脉，六腑主之，故脉气所发之穴，即为气府。"高氏将论字删去。

（2）主要内容

本篇论述各经经脉交会之俞穴数目与分布概况。其所举俞穴，有属本经的，也有涉及他经的。这是由于多条经脉之气同在一个穴位上交会之故。本篇所述穴位多有重复。但本篇不是按一般循经统计穴位，而是以部位统计，如"足太阳脉气所发者七十八穴：两眉头各一……项中大筋两旁各一"等。

60. 骨空论篇第六十

（1）篇题解释

高世栻说："空作孔，篇内俱同。骨空，周身骨节之孔穴也。"本篇论述髓空、两髃骨空、臂骨空、股际骨空、骺骨空等在人体的部位，故称骨空论。

（2）主要内容

1）首先指出"风者，百病之始也"。并提出"风从外入，令人振寒，汗出，头痛，身重恶寒，治在风府，调其阴阳"。同时指出大风、失枕、腰痛等病的症状及应刺穴位。

2）指出任、督、冲三脉的循行。如"任脉者，起于中极之下，以上毛际，循腹里，上关元，至咽喉，上颐循面入目。"并论及三脉的病证，如"任脉为病，男子内结七疝，女子带下瘕聚。冲脉为病，逆气里急。督脉为病，脊强反折。"

61. 水热穴论篇第六十一

（1）篇题解释

本篇论述治水病的五十七穴，治热病的五十九穴。并介绍了水病与肾的关系，热病与少阴的关系，故篇名水热穴论。

（2）主要内容

1）首先指出水肿的根源在于肾肺两脏的功能失司。即本文所说："少阴何以主肾？肾何以主水？岐伯对曰：肾者至阴也，至阴者盛水也，肺者太阴也，少阴者冬脉也，故其本在肾，其末在肺，皆积水也。"

2）通过胕肿和风水两种病，说明水肿的成因。如本文解释胕肿说："肾何以能聚水而生病？岐伯曰：肾者胃之关也，关门不利，故聚水而从其类也。上下溢于皮肤，故为胕肿。胕肿者，聚水而生病也。"解释风水说："勇而劳甚则肾汗出，肾汗出逢于风，内不得入于藏府，外不得越于皮肤，客于玄府，行于皮里，传为胕肿，本之于肾，名曰风水。"并指出治水的五十七穴及治热病的五十九穴的部位。

3）指出针刺治疗水病和热病必须与四时气候结合起来。即春取络脉分肉间、夏取盛经分腠、秋取经俞、冬取井荥。并指出刺热病五十九穴的作用和范围，说明热病的形成是由于"夫寒盛则生热也"。

62. 调经论篇第六十二

（1）篇题解释

本篇论述人体十二经脉为气血运行的道路，内联脏腑，外络肢节，因此无论外感内伤都可由经脉相传而引起体内阴阳气血失调，从而产生虚实病变，所以在治疗上须根据病变部位和虚实变化，调和经脉而使之正常，故本篇名调经论。

（2）主要内容

1）提出"百病之生，皆有虚实"，此虚实是由于五脏的虚实。即本文所指"心藏神，肺藏气，肝藏血，脾藏肉，肾藏志。"就是说神有有余不足、气有有余不足、血有有余不足、形有有余不足、志有有余不足。神、气、血、形、志这五方面都有虚实。如"神有余则笑不休，神不足则悲"，"气有余则喘咳上气，不足则息利少气"，"血有余则怒，不足则恐"，"形有余则腹胀，泾溲不利，不足则四肢不用"，"志有余则腹胀飧泄，不足则厥"。并介绍了这五方面有余不足的针刺方法，特别强调早期治疗。

2）指出虚实的病理机转是由于气血阴阳相并的结果。即本文所说："气血以并，阴阳相依，气乱于卫，血逆于经，血气离居，一实一虚。"指出邪侵部位，是由于阴阳属性所确定的，正如本文所说的："夫邪之生也，或生于阴，或生于阳，其生于阳者，得之风雨寒暑，其生于阴者，得之饮食居处，阴阳喜怒。"

3）指出寒热的机制是由于阴阳虚盛的不同。即本文所指的"阳虚则外寒，阴虚则内热，阳盛则外热，阴盛则内寒"。这不但是病机的说明，也是症状的概括。

4）指出补虚泻实的针刺方法。

63. 缪刺论篇第六十三

（1）篇题解释

本篇讨论缪刺法的适应证。一般地讲，外邪侵入是由皮毛渐次内传而达脏腑，但也有由于络脉闭塞，病邪不能传入经脉，留溢于大络之间，左右流窜而发生病变，因而需采用缪刺法，故本篇名缪刺论。

（2）主要内容

1）指出缪刺法，即病在右者，刺左；病在左者，刺右，而以刺络脉为主。这就是缪刺法的意义。《灵枢·官针》有巨刺法也是以左刺右，以右刺左，它的不同点是：缪刺刺络，巨刺刺经。

2）介绍各经络脉受病后，所产生的症状及运用缪刺法所取穴位和针刺次数。

3）指出尸厥的病机是"邪客于手足少阴、太阴、足阳明之络，此五络皆会于耳中，上络左角，五络竭绝，令人身脉皆动，而形无知也，其状若尸，或曰尸厥"。并介绍了刺尸厥的穴位。若病不愈可用"左角发酒"治之。

64. 四时刺逆从论篇第六十四

（1）篇题解释

本篇论述了针刺要顺从四时及相应的经络气血变化。"从"是指顺应四时来进行针刺治疗；"逆"即是不顺从四时来进行针刺。所以本篇名四时刺逆从论。丹波元简认为本篇无问答之语当删"论"字。

（2）主要内容

1）首先论述三阴三阳经气有余不足所引起的病变。并从脉象的滑、涩去辨识病候。继而介绍了四时气候的不同，经气所在的部位也不一样。如"春气在经脉，夏气在孙络，长夏气在肌肉，秋气在皮肤，冬气在骨髓中。"所以在针刺时"必从其经气，辟除其邪，除其邪，则乱气不生"。这就是从四时之刺。若逆四时之刺，如春刺络脉、夏刺经脉、秋刺筋骨、冬刺经脉等，可使"正气内乱，与精相薄"，造成疾病的恶化。

2）最后指出，因不慎刺伤五脏所发生的不良后果，并指出死前各脏病变的特征和死期预测。

65. 标本病传论篇第六十五

（1）篇题解释

本篇主要论述标本与病传两个方面，故称标本病传论。马莳说："本篇前两节论标本，后八节论病传，故名篇。《灵枢》以病本篇论标本，以病传篇论病之所传，分为两篇，其义全同。"

（2）主要内容

1）指出病有标本阴阳之变，治有先后逆从之理。临床有现实指导意义，故本文说："知标本者，万举万当，不知标本，是谓妄行。"

2）指出标本的范围比较广泛，如邪正、患者与医者、先病与后病、新病与久病等都可以用标本来说明它们之间的关系。因此，标本的运用，相当灵活，根据具体情况有病在本取之本、有病在本取之标、有病在标取之标、病在标取之本的不同，这就是先后缓急的处理方法。总之运用标本的基本原则，就是"急则治标，缓则治本"。

3）最后指出疾病的传变，是以五行配五脏，以其相克关系而定的。以相克次序的五脏传变预后多不良，若间隔一脏或二、三脏者，预后良好。另外，本篇内容可与《灵枢·病本》、《灵枢·病传》两篇互参。

66. 天元纪大论篇第六十六

（1）篇题解释

本篇论述运气变化的一般规律，即六气为天气，五运为地气；天气下降，地气上升，才是自然界万物生长变化的源泉。本文从岁运的太过、不及及平气三方面的岁气变化，说明对宇宙万物的影响，由于本篇论述天地气相交的变化，故称天元纪。

（2）主要内容

1）指出宇宙间万物生长变化，是由于天气下降，地气上升，相互作用的结果。人也不例外，指出"天有五行御五位，以生寒暑燥湿风；人有五藏化五气，以生喜怒思忧恐。"

2）指出大运值年和运气相会的计算方法。以五行配天干而纪运，如"甲己之岁，土运统之；乙庚之岁，金运统之；丙辛之岁，水运统之；丁壬之岁，木运统之；戊癸之岁，火运统之。"

3）指出六气属天，五行归地，故有"天以六为节，地以五为制"的运气结合。即五运五年一转，六气司天六年一转，因此三十年为纪（30×24＝720 气），六十年为一周，同时根据运与气的太过不及，因而有天符、岁会、太乙天符等不同的年份。

4）指出六气分属于三阴三阳。如"厥阴之上，风气治之……"并以地支推演司天，如子午之岁、上见少阴等。

67. 五运行大论篇第六十七

（1）篇题解释

本篇包括天文、地理、气象、星象等学说，但都以阴阳五行来加以说明。同时还强调五运六气的变化对宇宙万物的影响，所以称五运行。

（2）主要内容

1）指出运气的干支配合。以天干配运，如甲己化土，乙庚化金，丙辛化水，丁壬化木，戊癸化火。以地支配气，如子午合少阴，丑未合太阴，寅申合少阳，卯酉合阳明，辰戌合太阳，巳亥合厥阴，这是运气的基本知识。

2）指出天空中存在着五种不同的颜色，黅天之气，苍天之气，玄天之气等，一般认为这是五运的创始理论。

3）论述三阴三阳（六气）司天、在泉及左右间气的位置、推演方法和次序。

4）指出朴素辩证唯物主义宇宙观。清轻之气上浮，垂象为天；重浊之气下凝，成形为地；并指出"地为人之下，太虚之中者也"，地之所以运转是由"大气举之也"。因此大气（六气）皆能直接影响地面而发生变化，故本文说"燥胜则地干，暑胜则地热，风胜则地动，湿胜则地泥，寒胜则地裂，火胜则地固矣。"

68. 六微旨大论篇第六十八

（1）篇题解释

本篇主要论述六气学说的精微要旨及运气的推演方法，故篇名曰六微旨大论。

（2）主要内容

1）首先指出六气之间有标本中气的相互关系。这种关系是以六气为本，三阴三阳为标，标本之中又有中见之气，这里中见之气，是标本互为表里而定的，所以称"标本中气"。

2）指出时令气候有太过、不及和平气的不同。如至而太过，至而不至，有至而至，因此，万物的生化与其相应。生长化收藏就是相应的具体表现，人体亦然。

3）指出六气在一年二十四节气中主时分为六步，也代表了正常气候，并指出六气间都有相互承制关系，若失掉这种关系，就会使气候偏亢，导致人体发病。

4）论述天符、岁会、太乙天符等年份的推算法，并指出在这些年份中，由于感邪不同，发病的程度及预后也有所不同。同时论述主气和客气加临的君火、相火顺逆情况影响发病，有缓急轻重的不同。

5）论述六气的一气中所主时间及其推算法。是从甲子年正月初子时开始，凡六十日零八十七刻半为一步，即初之气，向下推演二之气、三之气、四之气、五之气、终之气，这是一年之六气。

6）特别指出宇宙间"动"是根本规律，所以说："成败倚伏生乎动，动而不已，则变作矣。"这个"动"是以升降出入为变化，若没有动则"出入废则神机化灭，升降息则气立孤危"。升降出入的运动，促进了生物的生长发展，所以文中说："故非出入，则无以生长壮老已；非升降，则无以生长化收藏。是以升降出入，无器不有，故器者生化之宇，器散则分之，生化息矣。"并强调指出"无不出入，无不升降"，这就是升降学说的理论根据。

69. 气交变大论篇第六十九

（1）篇题解释

本篇主要论述五运之气太过、不及所引起的自然气候变化，影响人体的各种病变，这是由于气化相交发生异常的变化所促成的，所以这种变化称曰气交变，故以篇名。

（2）主要内容

1）指出自然气候变化，有正常、异常，这种异常都是由于太过和不及所导致的，且这种太过、不及主要是指天气异常。

2）特别指出反常的气候变化，也不一定都能使人发病，其关键在于人体"正气"，所以文中虽然论述的是运气内容，但它还有养生的意义。

70. 五常政大论篇第七十

（1）篇题解释

本篇论述五运有平气、太过和不及的变化，皆属于必然的气候变化，所以称曰五常。运与气的变化，促进了万物的生化，即所谓政。本篇除介绍一些治疗原则外，都是讨论五运的太过、不及和平气的内容，故称五常政论。

（2）主要内容

1）论述五运太过、不及和平气的名称。如文中所说："木曰敷和，火曰升明，土曰备化，金曰审平，水曰静顺"，这是平气的名称；"木曰委和，火曰伏明，土曰卑监，金曰从革，水曰涸流"，这是不及的名称；"木曰发生，火曰赫曦，土曰敦阜，金曰坚成，水曰流衍"，这是太过的名称。并论述了这三种年份的发病情况。

2）指出四方地理有高下、阴阳气的不同，因而气候有寒暑之别，相应的提出一些治则，指导临床的运用。如"西北之气，散而寒之；东南之气，收而温之，所谓同病异治也。"特别强调"阴精所奉其人寿，阳精所降其人夭"。

3）指出医生治病必须明确人与自然的关系。所以本文说："故治病者，必明天道地理，阴阳更胜，气之先后，人之寿夭，生化之期，乃可以知人之形气矣。"

4）最后提出治疗疾病的原则。如"气反者，病在上，取之下；病在下，取之上；病在中，傍取之。"并提出服药方法，如"治热以寒，温而行之；治寒以热，凉而行之。"同时对用药攻邪要注意不可伤正。所以本文指出"能毒者以厚药；不胜毒者以薄药"，"大毒治病，十去其六；常毒治病，十去其七；小毒治病，十去其八；无毒治病，十去其九，谷肉果菜，食养尽之，无使过之，伤其正也"。特别强调治疗要辨证，这种辨证要贯穿整体观念，所以本文说："必先岁气，无伐天和。无盛盛，无虚虚，而遗人夭殃；无致邪，无失正，绝人长命。"

71. 六元正纪大论篇第七十一

（1）篇题解释

六元，即六气，指风、寒、暑、湿、燥、火这六种气，这六气和五运是以甲子纪年，六十年规律变化的，把这种变化规律正确的记录下来，就是本篇的基本内容，所以称六元正纪论。

（2）主要内容

1）本篇论述范围较广，是其他各篇的补充。本篇论述气候的常与变，进而掌握其规律来适应天时，从而保持身体健康。

2）论述以六气为主，配以五运，以天干、地支配合，天干纪气，地支取运，三十年为一纪，六十年为一周，在这六十年当中，通过司天、在泉、主气、客气等分析运与气的太过、不及及胜负的不同，以及对人体的不同影响。

3）指出五郁发病的治疗。"木郁达之，火郁发之，土郁夺之，金郁泄之，水郁折之。"对五郁的治疗后世解释各有不同，但把火郁作为病因来解释是不符合全文精神的。

4）指出对运气的认识不能机械地套用，要具体情况具体分析。正如本文所说："四时之气，至有早晏，高下左右，其候何如？岐伯曰：行有逆顺，至有迟速"、"至高之地，冬气常在；至下之地，春气常在，必谨察之。"《至真要大论》也说："时有常位，而气无必也。"

刺法论篇第七十二，本病论篇第七十三；此二篇为遗篇，见下补。

72. 至真要大篇第七十四

（1）篇题解释

本篇总结前六篇未尽之义，其内容至真至要。什么是"至真要"呢？就是本篇所论极为精微而重要，如六气的司天在泉，有正化，有胜复，有标本寒热，有治疗逆从，有五味阴阳的作用，有制方法度等，都是十分重要的内容，所以本篇称至真要论。

（2）主要内容

1）首先论述六气的气化规律，如太阴湿化、少阳火化、厥阴风化、太阳寒化、阳明燥化、少阴热化等，同时论述六气司天在泉、主客加临的主胜客胜及六气胜复变化对万物的影响，以及引起人体发病的情况，从而根据病邪的性质及不同病情提出各种不同治法，特别是标本中气的治法有取标、取本、取中气及从取逆取的不同。

2）提出以六气、五脏为主的"病机十九条"。这为辨证求因、审因论治，提供了可靠的辨证方法。

3）提出"逆者正治，从者反治"的治疗原则。所谓正治，即"热者寒之，寒者热之"等；所谓反治，即"热因热用，寒因寒用，塞因塞用，通因通用"。

4）指出方药君、臣、佐、使的组成法度，并指出方剂的大小缓急奇偶复七方意义及应用范围。指出五味各归五脏不可偏嗜，味有偏嗜，脏有偏胜。"气增而久，夭之由也"。

73. 著至教论篇第七十五

（1）篇题解释

本篇内容指出作为一个好医生，除掌握医学理论外，还必须具有"上知天文，下知地理，中知人事"等方面的能力。本篇是雷公请问黄帝的医学知识，吴崑说："著，明也。圣人之教，谓之至教。"所以篇名著至教。

（2）主要内容

1）黄帝特别指出学医之道，必须遵循一诵、二解、三别、四明、五彰这五个字，才能掌握医学理论。

2）指出学医的人不但要医学理论精通，同时还要有广博的知识，即是"上知天文，下知地理，中知人事"，才能辨证明确，理论指导实践。

3）最后以三阳经病为例，说明手足三阳经脉病的情况。

74. 示从容论篇第七十六

（1）篇题解释

本篇举例论述医者临证时应从容不迫，客观地分析病情，以求得病之所在而治之，所以本篇称示从容论。

（2）主要内容

1）指出"肝虚肾虚脾虚，皆令人体重烦冤"，应当同中有异地去分析，才能准确地治疗。所以本文指出同中之异的诊断：肝病者，必头痛筋挛；肾病者，必骨重，怯然少气；脾病者，必哕噫腹满；时惊不嗜卧者，胃病也。这就是辨证的关键。

2）指出雷公认为导致四肢懈堕、咳喘、血泄这些症状的原因是伤肺，而黄帝分析这种病不是伤肺所致，而是脾病所致。指出"四肢懈堕，此脾精之不行也；喘咳者，是水气并阳明也；血泄者，脉急血无所行也。"从这段文字可以看出辨证对临床的重要性。

75. 疏五过论篇第七十七

（1）篇题解释

本篇系陈述医生在诊治上所犯的五种过错，其中尤以疏忽情志变化，对疾病的发生和发展影响最大，所以本篇称疏五过论。

（2）主要内容

1）指出五过的内容。第一、二、四、五过都是问诊不详，切脉不准，不明病情所造成的。第三过是由于不知比类奇恒，也就是不能从各个方面去分析病情。如凡未诊患者，必问尝贵后贱的脱营病和尝富后贫的失精病……诊之而疑，不知病名……良工所失，不知病情，此一过也；凡欲诊病者，必问饮食居处，暴乐暴苦，始乐后苦，皆伤精气……不知补泻，不知病情，此二过也；善为诊者，必以比类奇恒，从容知之，为工而不知道，此三过也；医者必问患者之贵贱、贫富，若医者不专心，此四过也；凡诊者，必须掌握疾病的发展规律，及病在男在女与在脏在腑的不同，若不知这些道理，此五过也。

2）总结五过产生的原因。指出："凡此五者，皆受术不通，人事不明。"

76. 徵四失论篇第七十八

（1）篇题解释

本篇继上篇论述医生在临证中所犯四种过失的原因，是由于"精神不专，志意不理"，但这些过失都应引以为戒，故篇名曰徵四失论。

（2）主要内容

1）指出四失的内容。"诊不知阴阳逆从之理，此治之一失也"，"受师不卒，妄作杂术，谬言为道，更名自功，妄用砭石，后遗身咎，此治之二失也"，"不适贫富贵贱之居，坐之薄厚，形之寒温，不适饮食之宜，不别人之勇怯，不知比类，足以自乱，不足以自明，此治之三失也"，"诊病不问其始，忧患饮食之失节，起居之过度，或伤于毒，不先言此，卒持寸口，何病能中，妄言作名，为粗所穷，此治之四失也"。

2）指出学医不但要教师传授指导，更重要的是自己下苦功去钻研。如本文"所以不十全者，精神不专，志意不理，外内相失，故时疑殆。"

77. 阴阳类论篇第七十九

（1）篇题解释

本篇讨论脉象、病证、病变预后及三阴三阳的命名意义。这些内容都是以三阴三阳归纳脏腑的方法来说明，所以本篇名阴阳类论。

（2）主要内容

1）首先提出"阴阳之类，经脉之道，五中所主，何藏最贵？"这就是说经脉以阴阳分类而内连五脏，至于哪一脏最重要，雷公认为春为甲乙，厥阴风木的肝脏最重要。黄帝指出五脏的高下，在于三阴，而不在于三阳。

2）指出三阴三阳的命名和作用。即一阳为少阳，二阳为阳明，三阳为太阳；一阴为厥阴，二阴为少阴，三阴为太阴。它的作用即本文指出："三阳为经，二阳为维，一阳为游部；三阴为表，二阴为里，一阴至绝，作朔晦"。

3）指出三阴三阳病证在脉象上的表现都与手太阴关系密切。同时指出四时之病与阴阳的盛衰有直接关系。

78. 方盛衰论篇第八十

（1）篇题解释

吴崑说："方，比也。比方阴阳多少，五度强弱，何者为盛，何者为衰。"就是说人身阴阳之气的逆从盛衰，而这都关系到五脏、五诊的强弱虚实，所以本篇称方盛衰论。

（2）主要内容

1）指出从老少、季节等方面来辨识人身阴阳的盛衰。即本文"阳从左，阴从右，老从上，少从下"，"春夏归阳为生"，"秋冬归阴为生"。这是阴阳盛衰的自然规律。

2）指出五脏气虚，可令人妄梦。即本文所说："肺气虚则使人梦见白物，见人斩血借借"，"肾气虚则使人梦见舟船溺人"等。其原因是"五脏气虚，阳气有余，阴气不足"。

3）指出医生必须精通理论，才能临诊不误。所以本文指出："受师不卒，使术不明，不察逆从，是为妄行。"

79. 解精微论篇第八十一

（1）篇题解释

高世栻说："纯粹之至曰精，幽渺之极曰微。阐明阴阳水火，神志悲泣，以及水所从生，涕所从出，神志水火之原。非寻常问答所及，故曰解精微。"这就是说本篇将阴阳水火的变化解释得精确细微，故篇名解精微。

（2）主要内容

1）指出哭泣与涕泪的关系，并论述涕泪的产生与心、肾二脏有关。是由于精神上的冲动，悲哀过甚，故哭泣而流涕泪。

2）指出"厥则目无所见"是由于"阳气并于上，阴气并于下"。并用"火疾风生，乃能雨"的比喻来解释迎风流泪的机制是"火气燔目"。

80. 遗篇 刺法论篇第七十二

（1）篇题解释

本篇虽称刺法，但主要是论述运气的内容，特别指出六气反常的变化，即所谓不迁正，不退位，升不前，降不下的意义。这样阴阳失守，则可生疫疠，强调刺法在疫疠的预防和治疗上的重要性，故篇名曰刺法论。

（2）主要内容

1）论述不迁正、不退位。六气司天在泉之气有余，当令之气拖延不去，这就是不退位，这样就会影响到下一年司天在泉之气的不迁正。因而左右四间气也就不能移至正位，这就是升不前，降不下的意义，这种情况下的气候，是造成疫疠的根源。

2）论述疫疠是可以相互传染的，其症状大小皆相似，但其传染与否决定于人的正气。所以本文指出："正气存内，邪不可干。"同时还列举了许多避免疫疠侵袭的方法，特别强调针刺预防，同时还提出服用小金丹一方。

3）论述十二官的功能与精气神的关系，特别指出："脾为谏议之官，知周出焉"，与《灵兰秘典论》所论不同。此外，还指出了脑的功能："气出于脑，即不邪干"。

81. 遗篇 本病论篇第七十三

（1）篇题解释

本篇继上篇论述疫疠病的根本原因是由于运气升降失常所致，所以篇名曰本病论。

（2）主要内容

1）指出疫疠的流行虽为运气的失常，但它的发病不一定在当年，往往是在反常气候发生之后的二、三年才发生。

2）指出疫疠的发生是由于"人气不足，天气如虚，人神失守"所导致，也就是说疫疠病的发生需要三个条件：一是天气失常；二是正气衰弱；三是精神失守。三虚合一，才能感受暴亡的疫疠。特别指出"精神失守"是主要条件，这与《上古天真论》所说的"精神内守，病安从来"是一致的。

（二）《灵枢》各论提要

本提要是根据史崧在宋·绍兴乙亥年（公元1155年）的家藏旧本，即目前人民卫生出版社影印的明·赵府居敬堂刊本的篇卷次序排列的。原为二十四卷，今改为十二卷本，计八十一篇。

1. 九针十二原第一法天

（1）篇题解释

本篇论述九针的形态和用途，并论述十二原穴的部位，故篇名曰九针十二原。马蒔说："自篇内小针之要以下，岐伯尽解于第三篇小针解内……然《素问》有针解篇，亦与此二篇小同，当合三篇而观之。"从马氏这段论述，可以看出学习本篇必须结合本书第三篇和《素问·针解》，才能了解它的实际意义。

此外，在《素问》中每篇下都有"论"字或"篇"字，而本书的篇章则无。同时本书前九篇在每篇下都有按次序排列的法天、法地、法人、法时、法音、法律、法星、法风、法野等，这是后人以符合九针之意而加的。所以马蒔认为无理而删掉。至于无"论"、"篇"字样，丹波元简认为这是古书所必然的现象，所以他说："本经多不下篇字论字，乃所以为古书也。"

（2）主要内容

1）论述九针的形态及名称。一曰镵针，头大末锐，长一寸六分；二曰员针，针如卵形，长一寸六分；三曰锓针，锋如黍粟之锐，长三寸半；四曰锋针，刃三隅，长一寸六分；五曰铍针，末如剑锋，长四寸，广二分半；六曰员利针，大如氂，且员且锐，中身微大，长一寸六分；七曰毫针，尖如蚊虻喙，长三寸六分；八曰长针，锋利身薄，长七寸；九曰大针，尖如梃，其锋微员，长四寸。并介绍它的用途和使用方法，同时指出虚实进针的手法"徐而疾则实，疾而徐则虚"。但须针下得气，不要"损不足而益有余"，就是说"无虚虚，无实实"，不然的话就会夺阴、夺阳而造成不良后果。

2）指出五脏五俞，六腑六俞，即井、荥、俞、原、经、合是脏腑经气出入的地方。但五脏无原穴故称五俞。"所出为井，所溜为荥，所注为俞，所行为经，所入为合。"并指出脏腑有病当取十二原穴，即十二经各有一原穴，但五脏无原穴而以俞穴代之。六腑六俞，五脏五俞分布在四肢肘膝以下等处。这里所指的原穴，是五脏的俞穴并不包括六腑的原穴，每一脏左右各一，加上膏之原和肓之原各一共十二原穴。即肺太渊、心大陵、肝太冲、脾太白、肾太溪、膏之原鸠尾、肓之原脖胦（气海）。这里可以看出一个问题，就是大陵不是心的原穴，而是心包的原穴，这是心包代君行令的意思。

3）最后指出"言不可治者，未得其术也"。这句话是值得我们进一步体会的。固然有些病目前还没很好的方法解决这是事实，但由于医理不精，辨证不明所造成的也为数不少，这应当引以为戒。

2. 本输第二法地

（1）篇题解释

本篇的内容是以详细论述俞穴为主，将各经的重要俞穴作了推本求原的论述，所以篇名本输。至于这个输字的意义，马莳作了解释，他说："输、俞、腧三者，古通用。输者，以其脉气之转输也，俞者从省，腧从肉。本篇输字，是言推本各经之有腧穴也。"

（2）主要内容

1）论述脏腑各有井、荥、俞、原、经、合之俞穴。五脏五俞，六腑六俞共六十一穴，它分布在肘膝以下。特别强调运用针刺必须精通"十二经络之所终始，络脉之所别处，五俞之所留，六府之所与合，四时之所出入，五脏之所溜处"等。

2）详述五俞穴的部位及与五行的配属，并论述了手足六阳经与任督二脉在颈项间的要穴。如正中任脉的天突穴，两旁足阳明胃经的人迎穴，手阳明大肠经的扶突穴，手太阳小肠经的天窗穴，足少阳胆经的天冲穴，手少阳三焦经的天牖穴，足太阳膀胱经的天柱穴，督脉的风府穴，手太阴肺经天府穴，手厥阴心包经天池穴。这对准确取穴有一定的意义。同时将某些穴位的取穴法作了说明，如"刺上关者，呿不能欠；刺下关者，欠不能呿。刺犊鼻者，屈不能伸；刺两关者，伸不能屈。"同时对某些疾病的取穴也作了解释如"转筋者，立而取之"，"痿厥者，张而刺之"。

3）指出脏腑表里配合，如肺合大肠等，并指出六腑的功能。"大肠者，传道之府"，"小肠者，受盛之府"，"胆者，中精之府"，"胃者，五谷之府"，"膀胱者，津液之府"，"三焦者，中渎之府"，并为孤之府。同时提出"少阴属肾，肾上连肺，故将两藏"的论点，并提出"大肠小肠，皆属于胃"，这对仲景所说"胃中有燥屎"的意义就可以理解了。

3. 小针解第三法人

（1）篇题解释

本篇讨论小针的运用，是根据《九针十二原》，依其逐句原文，择要加以解释，也可以说是第一篇的补充说明。马莳说："第一篇《九针十二原》中，有'小针之要'，而此篇正以解其首篇，故名之曰《小针解》。《素问》又有《针解篇》与此小同。"

（2）主要内容

1）首先解释了易陈、难入、粗守形、上守神、神客、在门、未睹其疾、恶知其原、数迟、守关、守机等与针刺相关的内容。

2）提出"迎而夺之者，泻也；追而济之者，补也"，"其来不可逢者，气盛不可补也，其往不可追者，气虚不可泻也"的补泻手法。

3）提出"邪气在上"、"浊气在中"、"清气在下"的理论。如本文言："邪气在上者，言邪气之中人也高，故邪气在上也；浊气在中者，言水谷皆入于胃，其精气上注于肺，浊溜于肠胃，言寒温不适，饮食不节，而病生于肠胃，故命曰浊气在中也；清气在下者，言清湿地气之中人也，必从足始，故曰清气在下也。"

4）阐述取五脉、取三阳、夺阴、夺阳及五脏之气已绝于内、五脏之气已绝于外等预后差的原因。

4. 邪气藏府病形第四法时

（1）篇题解释

本篇重点论述了邪气侵入脏腑所出现的病形，故称邪气藏府病形。马莳说："篇内首三节，论邪气入于藏府，第四节论病形，故名篇。"

（2）主要内容

1）首先提出"邪气之中人也奈何？"是由于邪气的性质不同，其所侵袭部位也各异，内传也有一定的规律，如"身半已上者，邪中之也；身半已下者，湿中之也。"这就是说身半以上，阳邪受之；身半以下，阴邪受之。又说："中于阴则溜于府，中于阳则溜于经。"即邪侵入阴的部位，则传之于府；侵入阳的部位则传于经。

2）指出邪气侵入五脏，各有不同的原因。如"愁忧恐惧则伤心，形寒寒饮则伤肺"，"有所堕坠，恶血留内，若有所大怒，气上而不下，积于胁下，则伤肝。有所击仆，若醉入房，汗出当风，则伤脾。有所用力举重，若入房过度，汗出浴水，则伤肾"。

3）指出人面独耐寒，是由于"十二经脉，三百六十五络，其血气皆上于面而走空窍……而皮又厚，其肉坚，故天气甚寒不能胜之也"。

4）指出察色、切脉、问病在诊断上是相互配合应用的，虽然有善于望色可以不切脉，或善于切脉而不问病，这是由于色脉相应的缘故。但本文强调四诊配合应用是谓"上工"。

5）指出脉之缓急大小滑涩，在五脏病变上所表现的症状。如心脉急甚者，为瘛疭；肺脉急甚者，为癫疾等。并论述了对五脏六变的刺法。特别强调脏腑之病当刺各经的合穴，如"胃合于三里，大肠合入于巨虚上廉，小肠合入于巨虚下廉，三焦合入于委阳，膀胱合入于委中央，胆合入于阳陵泉。"并介绍了这些穴的取穴法。

5. 根结第五法音

（1）篇题解释

本篇讨论了经络的根结本末与治疗的关系，也就是根穴和结穴在治疗上的作用，所以名根结。马莳说："内有阴阳诸经，根结于某穴，故名篇。"

（2）主要内容

1）首先论述人体脏腑阴阳与自然界气候相应的整体观。强调根、结穴的治疗作用，要调整经脉的关、合、枢，不然的话"折关败枢，开合而走，阴阳大失，不可复取"。

2）指出经脉根、结穴的名称及部位。如"太阳根于至阴，结于命门，命门者，目也。阳明根于厉兑，结于颡大，颡大者，钳耳也。少阳根于窍阴，结于窗笼，窗笼者，耳中也。太阳为开，阳明为合，少阳为枢"，"太阴根于隐白，结于太仓。少阴根于涌泉，结于廉泉。厥阴根于大敦，结于玉英，络于膻中。太阴为开，厥阴为合，少阴为枢"。

3）根据病情的有余不足，运用根结穴，本文指出取结穴以治不足、取根穴以治有余。

4）论述手足三阳经脉根、溜、注、入各穴。如"足太阳根于至阴，溜于京骨，注于昆仑，入于天柱、飞扬也。"这种根、溜、注、入的穴位就是经气流行的部位。所以说根结经气一昼夜营运五十周。正常人的脉搏是无歇止的，即本文所说："所谓五十动而不一代者，以为常也。"

5）最后指出在治疗上要根据劳心、劳力、形气逆顺等情况，而决定针刺疾徐浅深。

6. 寿夭刚柔第六法律

（1）篇题解释

本篇主要讨论人的体质有刚柔寿夭的不同，而刚柔寿夭可以从形之缓急、气之盛衰、骨之大小、肉之坚脆、皮肤之厚薄中测知，故篇名寿夭刚柔。

（2）主要内容

1）首先指出"人之生也，有刚有柔，有弱有强，有短有长，有阴有阳。"这是说人之禀赋不同，而有各种不同的体质，因此在疾病的侵袭和发病上各有阴阳属性，根据这种精神奠定了辨证施治的基础，所以本文不但将人体的内外以阴阳来分属，就是在病机上也是以阴阳来认识，如"病在阳者命曰风；病在阴者命曰痹；阴阳俱病命曰风痹。"特别强调"急治其阳，无攻其阴"，"急治其阴，无攻其阳"。

2）指出以形气病的先后来说明人体感邪的内外二因。如"风寒伤形，忧恐忿怒伤气。气伤藏，乃病藏；寒伤形，乃应形。"其治法，对外因伤形"形先病而未入藏者，刺之半其日"；内因伤气"藏先病而形乃应者，刺之倍其日"。

3）指出寿夭在形体上的特点。"形与气相任则寿，不相任则夭；皮与肉相果则寿，不相果则夭；血气经络胜形则寿，不胜形则夭。"这就是说形气相称则寿，不相称则夭。

4）最后指出刺有三变，也就是有三种不同的刺法，是根据病的性质和部位而定的。如"有刺营者，有刺卫者，有刺寒痹之留经者"，"刺营者出血，刺卫者出气，刺寒痹者内热"。其中刺寒痹除焠刺外，还指出药熨的方法，用醇酒、蜀椒、干姜、桂心四种药，浸入酒中，并用棉絮、细白布同入酒中，反复浸渍，干后以桑柴炭烤布及棉絮，趁热敷于针刺处。

7. 官针第七法星

（1）篇题解释

本篇主要论述了公认的合乎规格的九种针具及其使用方法，故本篇曰官针。张介宾说："官，法也，公也。制有法而公于人，故曰官针。"

（2）主要内容

1）首先指出"九针之宜，各有所为，长短大小，各有所施。"不然的话，可造成不良的后果，即"疾浅针深，内伤良肉，皮肤为痈；病深针浅，病气不泻，支为大脓；病小针大，气泻太甚，疾必为害；病大针小，气不泄泻，亦复为败。"因此九针的应用，要根据病情和病位选择适当，如"病在经络痼痹者，取以锋针"，"病为大脓者，取以铍针"等。

2）指出九刺十二节（刺）。九刺适用于九类不同的病变：一为输刺，专刺十二经肘膝以下的俞穴和背部五脏俞穴；二为远道刺，是病在上、取之下，刺六阳经的俞穴；三为经刺，即刺本经；四为络刺，刺络脉以得血；五为分刺，是在分肉间隙刺；六为大泻刺，是以铍针刺脓疡；七为毛刺，是浮浅之刺；八为巨刺，是病左刺右，病右刺左；九为焠刺，是火针。十二节之刺是适应十二经不同病证的刺法。即偶刺，一刺胸，一刺背；报刺，在痛处刺针；恢刺，即刺筋旁；齐刺，即当中一针，左右各一针；扬刺，正中一刺，四旁各一针；直刺，直刺皮内；输刺，疾刺疾出，刺较深；短刺，缓刺摇针；浮刺，斜针刺入；阴刺，左右并刺；傍针刺，直刺一针，旁针一针；赞刺，浅刺出血。另外，根据病情运用三刺，就是针刺时的三个步骤，即始浅，后深，最后极深。此外还有以适应五脏病变的五种刺法，即半刺、豹文刺、关刺、合谷刺、输刺五种。

8. 本神第八法风

（1）篇题解释

本篇论述思维意识活动的表现为精神、魂魄意志思虑智等，由天地之气和水谷之气结合所生成，它的变异多由于七情所伤，因此在运用针刺时，必须注意患者精神状态，故本篇称本神。丹波元简说："篇首有凡刺之法，必先本于神语，故名篇。"

（2）主要内容

1）指出人之发病"天之罪欤？人之过乎？"是由于人不知养生的缘故，所以本文指出"故智者之养生也，必顺四时而适寒暑，和喜怒而安居处，节阴阳而调刚柔，如是则僻邪不至，长生久视。"

2）指出思维意识活动和生成。"生之来谓之精，两精相搏谓之神，随神往来者谓之魂，并精而出入者谓之魄。"对思维活动过程的表现也作了论述，如"所以任物者谓之心，心有所忆谓之意，意之所存谓之志，因志而存变谓之思，因思而远慕谓之虑，因虑而处物谓之智。"

3）指出在针刺治疗时应当"察观病人之态，以知精神魂魄之存亡得失之意，五者以伤，针不可以治之也"，同时在针刺时了解五脏的病情，"以知其气之虚实"，从而进行调治。

4）最后论述五脏所藏与精神魂魄意志的关系。如"肝藏血，血舍魂"，"脾藏营，营舍意"等。这是说思维活动与五脏有密切关系。

9. 终始第九法野

（1）篇题解释

根结篇有"九针之玄，要在终始"。本篇开首即言："凡刺之道，毕于终始"，又说："终始者，经脉为纪"。由此可知，终始即经脉循行的起始和终点，因此运用针刺，必须了解经脉循行的起止。所以本篇列举三阴三阳经、人迎与寸口的脉证，以及虚实补泻、取穴多少、针刺时间等。虽没有直言经脉循行的终始，但也包括这些内容。此外，就本文言，终始还包括了疾病发生在经脉的开始和终危的症状，故本篇名终始。

（2）主要内容

1）指出"平人"的意义在于"脉口人迎应四时也"。就是说寸口脉可测五脏之阴，人迎脉可测知六腑之阳，从而了解人体阴阳的虚实及能否保持平衡状态。

2）指出人迎、气口盛衰的病证及治疗。如"人迎脉盛则泻阳补阴，气口脉盛则泻阴补阳。"若"人迎四盛，且大且数者，名曰溢阳"，"脉口四盛，且大且数者，名曰溢阴"其预后不良。若阴盛阳虚者，当先补阳，后泻其阴而和之；阴虚阳盛者，当先补其阴，后泻其阳而和之。

3）指出除根据脉证之虚实以定补泻外，在刺各种痛证时，还要看痛的部位，掌握阴阳互用的理论进行针刺。如"病在上者，下取之；病在下者，高取之。"就是说病在头者可刺足，病在足者，取之腘，运用远道刺的原则。另外，在针刺时必须针下得气，所以本文说："所谓气至而有效者。"同时指出针刺禁忌，如"新内勿刺，新刺勿内；已醉勿刺，已刺勿醉"等，都是临床上应注意的。

4）指出三阴三阳经脉终绝的证候。

10. 经脉第十

（1）篇题解释

本篇是专论十二经的循行，每经的"是动病"和"所生病"的具体证候，以及每经病的治疗原则等，并指出"经脉者，所以能决死生，处百病，调虚实，不可不通"的论点，故篇名为经脉。

（2）主要内容

1）论述十二经脉在全身循行的概况及起止点，以及十二经脉的病证"是动病"和"所生病"的具体症状。

2）提出经脉病证的治疗原则"盛则泻之，虚则补之，热则疾之，寒则留之，陷下则灸之，不盛不虚，以经取之"。指出诊断虚实是根据寸口和人迎脉大小的倍数以定的。

3）指出十二经脉的循行部位。"经脉十二者，伏行于分肉之间，深而不见。"又说："经脉者，常不可见也，其虚实也以气口知之。脉之见者，皆络脉也。"

4）论述十五别络的名称。如手太阴之别名曰列缺，手少阴之别名曰通里等，并论述它们的循行及虚实病候。

5）指出人的胚胎形成"人始生，先成精，精成而脑髓生，骨为干，脉为营……皮肤坚而毛发长。"这充分说明了古人对胚胎的认识，揭示了人体在胚胎时期的发育过程。就"皮肤坚而毛发长"一句，指导临床有实用价值。如脱发证，就有因肺气虚而发者。

11. 经别第十一

（1）篇题解释

本篇主要论述十二正经构成别道而行的通路，也可以说是正经别行的支脉，所以称经别。

（2）主要内容

1）首先论述"五脏六腑以应天道"的整体观，接着强调了十二经脉在人体的重要性，指出"夫十二经脉者，人之所以生，病之所以成，人之所以治，病之所以起，学之所始，工之所止也，粗之所易，上之所难也。"

2）指出经别，即是十二经脉别行的经脉。它的特点由四肢深入内脏，而后出于头颈，构成了十二经脉阴阳经之间的离合出入及阴阳经间表里配合关系，这种阴阳经表里配合，称曰六合。如本文所说："足太阳之正，别入于腘中，其一道下尻五寸，别入于肛，属于膀胱，散之肾，循膂当心入散；直者，从膂上出于项，复属于太阳，此为一经也。足少阴之正，至腘中，别走太阳而合，上至肾，当十四颞，出属带脉；直者，系舌本，复出于项，合于太阳，此为一合。"其他经别都是这个意思。

12. 经水第十二

（1）篇题解释

本篇是古人以援物比类的方法，用自然界十二经水的大小浅深来说明人体十二经脉气血多少和循行周流以营养全身，这就是天人相应的理论，所以称经水。

（2）主要内容

1）以当时版图上所有的清、渭、海、湖、汝、渑、淮、漯、江、河、济、漳十二条河流来比喻人身十二经脉之大小深浅远近的情况。

2）指出脏腑合经脉的不同作用。如本文"五藏者，合神气魂魄而藏之；六府者，受谷而行之，受气而扬之；经脉者，受血而营之。"并指天地之大不可度量，而人则可度量，即所谓："夫八尺之士，皮肉在此，外可度量切循而得之，其死可解剖而视之。"

3）指出经脉的深浅远近，血气之多少，以便于针刺时掌握进针的深度和留针时间。如足六经一般进针较深，留针较长，特别是阳明经，刺深六分，留针十呼，由于本经"多气多血"，即所谓"不深不散，不留不泻"。而手六经因"受气之道近，其气之来疾"，所以刺深不过二分，留针不过一呼。

4）指出施行针灸必须注意患者年龄及身体大小肥瘦，不然的话，过灸则"骨枯脉涩"，过针则有"脱气"的危险。

13. 经筋第十三

（1）篇题解释

本篇论述十二经筋的起止、病变和治法，故篇名经筋。丹波元简说："十二经脉之外，而复有所谓经筋者何也，盖经脉营行表里，故出入脏腑，以次相传，经筋联缀百骸，故维络周身，各有定位。虽经筋所行之部，多与经脉相同，然所结所盛之处，则唯四肢貉谷之间为最，以筋会于节也。筋属木，其华在爪，故十二经筋皆起于四肢爪甲之间，而后盛于辅骨，结于肘腕，系于膝关，联于肌肉，上与颈项，终于头面，此人身经筋之大略也。"

（2）主要内容

1）论述十二经筋循行的起止和病候。经筋起于四肢末端的指（趾）甲，沿四肢上行至颈项，终结于头面，并不与内脏连属，它的病候可分为寒热两方面。

2）十二经筋病候针刺时，多用燔针劫刺，治寒痹以知为度，以痛为俞。经筋的病变多为痹证，所以多采用四时十二月的代号来定痹证名称。如足太阳之筋病曰仲春痹。此外指出经筋之病，寒热两方面的症状。"寒则反折筋急，热则筋弛纵不收。"在治疗上除上述方法外，还有"马膏治急，白酒和桂治缓"等方法。

14. 骨度第十四

（1）篇题解释

本篇主要通过体表的测量，按不同的长度和宽度定出尺寸，以备针灸取穴之用，故称骨度。

（2）主要内容

1）指出人身以七尺五寸为标准来测量头胸腰等部位的长度。如"头之大骨围，二尺六寸，胸围四尺五寸，腰围四尺二寸"，前发际至后发际为一尺二寸。

2）指出胸部及上下肢的长度。如缺盆以下至髑骬九寸，两乳之间广九寸五。从肩至肘一尺七寸，肘至腕一尺二寸五分，下肢膝以下至外踝一尺六寸，内辅骨下廉至内踝一尺三寸等，这些尺寸直至目前还是针灸取穴的依据。

15. 五十营第十五

（1）篇题解释

本篇论述经脉之气血在人体内运行次数、长度和时间，并结合天体运转，每昼夜共运转五十周，故称五十营。

（2）主要内容

1）指出人体十二经脉左右共二十四脉，加任督二脉及阴阳跷共二十八脉参与了经气的循行，共长十六丈二尺。一昼夜五十周，共循环八百一十丈。

2）指出太阳周行二十八星宿之间，来比喻气血行于二十八脉之中，并以一昼夜漏下百刻来推算经脉循行之数。如周天二十八宿，每宿相距三十六分，日行一昼夜为一千零八分。

3）指出人一息脉行六寸，行尽二十八脉（十六丈二尺）需二百七十息，这时正好漏下二刻，日行二十分有奇，经气行八百一十丈，合为五十周。

16. 营气第十六

（1）篇题解释

本篇以论述营气的生成及循经脉运行的顺序为主，故称营气。

（2）主要内容

1）指出营气的来源是饮食所化，但它是循经脉而运行的，故本文说："营气之道，纳谷为宝。谷入于胃，乃传之肺，流溢于中，布散于外，精专者，行于经隧，常营无已，终而复始。"

2）指出营气在十四经循行是起于手太阴，终于足厥阴，再从足厥阴上注于肺，其支脉上额交巅下项合督脉，下络阴器，循任脉上入脐中，循腹上入缺盆，下注于肺中，周而复始。

17. 脉度第十七

（1）篇题解释

本篇主要论述十二经脉及任、督、跷维脉共二十八脉的长度，故篇名脉度。

（2）主要内容

1）指出脉度长共为十六丈二尺。手之六阳经，从手至头，每经长五尺，共三丈；手之六阴经，从胸至手，每经长三尺五寸，共二丈一尺；足之六阳经从头至足，每经长八尺，共四丈八尺；足之六阴经从足至胸，每经长六尺五寸，共三丈九尺。跷脉从足至目，每经七尺五寸，共一丈五尺。督脉长四尺五寸，任脉长四尺五寸，共九尺，统共是十六丈二尺。本篇特别指出跷脉的计算是分男女的，即本文说："男子数其阳，女子数其阴，当数者为经，不当数者为络。"

2）指出五脏外通七窍，五脏之气调和则七窍正常，反之则病。正如本文所说："故肺气通于鼻，肺和则鼻能知臭香矣；心气通于舌，心和则舌能知五味矣；肝气通于目，肝和则目能辨五色矣；脾气通于口，脾和则口能知五谷矣；肾气通于耳，肾和则耳能闻五音矣。五藏不和则七窍不通，六府不和则留为痈。"

3）指出阴脉是足少阴的别脉，起于然骨之后，终于目内眦，与足太阳和阳跷相合于目内眦，它有营养眼的作用，如果不能营养，眼就会闭合障碍。

18. 营卫生会第十八

（1）篇题解释

本篇论述营卫的生成、循行及与三焦的关系，并论述了营卫循行会合，故篇名营卫生会。

（2）主要内容

1）指出了营卫的生成——皆生于谷气。"人受气于谷，谷入于胃，以传于肺，五藏六府，皆以受气，其清者为营，浊者为卫，营在脉中，卫在脉外，营周不休，五十而复大会。"

2）指出老年人"昼不精，夜不瞑"的原因，是"气血衰，其肌肉枯，气道涩，五藏之气相搏，其营气衰少而卫气内伐"的缘故。少壮年人"气血盛，其肌肉滑，气道通，营卫之行，不失其常"，故昼精夜瞑。

3）论述营卫之行，并指出"营出中焦，卫出下焦"，接着论述"三焦之所出"："上焦出于胃上口，并咽以上贯膈而布胸中”，“中焦亦并胃中，出上焦之后，此所受气者，泌糟粕，蒸津液，化其精微，上注于肺脉，乃化而为血……故独得行于经隧，命曰营气”，“下焦者，别回肠，注于膀胱而渗入焉……济泌别汁，循下焦而渗入膀胱焉”。说明营卫之气循三焦的流行，并论述三焦的功能是“上焦如雾，中焦如沤，下焦如渎”。

4）强调指出营卫气血的关系。“夫血之与气，异名同类”，“营卫者精气也，血者神气也，故血之与气，异名同类焉”。同时又强调了汗与血的关系，即“阳加于阴谓之汗”，汗属阴液，血亦属阴，因此在治疗上要注意本文所说的“夺血者无汗，夺汗者无血”。

19. 四时气第十九

（1）篇题解释

本篇论述四时气候不同对人体的影响，因此，在运用针刺时，必须根据季节时令的不同，在适当的穴位上，运用不同的刺法，所以称四时气。

（2）主要内容

1）指出在运用针刺时，必须根据不同的季节，运用不同的俞穴和刺法，即本文所说：“灸刺之道，得气穴为定。故春取经血脉分肉之间……夏取盛经孙络，取分肉绝皮肤。秋取经腧……冬取井荥。”

2）指出温疟、风㽷肤胀、飧泄、徒疝、转筋、著痹、疠风、呕胆、肠中不便、腹中常鸣、小腹控睾冲心、小腹肿痛、不得小便、饮食不下膈塞不通等十几种疾患的刺法和穴位。如对转筋的刺法，指出“转筋于阳，治其阳；转筋于阴，治其阴，皆卒刺之”。

20. 五邪第二十

（1）篇题解释

五邪，即病邪在肝、心、脾、肺、肾五脏所呈现证候的刺法和症状，所以称为五邪。

（2）主要内容

1）邪在肺，则病皮肤痛，寒热，上气喘，汗出，咳动肩背，取中府、云门及肺穴。

2）邪在肝，则两胁中痛，寒中，恶血在内，行善掣节，时脚肿，取行间、三里穴及耳间青脉，以去其掣。

3）邪在脾胃，则肌肉痛，取三里穴。

4）邪在肾，则病骨痛，阴痹，取涌泉、昆仑穴。

5）邪在心，则病心痛，喜悲时眩仆，取神门穴。

21. 寒热病第二十一

（1）篇题解释

本篇论述寒热两种类型的病证和刺法，所以篇名曰寒热病。马莳说：“篇内所论诸证，不止寒热，然首节所论在寒热，故名篇。但此寒热主外感言，与瘰疬之寒热不同。”

（2）主要内容

1）指出皮寒热、肌寒热、骨寒热、骨痹、体惰及厥痹等病的症状和刺法。

2）指出天牖五部的穴位名称及主治症状。所谓“天牖五部”，张介宾说：“以天牖居中，统前后上下而言。”即足阳明胃经的人迎穴、手阳明大肠经的扶突穴、足少阳胆经的天冲穴、足太阳膀胱经的天柱穴、手太阴肺经的天府穴，这些穴位大都治暴病。同时指出上龋齿治取角孙穴，下龋齿取大迎穴，这都是经验之谈。

3）指出睛明穴是足太阳膀胱经、阴跷、阳跷三经的交会处，也是阴跷、阳跷，阳入阴，阴出阳，阴阳相交之处。因此，阳偏胜者，目常睁；阴偏胜者，则目常闭。

4）指出四时取穴常规，应深浅适宜，春季多取络脉间穴位，夏季多取分肉腠理间穴位，秋季多取气口部位的穴位，冬季多取经俞穴。同时指出体表五个部位生痈肿预后多不良，即伏兔部、腓部、背中行督脉部、背中行两侧五脏俞穴部、项部。

5）最后指出针刺时中病即止，若中病不出针，可使精气外泄，令病情加甚；若不中病而出针，则邪凝聚不散，易生痈疽。

22. 癫狂第二十二

（1）篇题解释

本篇论述癫与狂的原因、症状、各种不同的类型及治疗方法等，故篇名癫狂。

（2）主要内容

1）首先指出癫疾的症状可分三个阶段。即初起先不乐，头重痛，两眼无意识上看，眼睛发红；病发作时，则烦心；若病发如狂者，预后不良。同时根据病情表现而有骨癫疾、筋癫疾、脉癫疾之分，这三种癫疾若见呕吐白沫及气泄于下，则预后不良。

2）指出治疗癫疾，当与患者同居，以便观察病情，进行治疗。另外，此病发时泻其血，将血盛于瓠壶之中血动，不动则灸骶骨，这种方法值得我们研究。

3）指出狂证的原因和症状。"狂始生，先自悲也，喜忘，苦怒，善恐者，得之忧饥"，"狂始发，少卧不饥，自高贤也，自辩智也，自尊贵也，善骂詈，日夜不休"，"狂言，惊，善笑，好歌乐，妄行不休者，得之大恐"，"狂，目妄见，耳妄闻，善呼者，少气之所生也"，"狂者，多食，善见鬼神，善笑而不发于外者，得之有所大喜"。对这些症状都指出了针刺法。

23. 热病第二十三

（1）篇题解释

本篇主要论述热病的症状、诊断及预后，故篇名热病。但本篇讨论除热病外还有偏枯、痱等病。

（2）主要内容

1）指出根据热病病情选用九针来治疗。同时还要根据五行相克的关系，在心、肝、肾、肺各经进行针刺。指出了刺热病的五十九穴。

2）指出热病有九方面不可刺的病情。汗不出大颧发赤哕者；泄而腹满甚者；目不明，热不已者；老人婴儿热而腹满者；汗不出呕下血者；舌本烂，热不已者；咳而衄汗不出，出不至足者；髓热者；热而痉者。凡此九者皆为死证，故不可刺。

3）论述偏枯和痱的鉴别。"偏枯，身偏不用而痛，言不变，志不乱"，"痱之为病也，身无痛者，四肢不收，智乱不甚，其言微知，可治，甚则不能言，不可治也"。

24. 厥病第二十四

（1）篇题解释

本篇论述由厥气上逆所引起的九种厥头痛及六种厥心痛的症状和针刺方法，故篇名厥病，本篇与《素问》之厥论不同。

（2）主要内容

1）论述六种厥头痛的症状及刺治。如"厥头痛，面若肿起而烦心，取之足阳明、太阴"等。

2）指出五种厥心痛的症状及刺治。如"厥心痛，与背相控，善瘈，如从后触其心，伛偻者，肾心痛也，先取京骨、昆仑，发狂不已，取然谷。"

3）论述真头痛、真心痛的症状、预后。"真头痛，头痛甚，脑尽痛，手足寒至节，死不治"，"真心痛，手足清至节，心痛甚，旦发夕死，夕发旦死"。

4）最后指出肠中虫瘕、蛟蛕、耳鸣、耳聋、耳痛、足髀、病注下血、风痹淫泺等病症的针刺穴位，特别指出耳痛有脓者，不可刺。

25. 病本第二十五

（1）篇题解释

马莳说："此与《素问》标本病传论相同，然凡病必先治其本，若中满与大小便不利，则不分标本，而必先治之。本经以本篇论标本，后论病传，分为两篇。《素问》合标本病传论共为一篇。"本篇专论标本，故称病本。

（2）主要内容

与《素问·标本病传论》基本相同，可参阅《素问》。

26. 杂病第二十六

（1）篇题解释

本篇论述各经经气厥逆所引起的病证，各种心痛及兼症，以及喉痹、疟疾、齿痛、耳聋、鼻衄、额痛、项痛、腰痛、膝中痛、腹胀、大小便不利等病，并指出了症状、诊断和治疗方法。总之，本篇包括了很多疾病和刺法，故篇名曰杂病。

（2）主要内容

1）指出经脉厥逆的症状和刺法。如"厥挟脊而痛者，至项，头沉沉然，目䀮䀮然，腰脊强，取足太阳腘中血络"，"厥胸满面肿，唇漯漯然，暴言难，甚则不能言，取足阳明"，"厥气走喉而不能言，手足清，大便不利，取足少阴"等。

2）指出心痛及兼证的刺法。如"心痛引腰背，欲呕，取足少阴"，"心痛腹胀，啬啬然，大便不利，取足太阴"，"心痛引背不得息，刺足少阴；不已，取手少阳"，"心痛引小腹满，上下无常处，便溲难，刺足厥阴"，"心痛，但短气不足以息，刺手太阴"，"心痛，当九节刺之，按已刺按之，立已；不已，上下求之，得之立已"。刺九节法当临床研究应用之。

3）指出多种病的刺法。如喉干口中热、膝中痛、喉痹、每日疟口渴与间日疟口不渴、齿痛恶冷饮与不恶冷饮、耳聋痛与不痛、鼻衄、腰痛痛处寒或热或不能俯仰、易怒多言或不言、额痛、项痛不能左右回顾、小腹满大、上走胃脘、小便不利或大便不利等病症都有刺治之法。

27. 周痹第二十七

（1）篇题解释

本篇主要论述周痹的症状和刺法，但也与众痹作了鉴别，故篇名周痹。

（2）主要内容

1）鉴别周痹与众痹的病机和症状。周痹"在于血脉之中，随脉以上，随脉以下，不能左右"。众痹"此各在其处，更发更止，更居更起，以右应左，以左应右，非能周也"。

2）指出周痹与众痹的刺法。刺众痹"刺此者，痛虽已止，必刺其处，勿令复起"。刺周痹"痛从上下者，先刺其下以过之，后刺其上以脱之；痛从下上者，先刺其上以过之，后刺其下以脱之"，即刺周痹，痛从上而下者，先刺下，治其标，后刺其上，治其本；病从下而上者，先刺其上，治其标，后刺其下，治其本。

3）指出周痹的病因和病机。"风寒湿气，客于外分肉之间，迫切而为沫，沫得寒则聚，聚则排分肉而分裂也，分裂则痛，痛则神归之，神归之则热，热则痛解，痛解则厥，厥则他痹发，发则如是。"同时指出本病与真气有关，所以本文说："此内不在藏，而外未发于皮，独居分肉之间，真气不能周，故命曰周痹。"

28. 口问第二十八

（1）篇题解释

本篇论述的内容，多系口传心授所得，所以篇名口问。张介宾说："此下诸问，既非风寒之外感，又非情志之内伤。论不在经，所当口传者也，故曰口问。"

（2）主要内容

本篇论述十二种奇邪，上走空窍所发生的十二种病证的症状和治法。

1）数呵欠。由于阳引而上，阴引而下，阴阳相引所致，当泻足少阴，补足太阳。

2）哕。故寒与新谷气相并，新故相乱，真邪相攻，而上逆，当补手太阴，泻足少阴。

3）唏。阴气盛而阳气虚，阴气疾而阳气徐，阴气盛而阳气绝，补足太阳、泻足少阴。

4）振寒。寒气客于皮肤，阴气盛，阳气虚，补诸阳。

5）噫。寒气客于胃，厥逆从下上散，复出于胃，补足太阴、阳明。

6）嚏。阳气和利，满于心，出于鼻，补足太阳荣眉本。

7）𤺺（即首身下垂不能举）。胃气不实则诸脉虚，诸脉虚则筋脉懈堕，行阴无力，气不能复，治当补分肉间。

8）哀而泣涕出。悲哀忧愁则心动，心动则五脏六腑皆摇，摇则宗脉感，宗脉感则液道开，液道开则泣涕出，当补足太阳之天柱穴。

9）太息。忧思则心系急，心系急则气道约，约则不利，故太息以伸出之，补手少阴、心主、足少阳留之。

10）涎下。胃中有热则虫动，虫动则胃缓，胃缓则廉泉开，故涎下，当补足少阴。

11）耳鸣。耳为宗脉所聚，胃中空则宗脉虚，虚则下流而上竭，故耳鸣，当补客主人及手大指爪甲上与肉交者处。

12）啮舌、啮颊、啮唇。少阴之气上逆为啮舌，少阳之气逆则啮颊，阳明之气逆则啮唇，视主病者，补之。

29. 师传第二十九

（1）篇题解释

本篇主要论述问诊和望诊的重要性。由于本篇内容是先师传下来的宝贵资料，可以在临床上实际应用，所以名篇为师传。

（2）主要内容

1）引用"入国问俗，入家问讳，上堂问礼"的道理，反衬出"临患者问所便"的重要意义，通过"问所便"取得与患者的合作。并举例假若遇到"骄恣纵欲，轻人，而无能禁之，禁之则逆其志，顺之则加其病，便之奈何？"对这种人也要根据情况说服动员，"告之以其败，语之以其善，导之以其所便，开之以其所苦，虽有无道之人"，在其"恶死乐生"的思想支配下，是会遵守医嘱的。

2）指出在整体观念主导下运用望诊。"以身形肢节胭肉，候五藏六府之小大焉。"如根据"巨肩陷咽"可测肺脏的高下；胸前肋骨结合处的长短，以候心之高下坚脆；眼的大小可测知肝的强弱；唇舌对于味道的好恶，可测知脾病；听觉的正常与否，可测知肾的强弱及性情；从骨骸之宽大与否及颈围粗细状况和胸部的舒张与否，可测知胃的容量大小；鼻道的长短，可测知大肠的情况；口唇厚薄人中长短，可测小肠；目下裹大，以测胆；鼻孔外张，可测膀胱漏泄；鼻柱中央隆起，可测三焦固密。这是从外知六腑的情况。总之，人身及面部上中下三部均衡为五脏正常。

30. 决气第三十

（1）篇题解释

本篇论述精、气、津、液、血、脉六气的功能及其不足所产生的症状，特别指出一气（胃和谷气）是六气资生的源泉。所以马蒔说："决论一气六名之义，故名篇。"

（2）主要内容

1）指出六气的生成与功能。即"两神相搏，合而成形，常先身生，是谓精"，"上焦开发，宣五谷味，熏肤、充身、泽毛，若雾露之溉，是谓气"，"腠理发泄，汗出溱溱，是谓津"，"谷入气满，淖泽注于骨，骨属屈伸，泄泽，补益脑髓，皮肤润泽，是谓液"，"中焦受气取汁，变化而赤，是谓血"，"壅遏营气，令无所避，是谓脉"。

2）指出六气不足的症状。即"精脱者，耳聋；气脱者，目不明；津脱者，腠理开，汗大泄；液脱者，骨属屈伸不利，色夭，脑髓消，胫酸，耳数鸣；血脱者，色白，夭然不泽，其脉空虚。"

31. 肠胃第三十一

（1）篇题解释

本篇主要论述胃肠道的长度及宽广度，以及圆周直径、重量和容量等，故名肠胃。

（2）主要内容

论述"六府传谷者，肠胃之小大长短，受谷之多少"。可以说这是古代的解剖学知识。如本文所说："唇至齿长九分，口广二寸半；齿以后至会厌，深三寸半，大容五合；舌重十两，长七寸，广二寸半；咽门重十两，广一寸半，至胃长一尺六寸；胃……长二尺六寸，大一尺五寸，径五寸……小肠……长三丈二尺；回肠……长二丈一尺；广肠……二尺八寸。"古人这些描述和现代解剖长度比例基本一致，如食管与肠道的长度比《内经》为1∶36，现代解剖为1∶37。

32. 平人绝谷第三十二

（1）篇题解释

平人，即正常人。绝谷，就是断绝饮食。本篇主要介绍正常人，七日夜不饮不食而死亡的道理，所以本篇名平人绝谷。

（2）主要内容

1）指出人之七日不食而死的道理，是由于胃平时保持的水谷容量递减，与粪便排出之量相应。所以本文说："肠胃之中，当留谷二斗，水一斗五升；故平人日再后，后二升半，一日中五升，七日五七三斗五升，而留水谷尽矣；故平人不食饮七日而死者，水谷精气津液皆尽故也。"

2）指出胃肠的长度、宽度及直径等。同时指出肠胃对饮食物的消耗，是"胃满则肠虚，肠满则胃虚，更虚更满，故气得上下，五藏安定，血脉和利，精神乃居，故神者，水谷之精气也"。

33. 海论第三十三

（1）篇题解释

本篇是根据天人相应的论点，将人体的髓、血、气与水谷，比喻为自然界的东南西北四海。自然界的四海是河流注入的地方，人体的四海是十二经脉营卫气血汇合之处。因此本篇名海论。

（2）主要内容

1）指出人体十二经脉是内外贯通的。"夫十二经脉者，内属于府藏，外络于肢节"，因而有四海的名称及部位，即本文所说："人有髓海，有血海，有气海，有水谷之海，凡此四者，以应四海也。"又说："胃者，水谷之海……冲脉者为十二经之海……膻中者为气之海……脑为髓之海。"

2）指出四海太过与不及的表现。"气海有余者，气满胸中，悗息面赤；气海不足，则气少不足言。血海有余，则常想其身大，怫然不知其所病；血海不足，亦常想其身小，狭然不知其所病。水谷之海有余，则腹满；水谷之海不足，则饥不受谷食。髓海有余，则轻劲多力，自过其度；髓海不足，则脑转耳鸣，胫酸眩冒，目无所见，懈怠安卧。"

34. 五乱第三十四

（1）篇题解释

本篇主要论述十二经脉之气逆，阴阳反作，营卫不调，清浊混淆，互相扰乱，以致形成气乱于心，乱于肺，乱于肠胃，乱于臂胫，乱于头而出现的五种不同病证，并论述其治法，所以篇名五乱。

（2）主要内容

1）指出逆乱的病机和脏腑。即"清气在阴，浊气在阳，营气顺脉，卫气逆行，清浊相干，乱于胸中，是谓大悗。故气乱于心则烦心，密嘿，俯首静伏；乱于肺，则俯仰喘喝，接手以呼；乱于肠胃，则为霍乱；乱于臂胫，则为四厥；乱于头，则为厥逆，头重眩仆。"

2）指出五乱的治疗，认为这五种病"是非有余不足也，乱气之相逆也"。并指出了应刺的穴位。

35. 胀论第三十五

（1）篇题解释

本篇专题讨论胀病的成因、病机、诊断和治疗等，并列举了胀病的类型，故本篇称胀论。

（2）主要内容

1）指出胀在脉象上的表现及意义。即"其脉大坚以涩者，胀也"，"夫胀者，皆在于脏腑之外，排脏腑而郭胸胁，胀皮肤，故命曰胀"。

2）指出胀病的成因及类型。胀的成因，本文指出"厥气在下，营卫留止，寒气逆上，真邪相攻，两气相搏，乃合为胀也"。就类型而言有五脏胀、六腑胀、脉胀和肤胀等。

3）指出胀病的治疗。"无问虚实，工在疾泻，近者一下，远者三下。"这是值得研究的。

36. 五癃津液别第三十六

（1）篇题解释

本篇指出五谷所化生的津液，如果不能输布，停蓄而为水胀，水胀则必为癃。由于本篇论述五液各走其道，别而为五，所以篇名五癃津液别。张志聪说："水谷所生之津液，各走其道，别而为五，如五道癃闭，则为水胀。五别者，为汗、为溺、为唾、为泪、为髓。五癃者，液不渗于脑而下流，阴阳气道不通，四海闭塞，三焦不泻，而津液不化，水谷留于下焦，不得渗于膀胱，则水溢而为水胀，因以名篇。"

（2）主要内容

1）首先指出由于自然气候变化和情绪刺激等因素的影响，人体具有调节体液的作用。正如本文所说："天暑衣厚则腠理开，故汗出"，"天寒衣薄则为溺与气"，"悲哀气并则为泣"。

2）指出津与液的区别。"津液各走其道，故三焦出气，以温肌肉，充皮肤，为其津；其流而不行者，为液。"

3）指出水胀的病机。"阴阳气道不通，四海闭塞，三焦不泻，津液不化……留于下焦，不得渗膀胱，则下焦胀，水溢则为水胀。"

37. 五阅五使第三十七

（1）篇题解释

阅，察也。使，指使也。本篇论述五脏内在的变化可以从五官、五色上去察看，而外表所呈现的不同色泽是由五脏所指使。因此，可以通过外表五官五色的变化，测知五脏的正常与否，所以篇名称五阅五使。

（2）主要内容

1）首先指出色脉的诊察部位。"脉出于气口，色见于明堂。"并指出五官的名称及与内脏的关系，"五官者，五藏之阅也"，"鼻者，肺之官也；目者，肝之官也；口唇者，脾之官也；舌者，心之官也；耳者，肾之官也"。

2）察五官的变化可测知内脏的病变。"肺病者，喘息鼻胀；肝病者，眦青；脾病者，唇黄；心病者，舌卷短，颧赤；肾病者，颧与颜黑。"诊察面部以知五脏病。

3）指出"明堂"在望色上的重要性。即本文"五色之见于明堂，以观五藏之气。"这是"见外知内"的理论根据。

38. 逆顺肥瘦第三十八

（1）篇题解释

本篇论述了肥人、瘦人、肥瘦适中的人、壮士和婴儿在针刺治疗时要按一定原则，就是顺，反之就是逆。故称逆顺肥瘦。

（2）主要内容

1）指出肥人"血气充盈，肤革坚固"，针刺时应"深而留之"；瘦人"皮薄色少……其血清气滑，易脱于气，易损于血"，针刺时应"浅而疾之"；肥瘦适中之人"血气和调"，针刺时可按一般法则，即"无失常数"。同时指出对壮士要看他的举止行动，敦朴者"气涩血浊"，宜深刺留针；劲捷者"气滑血清"，宜"浅而疾之"。刺婴儿时要根据其特点"其肉脆，血少气弱"，宜毫针浅刺疾出针。

2）特别指出经脉循行之顺逆。即"手之三阴，从藏走手；手之三阳，从手走头；足之三阳，从头走足：足之三阴，从足走腹。"同时又论述了冲脉的作用及循行，"夫冲脉者，五藏六府之海也，五藏六府皆禀焉。其上者出于颃颡，渗诸阳，灌诸精；其下者，注少阴之大络，出于气街，循阴股内廉，入腘中，伏行骭骨内，下至内踝之后属而别；其下者，并于少阴之经，渗三阴；其前者，伏行出跗属，下循跗，入大指间，渗诸络而温肌肉，故别络结则跗上不动，不动则厥，厥则寒矣。"跗上不跳动，这对诊断有参考价值。

39. 血络论第三十九

（1）篇题解释

本篇讨论奇邪在络，须刺络泻血，说明放血所出现的不同情况及其病理机制，以及怎样观察血络，而不致误刺，故本篇名血络论。

（2）主要内容

1）指出刺血络出血的不同情况及病机。所以本文说："脉气盛而血虚者，刺之则脱气，脱气则仆；血气俱盛而阴气多者，其血滑，刺之则射；阳气蓄积，久留而不泻者，其血黑以浊，故不能射；新饮而液渗于络，而未合和于血也，故血出而汁别焉；其不新饮者，身中有水，久则为肿。"

2）指出针刺痹病时，虽出血多，但无不良影响。是由于阴阳气有余，但要看瘀血的络脉，胀满发赤，小者如针，大者如筋，便是放血的对象。

3）指出针刺出针不易的道理，是由于"热气因于针，则针热，热则肉著于针，故坚焉"。即是说所刺进的针，接触到体内的热气，使针发热，针热刺激肌肉，肌肉便会紧紧地附着在针身上，所以会把针缠得的坚牢不能转动，所以出针艰难。

40. 阴阳清浊第四十

（1）篇题解释

马莳说："阴阳者，阴经阳经也。阴经受清气，阳经受浊气，故名篇。"本篇主要讨论清浊之气内主于脏腑阴阳的关系，所以称阴阳清浊。

（2）主要内容

1）指出人体清气和浊气的来源，是"受谷者浊，受气者清，清者注阴，浊者注阳"。这是说人体饮食之水谷气，是属浊气；从自然界所吸入的属清气；清气内注于属阴的五脏；水谷的浊气，渗注于属阳的六腑。

2）指出清浊之中又有清浊。正如本文所说："夫阴清而阳浊，浊者有清，清者有浊，清浊别之奈何？岐伯曰：气之大别，清者上注于肺，浊者下走于胃。胃之清气，上出于口；肺之浊气，下注于经，内积于海。"就是说清中有浊，浊中有清的区别：清气是上升的，所以上注于肺；浊气是下降的，所以下走于胃。在胃中所化的清气，仍向上升，而输于口；肺中之浊气，下注于经，并内积于气海中。

3）清浊混淆，上下异位，则成为乱气，需用针刺来调整它。由于"清者其气滑，浊者其气涩"，所以针刺属阴脏而在里的病，宜"深而留之"；刺阳腑在表的病，当"浅而疾之"。

41. 阴阳系日月第四十一

（1）篇题解释

本篇以阴阳为总纲，论述天为阳，地为阴，日为阳，月为阴，与人体相应，腰以上为天，属阳应日；腰以下为地，属阴应月。并把十干分别与左右两手十经相配以应日，把十二地支分别与左右两足十二经相配以应月。同时借日月运转的情况，来说明阴阳盛衰消长过程，所以篇名阴阳系日月。

（2）主要内容

1）首先指出人体腰以上为天，属阳应日；腰以下为地，属阴应月。所以足十二经应月，这是以十二月配合地支。如"寅者，正月之生阳也，主左足之少阳；未者六月，主右足之少阳"等。以手十经（去手厥阴心包）应日，这是以十日配合天干。如"甲主左手之少阳，己主右手之少阳；乙主左手之太阳，戊主右手之太阳"等。这种配合的目的，是在针刺时应避开月日所配之经脉的穴位。同时指出"两阳合于前，故曰阳明"（即三四月主阳明），"两阴交尽，故曰厥阴"（九十月阴气已尽，阳气初生）。

2）指出以十二地支以应足十二经和十天干以应手十经的道理，是根据天地阴阳的意义配属的。所以本文说："五行以东方甲乙木王春，春者苍色，主肝，肝者足厥阴也。今乃以甲为左手之少阳，不合于数何也？岐伯曰：此天地之阴阳也，非四时五行之以次行也。"因此本文强调"且夫阴阳者，有名而无形，故数之可十，离之可百，散之可千，推之可万，此之谓也。"

42. 病传第四十二

（1）篇题解释

本篇主要论述病邪在内脏之间的传变情况。这种传变是以五行相克的关系来认识的，所以称病传。

（2）主要内容

1）首先指出治疗疾病的方法是多种多样的，是否对每一病众法皆用呢？还是择一而用呢？本文做了回答。即"诸方者，众人之方也，非一人之所尽行也。"就是说根据疾病适合哪种方法，就采用哪种方法。这是"具体问题具体分析"的原则，值得重视。

2）指出"大气入脏"的传变过程是以五行相克的次序，或是表里关系而相传的。它是从一脏传至另一脏，指出了一定的时间，如"病先发于心，一日而之肺，三日而之肝，五日而之脾，三日不已，死。"这是说在一定的时间内不断发展，结果必然死亡。同时指出了这种传变不可用针刺，假若间隔一脏或二脏、三脏、四脏就可用针刺治疗。所谓间脏即传其所生，如心病传脾（火生土），这样可能治愈。

43. 淫邪发梦第四十三

（1）篇题解释

本篇是论淫邪干扰内脏而发生的各种梦境，根据各种梦境，可借以辨别脏腑气的盛衰，从而作为循经取穴治疗的依据，所以称淫邪发梦。

（2）主要内容

1）指出发梦的原因是"正邪从外袭内，而未有定舍，反淫于藏，不得定处，与营卫俱行，而与魂魄飞扬，使人卧不得安而喜梦"。

2）指出淫邪内侵脏腑。由于脏腑的阴阳属性及其功能虚实情况不同，对淫邪的反应各异，所以发生各种不同的梦境。如肝气盛则梦怒，虚则梦山林树木；肺气盛则梦恐惧、哭泣，虚则梦金铁奇物等。

3）指出治疗方法。气盛用泻法，虚则用补法，针后梦寐自止。

44. 顺气一日分四时第四十四

（1）篇题解释

顺气，即顺四时之气。本篇以四时生长收藏的规律为依据，解释在一天当中也可分为四时来说明疾病的问题。所以本篇称顺气一日分四时。

（2）主要内容

1）指出疾病"多以旦慧，昼安，夕加，夜甚"，是由于一日分为四时。即本文所说："朝则为春，日中为夏，日入为秋，夜半为冬。朝则人气始生，病气衰，故旦慧；日中人气长，长则胜邪，故安；夕则人气始衰，邪气始生，故加；夜半人气入藏，邪气独居于身，故甚也。"

2）指出有的疾病不是按旦慧，昼安，夕加，夜甚规律的原因。是由于"藏独主其病"。它的特点是"必以藏气之所不胜时者甚，以其所胜时者起也"。就是说这种情况是由于一脏单独主病的缘故，是根据五行相克的关系，像这样的病，必是属于脏气的五行，被日时五行所克时，则病情加重；若脏气的五行克时日的五行时，病即减轻。

3）指出"五变"的治疗方法。如病在内脏，应冬闭藏之令，宜取井穴；病变表现在气色的，应春生发之令，宜取荥穴；病情时轻时重，时作时止的，随着时令变化与夏令长气相应的，宜取俞穴；病变表现在声音方面与长夏化气相应，宜取经穴；由于饮食不节引起的，应秋收之令，宜取合穴。这就是五变的治疗法则。

45. 外揣第四十五

（1）篇题解释

本篇论述运用针刺，能够获得疗效，是由于自外揣内，自内揣外，内外相应的结果，故本篇名外揣。

（2）主要内容

1）指出九针的应用"小之则无内，大之则无外，深不可为下，高不可为盖"。就是说九针的运用，其精细程度小到不能再小，其博大的程度大到不能再大，它的深是无底的，它的高是无盖的，总的精神是无止境的。

2）指出针刺取效，是由于"远者司外揣内，近者司内揣外"，疾病的侵袭是"内外相袭"，好像"鼓之应桴，响之应声，影之似形"。因此，内脏有病必然可反映到体表，所以用针见外治内，而能发挥疗效。

46. 五变第四十六

（1）篇题解释

本篇列举五种不同的病变，说明疾病的发生是由于人的骨节、皮肤、腠理的坚固与脆弱情况来决定的，所以篇名称五变。

（2）主要内容

1）首先指出"一时遇风，同时得病，其病各异"的道理。本文以木工砍木材为比喻，"夫一木之中，坚脆不同，坚者则刚，脆者易伤，况其材木之不同，皮之厚薄，汁之多少，而各异耶"。若以斧头砍伐树木，其质地坚硬就不易砍进去；质地疏松，就容易砍伐。疾病也是如此。

2）指出"木之所伤也，皆伤其枝"，"人之有常病也，亦因其骨节皮肤腠理之不坚固者，邪之所舍也"。所以肉不坚，腠理疏，易起风厥；五脏柔弱者，善病消瘅；骨小肉弱，善病寒热；粗理肉不坚，易于病痹；皮薄肉不坚，肠胃薄弱，易病积聚。这就是列举五种病变的情况。

47. 本藏第四十七

（1）篇题解释

本篇主要论述从体表色泽、皮肤纹理、肉之厚薄缓急等方面的变化，可测知脏腑的健全情况，从而作为诊断和治疗上的依据，所以称本藏。马莳说："内推本脏腑吉凶、善恶，故名篇。"

（2）主要内容

1）首先指出血气精神、经脉、卫气、志意及五脏六腑的生理功能。如"人之血气精神者，所以奉生而周于性命者也；经脉者，所以行血气而营阴阳，濡筋骨，利关节者也；卫气者，所以温分肉，充皮肤，肥腠理，司关合者也；志意者，所以御精神，收魂魄，适寒温，和喜怒者也。"又指出"五藏者，所以藏精神血气魂魄者也；六府者，所以化水谷而行津液者也。"

2）指出五脏"有小大、高下、坚脆、端正、偏倾者"，六腑有"小大、长短、厚薄、结直、缓急"。其中包括了正常、畸形、健强、虚弱四方面。这对疾病的生成和发展提供了条件。

3）指出人之病主要原因在于脏腑的不坚强。因而本文指出"人之有不可病者，至尽天寿，虽有深忧大恐……甚寒大热，不能伤也；其有不离屏蔽室内，又无怵惕之恐，然不免于病者。"这种情况是由于"五藏皆坚者，无病；五藏皆脆者，不离于病。"

4）指出五脏六腑的表里关系及其与体表的联系。如"肺合大肠，大肠者，皮其应；心合小肠，小肠者，脉其应；肝合胆，胆者，筋其应；脾合胃，胃者，肉其应；肾合三焦膀胱，三焦膀胱者，腠理毫毛其应。"这就根据体表的变化而测知内脏的病变。

48. 禁服第四十八

（1）篇题解释

张志聪说："篇名禁服者，诫其佩服，而禁其轻泄也。"就是说运用针刺必须懂得经脉的度数及其循行规律，才能辨证施治，因此本篇所指的禁，是禁其漫无目标的乱治；服，就是服从既定的治疗法则，所以篇名禁服。

（2）主要内容

1）指出"凡刺之理，经脉为始……审察卫气，为百病母。"同时指出诊断疾病切脉以人迎气口为主，由于"寸口主中，人迎主外"。在正常情况下"春夏人迎微大，秋冬寸口微大"。如果大的程度超过了一倍就是病态。

2）指出人迎寸口脉的主病。人迎主三阳经病，寸口主三阴经病。人迎盛则为热，虚则为寒；寸口盛则胀满，寒中食不化，虚则热中出糜少气、溺色变。

49. 五色第四十九

（1）篇题解释

本篇讨论面部部位分属于五脏，观察面部的五色变化，来测知内脏病变，故篇名五色。

（2）主要内容

1）指出五脏在面部都有一定的部位分属，它是以面部中央、鼻为基准。即本文所说：

"明堂者，鼻也；阙者，眉间也；庭者，颜也；蕃者，颊侧也；蔽者，耳门也。"六腑在鼻之两侧。其内脏分属："庭者，首面也；阙上者，咽喉也；阙中者，肺也；下极者，心也；直下者，肝也；肝左者，胆也；下者，脾也；方上者，胃也；中央者，大肠也；挟大肠者，肾也；当肾者，脐也；面王以上者，小肠也；面王以下者，膀胱子处也。"哪一部位色泽有变化，即可知哪个脏腑的病变。

2）指出观察色泽的标准。"沉浊为内，浮泽为外。黄赤为风，青黑为痛，白为寒，黄而膏润为脓，赤甚者为血。"并指出"五色各见其部，察其浮沉，以知浅深；察其泽夭，以观成败；察其散抟，以知远近。"

3）最后提出五色与五脏的关系。即"以五色命脏，青为肝，赤为心，白为肺，黄为脾，黑为肾。肝合筋，心合脉，肺合皮，脾合肉，肾合骨也。"

50. 论勇第五十

（1）篇题解释

本篇首先论述了人的肤色不同，因而在每一季节中受病的情况也不同，运用五行相克的理论，论述什么肤色的人，在什么季节容易发病。如肤色黄的，在春天容易得病。同时也论述了勇怯的不同性格，与心、肝、胆的强弱有密切关系，因此勇怯在诊断和治疗上有重要意义，所以篇名勇怯。

（2）主要内容

1）本篇继上篇疾病的发生与体质的内在因素的思想指导下，因而提出了"有人于此，并行并立，其年之长少等也，衣之厚薄均也，卒然遇烈风暴雨，或病或不病，或皆病，或皆不病"的道理，在于肤色与内脏强弱的关系。如脾虚弱则"黄色薄皮弱肉者，不胜春之虚风"。这是由于木克土，余脏皆是。

2）指出勇怯的表现与内脏的关系。"勇士者，目深以固，长衡直扬，三焦理横，其心端直，其肝大以坚，其胆满以傍，怒则气盛而胸张，肝举而胆横，眦裂而目扬，毛起而面苍，此勇士之由然者也"，"怯士者，目大而不减，阴阳相失，其焦理纵，䯏骬短而小，肝系缓，其胆不满而纵，肠胃挺，胁下空，虽方大怒，气不能满其胸，肝肺虽举，气衰复下，故不能久怒，此怯士之所由然者也"。

3）指出酒的作用和成分。"酒者，水谷之精，熟谷之液也，其气慓悍，其入于胃中，则胃胀，气上逆，满于胸中，肝浮胆横。"

51. 背俞第五十一

（1）篇题解释

本篇共不到二百字，是最短的一篇。主要讨论脊背两侧的大杼、膈俞和五脏背俞穴的部位，故篇名背俞。

（2）主要内容

1）提出检验背俞之法及背俞可灸不可刺。用手按穴位处，其痛能缓解者即是穴位。故本文说："则欲得而验之，按其处，应在中而痛解，乃其俞也。"这些穴位即脏气汇聚的所在处，特别指出"灸之则可，刺之则不可"。

2）指出灸背俞的补泻法及焦的含义。"以火补者，毋吹其火，须自灭也；以火泻者，疾吹其火，传其艾，须其火灭也。"在本文中应当注意的是三焦、五焦、七焦、十一焦等，这里所谓的焦即脊椎之意。

52. 卫气第五十二

（1）篇题解释

本篇论述了十二经脉的标本和六腑的气街部位，并论述体表肢节部位与各经标本相应的穴位，以及在治疗上的应用。本篇称卫气，是由于这些内容与卫气有密切关系。所以马莳说："内所论止有其浮气之不循经者为卫气一句，今以名篇者，揭卫气之为要耳。"

（2）主要内容

1）首先指出脏腑的功能。"五藏者，所以藏精神魂魄者也；六府者，所以受水谷而行化物者也。"

2）指出营卫的循行部位。"其浮气之不循经者，为卫气；其精气之行于经者，为营气。"

3）指出运用针刺治疗，必须掌握十二经脉的标本穴位所在。如"足太阳之本，在跟以上五寸中（跗阳穴），标在两络命门。命门者，目也"等，这样才能进行补泻。但十二经脉的标本穴位，一般说"本"穴多在四肢之末，而"标"穴多在颈头或背俞。

4）指出气所聚集道路为气街，胸、腹、胫、头各有气街。即本文所说："胸气有街，腹气有街，头气有街，胫气有街。故气在头者，止之于脑；气在胸者，止之膺与背俞；气在腹者，止之背俞，与冲脉于脐左右之动脉者；气在胫者，止之于气街，与承山踝上以下。"

5）指出气街所主治的疾病及预后。如本文所说："所治者，头痛眩仆，腹痛中满暴胀，及有新积。"并指出"痛可移者，易已也；积不痛，难已也。"

53. 论痛第五十三

（1）篇题解释

本篇论述人的皮肉筋骨有坚脆厚薄的不同，因而对针灸刺激有耐痛与不耐痛、对药物毒性的耐受力在程度上亦各有差异，所以篇名论痛。

（2）主要内容

1）指出人体耐痛及耐毒与否的原因。如文中提出"筋骨之强弱，肌肉之坚脆，皮肤之厚薄，腠理之疏密，各不同，其于针石火焫之痛何如？"及在内之"肠胃之厚薄坚脆亦不等，其于毒药何如？"本文得出的回答是"人之骨强、筋弱、肉缓、皮肤厚者耐痛，其于针石之痛，火焫亦然"，"坚肉薄皮者，不耐针石之痛，于火焫亦然"，"胃厚、色黑、大骨及肥者，皆胜毒；故其瘦而薄胃者，皆不胜毒也"。本篇内容可供针刺麻醉参考。

2）指出人病，同时而伤，或易已或难已的原因是"其身多热者，易已；多寒者，难已"。

54. 天年第五十四

（1）篇题解释

天年，即是人类的寿命，自然规律是到120岁。本篇主要是讨论人的生长衰老过程的表现，在这个过程中要注意养生，可以防止过早衰老，所以篇名天年。

（2）主要内容

1）指出神的重要性。"失神者死，得神者生也。"并指出神的概念"血气已和，营卫已通，五藏已成，神气舍心，魂魄毕具，乃成为人"。

2）指出人的长寿所应有的条件。"五藏坚固，血脉和调，肌肉解利，皮肤致密，营卫之行，不失其常，呼吸微徐，气以度行，六府化谷，津液布扬，各如其常，故能长久。"这就提示我们养生必须遵循以上条件，才能长寿。

3）指出人生的盛衰转变过程，是随年龄为转移的。如本文所指"人生十岁，五藏始定，血气已通，其气在下，故好走；二十岁，血气始盛，肌肉方长，故好趋；三十岁，五藏大定，肌肉坚固，血脉盛满，故好步；四十岁，五藏六府十二经脉，皆大盛以平定，腠理始疏，荣华颓落，发颇斑白，平盛不摇，故好坐；五十岁，肝气始衰，肝叶始薄，胆汁始灭，目始不明；六十岁，心气始衰，苦忧悲，血气懈惰，故好卧；七十岁，脾气虚，皮肤枯；八十岁，肺气衰，魄离，故言善误；九十岁，肾气焦，四藏经脉空虚；百岁，五藏皆虚，神气皆去，形骸独居而终矣。"

55. 逆顺第五十五

（1）篇题解释

马莳说："论气有逆顺，用针顺治，不可逆治，故名篇。"本篇主要讨论气机的顺逆、脉形的盛衰、针刺的要点，以及三者之间的关系，所以篇名逆顺。

（2）主要内容

1）首先指出"气之逆顺者，所以应天地阴阳四时五行也。脉之盛衰者，所以候血气之虚实有余不足。刺之大约者，必明知病之可刺，与其未可刺，与其已不可刺也。"这就是说针刺时，必须根据患者气之顺逆、脉之盛衰，决定可刺与不可刺。

2）特别强调，针刺时要掌握病机的可刺、尚未可刺及已不可刺三种情况，正如本文所引"兵法曰：无迎逢逢之气，无击堂堂之阵。刺法曰：无刺熇熇之热，无刺漉漉之汗，无刺浑浑之脉，无刺病与脉相逆者。"《内经》借此来衡量医生医术的高低，认为凡能针刺疾病，刺其未生者为上工；能掌握病机还未至盛期，或病势已衰而刺者为中工；如果病势已盛，或症状甚剧，或脉症相反而刺之为下工。所以本文说："上工治未病，不治已病，此之谓也。"

56. 五味第五十六

（1）篇题解释

本篇讨论五味入胃后，各走其所喜的五脏，并说明了五味对五脏病的宜忌，所以篇名五味。

（2）主要内容

1）首先指出胃的重要性及五味归属五脏。即本文所说："胃者，五藏六府之海也，水谷皆入于胃，五藏六府皆禀气于胃。五味各走其所喜，谷味酸，先走肝；谷味苦，先走心；谷味甘，先走脾；谷味辛，先走肺；谷味咸，先走肾。"

2）指出饮食精微，是从胃出中下二焦，分为两行为营为卫。即本文"营卫之行奈何？伯高曰：谷始入于胃，其精微者，先出于胃之两焦，以溉五藏，别出两行，营卫之道。"

3）特别指出大气的作用。"其大气之抟而不行者，积于胸中，命曰气海，出于肺，循喉咽，故呼则出，吸则入。天地之精气，其大数常出三入一，故谷不入，半日则气衰，一日则气少矣。"

4）指出五谷、五果、五菜、五畜的分类。这种分类是以五行为基础，根据五脏病的情况，制定出宜忌范围，如脾病宜甘禁酸，心病宜苦禁咸等。

57. 水胀第五十七

（1）篇题解释

本篇分别介绍了水胀、肤胀、鼓胀、肠覃、石瘕等病的病因、症状、治疗及鉴别诊断方法。本篇以水胀为主，故篇名水胀。

（2）主要内容

1）指出水胀的特征。"水之始起也，目窠上微肿，如新卧起之状，其颈脉动，时咳，阴股间寒，足胫肿，腹乃大，其水已成矣。以手按其腹，随手而起，如裹水之状，此其候也。"

2）指出腹胀的特征。"肤胀者，寒气客于皮肤之间，𪖕𪖕然不坚，腹大，身尽肿，皮厚，按其腹，窅而不起，腹色不变，此其候也。"

3）鼓胀的特征。"腹胀身皆大，大与肤胀等也，色苍黄，腹筋起，此其候也。"

4）肠覃的特征。"寒气客于肠外，与卫气相搏，气不得荣，因有所系，癖而内著，恶气乃起，息肉乃生。其始生也，大如鸡卵，稍以益大，至其成，如怀子之状。久者离岁，按之则坚，推之则移，月事以时下，此其候也。"

5）石瘕的特征。"石瘕生于胞中，寒气客于子门，子门闭塞。气不得通，恶血当泻不泻，衃以留止，日以益大，状如怀子，月事不以时下，皆生于女子，可导而下。"

58. 贼风第五十八

（1）篇题解释

虚邪贼风都能侵犯人体而发病，这里所谓贼风系指四时不正之气。本篇主要讨论四时贼风伤人，所以《甲乙经》就本篇的意义名为《四时贼风邪气大论》。本篇不但讨论贼风，还论述既无所遇邪气，又无怵惕思虑之事，而突然发病的病因，是由于宿邪而发。本文从正反两个方面讨论贼风邪气，故篇名贼风。

（2）主要内容

本篇主要论述有人不离屏蔽，不出室穴之中，并未触感四时贼风邪气，又无恐怒之事，而卒然发病的原因有两方面：①"此皆尝有所伤于湿气，藏于血脉之中，分肉之间，久留而不去；若有所堕坠，恶血在内而不去，卒然喜怒不节，饮食不适，寒温不时，腠理闭而不通，其开而遇风寒，则血气凝结，与故邪相袭，则为寒痹。"②"此亦有故邪留而未发，因而志有所恶，及有所慕，血气内乱，两气相搏"而卒然发病。

总的精神，言此病之暴发，是由于宿邪、留瘀，加上生活失常，积久成患，一经触感外邪，或情志不愉快，即可引发，不一定要感受四时不正之气的虚邪贼风。由此可知篇题名贼风，是反言之教人注意引起暴发病的因素。

59. 卫气失常第五十九

（1）篇题解释

本篇主要讨论卫气循行失常，留滞在胸腹之中，所引起的胸胁胀满及呼吸喘逆等病，并指出刺治方法，所以篇名卫气失常。

（2）主要内容

1）指出卫气循行失常所致病的症状和治法。"卫气之留于腹中，搐积不行，苑蕴不得常所，使人支胁胃中满，喘呼逆息。"在治疗上，"其气积于胸中者，上取之；积于腹中者，下取之；上下皆满者，傍取之。"

2）指出皮肉气血筋骨之病的观察有助于诊断和治疗。如"色起两眉薄泽者，病在皮；唇色青黄赤白黑者，病在肌肉；营气濡然者，病在血气；目色青黄赤白黑者，病在筋；耳焦枯受尘垢，病在骨。"在治疗上，"间者浅之，甚者深之，间者小之，甚者众之，随变而调气，故曰上工。"

3）指出从年龄上分小、少、壮、老四个阶段。即本文所说："人年五十已上为老，二十已上为壮，十八已上为少，六岁已上为小"（千金三十岁为壮，十六岁为少）。

4）指出根据人体的肥瘦体质可分三种类型。即本文所说："人有肥、有膏、有肉……腘肉坚，皮满者，肥；腘肉不坚，皮缓者，膏；皮肉不相离者，肉。"这三型各有特征："膏者，其肉淖，而粗理者身寒，细理者身热；脂者，其肉坚，细理者热，粗理者寒"，"肉者，多血则充形，充形则平"。

60. 玉版第六十

（1）篇题解释

本篇以针与兵器相比，说明针能治病救人，而兵器则能残杀生人。因此说针虽小，作用大；若误用针刺，则与兵器一样杀人。由于本篇的内容很宝贵，有必要著之玉版上，所以篇名玉版。

（2）主要内容

1）首先指出"且夫人者，天地之镇也"。这就是说人是天地的主人，同时又是天地间最重要的。因此，在治疗疾病时必须精通医理和治疗方法。

2）指出痈疽的发生，在初起时，往往不易发现。即所谓"夫痈疽之生，脓血之成也，不从天下，不从地出，积微之所生也。"脓成后不宜刺治，由于用小针，效果不大，用大针可产生不良后果。因此，最好是在未成脓之前刺治，如果已成脓，唯一的办法用砭石或铍针及锋针将它挑破。

3）最后指出痈疽脓已成，虽为预后不良，但并非不可救药，主要是看病之顺逆。不但是本病要看顺逆，其他的病也要看顺逆。篇中提出了三种五逆症状可作临床参考。

61. 五禁第六十一

（1）篇题解释

本篇主要论述了关于针刺方法的五禁、五夺、五逆、五过、九宜等内容，且以五禁为首，故篇名五禁。

（2）主要内容

1）指出五禁的内容。就是逢到禁日应禁刺的部位，如甲乙日不刺头部；丙丁日不刺肩喉廉泉；戊己日禁刺腹部；庚辛日无刺关节于股膝；壬癸日无刺足胫。

2）指出五夺的意义。"形肉已夺，是一夺也；大夺血之后，是二夺也；大汗出之后，是三夺也；大泄之后，是四夺也；新产及大血之后，是五夺也。此皆不可泻。"

3）指出五逆的意义。主要是脉证相逆。如热病脉静，汗已出，脉躁盛，是一逆；病泄，脉洪大，是二逆；著痹不移，腘肉破，身热脉绝，是三逆；邪盛而形脱，身热，色白，下血块，为四逆；寒热不退，形体瘦削，脉坚搏，为五逆。

4）指出五过、九宜的意义。五过即指在运用针刺时补过度；九宜是对九针的理论，必须精通。这两条叙述简略，疑有缺文。

62. 动输第六十二

（1）篇题解释

马蒔说："内论手太阴、足少阴、足阳明之俞穴，独动不休，故名篇。"

（2）主要内容

1）指出十二经脉中，手太阴、足少阴、足阳明三经独有搏动不休的动脉，其原因是胃气与脉跳动有密切关系。故本文说："是阳明胃脉也，胃为五藏六府之海，其清气上注于肺，肺气从太阴而行之，其行也，以息往来，故人一呼脉再动，一吸脉亦再动，呼吸不已，故动而不止。"这是手太阴寸口脉动的道理。

2）指出足阳明人迎脉动的原因也与胃气有关。由于"胃气上注于肺，其悍气上冲头者，循咽，上走空窍，循眼系，入络脑，出颅，下客主人，循牙车，合阳明，并下人迎，此胃气别走于阳明者也。"

3）指出足少阴经有动脉的原因。是由于"冲脉者，十二经之海也，与少阴之大络，起于肾下，出于气街，循阴股内廉，邪入腘中，循胫骨内廉，并少阴之经，下入内踝之后，入足下；其别者，邪入踝，出属跗上，入大指之间，注诸络，以温足胫，此脉之常动者也。"这是足少阴经太谿脉的跳动。本篇之冲脉循行当与《灵枢·逆顺肥瘦》结合来看。所以汪昂说："诸篇俱言冲脉上冲，唯动输篇及逆顺肥瘦篇，冲脉并肾脉下行。"

4）指出人体的四肢，是阴阳经脉交会联络之处。头、胸、腹、胫四部的气街，是营卫之气循行必经的路径。因此四末和四街的协调促进了营卫的循行如环无端。

63. 五味论第六十三

（1）篇题解释

本篇论述五味与五脏的关系，不能偏嗜，若偏嗜太过可发病，所以本篇为五味论。

（2）主要内容

1）指出五味偏嗜的病变情况。"酸走筋，多食之，令人癃；咸走血，多食之，令人渴；辛走气，多食之，令人洞心；苦走骨，多食之，令人变呕；甘走肉，多食之，令人悗心。"

2）指出五味偏嗜的病机。多食酸，令人小便癃闭的原因，是由于"膀胱之胞薄以懦，得酸则缩蜷，约而不通，水道不行，故癃"；多食咸而渴的原因是由于"血与咸相得则凝，凝则胃中汁注之，注之则胃中竭，竭则咽路焦，故舌本干而善渴"。多食辛，令人洞心的原因，是由于"姜韭之气熏之，营卫之气不时受之，久留心下，故洞心"；多食苦，令人呕的原因，是由于"苦入于胃，五谷之气，皆不能胜苦，苦入下脘，三焦之道，皆闭而不通，故变呕"；多食甘，令人悗心的原因，是由于甘味留于胃中，能使胃缓虫动，引起烦心不安。

64. 阴阳二十五人第六十四

（1）篇题解释

本篇论述是根据阴阳五行学说，将禀赋不同的各种形体，归纳为五种类型。在每一种类型中又以五音的太少、左右、手足及阴阳经等再分为五类，这样就成为二十五种类型的人，所以篇名阴阳二十五人。

（2）主要内容

1）首先指出二十五种类型的分类根据。"先立五形金木水火土，别其五色，异其五形之人，而二十五人具矣。"这就是说人的形体是离不开五行的，五行中每一行按其肤色、体形、禀性，再以五音、阴阳属性及表现的形态分五类。如木形之人肤色是苍色，体形是小头长面，大肩背，直身，小手足，禀性是有才劳心，力少，多忧劳于事。五音属角，但五音之角有上、大、左、钛、判五种，以配足厥阴及足少阳之左右，这就是木形人的五种类型。其他，如火形之人、土形之人、金形之人、水形之人都是以这样的分类而成二十五种不同类型的人。

2）指出手足三阳经血气盛衰的特征，根据其特征以便进行治疗。如"手太阳之上，血气盛则有多须，面多肉以平；血气皆少，则面瘦恶色。手太阳之下，血气盛则掌肉充满；血气皆少，则掌瘦以寒。"同时指出根据二十五种类型的特征，进行刺治，即所谓"气有余于上者，导而下之；气不足于上者，推而休之；其稽留不止者，因而迎之。必明于经隧，乃能持之。"

65. 五音五味第六十五

（1）篇题解释

本篇前段是接上篇阴阳二十五人的类型，以五音之上下左右，分别说明它与手足阳经及五脏阴经的相互关系。同时又列举了五味分五谷、五畜、五果，配合五色、五时，对调和五脏及经脉之气各有重要作用，所以篇名五音五味。

（2）主要内容

1）指出接上篇将五音所属各种类型的人，从上下左右，不但分别与五脏及经脉有密切联系，而且与同一属性的五谷、五果、五味、五色及时令等，也都有联系。因此在治疗上，就可以从同类的关系中，去选择适当的食物进行调治。所以马蒔说："上徵右徵者，火音之人也。故五谷、五畜、五果之内，其麦、羊、杏皆属火，宜火音之人，用此以调之也。"以五音配五脏，他脏也是这种精神。

2）指出妇女及宦者无须的原因，是由于"冲脉、任脉，皆起于胞中，上循背里，为经络之海。其浮而外者，循腹右上行，会于咽喉，别而络唇口。血气盛则充肤热肉，血独盛则澹渗皮肤，生毫毛。今妇人之生，有余于气，不足于血，以其数脱血也，冲任之脉，不荣口唇，故须不生焉。"这是妇女不生须的原因。而宦者不生须的原因是什么呢？本文指出："宦者，去其宗筋，伤其冲脉，血泻不复，皮肤内结，唇口不荣，故须不生。"还有一种既不是妇女，又没做阉割手术，也不生须是什么道理呢？本文说："此天之所不足也，其任冲不盛，宗筋不成，有气无血，唇口不荣，故须不生。"

3）最后指出，通过观察面色和眉须可鉴别禀赋不同的人气血盛衰情况。即本文所说："黑色者，多血少气；美眉者，太阳多血；通髯极须者，少阳多血；美须者，阳明多血，此其时然也。"

66. 百病始生第六十六

（1）篇题解释

本篇主要论述百病始生的原因，不外乎外感和内伤，就其发病部位而言又有内外及上、中、下三部的区别，所以篇名百病始生。

（2）主要内容

1）首先指出："夫百病之始生也，皆生于风雨寒暑，清湿喜怒。"同时指出："喜怒不节则伤藏，风雨则伤上，清湿则伤下。"特别强调"风雨寒热，不得虚，邪不能独伤人。

卒然逢疾风暴雨而不病者，盖无虚，故邪不能独伤人。此必因虚邪之风，与其身形，两虚相得，乃客其形。"这是强调内虚是发病的根据。

2）指出邪侵的传变，是始在皮肤，次传腠理，再传经络，若迁延失治，则易内传入里，而留着成痛成积。邪入孙络，则易成积，邪入肠胃则为满为痛。

3）最后指出属阴的五脏发病情况。即"忧思伤心，重寒伤肺，忿怒伤肝，醉以入房，汗出当风伤脾，用力过度，若入房汗出浴，则伤肾。"

67. 行针第六十七

（1）篇题解释

主要讨论由于患者阴阳形体不同，在针刺过程中，针下得气有迟、早、逆、剧之异，所以篇名行针。

（2）主要内容

1）举例指出阴阳形体的不同对针感也不同。如"重阳之人，其神易动，其气易往也"，是由于"心肺之藏气有余，阳气滑盛而扬，故神动而气先行"。就是说这种人阳气滑盛，所以针尖刚刺入皮肤，就会出现反应而得气；若重阳之人兼有多阴的，阴阳不平衡，气血在全身运行出入离合失常，所以敏感性弱，得气即迟；若阴阳和调之人，血气滑利，入刺针后，得气较早；其阴多阳少的人，其气沉而气流行艰，故出针后，才能得气，因此，须多刺才能得气。

2）指出针后产生不良反应及针刺数次后病情加重，不是阴阳形体的不同，而是粗率的医生所造成的。正如本文所说："其气逆与其数刺而病益甚者，非阴阳之气，浮沉之势也。此皆粗之所败，上之所失，其形气无过焉。"

68. 上膈第六十八

（1）篇题解释

马莳说："此言膈证有上下之分，而尤详下膈之义也。膈者，膈膜也。前齐鸠尾，后齐十一椎，所以遮隔浊气，不使上熏心肺也。然有为膈上之病者，乃气使然，食饮一入，即时还出。有为膈下之证者，乃虫使然，食饮周时，始复外出。但帝明于上膈而昧于下膈。"本篇开始是以"气为上膈，虫为下膈"两方面作为纲领，所以篇名上膈。

（2）主要内容

1）首先指出"气为上膈者，食饮入而还出……虫为下膈，下膈者，食晬时乃出。"同时指出下膈的原因是由于"喜怒不适，食饮不节，寒温不时，则寒汁流于肠中，流于肠中则虫寒，虫寒则积聚……积聚以留，留则痈成"。

2）指出痈成的病机、症状及治法。痈成之后就会使下脘约束不利，所以食后经相当时间，仍会吐出。若痈在下脘之外的，因痈毒之气外浮，便在浮浅部位作痛，并在成痈部位之皮肤发热；若在下脘之内的，其痛在深部。所以在刺法上，必须根据痈部的气行方向，先在其旁浅刺，逐渐深入，针后再用熨法，使热气入内，以助痈溃。还须注意休养，再以咸苦之药消痈，使痈毒从大便排出。

69. 忧恚无言第六十九

（1）篇题解释

本篇讨论了忧愁和忿怒等情绪的冲动，能引起失声，同时说明了语言的产生，不仅有肺的作用，还有会厌、口唇、舌、悬雍垂、颃颡、横骨等的共同协作，所以篇名曰忧恚无言。

（2）主要内容

1）首先提出"人之卒然忧患，而言无音"的问题，并阐明了各个器官在发声中的作用，指出"咽喉者，水谷之道也；喉咙者，气之所以上下者也；会厌者，音声之户也；口唇者，音声之扇也；舌者，音声之机也；悬雍垂者，音声之关也；颃颡者，分气之所泄也；横骨者，神气所使主，发舌者也。"

2）指出"口吃"和失声的原因。"其厌大而厚，则开合难，其气出迟，故重言（口吃）也"，"人卒然无音者，寒气客于厌，则厌不能发，发不能下至，其开阖不致，故无音"。并指出了治疗方法："足之少阴，上系于舌，络于横骨，终于会厌。两泻其血脉，浊气乃辟。会厌之脉，上络任脉，取之天突，其厌乃发也。"

70. 寒热第七十

（1）篇题解释

本篇所讨论之寒热，是指寒热毒气留于经脉，上出于颈腋而成瘰疬，故篇名寒热。

（2）主要内容

1）指出瘰疬生于颈腋的原因，是由于"鼠瘘寒热之毒气也，留于脉而不去者也"。

2）指鼠瘘虽发在颈腋，但是"鼠瘘之本，皆在于藏"，所以在治疗上当"从其本引其末"。若初起小如麦粒，刺三次可愈。预后诊断，本文指出"反其目视之，其中有赤脉，上下贯瞳子，见一脉，一岁死；见一脉半，一岁半死；见二脉，二岁死；见二脉半，二岁半死；见三脉，三岁死。见赤脉不下贯瞳子，可治也。"

71. 邪客第七十一

（1）篇题解释

本篇论述范围较广，就其内容而言主要论述由于邪气侵入部位不同，所引起的病症也各异，在治疗上以祛邪为主，故篇名邪客。

（2）主要内容

本篇内容大体可概括为五方面：讨论不眠证；论述营卫宗气的作用和循行；人之肢体与天地相应的情况；论述手太阴、少阴脉循行的出入行止及手少阴无俞之道理；论述了八虚的意义。分别讨论如下：

1）指出不眠证的原因和治疗。不眠的原因是由于"厥气客于五藏六府，则卫气独卫其外，行于阳，不得入于阴。行于阳则阳气盛，阳气盛则阳跷陷（满）；不得入于阴，阴虚，故目不瞑"。治疗用"饮以半夏汤一剂"、"久者三饮而已"。

2）指出营卫宗气的生成、循行和作用。"五谷入于胃也，其糟粕、津液、宗气分为三隧。故宗气积于胸中，出于喉咙，以贯心脉，而行呼吸焉。营气者，泌其津液，注之于脉，化以为血，以荣四末，内注五藏六府，以应刻数焉。卫气者，出其悍气之慓疾，而先行于四末分肉皮肤之间，而不休者也。"

3）指出人与天地相应的情况。如"天圆地方，人头圆足方以应之；天有日月，人有两目；地有九州，人有九窍；天有风雨，人有喜怒；天有雷电，人有音声；天有四时，人有四肢；天有五音，人有五藏；天有六律，人有六府。"最后指出"地有四时不生草，人有无子，此人与天地相应者也。"

4）论述手太阴和手少阴之脉的循行、曲折、出入情况。指出"手太阴之脉，出于大指之端，内屈，循白肉际，至本节之后太渊，留以澹（搏动），外屈，上于本节，下内屈，与阴诸络会于鱼际……伏行壅骨（即手鱼骨）之下，外屈，出于寸口而行，上至于肘内廉，入于大筋之下，内屈，上行臑阴，入腋下，内屈走肺"，"心主之脉，出于中指之端，内屈，循中指内廉以上，留于掌中，伏行两骨之间，外屈出两筋之间，骨肉之际，其气滑利，上二寸，外屈，出两筋之间，上至肘内廉，入于小筋之下，留两骨之会，上入于胸中，内络于心脉"。特别指出少阴独无俞穴，是由于"少阴，心脉也。心者，五藏六府之大主也，精神之所舍也，其藏坚固，邪弗能容也。容之则心伤，心伤则神去，神去则死矣。故诸邪之在于心者，皆在于心之包络，包络者，心主之脉也，故独无腧焉。"

5）指出八虚的意义。所谓八虚者，即四肢关节部位，左右肘、腋、髀、腘称为八虚部位，所以本文说："凡此八虚者，皆机关之室，真气之所过，血络之所游，邪气恶血，固不得住留，住留则伤筋络骨节机关，不得屈伸，故拘挛也。"

72. 通天第七十二

（1）篇题解释

本篇论述了太阴、少阴、太阳、少阳及阴阳和平五种类型的人，这五类人都各有不同的特点，但都是由于天赋所禀的不同，所以本篇名通天。

（2）主要内容

1）指出太阴之人的特点。"贪而不仁，下齐湛湛（外貌谦虚，心地险恶），好内而恶出，心和而不发，不务于时，动而后之"，"其状黮黮然黑色，念然下意，临临然长大，腘然未偻"。

2）指出少阴之人的特点。"小贪而贼心，见人有亡，常若有得，好伤好害，见人有荣，乃反愠怒，心疾而无恩"，"其状清然窃然，固以阴贼，立而躁崄，行而似伏"。

3）指出太阳之人的特点。"居处于于，好言大事，无能而虚说，志发于四野，举措不顾是非，为事如常自用，事虽败而常无悔"，"其状轩轩储储，反身折腘"。

4）指出少阳之人的特点。"谛谛好自贵，有小小官，则高自宜，好为外交，而不内附"，"其状立则好仰，行则好摇，其两臂两肘，则常出于背"。

5）指出阴阳和平之人的特点。"居处安静，无为惧惧，无为欣欣，婉然从物，或与不争，与时变化，尊则谦谦，谭而不治"，"其状委委然，随随然，颙颙然，愉愉然，暶暶然，豆豆然，众人皆曰君子"。

73. 官能第七十三

（1）篇题解释

官能，即知官针的本能。就是指一个针刺医生应具备的本能，包括针刺理论和临床操作，就是说从理论上要掌握有关阴阳、寒热、虚实、表里、上下、补泻、徐疾等治疗原则，同时还要明确九针的不同性能和应用，并根据病情灵活地运用。本文还指出授于后学者，应根据每个人的能力、性情和志趣，分别施教，这些内容也属官能范围，因而本篇名官能。

（2）主要内容

1）指出作为一个针刺医生必须掌握针刺理论和临床操作。即本文所说："用针之理，必知形气之所在，左右上下，阴阳表里，血气多少，行之逆顺，出入之合，谋伐有过。"在治疗上必须"审于本末，察其寒热，得邪所在，万刺不殆"。

2）指出掌握了五俞穴的主治功能，便可以根据虚实病情，施行针刺手法。即如本文所说："大热在上，推而下之；从下上者，引而去之；视前痛者，常先取之。大寒在外，留而补之；入于中者，从合泻之。针所不为，灸之所宜。"

3）强调理论要联系实际，这是可贵的论点。即文中所说："法于往古，验于来今。"

4）指出要达到早期治疗的目的，必须掌握病情，才能做到"是故上工之取气，乃救其萌芽；下工守其已成，因败其形"。同时指出了补泻手法："泻必用员"、"补必用方"。杨上善说："员谓之规，法天而动，写气者也；方谓之矩，法地而静，补气者也。"这里与《素问·八正神明论》所载"泻必用方，补必用员"相反，其指用而言，本篇指手法而言。

5）最后指出传授后人，当量才取用。即所谓"各得其人，任之其能，故能明其事。"

74. 论疾诊尺第七十四

（1）篇题解释

本篇主要论述切诊中诊尺肤的方法，就是按摸腕后肘下内侧皮肤的缓急大小滑涩和肌肉之坚脆情况，来诊断疾病，故篇名论疾诊尺。

（2）主要内容

1）指出诊尺肤的内容。即"尺肤滑，其淖泽者，风也；尺肉弱者，解㑊……尺肤涩者，风痹也；尺肤粗如枯鱼之鳞者，水泆饮也；尺肤热甚，脉盛躁者，病温也……尺肤寒，其脉小者，泄、少气。"

2）指出诊尺肤的范围，不但要诊尺内之皮肤，同时肘、臂、手掌等各方面都要触摸到。因为这些地方有变化，都可帮助诊断。如"肘所独热者，腰以上热；手所独热者，腰以下热……掌中热者，腹中热；掌中寒者，腹中寒。"

3）指出目色的变化可以测知五脏病变。如"目赤色者，病在心，白在肺"等。特别指出赤脉上下贯瞳子诊断寒热，从赤脉的多少可测死期。并指出婴儿病"其头毛皆逆上者，必死"。

75. 刺节真邪第七十五

（1）篇题解释

本篇前半部论述刺五节，后半部论述真气与邪气的关系，故篇名刺节真邪。

（2）主要内容

1）指出刺有五节的名称及适应证。"固有五节，一曰振埃，二曰发蒙，三曰去爪，四曰彻衣，五曰解惑"，"振埃者，刺外经，去阳病也；发蒙者，刺府输，去府病也；去爪者，刺关节肢络也；彻衣者，尽刺诸阳之奇输也；解惑者，尽知调阴阳，补泻有余不足，相倾移也"。

2）指出"刺有五邪"的名称及刺五邪的方法。"病有持痈者，有容大者，有狭小者，有热者，有寒者，是谓五邪"，"凡刺五邪之方，不过五章，瘅热消灭，肿聚散亡，寒痹益温，小者益阳，大者必去"。

3）本文指出真气、正气、邪气的意义和区别。即本文所说："余闻气者，有真气，有正气，有邪气"，"真气者，所受于天，与谷气并而充身者也。正气者，正风也……邪气者，虚风之贼伤人也，其中人也深，不能自去。正风者，其中人也浅，合而自去，其气来柔弱，不能胜真气，故自去"。同时还举出虚邪中人所发生的种种病变，都是由于真气不能胜邪的缘故。

76. 卫气行第七十六

（1）篇题解释

本篇论述卫气在一日一夜中有规律地运行于全身五十周的概况。因此，针刺时按其规律是可以提高疗效的，故篇名卫气行。

（2）主要内容

1）指出卫气运行于周身，一日一夜共行五十周，昼行于阳，夜行于阴，环行不休。它的运行规律，本文说："是故平旦阴尽，阳气出于目，目张则气上行于头，循项下足太阳，循背下至小趾之端。其散者，别于目锐眦，下手太阳，下至手小指之间外侧。其散者，别于目锐眦，下足少阳，注小趾次趾之间。以上循手少阳之分，侧下至小指之间。别者以上至耳前，合于颔脉，注足阳明，以下行至跗上，入五趾之间。其散者，从耳下下手阳明，入大指之间，入掌中。其至于足也，入足心，出内踝下，行阴分，复合于目，故为一周"，"其始入于阴，常从足少阴注于肾，肾注于心，心注于肺，肺注于肝，肝注于脾，脾复注于肾为周"。

2）古人认为"卫气为百病之母"，因而"候气"对针刺有重要的意义，而卫气的运行，又有昼夜阴阳之分，要刺阳经，必须等卫气行在阳分的时候；要刺阴经，须卫气行在阴分的时候，才能取得疗效。所以本文说："是故谨候气之所在而刺之，是谓逢时，在于三阳，必候其气在于阳而刺之；病在于三阴，必候其气在阴分而刺之。"不然的话"失时反候者，百病不治"。

77. 九宫八风第七十七

（1）篇题解释

九宫，即指八方和中央九个方位。八风，即从这八方吹来的风，这八风是符合季节的，如南方相当于夏天吹来的风当为热风，这就叫实风，能长养万物；若从相反季节吹来的风即为虚风，主收杀万物，所以本篇名九宫八风。

（2）主要内容

1）指出"太一"在每年当中按九宫方位依次运行的情况，是从冬至这一天起，太一居于叶蛰宫（主冬至、大寒、小寒）计四十六天；到了期满次日，即第四十七天就移居天留宫（主立春、雨水、惊蛰）计四十六天；当期满次日，移居仓门宫（主春分、清明、谷雨）计四十六天；当期满次日，移居阴洛宫（主立夏、小满、芒种）计四十五天；期满次日，移居于天宫（主夏至、小暑、大暑）计四十六天；期满次日，移居于玄委宫（主立秋、处暑、白露）计四十六天；期满次日，移居于仓果宫（主秋分、寒露、霜降）计四十六天；期满次日，移居于新洛宫（主立冬、小雪、大雪）计四十五天；待期满次日，重回叶蛰宫，这就是太一游宫的具体情况。什么是太一呢？太一即北极星，北极星居中不动，而斗运于外，斗有七星，自一至四为魁（天枢、天璇、天机、天权这四星称为斗魁）自五至七为杓（玉衡、开阳、摇光三星为杓）斗杓所指方向，谓之月建。如农历十一月斗杓指在子方（北方）以次转移，复至十一月为一周，即一年。太一在一宫移向另一宫的那天，叫做"太移日"，根据这天和前后几天的气象变化可预测年景和疾病流行情况。即所谓"太一移日，天必应之以风雨，以其日风雨则吉……先之则多雨，后之则多旱。"

2）指出"八风"，是从八方吹来的风。即从太一所居的方向吹来的风，叫"实风"，主长养万物；从相反方向吹来的，叫虚风，主杀万物。如太一居南方之离宫（天宫）风从北方来，名曰"大刚风"，其他都是如此。从南方来的风叫"大弱风"；从西南方来，名曰"谋风"；从西方来，名曰"刚风"；从西北方来，名曰"折风"；从东北方来，名曰"凶风"；从东方来，名曰"婴儿风"；从东南方来，名曰"弱风"。逢到这些不当令的"虚风"，虚弱的人很容易发病，特别是"三虚相搏"者更为严重。所谓"三虚"下面岁露篇有解。

78. 九针论第七十八

（1）篇题解释

本篇论述九针命名意义及形态和适应证。并以取象比类的方法，说明了人与自然的关系，所以篇名九针论。

（2）主要内容

1）指出九针的命名是依据天地间阴阳变化大数而定的。自然的数目，开始于一，终止于九。所以说一以法天，二以法地，三以法人，四以法时……因此以鑱针法天，针的式样，必须针头大，针尖锐利，才可以浅刺不能入深；员针法地，其式样，必须圆柱形，针尖椭圆如卵，以作按摩之用；锟针法人，式样必须针尖园而微尖，以按摩脉络；锋针法时，式样圆柱形，针锋锐利，以刺络放血；铍针法音，式样针尖形如剑锋，以做排脓之用；员利针法律，式样必须尖如马尾，圆而且锐，以治疗急性病；毫针法星，式样如蚊虻之喙，用以补正祛邪；长针法风，式样针身较长，针尖锋利，用以深刺日久之痹证；大针法野，式样形如杖，锋微员，用以治关节水气。

2）指出针刺时的"天忌日"。本文将人体的头部、阴部、上腹、四肢、两胁九个部位与一年二十四节气中的四立、二至、二分及太一居中宫（即戊己日）九个时节相应，这九个部位的任何一处，切不可在它所相应的时日进行针刺，即谓之"天忌"。

3）指出苦乐所伤及其治疗。即本文"形乐志苦，病生于脉，治之以灸刺。形苦志乐，病生于筋，治之以熨引。形乐志乐，病生于肉，治之以针石。形苦志苦，病生于咽喝，治之以甘药。形数惊恐，筋脉不通，病生于不仁，治之以按摩醪药。"

4）最后指出五主、五脏、五并、五味、五恶、五液、五劳、五走、五裁、五发、五邪等内容，这与《素问·宣明五气》相同，可参看。

79. 岁露论第七十九

（1）篇题解释

古人认为"风是天之气，雨是天之露"，篇中提到如果在新岁中不是风和日暖，而是风雨交加，这种风雨名为岁露。本篇以此论述了疟疾的病机及四时八风对人的影响，所以篇名岁露论。

（2）主要内容

1）指出疟病的发病原因及发作有定时的道理。疟疾的发病原因是由于"夏日伤暑，秋病疟"，其发作有一定时间是由于邪气侵入风府以后，就沿着脊背逐日向下移行，而卫气周行一日一夜后，在风府会合，此时疟邪与卫气相遇，则发作，所以每日一发而有定时，疟疾发作的时间虽然每日一次，但每次都是晚一点，这是由于卫气日下一节的缘故。若疟邪内陷五脏，横连募原，其道远气深，那就要隔日一发作了。

2）指出虚邪贼风伤人的情况，并以寒暑为例说明侵入人体后的变化。"寒则皮肤急，而腠理闭；暑则皮肤缓而腠理开。"外界的虚邪贼风，是否因寒暑的变化才能侵入，还是一定要感受四时的虚邪才能侵入呢？本文指出虚邪贼风伤人，并没有时间性，但必须逢到"乘年之衰"、"逢月之空"和"失时之和"三虚相合，才能发病。反之若逢了"年盛"、"月满"、"时和"的三实，虽有贼风虚邪，也不能使人发病。

3）指出疾病流行相同的原因与八正（二至二分四立）的气候有关。例如，逢冬至节气，太一在正北的叶蛰宫，正风应从北方来，若风从南方来，便为伤人之贼风，若这种贼风夜半至害人较少，若白天至则使人害病，但不即发，至立春阳气发动时，腠理开，又感从西方来的虚风，这样两次受邪，则可使人受重病。同时指出在正月初一这一天逢到风雨，无论在何时间，可测疾病的一般情况。

80. 大惑论第八十

（1）篇题解释

本篇主要论述由于登高而发生眩惑的原因，及善忘、善饥、失眠、闭目、多卧、少卧等的病机，这些病证，虽不是重病，但在病机上难以掌握，常常属于迷惑不解的问题，所以名篇大惑论。

（2）主要内容

1）指出登高而眩惑的原因。是由于"故邪中于项，因逢其身之虚，其入深，则随眼系以入于脑，入于脑则脑转，脑转则引目系急，目系急则目眩以转矣"。特别指出眼的功能与五脏的关系。"五藏六府之精气，皆上注于目而为之精，精之窠为眼，骨之精为瞳子，筋之精为黑眼，血之精为络，其窠气之精为白眼，肌肉之精为约束，裹撷筋骨血气之精，而与脉并为系，上属于脑，后出于项中。"

2）指出善忘是由于肠胃实、心肺虚所致上气不足，下气有余的缘故；善饥而不欲食是由于胃热脾寒所致；失眠是由于卫气留于阳，而不得入于阴的缘故；不愿睁眼，是由于卫气留于阴，而不得出于阳的缘故；多卧是由于肠胃大，卫气留阴时间较久，其气不清的缘故。反之，若肠胃小，卫气留于阳则少卧。

81. 痈疽第八十一

（1）篇题解释

本篇主要论述了痈疽的成因，由于发病部位不同，因而名称各异，并将各种痈疽的证治和预后，都作了论述，最后指出痈与疽在病机和症状上的区别，故篇名痈疽。

（2）主要内容

1）指出痈疽的成因。是由于"寒邪客于经络之中，则血泣，血泣则不通，不通则卫气归之，不得复反，故为痈肿"。若进一步发展"寒气化为热，热胜则腐肉，肉腐则为脓，脓不泻则烂筋，筋烂则伤骨，骨伤则髓消……则筋骨肌肉不相荣，经脉败漏，熏于五藏，藏伤故死矣"。

2）列举痈疽的名称、部位、症状及治疗预后

猛疽：生于嗌中，化为脓，脓不泻塞咽半日死。化脓时的治疗，当排脓，可配合猪油冷食，三天即愈。

夭疽：生于颈部，肿大赤黑，如果不急治，毒气下移腋部，在前伤任脉，在内伤肝肺，十天即死亡。

脑烁：生于项部，患者神色异常，项痛如针刺，若毒气内陷则烦心，死不治。

疵痈：亦称肩中痈。外形赤黑色，痈发四、五日施行灸法，必须使患者汗出至足，便不致内伤五脏。

米疽：生腋下，色赤形坚，治以砭石，涂以豕膏，六日愈。其痛坚而不溃者，为马刀挟瘿。

井疽：生于胸，其状如豆大，不早治，下入腹，七日死。

甘疽：生于膺，色青，其状如谷粒或瓜蒌，发寒热，当急治其寒热，十年后仍不免死亡，死后才溃脓。

败疵：多见于妇女，不可用灸法，若误用则变大痈，在治疗时，应注意内有生肉，像赤小豆大，当用陵翘草一升，以水一斗六升煮，取三升，乘热饮下，饮后要多穿衣服，并坐在热锅上，使汗出至足，可愈。

股胫疽：生于股胫，它外形虽无明显变化，但内里痛脓已搏骨，如果不急治，三十日可死亡。

锐疽：生于尻，其状色赤坚大，急治之，不治三十日死。

赤施：生于股阴，若不急治六十日死，若两阴股同时起，则十日死。

疵痈：生于膝部，外形很大，痈色不变，有寒热，坚硬如石。初起时可用砭石刺破，若误用，可致死。必须等其软化成脓，才可以石刺破排脓，可有生望。

兔啮：生于胫，其状赤色而深入骨。当急治之，不治害人。

走缓：生于内踝，其状如痈，皮色不变，经常用砭石刺其肿处，以消其寒热，可不致死亡。

四淫：生在足的上下，状如大痈，急治之，否则百日死。

厉痈：生于足傍，其状不大，初起像小指大，当急治之，除去其中黑色部分，若不消除，会加重，一百日可死亡。

脱痈：生于足趾，它的外形如呈赤黑色，是不治的死证，若没有赤黑色，便不会致死。倘若病势并无衰退之象，应该截去足趾，否则仍不免死亡。

3）最后指出痈与疽的鉴别。痈是营卫稽留，血泣不行，而发热，热胜则肉腐为脓，然五脏不伤是其特点；疽是热气淳盛，下陷肌肤，使筋萎骨枯，再向内波及五脏，又使气血枯竭。患者的该部筋骨肌肉都已腐烂无余。

其外形的鉴别：疽的特征，皮色晦暗不泽而坚厚，像牛颈下的皮；痈的特征，皮薄光亮。

难 经 通 论

一、关于《难经》作者的问题

《难经》相传是春秋时秦越人所著。根据《史记》记载，秦越人即扁鹊。扁鹊是我国古代一位有名的医学家。据司马迁《史记》记载，他的老师长桑君将"禁方"传给他，"乃悉取其禁方书，尽与扁鹊"。他的精力过人，医术成就后，到处行医，迄老不衰；他不但精通内、外各科，同时对针灸、导引都很有研究。他是一位民间医生，"随俗为变"。

《史记·扁鹊列传》记载：扁鹊"过邯郸，闻贵妇人，即为带下医；过洛阳，闻周人爱老人，即为耳目痹医；来入咸阳，闻秦人爱小儿，即为小儿医"。他行医的地域非常广阔，足迹遍及中国的北半部。他的医术很高明，据文献记载，他对赵简子"疾五日不知人"的分析、对齐桓侯疾隐而未发的观察、对虢太子"暴厥而死"的治疗，都给我们提供了有力的参证。

扁鹊在齐、赵行医最久，他在迟暮之年到了秦国。入秦后，起初以小儿科闻名，后来为治秦武王病与秦医发生矛盾，被秦太医令李醯刺死。这是一场医术与巫术的斗争、先进技术与落后技术的斗争，故司马迁《史记》云："扁鹊以其技见殃。"《史记·扁鹊列传》言："秦太令李醯，自知技不如扁鹊也，使人刺杀之。"扁鹊在斗争中死了，但他的医术却在斗争中发展了。据考据扁鹊大约活了70岁，卒年应该是在公元前307年。

在古代，医术和巫术混杂，由于巫师掌握医术，社会进入阶级社会后，巫术甚至支配了政治，使医术成了它的附庸。当它在政治上失去势力的时候，就在疾病方面表现得很活跃。当时的医学家看到了这种情形，非常气愤，扁鹊就是其中的一个。他提出了"六不治"的论点，"六不治"分开看各有所指，合起来看，都是围绕信巫不信医这一内容来立言的。《史记·扁鹊仓公列传》说："病有六不治：骄恣不论于理，一不治也；轻身重财，二不治也；衣食不能适，三不治也；阴阳并，藏气不定，四不治也；形羸不能服药，五不治也；信巫不信医，六不治也。"相信死生有命，相信鬼神祸福于人，不信医治，正中骄恣不论于理的弊端；烈药使人"眩"，砭石针刺使人痛苦，巫术便乘隙而骗取患者的信任，正中形羸不能服药的弱点；良药利于病，但有时非旦夕所效，需较长时间较多次数的治疗才能有效，甚至需要较贵重的药材，巫术也就因此而有了市场，正中轻身重财的短处；至于衣服不适，气候不调所引起的病更为平常，绝不是什么邪祟鬼神所使，这样衣服不知增减，因而得病，就可能被巫者利用。特别是《史记·扁鹊列传》中所记载的三大病例，就是与巫斗争的佐证。如虢太子病，中庶子提出上古之时俞跗，不用医疗工具，也不施汤药，却能对患者"湔浣肠胃，漱涤五藏，练精易形"，明明是一个巫医，而扁鹊不但指出虢太子的症状，还立刻施以针药，"二旬复如故"，这一实效反击了巫医的空虚，这种回答是多么有力啊，扁鹊治愈虢太子的病，对社会震动很大，流传说他"为能生死人"，而扁鹊却以实事求是的真理回答了这个问题，他说："越人非能生死人也。此自当生者，越人能使之起耳。"我们知道巫是假托神灵来论人生死的，而医是凭四诊来判断人生死的，二者完全不同。然而巫术正是在这点上表现了它的最大欺骗性和危害性。扁鹊是以科学真实的医术战胜了巫术祷祝的虚妄。自此以后，医术从其本身扫除了巫术的障碍，获得了健康的发展。《韩非子·显学》说："今巫祝之祝人曰：'使若千秋万岁'，千秋万岁之声聒耳，而一日之寿无征于人。"医战胜巫的功绩，与扁鹊是分不开的。

前面已经谈过《难经》是秦越人所作，但也有认为非扁鹊所作。有下列几种说法：一是认为黄帝所作，如皇甫谧说："黄帝有熊氏命雷公岐伯论经脉，傍通问难八十一为难经"（《太平御览·引帝王世纪》）。这种说法是不符合实际的。我们知道，相传黄帝为当时的部落酋长，在那种经济文化条件下不可能有如此的著作。二是认为后人假托。如日·丹波元胤认为从文字、术语方面推断为后人所伪托，他说："元气之称，始见于董仲舒《春秋繁露》……男生于寅，女生于申，说文解字注高诱：淮南子注离骚章句，俱载其说。木所以沉，金所以浮，出于《白虎通》。金生于巳，水生于申。泻南方火，补北方水之类，并是五行纬说家之言，而灵素中未有道及者，特见于此经，其绝非出西京人手，可以见矣。"我们认为以上二说，虽不承认《难经》为扁鹊所著，但也绝非东汉以后的作品。

扁鹊为战国时人，这个时期，私人著作之风很盛。《史记·仓公传》记载仓公所师公乘阳庆"传黄帝扁鹊之脉书，五色诊病"。又说仓公"谒受其脉书上、下经"。汉成帝时"侍医李国柱校方技"《汉书·艺文志》中有《扁鹊内经》和《扁鹊外经》的记载，但是这些书都没有流传下来。由此可知，扁鹊曾经把他的医疗经验著之于书，并在秦汉时尊之为经。《八十一难》这一书名最先见于张仲景《伤寒杂病论》的序文。史书最早见于《隋书·经籍志》记有《难经》二卷，至《唐书·艺文志》始标明"秦越人撰"。正由于仲景以前没有扁鹊《难经》之名，而有扁鹊内外经之载。所以后人认为扁鹊的内外经就是难经。如明·胡应麟说："《汉志》，扁鹊有《内经》九卷，《外经》十二卷，或即今《难经》也。"今人余嘉锡亦说："安知《难经》非即扁鹊内、外经中别本单行者乎？"张守节《史记正义》于仓公传中之"五色诊病句下引《八十一难》云：五脏有五色，皆现于面。亦当与寸口尺内相应。"此所引乃《难经》十三难中之文。由此可以推测仓公传中所载其师阳庆所传给的"传黄帝扁鹊之脉书，五色诊病"就是《难经》无疑了。至于《难经》成书于何时，根据文献记载，当在《内经》之后，《伤寒杂病论》之前；同时经历了较长时间的辗转相传，不断修改、整理、补充而成目前所流行的版本。

二、关于《难经》书名意义问题

《难经》又称《黄帝八十一难经》，是祖国医学经典著作之一，与《内经》并重。故宋·苏轼说："医之有难经，句句皆理，字字皆法。"因而后世医家合称内、难经。

本书为什么称《难经》呢？历代医学家对"难"字的解释，各有不同的见解。归纳起来有三种：一是将"难"字作为问难来解释。就是说将医学中难以理解的问题作提问而加以回答说明。如晋·皇甫谧说："黄帝有熊氏命雷公岐伯论经脉，傍通问难八十一为难经"（见《太平御览·引帝王世纪》）。日·丹波元胤亦说："难是问难之义。"二是将"难"字作为疑难来解释，就是说医学中疑难的问题，设问后而解决之。如《四库全书提要》说："其曰难经者，谓经文有疑，各设问难以答之。"清·徐灵胎说："难经，非经也，以经文难解者，设为问难以明之，故曰难经。"三是将"难"字作为难易来解释。就是说本书的内容比较深奥，设问答以说明。如唐·杨玄操说："以其理趣深远，非卒以了之故也。"宋·黎泰辰曰："世传黄帝八十一难经，谓之难者。得非以人之五脏六腑隐于内，为邪所干，不可测知。唯以脉理究其仿佛也，若脉有重十二菽者，又有如按车盖，而若循鸡羽者，复考内外之病以参校之，不其难乎。"以上三种解释我们认为第二种解释为好，"解释疑难"是符合本书内容的。

三、《难经》的历代主要注家

《难经》为经典著作，很受医家所重视。因此，本书问世以后，不少医家为之作注解，据不完全统计，不下数十家，择其要者录于下。

（一）《难经集注》五卷

三国时吴太医令吕广、唐·杨玄操、宋·丁德用、虞庶、杨康候等的《难经》注文，未见单行本。至明代，经王九恩、王鼎象等校正后合订，定名为《难经集注》。其中之杨康候考证未详，注中称康候而辩驳丁德用之说有两条，其解可能和杨玄操注相混，不能分辨。

本书的特点：为多人所注解，但有注有评，使学者广开思路；将全书内容八十一条分为十三类：第一经脉诊候，第二经络大数，第三奇经八脉，第四荣卫三焦，第五脏腑配象，第六脏腑度数，第七虚实邪正，第八脏腑传病，第九脏腑积聚，第十五泄伤寒，第十一神圣工巧，第十二脏腑井俞，第十三用针补泻；对难理解的内容则画图表以阐发之。

（二）滑寿《难经本义》二卷

本书为元·滑伯仁著。全书分上、下二卷，书首列汇考一篇，考证书名和著作的源流；次列阙误总类一篇，记述脱文误字，对原书脱文误字，考证严谨；又列图说一篇，将难解的内容加以图解；然后为正书内容。首列原文，次附注释，并将原文加以考证其出处，对无可考之原文则加以阐发。融合唐、宋、金、元二十余家的论说结合个人见解予以释义。凡文中之荣卫部位、脏腑脉法和经络俞穴，以及彼此在病理、诊断和治疗的关系，都加以辩证考证。最后做出己见，作为对原文的评断。如八难说："寸口脉平而死者，何谓也，然诸十二经脉者，皆系于生气之原。所谓生气之原者，谓十二经脉之根本也，谓肾间动气也。"他的解释说："此篇与第一难之说，义若相悖，然各有所指也。一难以寸口决死生者，谓寸口为脉之大会，而谷气之变见也。此篇以原气言也，人之原气盛则生，原气绝则寸口脉虽平犹死也。原气言其体，谷气言其用也。"滑氏这一解释不但启发了对原文的理解，同时也说明了原气与谷气的关系。

（三）张世贤《图注难经》四卷

张世贤，字天成，号静斋，明·宁波人。本书特点：折衷前注，参以己意；每难都附图以解释文意，使学者易于明了；本书后有高阳生脉诀，亦图解之；本书多以《内经》作解，同时采用王冰、洁古之说。总之，此书为学习《难经》之善本。

（四）徐大椿《难经经释》二卷

徐大椿，号洄溪，字灵胎，清·吴江人。他认为《难经》非经，所以他说："难者，辩论之谓，天下岂有以难名为经者？故知《难经》非经也。"同时他还认为《难经》也是传承《内经》的作品，为内经的羽翼。其中曾有与《内经》不同之处，是由于"师承各别"的原因。因此他的注解本以《内经》经文为主，故称"经释"。除以《内经》作为解释根据外，他还引用张仲景《伤寒论》、皇甫谧《甲乙经》、王叔和《脉经》，虽然引证仲景、皇甫谧、王叔和之书，但他并非以此书的引文去反驳《难经》。在每难中引文解释后都附有按语，以畅己意。本书说理通畅，是《难经》注本中较好的作品。

（五）丁锦《古本难经阐注》二卷

丁锦，字履中，号适庐老人，清·云间人。他认为当时流传的《难经》，非原来的

《难经》。他从友人家得到一本《古本难经》，他认为是王叔和"医范三经"之一。两相对照，多有不同之处，如三难误列为十八难，十难误列为四十八难，凡误三十余条，他都以古本更正。他还认为每难中所提问的内容为《内经》经文，所答之词则为扁鹊所解。因此，他认为八十一难的次序，经过后人的编次，已不是《难经》的原貌。因而，依"古本"为根据加以注解，他说："余就古本原文阐发，并采前人之说，附于其下。"特别是在三难中，他认为"以大小肠分配两寸，确有至理"，并批驳了李士材、喻嘉言、张介宾等认为"大小肠为不净之腑，不当配在两寸位"的论点。这种见解可作参考。总之，本书也是学习《难经》的必要参考书。

（六）张山雷《难经汇注笺正》上、中、下三卷

张山雷，名寿颐，江苏嘉定人，为近代医学家。他以滑氏《难经本义》及徐氏《难经经释》为主，汇选诸家言论考订其异同，辨证其谬误，并引证当时一些西医学说，难免有牵强附会之处。本书编写是汇集各注，删其空廓无谓之语，参以自己的看法，列为笺字；若遇原文不可通的内容，他不采集各家之注，而直述己见，则列为正字；两项合写者，则列为笺正。所以本书的编写体例，虽分三卷，但在三卷之前另有卷首，内列他认为善本之序及滑氏本义之难经汇考、阙误总类两项内容，在每难之下，首列汇注，引证各家之说以注解，后笺正以表己意。若认为有疑异的地方，则加"考异"一项以考正其正确与否。由于本书参考各家注解以述己见，所以本书可作为研究和学习的参考。

除上面介绍的几种常见版本外，还有宋·周与权的《难经辨正释疑》、王宗正的《难经疏义》、金·纪天锡的《集注难经》、张元素的《药注难经》、元·袁坤厚的《难经本旨》、谢缙孙的《难经说》、陈瑞孙的《难经辨疑》、清·黄元御的《难经悬解》、叶霖的《难经正义》、周学海的《增辑难经本义》。另外，还有日本·名古屋玄医的《难经注疏》、滕万卿的《难经古义》及丹波元胤的《难经疏证》等，都是我们学习《难经》的参考。但其中有些已经失传。

四、《难经》提要

《难经》是以问答的形式提出了八十一条，所以称八十一难。至于称经，则始于《隋志》。早在清·吴澄就将其内容分为六类，他是按原文排列而分类，这样便于学习和掌握。将其分类列下：一至二十二难为脉学类；二十三难至二十九难为经络类；三十难至四十七难为脏腑类；四十八难至六十一难为疾病类；六十二难至六十八难为俞穴类；六十九难至八十一难为针刺类。这样分类不难看出，经络针灸占了一半的内容，这与内经基本是相同的。这种分类方法，难免有不符合分类要求的地方，如二十二难虽列为脉学类，但它是论是动病、所生病与气血先后的关系。再如六十一难列为疾病类，但所论内容是谈四诊的。因此，在学习时必须前后联系，才能融会贯通。

（一）脉学类

在第一难中提出了切脉"独取寸口"以诊断疾病的原理，寸口是"脉之大会"，为十二经脉经气汇聚之处，经脉内联脏腑，所以说十二经脉的经气也就是脏腑之气。这是在

《内经》"气口为五藏主"的理论指导下，作了进一步的发挥。第二难指出了寸关尺切脉部位的阴阳属性。特别强调了尺脉是十二经脉的根本。在寸尺的部位和长度上作了论述，指出："分寸为尺，分尺为寸"。从腕横纹至肘横纹长一尺一寸，以关为界，从肘中尺泽穴到关后一尺为尺部；从鱼际到关前长一寸，为寸部；十八难指出了三部脉与经络脏腑的配合，并指出了三部九候的诊法（与《内经》不同）。论述了正常脉与反常脉，正常脉是以胃气为本，并随四时气候而变化；对反常脉的论述，如十难中之论一脏脉象的十种变态。十一难论歇止脉与脏气的关系。十四难提出了损至脉的病证和治法，如治损之法，"损其肺，益其气；损其心者，调其荣卫；损其脾者，调其饮食，适其寒温；损其肝者，缓其中；损其肾者，益其精。此治损之法也。"这对指导临床来说有现实意义。

总之，从一难至二十二难，除二十二难讨论经脉病"是动"、"所生"及十二难论述虚实不可误治外，余者主要介绍脉诊的基本知识，脉学的基本理论等方面的内容，其中还有许多为目前临床所应用，有一定指导意义。因此，对研究脉学也是重要的内容。

（二）经络类

经络学说属人体生理组成部分，也是祖国医学重要理论之一。是临床各科，特别是针灸科的理论基础。《难经》从二十三至二十五难，着重讨论经络学说中关于经脉长度和流注次序，以及阴阳各经气绝的症状和预后。这些内容和《内经》基本相同。如论述脉之长度与《灵枢·脉度》篇同。在二十五难论述的十二经脉与五脏六腑的配合上，少一脏是为什么呢？"然一经者，手少阴与心主别脉也。心主与三焦为表里，俱有名而无形，故言经有十二也。"《灵枢·经脉》中，对手少阴心经和手厥阴心包经，分别叙述了起止点和循行部位，是经脉为十二。但在同一篇中叙述阴经经气绝时，又缺手厥阴经。这又是什么道理呢？杨玄操说："手少阴真心脉也；手心主，心包络脉也。二脉俱是心脉。"

这里应当注意的是跷脉，二十六难所述的十五别络与《灵枢》不同，本难论述除十二经各有一络外，再加阴阳跷各一，即为十五络。而《内经》之十五络是十二经、脾大络、加上任督二脉之络穴。而《内经》论述比较详细的，如循行路线、络穴的位置及病候。目前针灸应用上仍以《内经》为主。

二十七至二十九难则论述奇经八脉。特别是奇经的含义、作用及循行路线和起止点，与十二经脉的关系，以及病候都作了较系统的论述。特别是奇经的功能方面，以"沟渠满溢，流于深湖"作比喻形象地说明了奇经的功能。这些内容都比《内经》详尽。其中督脉、任脉和冲脉的论述必须参阅《内经》，才能了解其详细的循行。另外，本书叙述冲脉在身前循行夹阳明之经与《内经》言其夹少阴经有所不同，目前针灸所用之穴位多依《内经》。

（三）脏腑类

本类从三十难至四十七难。主要介绍人体脏腑的形态长度、重量、容量，以及其生理功能，并论述与体表组织器官的联系等。

对脏腑的形态有比较详细的叙述，并分别说明了一些脏腑的周长、直径、长度、阔度、重量及容量等，这与《灵枢》记载基本相同。特别是七冲门的论述补充了《内经》的不足，现代医学还沿用了这七冲门的名称，如四十四难说："七冲门，何在？然：唇为飞门，齿为户门，会厌为吸门，胃为贲门，太仓下口为幽门，大肠小肠会为阑门，下极为魄门，故曰七冲门也。"所谓冲门即冲要的门户，从其命名即可知其意义，同时也可理解它的生理作用。

对脏腑生理功能及其所主的声、色、臭、味、液均作了简要的论述。其中三十一难比较详细地指出了三焦的部位、功能及主治俞穴。如"三焦者，水谷之道路，气之所终始也。上焦者，在心下，下膈，在胃上口，主纳而不出，其治在膻中、玉堂下一寸六分，直两乳间陷者是；中焦者，在胃中脘，不上不下，主腐熟水谷，其治在脐傍；下焦者，当膀胱上口，主分别清浊，主出而不纳，以传道也，其治在脐下一寸，故名曰三焦。"同时在三十八难又提出了"三焦有名而无形"的论点，给后世医家提出有争议的问题，直至目前尚未有定论。在三十九难提出了"右肾为命门"的论点，促进了后世对脏象学说理论的发展。在三十五难中提出了表里关系的配合都是部位相近、功能相似。但唯心与小肠，肺与大肠部位不相近，功能也不相似，为什么配为表里呢？原文指出"心荣、肺卫，通行阳气，故居在上；大肠、小肠，传阴气而下，故居在下。"这是从阳上阴下，一行阳气，一行阴气，以说明彼此间在生理上的配合与联系。

此外，还论述了营卫气血的生成，循行及其在人体的作用，以及八会穴在生理上的特殊作用。所谓八会是腑、脏、筋、骨、髓、脉、气、血八者的精气在运行过程中的部位。即四十五难原文："腑会太仓；脏会季胁（章门）；筋会阳陵泉；髓会绝骨；血会膈俞；骨会大抒；脉会太渊；气会三焦外一筋直两乳内也（膻中）。"在脏腑与组织器官之间的关系上，主要论述了五脏与七窍的关系。以上这些内容都属脏象学说的基本理论，对研究和学习都很重要。

（四）疾病类

本类包括四十八难至六十一难。主要论述疾病的病因、病机和病证等内容。在病因方面提出了"五邪"发病。如四十九难指出"何谓五邪？然：有中风，有伤暑，有饮食劳倦，有伤寒，有中湿，此之谓五邪。"本难运用五行学说来分析五邪入五脏，同时以心病为例，说明邪入五脏后，有五色、五臭、五味、五声、五液等方面的变化及声、色、味、液在诊断上的意义。并提出了"正经自病"与"五邪所伤"两类不同性质的病，作为分析病因的示范，所谓"正经自病"即本文所说："忧愁思虑则伤心；形寒饮冷则伤肺；恚怒气逆，上而不下，则伤肝；饮食劳倦则伤脾；久坐湿地，强力入水则伤肾。是正经之自病也。"

在病机分析方面，要求掌握望闻问切四诊，结合脏腑生理功能，运用八纲进行分析，作为辨证的基础。如四十八难提出了"人有三虚三实"，所谓三虚三实即脉之虚实，有病之虚实，诊有虚实。特别指出诊之虚实，"痒者为虚，痛者为实；外痛内快，为外实内虚；内痛外快，为内实外虚。"五十一难指出了阴阳发病情况，是根据患者的寒温喜恶而定的。如"病欲得寒，而欲见人者，病在腑也；病欲得温，而不欲见人者，病在脏也。何以言之？腑者阳也。阳病欲得寒，又欲见人……"另外，五十三难还运用五行生克关系，说明疾病的传变和预后的善恶，指出了"七传者死，间脏者生"。

在病证方面举出积与聚的鉴别，如五十五难指出"积者，阴气也；聚者，阳气也。"五十六难并指出五脏积的名称、形态及症状，如"肺之积，名曰息贲，在右胁下，覆大如杯，久不已，令人洒淅寒热，喘咳，发肺壅。"

伤寒的分类，五十八难指出"伤寒有五，有中风，有伤寒，有湿温，有热病，有温病。"同时指出治疗伤寒汗下的机制，"阳虚阴盛，汗出而愈，下之即死；阳盛阴虚，汗出而死，下之而愈。"此外，对泄泻、癫狂、心痛、头痛等常见病，都作了概括的论述，以作为临床辨证的范例。

（五）俞穴类

本类包括六十二难至六十八难，主要论述俞穴。俞穴的含义有广狭之分。广义俞，凡穴位都称俞穴，狭义是指背部脏腑俞穴，如肝俞、脾俞、大肠俞及井荥俞经合之五输穴。另外，还有特定俞穴，即五输中之俞穴。本类主要五脏之五俞及六腑之六俞及募俞的讨论。

六十二难发问，五脏有井荥俞经合五输穴，为什么六腑有六俞呢？六腑所多的一俞穴，称原穴。难经认为三焦虽然为六腑之一，但三焦之气行于诸阳经之间，与诸阳经共同贯通为一气。因此，把各阳经中三焦之气所过之处，增添一穴位，称原穴。

六十三难提出五脏六腑的五俞和六俞为什么以井为始呢？《难经》认为井穴好像日出东方和欣欣向荣的春天一样，是万物开始萌芽生长的象征。因此，也以井穴作为起始的穴位。

六十四难把井荥俞经合五输穴，各配合阴阳五行，结合十干，来区别属性，借以说明其相互关系，如十干配阴阳，凡是奇数为阳，偶数为阴；配五行，甲乙属木，丙丁属火……阴经阳经都起于井，但配五行上说阳经井穴配金，阴经井穴则配木。这样从阴阳经配属五行看，以阳经克阴经（阳井金克阴井木）这样的配合作为取穴方法之一。如肝属木而肝经的荥穴"行间"属火，火为木所生，因此，"行间"即肝经的子穴；合穴为"曲泉"属水，水能生木，"曲泉"就是肝经的母穴。

六十六难指出十二经原穴与三焦的关系。正如本文所说："三焦所行之俞为原者，何也？然：脐下肾间动气者，人之生命也，十二经之根本也，故名曰原。三焦者，原气之别使也，主通行三气，经历于五脏六腑。原者，三焦之尊号也，故所止辄为原，五脏六腑之有病者，皆取其原也。"本难所列十二经原穴名称与《灵枢·九针十二原》不同。《灵枢》是将五脏经脉的左右两侧作为两个穴计算，得十穴位，加上"膏之原出于鸠尾"、"肓之原出于脖胦"，共十二原（俞）穴。本难则指五脏六腑的经脉，各以一穴计算，共为十一穴。《甲乙经》明确列出了手少阴心经的五俞穴，这样十二经的原（俞）穴才完备。目前临床应用即本《甲乙经》。

六十七难主要论述五脏在背部的俞穴和在胸腹部的募穴。所以本难说："俞在阳"、"募皆在阴"。在病理上，内脏或阴经的疾病，就可以刺腰背部属阳的俞穴；体表或阳经的疾病，就可以刺胸腹部属阴的募穴，这就是本难所说的"阴病行阳，阳病行阴"理论。这种方法是属于"从阴引阳，从阳引阴"的治疗方法。本难虽只提五脏的募俞也包括了六腑，其道理是一样的。

（六）针法类

本类从六十九至八十一难。主要论述针刺补泻法的运用，包括迎随补泻，补井泻荥，补母泻子，补水泻火等法，并论述了刺营卫病变的手法，卫属阳，病位浅；营属阴，病位较深，因此，七十一难介绍，卫病应卧针浅刺，以免伤营气；营病要先按应针的穴位，使卫气散开，然后深刺，以免损伤卫气，同时指出误用补泻可以造成不良后果。

其次介绍了针刺如何掌握深浅度，以及进针、出针、留针候气的多种手法，同时指出针刺要结合四时，更重要的是要治未病。"上工治未病，中工治已病"。

读内经札记

一、读《内经》札记之一

前些日子，收拾书籍时，翻出过去学习《内经》时记的笔记，经过一番整理定名为"读《内经》札记"，写出来以供读者参考。不当之处，请予以指正。

（一）关于《内经》书名问题

《内经》这一书名，最早见于西汉末年刘歆所撰的《七略》，本书虽已亡佚，但《汉书·艺文志·方技略》记有"《内经》十八卷，《外经》三十七卷"。《内经》这一名称在刘歆以前有没有呢？《史记·扁鹊传》有这样的记载："长桑君……乃悉取其禁方书，尽与扁鹊。"由此可知，扁鹊时代（据陆德明《经典释文》卷八《周礼·医师》扁鹊条引《汉书音义》说："扁鹊，魏桓侯时人。"此时为公元前五世纪上半期）只有禁方书而无《内经》这一名称。一部书为什么要托黄帝之名呢？这是由于当时的崇古思想，为了取信于人，故托出传说中上古圣贤黄帝的名字来。正如《淮南子·修务训》所说："世俗之人，多尊古而贱今，故为道者，必托之于神农、黄帝而后能入说。"《史记·仓公传》中记载了仓公的老师公乘阳庆所给他的书，虽有《黄帝扁鹊之脉书》，但也无《内经》这本书。

《内经》与《外经》是对称之名称。战国及秦汉诸子百家的著作，一般都有内、外对称的书，如《庄子》一书就有内篇和外篇，《抱朴子》一书也有内篇和外篇。所谓"经"，具有"常"、"法"、"径"的意义，古人常把重要的典籍称做"经"。可见《内经》这一书名，最早也是在西汉末年，这并不是说《内经》这一部巨著成书于西汉。许多学者认为《内经》这一书在战国时代已经形成了，不过在开始时只是一些零散的篇章，后来才被医家编纂起来，成书之后还有人增补修订。到了公元三世纪皇甫士安在其《甲乙经》自序中不但提出了《内经》这一书名，同时也将《内经》的两个组成部分明确地提出来，他说："按《七略》、《艺文志》，《内经》十八卷。今有《针经》九卷，《素问》九卷，二九十八卷，即《内经》也。"嗣后《隋书·经籍志》虽未载有《内经》这一书名，但有《素问》九卷和《针经》九卷，也就是《汉书·艺文志》所载的《内经》十八卷。

（二）关于《素问》和《灵枢》的名称问题

《素问》虽然是《内经》的组成部分，但这一名称最早见于张仲景《伤寒杂病论》序言中，"乃勤求古训，博采众方，撰用《素问》、《九卷》、《八十一难》、《阴阳大论》、《胎胪药录》并《平脉辨证》为《伤寒杂病论》十六卷。"这里首先提到了《素问》和

《九卷》这两部书。《素问》这一书名，目前还沿用，至于《九卷》是张仲景和王叔和所称之名（王叔和《脉经》卷七"病不可刺证第十二"下面小注说"出《九卷》"），到了晋·皇甫士安则称《针经》，就是《素问》的原文中也称《针经》，如《素问·八正神明论》："法往古者，先知《针经》也。"《灵枢·九针十二原》篇："先立《针经》。"到了唐·王冰整理并次注《素问》时所引《九卷》之文，有时称《针经》，有时称《灵枢》。如《素问·三部九候论》中"血病身有痛者，治其经络"句下所引注文则称《灵枢》，而在《调经论》"神气乃平"句下所引同样的一段文字则称《针经》。由此可知，《针经》是《九卷》的更名，而《针经》与《灵枢》则是一书二名，不过《灵枢》之名是王冰时代才出现的。

另外，还有一个问题，就是古代医家所引《灵枢》之文非今本《灵枢》所有或不是同篇，如《难经集注·五十七难》虞庶所引称《灵枢·病总》之文见于《素问·生气通天论》，仅无"凡五泄者"一句，而《素问·三部九候论》"中部人，手少阴也"的一句下王冰注引《灵枢·持针从舍论》的文字，却见于今本《灵枢·邪客》篇中。由此可见，当时之《灵枢》与今本之《灵枢》可能是两种版本，据考证其内容基本相同，只不过编次不同，里面的文字间有详略，正与宋·王应麟在其《玉海·艺文黄帝灵枢经》条引《中兴馆阁书目》说："《黄帝灵枢经》九卷，黄帝、岐伯、雷公、少俞、伯高问答之语，隋杨上善序，凡八十一篇。《针经》九卷大抵相同，亦八十一篇。《针经》以'九针十二原'为首，《灵枢》以'精气'为首，又间有详略。王冰以《针经》为《灵枢》，故席延赏云：'《灵枢》之名，时最后出。'"从这一段文字的记述看，王冰以《针经》名为《灵枢》，即今本以"九针十二原"为首的《灵枢》，而以"精气"为首的《灵枢》则是另一种版本，但已失传，宋高保衡、林亿等所校正之《灵枢》也已失传。我们今天所见到的《灵枢》一般认为是宋哲宗元佑八年（1093 年）高丽所献的《针经》，经过南宋·史崧由九卷本改编为二十四卷本，并改名为《灵枢》。

（三）《素问》各篇札记

《素问》原为九卷，后经王冰编注改为二十四卷。王冰编注时已缺第七卷，自称将家中"旧藏之卷"篡入，以补七卷之缺。王冰补入的这一部分，《新校正》认为乃《阴阳大论》之文。但日·丹波元胤则不同意《新校正》的看法。现在《素问》中还有《刺法论》和《本病论》二篇遗篇。这两篇在王冰次注《素问》时只有篇名，而无内容。到了北宋·高保衡、林亿校正时，发现世存《素问亡篇》，自称是《刺法论》和《本病论》的遗文，且有王冰的注释。《新校正》对此二篇认为"辞理鄙陋，无足取者。"目前所见到的《素问》，最早的即王冰次注的《重广补注黄帝内经素问》，本书后附加二遗篇为八十一篇。

1. 上古天真论篇第一

本篇主要阐述上古之人养生是为了保养先天真元之气，从而达到延年长寿的目的，所以特别重视真气与肾气对养生的意义。因此，有必要将真气和肾气做一探讨。

（1）真气

真气，即人身元真之气，它秉受于先天的肾气，而充养于后天之水谷精气及自然界之清气，为生命的动力，同正气。真气充盛，则邪不能侵，故本文说："恬惔虚无，真气从之，精神内守，病安从来。"恬惔亦作恬淡，《老子》说："恬淡为上，胜而不美。"旧时亦称不热衷于名利为恬惔；虚无，即无所爱恶。《吕氏春秋·知度》说："去爱恶之心，用虚无为本。"高诱注："虚无，无所爱恶也。无所爱恶则公正，治之本也。"换句话说，恬惔虚无，即清心寡欲。具有这种心情，才能达到本文所说的那样，"美其食，任其服，乐其俗，高下不相慕，其民故曰朴。"这虽然是道家思想，就养生来说有一定的意义。这样"真气"才能"从之"，所谓"从之"，就是指真气在体内畅通无阻，从而发挥其正常功能，精与神安守于体内，疾病就不会侵袭，生命即可延长。

真气这一词，举《内经》中之六见，以明其意：一见于本篇；二见于《素问·离合真邪论》"真气者，经气也"；三见于《素问·疟论》"真气得安，邪气乃亡"；四见于《灵枢·刺节真邪》篇"真气者，所受于天，与谷气并而充身者也"；五见于《根结》篇"真气稽留，邪气居之"；六见于《素问·评热病论》"真气上逆，故口苦舌干"。此六见之真气，说明了它的生成、作用及真气失常所致之病。《离合真邪论》说，真气即经气，经气也就是经脉之气。由于经脉内联脏腑，外络肢节，一身上下内外无不有经脉的通行，经气来源于脏腑之精气，与气血并行于经脉之中，以维持生命，并有抗拒邪气的能力，因此说真气即经气，也就是正气（这里的正气非指《刺节真邪》篇所说的"正气者，正风也"的正气）。若营卫气血衰弱，正气（真气）也就不足，邪气就会发病，所以《刺节真邪》篇说："营卫稍衰，则真气去，邪气独留，发为偏枯。"若正气强，"邪气不能胜真气"则病可自愈。明确真气即正气，对防病治病有重要的意义。

（2）肾气

肾气一词，在《内经》中有二十三处提到。什么是肾气呢？首先要明确"气"在《内经》中的意义，《素问·气交变大论》说："善言气者，必彰于物。"这是说，"气"虽看不到摸不着，但可附着于物体之上来体现它的作用。肾气，就是由物质的肾所产生的活动，它这种活动包括阴气和阳气两方面。一般而言，阴代表物质，阳代表功能，为什么阴和阳都加一"气"字呢？这里的气是意味着阴阳本身各自具有的活力。而肾气则是肾的阴活力与阳活力的总称。也可以说，肾阴即肾气之阴，肾阳则是肾气之阳，肾阴又称元阴、真阴、真水，为一身阴气之根本；肾阳又称元阳、真阳、真火，为一身阳气的源泉，二者相互依存，相互制约，相互转化，共同维持着肾在生理上的动态平衡。张景岳认为，肾气包括元阴、元阳，他说："阴阳原同一气，火为水之主，水即火之源，水火原不相离也……其在人身是即元阴、元阳，所谓先天之元气也。"这里所说的"先天之元气"即肾气。本篇所提示的肾气盛、肾气实就是指肾的阴阳发育达到了一定程度，其表现在男子则"精气溢泻"，女子则"月事以时下"。男女到了一定年龄，肾气就衰退了，表现在女子则"任脉虚，太冲脉衰少，天癸竭，地道不通，故形坏而无子也"。男子则"肾气衰，发堕齿槁"。由于肾气衰，"今五脏皆衰，筋骨懈堕，天癸尽矣。故发鬓白，身体重，行步不正，而无子耳"。临床上肾气衰的原因较多，归纳起来有三方面：①先天禀赋不足；②久病耗伤肾阴、肾阳；③房劳所伤。由于阴阳双方是互根的，肾阴衰退到一定程度可累及肾阳；肾阳衰退到一定程度也可伤及肾阴。因此，所谓肾气虚，就是指肾的阴阳双方都有衰退。当它处于低水平的平衡状态时，临床表现除有肾虚症状外，既无寒象，亦无热象。若阴阳双方虚衰的程度不是等量而有所偏重时，偏于阳虚则可出现寒象，偏于阴虚便可出现热象。此时称为肾阳虚或肾阴虚。但是不管是偏于阳虚还是偏于阴虚，都具有肾气虚的病理基础。肾气虚的症状多见腰膝酸软，疲乏无力，头目昏眩，记忆力减退，生殖功能衰减等，甚则毛发稀疏，牙齿松动。金匮肾气丸既有滋阴之功又有扶阳之效，是肾气虚弱的对症方剂。它不称肾阴丸亦不曰肾阳丸，其意义就在于此。古人所谓肾无实证，也即是这个意义。

真气和肾气都是以精气为基础，精为人身之根本，故本篇重视精气的保养，也就是保养真气与肾气。

此外，本篇之"醉以入房"一句，注家多以酒醉解之，我认为除酒醉之意外，尚有陶醉、沉醉之意。

2. 四气调神大论篇第二

本篇指出四时气候变化规律，即春温、夏热、秋凉、冬寒，而人们只有顺应这种规律来养生，才能保证精神旺盛、身体健康。

"四气"即四时的正常气候，"调神"即顺应四时气候变化来调养神气。四时的气候变化规律，促进了生物的生长发育及衰亡。自然界虽然赋予人类生存的条件，但是人类要更好地生存下去就必须适应自然和改造自然。本篇提出了春当养生气，夏当养长气，秋当养收气，冬当养藏气。生长收藏是一年四时生物发展变化的规律，这种规律是由于阴阳的消长转化形成的，本篇概括为"春夏养阳，秋冬养阴"。所谓养阳，即养生、养长；养阴即养收、养藏，这就是调神的基本要求，这样才能防止疾病的发生。

就治疗疾病来说，在遣方用药时，春夏季要注意生与长的规律，秋冬季要注意收与藏的规律。也就是说，春夏季少用收敛沉降药物，秋冬季少用升散发泄的药物。但也要考虑到有是病用是药，即所谓"有故无殒，亦无殒也"，这样才能"无伐天和"，"无致邪，无伤正"。

"春夏养阳，秋冬养阴"是为了调神，那么什么是神呢？《内经》中对神的概念有多种涵义，归纳起来主要有三方面：①指自然界物质运动变化的功能和规律。如《素问·天元纪大论》说："物生谓之化，物极谓之变。阴阳不测谓之神。"这说明自然界物质运动变化的功能在于阴阳二气所起的作用，这种作用用肉眼是看不到的，正如《荀子·天论》说："万物各得其和以生，各得其养以成，不见其事而见其功，夫是之谓神。"自然界的变化是有一定规律的，春生、夏长、秋收、冬藏就是这个规律的体现。②指人体生理功能和生命活动。如《六节藏象论》说："天食（赐）人以五气，地食（赐）人以五味。五气入鼻，藏于心肺，上使五色修明，音声能彰。五味入口，藏于肠胃，味有所藏，以养五色，气和而生，津液相成，神乃自生。"这就是说人的生命活动依靠自然界的空气和饮食的营养，从而产生了神，这个神就代表了生理功能和生命活动。③指人的精神意识。如《素问·灵兰秘典论》说："心者，君主之官，神明出焉。"这里的"神明"是精神意识及思维活动，具有统帅全身生理功能的特殊能力，它像一国君主一样，主宰全身。《内经》的神是在与巫祝鬼神的斗争中产生的，因此，它与鬼神的神不能同日而语。《内经》认为世界处于永恒运动之中，把阴阳这种作用称之为神。就人身来说，神依赖于人的肉体，是肉体的产物，因此说，自然界凡是有物有气的地方，就有阴阳，有生化，也就有神，人也不例外。

神的旺盛是建立在形体强健基础之上的，神只能依体而生，决不能离体而存。因此说，养形即调神，调神是为了养形，二者相辅相成，相互为用。神寓于形体之中，是生命活动的总体现。它的生成来源于"两精相搏"之新的生命开始。神、精、气有密切关系。精是生命形成和生命活动的基础物质，它来源于先天而充养于后天。神是正常生命活动的必然表现，因而神的物质基础离不开精，故有"精神"之称。气是生命活动的原动力，它有气化、固摄、动力、保卫、温煦等多种功能，以支持和推动生命活动，从而出现了神，因而有"神气"之名。正由于神、精、气有密切关系，所以《内经》中的神有时与精并称为"精神"，如"阴平阳秘，精神乃治"（《素问·生气通天论》），"精神内守，病安从来"（《素问·上古天真论》）。与气并称则曰"神气"，如"神气舍心，魂魄毕具，乃成为人。"若代表思维意识则称"神明"，如"理色脉而通神明"（《素问·移精变气论》），"神明之府也"（《素问·阴阳应象大论》），"神明出焉"（《素问·灵兰秘典论》）。表示生命功能则称"神机"，如"根于中者，命曰神机"（《素问·五常政大论》）。以上这些分析神的称谓，都是有一定意义的。

总之，神是机体生命活动的必然表现。机体充满着气，气生于精，精气的互化产生了神。所以说，机体损伤必然影响气的正常活动，气机障碍，也会损伤机体，神也就会失于常态，所以古人强调精、气、神为人身之三宝是有一定意义的。

本篇所提之四气调神的方法，虽然不够理想，但它是在"不治已病，治未病"的思想指导下产生的。"故四时阴阳者，万物之终始也，死生之本也，逆之则灾害生，从之则苛疾不起。"四时气候的变化确实对人体有一定的影响，因此，我们必须在饮食起居方面加以调节和锻炼，才能更好地适应和改造自然，从而达到身体健康，延年益寿的目的。

二、读《内经》札记之二

（一）生气通天论篇第三

本篇主要论述了人的生气与自然界相通。这里所说的生气主要指阳气，因而指出阳气无论在自然界还是在人体都是重要的，故云："阳气者，若天与日，失其所则折寿而不彰。"所谓"失其所"即不能发挥正常作用。在自然界若日月无光则不成世界，在人体若阳气不能运行于周身，轻则病生，重则短折其寿而不彰著于人世矣。

关于阳气在人体的作用，本文指出"阳气者，精则养神，柔则养筋。"说明阳气必须在精和柔的情况下，才能养神养筋。精怎样理解呢？《白虎通义·性情》说："精者，静也，太阴施化之气也。"就是说由于阴气的施化，在宁静和柔的情况下，才能有养神的功能。故阳衰则神萎，神足则阳旺。本文虽然强调了阳气的重要性，但并未忽视阴气的重要，如本文所说："阴者藏精而起亟也，阳者卫外而为固也。"这就是阴阳的相互为用。阳所以能卫外而实表，主要靠阴精的支持，而阴精所以能产生以滋养身体，是靠阳气卫外而固的作用维持。因此，阴阳是不能分离的，同时也应当是平衡协调的，阴阳的平衡协调标志着身体的健康，平衡协调的破坏则意味着疾病的发生。总之，疾病的形成，就病机而论，都是阴阳平衡失调所致，正如本文所云："凡阴阳之要，阳密乃固。二者不和，若春无秋，若冬无夏。因而和之，是为圣度。故阳强不能密，阴气乃绝，阴平阳秘，精神乃治；阴阳离决，精气乃绝。"从这一论述可以看出阴阳双方，是以阳的一方为主，阴的一方为从。正由于阳气的主导作用，才保证了人体正常旺盛的生理功能。

明·张介宾在《大宝论》一文中指出了阳气的重要性。他从自然界种种现象联系到人体，认识到"难得者阳，易失者亦阳也"。他认为在疾病过程中，阳亡者其死速，阴竭者其死缓，因此得出了"阳来则生，阳去则死"的结论。他"阳非有余"的论点，纠正朱丹溪"阳常有余"的偏见。张景岳虽然重视阳气的保养，但并不否定阴精的重要。"阴以阳为主，阳以阴为根。"他所创制的左、右归二方，深得阴阳互根之理，故为临床广泛应用。

（二）金匮真言论第四

本篇论述了脏象学说的部分内容，以四时五行为中心，以援物比类的方法，解释四时和昼夜自然气候的变化，并结合五脏、五色、五味、五音等，阐述阴阳在医学上的应用，阐明人体内外整体统一性。

本篇提出了"精"在人体的作用和藏精的重要性。文中说："夫精者，身之本也。"只有善于保养真气，生机才能旺盛，身体才能健康。但对"精"的理解，不少医家单从生殖方面去解释，这是不全面的。清·吴瑭说得好："'不藏精'，三字须活看，不专主房劳说，一切人事之能摇动其精者皆是。"他这一理解是正确的。本文所论的精即真气和肾气，真气也就是正气，正气健旺，则邪不能侵，故本文说："藏于精者，春不病温。"本文指出的四时多发病：春者病鼽衄，仲夏者病胸胁，长夏者病洞泄寒中，秋者病风疟，冬者病痹厥。从这一段经文，我们可以体会到，人体要想健康无病，就要注意保养精气，适应自然，避免各种贼风的侵袭，即便在正常气候环境下，若不知养"精"，也可发生疾病。另外，就是在正气充足的情况下，若因某种因素导致局部或暂时正气不足，也会发生疾病，这就是"邪之所凑，其气必虚"。因此说，正气不足有全身、局部及暂时等不同情况。

古人认为，自然界物质运动变化的根源在于阴阳。用阴阳划分事物的属性有其相对性和灵活性，本篇着重说明了这一问题。所以本篇说："故曰阴中有阴，阳中有阳。平旦至日中，天之阳，阳中之阳也，日中至黄昏，天之阳，阳中之阴也。"自然界阴阳表现了可分性，说明阴阳中复有阴阳，而且事物的阴阳变化，也表现为属阳者，当下降，属阴者，当上升。就天地而言，天为阳，地为阴，但天气必须下降，而地气则要上升，这样阴阳交融，天地气合，万物才能化生。如脾属阴而升，胃属阳而降；肝为阴而升，胆为阳而降等，皆是此意。

人与自然界相通，古人称"人为一小天地"。故本篇指出"故人亦应之……言人身之阴阳，则背为阳，腹为阴。言人身之藏府中阴阳，则藏者为阴，府者为阳。肝、心、脾、肺、肾五藏皆为阴，胆、胃、大肠、小肠、膀胱、三焦六府皆为阳……故背为阳，阳中之阳，心也；背为阳，阳中之阴，肺也。腹为阴，阴中之阴，肾也；腹为阴，阴中之阳，肝也；腹为阴，阴中之至阴，脾也。此皆阴阳表里内外雌雄相输应也，故以应天之阴阳也。"这是说虽然五脏属阴，但由于所居的部位不同而又有阴阳之分，心肺都居胸中（阳位），但由于它们的阴阳特征不同，而心为阳中之阳，肺则为阳中之阴。腹为阴，而肝、脾、肾都居其中，肝在上，故为阴中之阳，肾在下，故为阴中之阴，脾在中为至阴。所谓至阴，至者，极也，就是极阴，这就是说它虽居腹的中部，但它的阴气最多，因而也称太阴。这段经文对临床颇有指导价值。如心为阳中之阳脏，肺为阳中之阴脏，心中有火热之邪可以苦寒直折，而肺有火热则不可过用苦寒之品，因为苦寒易于伤阴。如黄芩，《本草备要》言其泻肺火，我认为心火移肺之火，始可用黄芩。钱乙之泻白散主泻肺火所致之喘嗽而未用黄芩，其理即在于此。

（三）阴阳应象大论第五

本篇指出，阴阳是宇宙间一切事物发展变化的根本规律和法则。即所谓"阴阳者，天地之道也，万物之纲纪，变化之父母，生杀之本始，神明之府也。"并将某些事物的特性、形态、气味等归纳为阴阳两个方面，进一步说明了阴阳之间的相互关系。特别指出了阴阳的性能"阴静阳躁，阳生阴长，阳杀阴藏"。阴阳之间的性能所以能发挥作用，主要依靠"阴在内，阳之守也，阳在外，阴之使也"。篇内还运用五行的理论将天、地、人三方面做了归类的联系，同时将阴阳五行结合起来，说明自然界的变化和人体的生理功能，即本文所说："天有四时五行，以生长收藏，以生寒暑燥湿风；人有五藏化五气，以生喜怒悲忧恐。"这样就把中医学术的基本内容用阴阳五行理论归类，成为中医基础理论体系。这就是本篇的基本精神。

本篇名为阴阳应象，正说明了阴阳不是专指一事一物，而是一个机动的代名词，它必须附着于某一具体事物才具有一定意义，所以《内经》说阴阳"有名而无形"。本篇是阐述中医基础理论的重要文章，但其中火与热的关系及区别、药物气味的阴阳属性及功能，以及七损八益等问题，需要讨论。

1. 火与热的关系与区别

火与热没有严格的区别。热极为火，火由热生。因此有"热为火之渐，火为热之甚"之说。本文在生理上指出了"少火生气"，在病理上指出"壮火食气"。这里提出了一个问题，就是"少火"与"壮火"都与气有关系。什么是气呢？《内经》认为，气是世界的本原，是构成万物的元素，并将气分为阴阳两大类，即本文所说的"阳化气，阴成形"。气能充形，而形中寓气，这样构成了事物。形、气即阴阳，气属阳，形为阴。阴主静，阳主动，由于阴阳动静相互作用，促进了事物的发展和变化。在人体亦然。但气在人体时，具有生命物质的活力和生理功能两种涵义。前者如阴气、阳气、精气、营气、卫气；后者如饮食的消化，血液的运行，精微的输布，废物的排泄等，都是气的功能。因此，人体各脏腑组织器官的功能活动，都靠气的推动，同时气又是人体各器官生命活动的动力。那么气是怎样形成的呢？本文说："少火之气壮……少火生气。"这是说气由"少火"而生，火不等于气，但火不能脱离气而存在。人体精微物质的生成，由气化而来，而气化的基础，则是由于火的作用，故本文又说："气食少火。"火主动，性热而炎上，其属性为阳，又为气之动力，由此可知，火、热、气、阳是从不同角度而命名的。"少火"即生理之火，"壮火"则为病理之火，或称"邪火"。本文说："壮火食气。"即亢烈之火可以耗伤正气。《丹溪心法》载："气有余，便是火。"看起来与本文似有矛盾，其实这是指阳气偏胜，功能亢进所表现出来的各种火证。如阴液不足，阳气偏胜所引起的目赤、咽痛、牙眼肿痛等症，或五志七情过激出现之阳亢或气逆化火之肝火、胆火、心火、胃火等。前者称虚火，后者则称实火。另外还有一种是气虚于内，导致气机失常，而邪滞于中者，称曰气虚发热，则可用甘温除热法。如唐容川说："火属血分，热属气分。"

2. 事物阴阳属性的反作运动

本篇把阴阳看作"天地之道"、"万物之纲纪"，这就是说宇宙间的万事万物都具有阴阳的运动，阴阳的运动推动了事物的生长变化与衰亡。正如本文所说："积阳为天，积阴为地，阳生阴长，阳杀阴藏。"另外自然界四时的变化、云雨的形成等无不是阴阳运动的结果。这种运动表现在阴为阳用，阳为阴用，就是说阴的性质是主静主降，但其中包括着升和动的趋势；阳的性质是主动主升，但其中包括着静和降的趋势。正因为有这种阴阳相互为用的趋势，所以在运动的过程中，属阴必须上升，属阳必须下降，这样才有了事物的形成和发展。若阳不降、阴不升，就会形成离绝之势，何以能"阳生阴长，阳杀阴藏"？天为阳，地为阴，本篇以云雨为例来说明阴升阳降、阴阳互用的关系。"清阳为天，浊阴为地，地气上为云，天气下为雨，雨出地气，云出天气。"这就是说地面的水气因天空阳气蒸发而上腾为云，而云在天气的作用下成为雨而下降，但它是由地气的上升，云虽由地气之升，但还需要天气的蒸发。这一理论在自然界是这样，在人体也是这样。如本文所说："清气在下，则生飧泄，浊气在上，则生䐜胀。"这是脾胃升降反作的病机说明，脾属阴，阴者当升，所以清气当升，若清气不升，则发生飧泄；胃属阳，主降浊，所以浊气当降，若浊气不降则可出现闷胀。临床上脾胃病的症状就在于胃不降而脾不升，胃属阳当降，若出现上逆之证则为胃病；脾属阴而当升，若出现下陷的症状，则责之于脾。因此在用药上，治胃药多降，而治脾药多升。或问有时为何以治脾之四君子汤也可以治胃呢？这是因为脾不升则胃不降，升脾正是为了降胃，这即本文所说"阳病治阴"的治法之一。临床辨证明确才能灵活运用。这与本文所说的有天气下降的雨，然后才能有地气上升的云是一个道理。

3. "厚则发热"的理解

本文说："味厚者为阴，薄为阴之阳；气厚者为阳，薄为阳之阴。味厚则泄，薄则通，气薄则发泄，厚则发热。"这段经文所论气味之阴阳厚薄及其作用规律，为后世药物学的理论和实践打下了牢固的基础，但后世医家将此气味认为气即四气，味即五味。李杲说："夫药有温凉寒热之气，辛甘淡酸苦咸之味也。"王好古也说："本草之味有五，气有四。"五味则与经文合，若言四气则与经文不合。宋·寇宗奭认识了这一问题，所以他说："药有酸咸甘苦辛五味，寒热温凉四气，今详之，凡称气者，即是香臭之气，其寒热温凉，则是药之性。气字恐后世误书。"寇氏这一论点有一定的道理，但以香臭作为气来解释这段经文也是说不通的，由于香臭从阴阳厚薄上很难划分，若从寒热温凉的四气解释还可以通下去，唯有"气厚则发热"一句无法说明，如温热气厚能发热也可讲通，但寒凉之气厚能发热则与理不合，所以李杲强拉上了"味"来解释，他说："气之厚者发热，辛甘温热是也。"辛甘是味，温热属气，怎么能说明是气之厚者呢？我认为这段经文所提之气味，是以阴阳来说明的，本文明确指出"阳为气，阴为味"，也就是阴药阳药的代词而已。本文在最后治疗法则中所提出"形不足者，温之以气，精不足者，补之以味"，这里所说的"温之以气"就是用阳药之温，以助气（指气血之气非药物之气）充形；"补之以味"即是用阴药之滋以填补其精。诚然，一种药物本身都具备性味两个方面，药的寒热温凉四性是疗效基础，酸苦甘辛咸五味则是协助药性发挥其收、散、缓、急、润、燥、软、坚的作用。如味辛性温的药物可以发表散寒，治表寒证，其所以能发表就是因其味辛而散。再如辛寒药可以治表热，即所谓散漫之热，是由于性寒可以治热，辛能散表。五味可以分阴阳，即本文所说："辛甘发散为阳，酸苦涌泄为阴。"四性也分阴阳，寒凉属阴，温热属阳。由此可知，本文所说的气味就是阴阳，厚薄即阴阳中复有阴阳之意。所谓"厚则发热"，就是阳中之阳药，即辛热药，有发热的作用；薄为阳中之阴，即辛寒或甘凉药，有发泄的作用。明乎此，则经文可解矣。

4. "七损八益"的涵义

对"七损八益"的解释，历代注家各不相同，兹列如下，以作参考：①杨上善将原文之"能知七损八益，则二者可调"的"能知"的"知"字改为"去"字，"调"下加一"也"字，这样他根据上文把"七损"认为是阴盛七证为虚，"八益"是阳盛八证为实。他改正原文作如此解释是可以通的。②王冰认为，女子生长发育以七为纪，男子以八为纪，七和八代表男女，是根据《素问·上古天真论》论男女肾气盛衰的生理过程，他所指出的"七损"为女子阴血（月经）以时下，"八益"指男子肾精不可妄泄。明·吴崑、清·张志聪皆同此说。③张介宾认为，七，为阳数，八为阴数，七损指阳消，八益指阴长。生从乎阳，阳惧其消，死从乎阴，阴惧其长也。七损八益即阴阳消长之机，明乎此，则二者可调。李中梓与此同。④丹波元简根据《素问·上古天真论》男女发育过程立损益说。女子自五七至七七为三损，男子五八至八八又为四损，合为七损；女子自一七到四七为四益，男子一八到四八为四益，合为八益。⑤恽铁樵认为，七为阳，八为阴，阴阳能互为损益，如阳过盛得阴则平，阴不足得阳则生，这就是七能损八，八能益七。有这种互为损益，阴阳始可平调。

此外，还有古代房中术家引用了《内经》"七损八益"之名作为房中术的说教。如《医心方》房内引《至房秘诀》有七损八益之法。马王堆汉墓出土简书《天下至道谈》亦载有"七损八益"之说。

以上各说，总的精神都是以阴阳的义理作为解释的。我们认为"七损八益"从其上下文联系看，它是从人生阴阳互为消长过程而说的。《内经》把人生过程分为阴阳盛衰两个阶段，所以下文说："年四十阴气自半也"。阴阳虽各有消长，但互相为用。因此在养生方面，必须依据阴阳消长这一原理进行调摄，以保持阴阳协调平衡。"七损八益"的七、八代表阴阳，损益系指消长，即阴阳消长变化，根据变化情况来调摄阴阳，才能保持身体健康，从而获得长寿。所以本文说："能知七损八益，则二者可调，不知用此，则早衰之节也。"又说："知之则强，不知则老。"因此，我们对"七损八益"中七、八的认识应理解它的精神实质，不应单从字面上去死板的钻研。

三、读《内经》札记之三

（一）阴阳离合论篇第六

本篇是在《阴阳应象大论》的理论基础上进一步阐发阴阳学说的有关理论内容。其以一阴一阳分为三阴三阳的阴阳离合关系为核心，论述了阴阳的无限可分性，说明了阴阳是对自然界相互关联的客观事物的对立双方的性质和运动特点的高度概括和抽象，它至大无外，至小无内，大之可概括整个宇宙，小之可用以分析一个微小的事物，即本篇所谓"阴阳者，数之可十，推之可百，数之可千，推之可万，万之大，不可胜数，然其要一也。"就是说，合而言之，则阴阳为一气，分而言之，则无穷无尽，然归根到底，无非是一个阴阳变化的道理。为正确理解这些道理，扼要谈一谈以下几个问题。

1. 阳予之正，阴为之主

阴阳的运动变化，是万物生化之源，阴主生，阳主长，就是说，阴阳的相互作用，促进了事物的生长变化。阴阳的相互作用是有一定规律的，本篇提出"阳予之正，阴为之主"，就是以"正"、"主"来说明阴阳在相互作用的运动规律之中的相互关系及其各自的功能特点，阴为阳之主，阳为阴之正。主，就是支持、主持，言阴为阴阳运动的物质基础；正，就是防止太过与不及。《管子·法法》云："正者，所以止过而逮不及也。"即言阳为阴阳运动的主导。

2. 抟而勿浮与抟而勿沉

"浮"、"沉"是言阴阳各自的性能特点，非脉象之谓也。故本篇云："抟而勿浮，命曰一阳"，"抟而勿沉，名曰一阴"。浮，标志着阳的性能向上向外；沉，则代表着阴的性能向下向内。所谓"抟"，即聚之意。聚，非一阴一阳之相聚，乃三阳聚而为一阳，三阴聚而为一阴，此亦离合之意，分离则为三阴三阳，聚合则为一阴一阳。这里不是无限可分，而是依人体经络阴气阳气的多少而各分为三。之所以分为三而不分为四或五，其意与《老子》所说的"一生二，二生三，三生万物"及《史记·律书》所说的"数始于一，终于十，成于三"同，这是从阴阳之数而言，即阳之一（—）合阴之二（- -）以成三之数。由于阴阳之气各有多少，因而有太、少、明、厥之称。《素问·天元纪大论》云："阴阳之气，各有多少，故曰三阴三阳也。"即指出这是根据阴阳各方在量的方面的多少不同而划分的。

3. 关于开、阖、枢

开、阖、枢是本篇对三阴三阳离合功能的具体描述。其中之"开"字，《新校正》引《九墟》、《甲乙经》文作"关"，《太素》亦作"关"，由此"开"与"关"二字就成为历代医家所争论的内容。我个人认为，开、阖、枢三字，不能孤立地认识，必须联系起来才能掌握其内容实质。开、阖、枢是取象比类地说明三阴三阳的经气出入升降的，以开、阖、枢比作一个门户，门户必须有开有合，所以能开合者，全在于枢。虽然《素问·皮部论》有"关枢"之名，《灵枢·根结》有"折关败枢"之说，可作"开"当为"关"的论据，但从门户之意上来说，若经常关闭，就等于无门，就是作"关"字，它的意义也当作"开"解，如《太素》说："门有三种，一者门关比之太阳，二者门扉比之阳明，三者门枢比之少阳。"三阴也是如此。这是说门有三个组成部分，一曰门关，即《说文》所说"以横木持门户也"；二曰门扉，《说文》段注"阖，门扇也"；三曰门枢，《说文》段注"户所以转动开闭之机也"。可见，开阖枢与关阖枢其意义是相同的。

本篇的三阴三阳是指经脉而言，阴经通脏，阳经通腑，所以，开阖枢的理论是建立在经脉和脏腑的基础上，脏腑居内，其气的升降出入变化，均以经络为通路。本文言三阴三阳，从其根、结穴来看，都是以足经为主，这说明足经可以贯通十二经而周行全身，举足经可以概括手经。阴经、阳经俱有开阖枢，就阳经论，则太阳为开，阳明为阖，少阳为枢；以阴经言，则太阴为开，厥阴为阖，少阴为枢。本文言"外为阳，内为阴"，就是说外为三阳经，内为三阴经，内外二层门，各司阴经和阳经的经气升降出入，以维持生命活动的正常进行。所谓"经气"即真气，《灵枢·刺节真邪》说："真气者，经气也。"太阳为开，即是言太阳经有主持诸阳经气之出入的功能。《素问·热论》云："巨阳者，诸阳之属也，其脉连于风府，故为诸阳主气也。"这是说太阳的经气布散于肌表，司腠理之开合，主持机体内外气的出入。阳明主阖，即言阳明有使经气（真气）的出入不致太过和留滞的作用。《中华大字典》说："阖，所以操禁锢之权也。"正如《太素·阴阳合》所说："二者门阖，是谓门扉，主关闭也，胃足阳明脉令真气止息，复无留滞，故名为阖也。"少阳主枢，主要指少阳为三阳经气开阖的转枢，太阳所以能开，阳明所以能合，全在于少阳之枢，吴崑云："少阳在于表里之间，转输阳气，犹枢轴焉，故谓之枢。"枢与开阖的关系至为重要，正如张志聪所说："舍枢不能开阖，舍开阖不能转枢，是以三经者不得相失也。"三阳主表，三阴为里，三阳通腑，三阴通脏，阳予之正，阴为之主，阳在外为阴之使，阴在内为阳之守，这就是阴阳经开枢阖的关系。太阴的开，可以将经气直达三阳；厥阴的阖，以调正太阴之太过与不及；少阴之枢，以支持开阖的功能。

总之，三阴三阳的开、阖、枢，是以阴阳离合来说明经气的升降出入，"升降出入，无器不有"，"器者，生化之宇"，饮食的消化、呼吸的出入、气血津液的生成与输布，无不与经气的出入有密切关系。因此，开阖枢若有异常，则可变生各种相应的疾患，《灵枢·根结》中已有论述，此不复赘。

（二）阴阳别论第七

篇题为阴阳别论，其意就是别论阴阳，前几篇重点从阴阳应象、阴阳离合、阳气的重要性和阴阳的相互关系诸方面以论述阴阳学说的有关理论，本篇则与上珠贯，主以论述阴阳在脉象上的应用、三阴三阳发病及三阴三阳搏结发病，都是值得临床参考的内容。这里仅就以下几个问题谈点看法。

1. 二阳之病，发心脾，有不得隐曲，女子不月

历代医家多以此作为妇科经闭病理的论据之一。"隐曲"二字，注家各有不同的认识，王冰谓"隐蔽委曲之事"，张景岳谓"阳道病也"，吴崑则谓"俯首谓之隐，鞠躬谓之曲"，这些解释均难令人满意。"隐曲"一词，从《素问》中之本篇二见、《风论》一见、《至真要大论》二见以观之，这五见之"隐曲"都是指便泄而言。正如俞樾在其《读书余录·内经之部》（后经上虞、俞鉴泉改为《内经辨言》）中所说："二阳之病发心脾，有不得隐曲，女子不月，王注曰：'隐曲，谓隐蔽委曲之事也，夫肠胃发病，心脾受之，心受之则血不流，脾受之则味不化，血不流故女子不月，味不化则男子少精，是以隐蔽委曲之事不能为也。'樾谨按：'王氏此注有四失焉；本文但言女子不月，不言男子少精，增益其文，其失一也；本文先言不得隐曲，后言女子不月，乃增出男子少精，而以不得隐曲，总承男女而言，使经文倒置，其失二也；女子不月既著其文，又申以不得隐曲之言，而男子少精，必待注家补出，使经文详略失宜，其失三也。《上古天真论》曰：'丈夫八岁，肾气实，发长齿更，二八肾气盛，天癸至，精气溢泻'，是男子之精，女子月事，并由肾气，少精与不月应是同病，乃以女子不月属心，而以男子少精属之脾，其失四也。今按下文曰：'三阴三阳俱搏，心腹满，发尽不得隐曲，五日死。'注曰：'隐曲为便泄也。'然则不得隐曲，谓不得便泄，王注前后不照，当以后注为长。便泄谓之隐曲，盖古语如此，襄十五年《左传》'师慧过宋朝，私焉。'杜注曰：'私，小便，便泄，谓之隐曲，犹小便谓之私矣'。不得隐曲为一病，女子不月为一病，二者不得并为一谈。不得隐曲，从下注训为不得便泄，正与脾病相应矣。"俞氏这段论述对于理解原文有一定价值，特录于此，以作学习参考。

2. 阳加于阴，谓之汗

本条经文，好多注家单以脉象作解，似言未尽意。如马莳注云："阳加于阴者，亦指尺寸而言也。寸主动，尺主静，尺部而见阳脉，乃阳加于阴，则阴虚火盛，其汗自泄，《平人气象论》曰：'尺涩脉滑，谓之多汗'者是也。"（经文原系"尺涩脉滑"，即尺肤涩而脉滑。滑涩之脉不能在同一部并见，马氏引文有误）。张介宾注曰："阳言脉体，阴言脉位，汗液属阴，而阳加于阴，阴气泄矣，故阴脉多阳者，多汗。"唯张志聪从汗的生理及脉象两方面来说明它的意义，其云："汗乃阴液，由阳气之宣发，而后能充身泽毛，若动数之阳脉加于尺部，是谓之汗。当知汗乃阳气之加于阴液，而脉亦阳脉之加于阴部也。"我认为张志聪之说较切经旨，就是说，对此条经文当从两方面来认识，除以上所说的脉象的意义外，还应认识到"阳加于阴谓之汗"，指出了汗是阴液通过阳气的宣发出于肌表而成的，"汗为阴液，实为阳气所化"，从而告诉我们病理性的无汗或多汗都是阴液和阳气的异常所致，临床治疗多汗或无汗病症时，亦应从阴和阳两方面辨证施治，正如吴瑭《温病条辨·杂说·汗论》所说："汗也者，合阳气阴精蒸化而出者也。《内经》云：'人之汗以天地之雨名之'，盖汗之为物，以阳气为运用，以阴精为材料，阴精有余，阳气不足，则汗不能自出……阳气有余，阴精不足，多能自出，再发则痉……其有阴精有余，阳气不足，又为寒邪肃杀之气所搏，不能自出者，必用辛温味薄急走之药，以运用其阳气……其有阳气有余，阴精不足，又为温热升发之气所铄，而汗自出或不出者，必用辛凉以止其自出之汗，用甘凉甘润培养其阴精为材料，以为正汗之地。"吴氏之论，从汗的生理、病理到治疗，虽难算全面，亦堪谓精辟，于临床是大有裨益的。

（三）六节藏象论第九

本篇主要论述了两方面的内容：一是天以六六为节，地以九九制会；二是阐述脏腑的生理功能、脏腑与体表组织之间的关系及脏腑与四时关系的脏象学说之理论。故篇名为六节藏象论。前者属运气学说的内容，暂不讨论。

脏象，本作"藏象"，意为五脏藏于内，而征象现于外，见外可以知内，这就是脏象学说的基本精神。本文把脏腑与体表组织联系起来，把脏腑活动与外界自然气候联系起来，一方面说明了人体是以脏腑为核心的完整统一体；另一方面体现了人与自然的统一观。如"心者，生之本，神之变也，其华在面，其充在血脉，为阳中之太阳，通于夏气……凡十一藏，取决于胆也。"这里，重点谈两个问题：一为阴阳太少与四脏配属的问题；一为十一脏取决于胆的问题。

1. 阴阳划分太少

阴阳划分太少，在《内经》中主要是从各自在"量"方面的多少而定。其有四种情况：一是按四时阴阳气多少及与五脏的关系而定。一年之中四季的变化就是阴阳的变化，春夏为阳，秋冬为阴，由于春夏（阳）和秋冬（阴）各自在量的方面有多少的不同，春为阳气初生故为少阳；夏为阳气盛，故为太阳；秋为阳气衰阴气生，故为少阴；冬为阴气盛，故为太阴。本文"心……为阳中之太阳，通于夏气，肺……为阳中之太阴，通于秋气，肾……为阴中之少阴，通于冬气，肝……为阳中之少阳，通于春气"就是根据四时阴阳的太少划分的，但文中太阴与少阴颠倒了，所以《新校正》指出"按太阴《甲乙经》、《太素》作少阴，当作少阴。"在肾为阴中之少阴句下也注云："全元起本并《甲乙经》、

《太素》少阴作太阴，当作太阴。"二是从人体阴阳部位而划分太少。如《灵枢·阴阳系日月》说："腰以上者为阳，腰以下者为阴。其于五藏也，心为阳中之太阳，肺为阳中之少阴，肝为阴中之少阳，脾为阴中之至阴，肾为阴中之太阴。"这与《金匮真言论》所说的"背为阳，腹为阴"是一致的。三是用阴阳的太少以说明经脉的名称。《至真要大论》说："愿闻阴阳之三也何谓？岐伯曰：气有多少，异用也。"《天元纪大论》说："何谓气有多少？……鬼臾区曰：阴阳之气各有多少，故曰三阴三阳也。"这是以三阴三阳的理论配手足十二经脉。如《经脉》所说的"肺手太阴之脉"、"心手少阴之脉"、"脾足太阴之脉"、"肝足厥阴之脉"之类。四是把四时六气分属太、少、明、厥，属运气学说。这是以天之六气与地之五行相结合来认识的。如厥阴风木属春，少阴君火、少阳相火属夏，太阴湿土属长夏，阳明燥金属秋，太阳寒水属冬，并以此六气分属五行，联系脏腑，如《气交变大论》所说："岁木太过，风气流行，脾土受邪"，"岁金太过，燥气流行，肝木受邪"等。运用于运气学说的阴阳太少的划分，其中有两个问题：①六气之热称之为"火"，如"少阴君火"、"少阳相火"这样六气之火与五行之火就容易混淆不清，我认为六气之火当为热，这样才能与五行之火区分开，《阴阳应象大论》所说的"在天为热，在地为火"就是这个意思。②阳明属燥金，肺也属秋金，二者不同。阳明燥金是运气学说中按一年四季五行相生次序排列的，这种排列是以六气为主，而不是以五脏为主。肺属秋金，是以四时五脏的分属而说的。在临床应用上凡属六淫之邪为病，其疾病的轻重转化，多以运气学说之说为根据，如阳明病日晡发潮热即是。若是内伤病，多据肺属金主于秋而论其传变，如《藏气法时论》："病在肺，愈在冬……甚于夏。"甚于夏，以夏属火，肺属金，火克金为故。

2. "十一藏取决于胆也"

"十一藏取决于胆也"，历代注家多从胆为中正之官作解，张介宾则以少阳为半表半里之经，能通达阴阳，故十一脏皆取决于胆为释，似不能令人满意。李东垣云："胆者，少阳春生之气，春气升则万化安，故胆气春升，则余脏从之，所以十一脏皆取决于胆。"我认为李氏之说颇为可取。要理解这一问题，当上下文联系起来看。本文指出心通于夏气，肺通于秋气，肾通于冬气，肝通于春气，脾通于土气，四时有春生、夏长、秋收、冬藏的规律，无春之生，就没有夏之长，没有夏之长，也就不会有秋之收和冬之藏。五脏与四时相通，然肝主春而不曰十一脏取决于肝却言取决于胆，就是因肝为厥阴而胆为少阳，少阳正属春生之气，故曰"十一藏取决于胆也"。

（四）五藏生成篇第十

生，乃长养之谓也，这与《史记·孟尝君传》"其母窃举生之"的"生"作长养解是一个意思。本文首先指出了五脏与皮肉筋骨脉之外合，进而论述了五味各归其脏，然太过亦可伤及五脏，说明了五脏赖五味以长养，并运用五行学说的理论，以五脏为中心，联系五色、五味等，进一步论证了人体的整体性，故篇名为五藏生成。本篇讨论两个问题：

1. "凝于脉者为泣"之"泣"字的争议

"泣"字在《内经》中有三种读音：一是气及切，音器，指眼泪，如《灵枢·口问》："液道开，故泣涕出焉。"一是音、义均同"涩"，如《素问·举痛论》："寒气客于背输之脉，则脉泣，脉泣则血虚。"一是力入切，音立，意为气血不利，也就是王冰所注本文之泣的意义。后两种读音及释义似可通用，如《汤液醪醴论》中之"荣泣卫除"和《八正神明论》中之"人血凝泣"之泣字作后两种解释均可。但俞樾在《内经辨言》中批驳了王冰对本文中"泣"字之注，认为此"泣"当为"冱"字之误，他说："字书泣字并无此义，泣疑冱字之误，《玉篇·水部》：'冱，胡故切，闭塞也'。冱，字右旁之互，误而为立，因改立而成泣字矣。"俞氏之校对本句来说有一定的价值，但若就《内经》中有关之"泣"字则似难以说矣。

2. 关于"欲知其始，先建其母"

本文曰："诊病之始，五决为纪，欲知其始，先建其母。"意思是说，在诊察疾病时，当以五脏脉为纲纪，要知道疾病的起始情况，必须首先明确疾病的根本原因。这一段很容易理解的经文，由于历代注家对此的认识分歧，使学习上增加了一定的困难。如王冰注："建，立也，母，谓应时之王气也，先立应时王气，而后乃求邪正之气也。"马莳注："母者，五脏相乘之母也。"王氏之解，谓母为应时之王气，马氏之解，谓先病之脏为母，均难与"五决为纪"相贯。吴崑则据土为万物之母注为四时应时之胃气脉为母，认为若脉失胃气在春则为肝病，在夏则为心病等，亦难以令人满意。唯张介宾之解于临床甚有裨益，其云："建，立也，母，病之因也，不得其因，则标本弗辨，故当先建其母。"张氏之解，是联系实际，从临床的角度考虑，我们学习古人，研讨经义，自当唯贤而师，择善而从才是。

四、读《内经》札记之四

（一）五藏别论篇第十一

篇名为《五藏别论》，其意即别论五脏。本篇为了澄清当时对脏腑的混乱认识，主要从脏与腑的功能上论述了脏、腑、奇恒之府的区别。这里重点讨论两个问题。

1. 魄门亦为五藏使

本文云："魄门亦为五藏使，水谷不得久藏。"魄门指肛门言，已无可争议，然肛门为何又称魄门呢？多数注家都依王冰之说，认为肛门是大肠的下端，大肠与肺为表里，肺主魄，故称魄门。亦有人认为"魄"与"粕"通，即"粕门"之意。我认为，肛门虽为糟粕传送的门户，但若没有气的推动，糟粕是不可能排出体外的，因此，名为魄门的意义当为以上两说的综合。为什么称其为五脏使呢？"使"即使者之意。就是说，肛门的排泄糟粕，是脏腑完成精气生成的辅助；肛门之所以能排泄糟粕，亦赖脏腑之气的推动。"魄门亦为五藏使"既说明了糟粕的排泄与精华生成的相成关系，又概言了肛门为肾之所主、肺之所用、心之所使、肝之所达、脾之所通。若五脏中任何一脏的功能失调，均可影响肛门的排泄糟粕。故肛门的病变亦必从脏腑的整体来着手辨证。如脱肛一症，虽表现为局部病变，但在治疗时当补中气以升提之。由此，"魄门亦为五藏使"的意义可以理解矣。

2. 五气入鼻，藏于心肺

五气，吴崑认为："风、暑、湿、燥、寒，天之五气也。"即是指四时自然界之清气。此处之"藏"字，作"深"解，如《韩诗外传》："安知其奥藏之所在。"五气入鼻，藏于心肺，就是说吸入之清气深入于心肺。其先入于肺，再藉肺朝百脉的作用而至心，从而到达全身各部以资养各脏腑组织。而张介宾则认为五气是对五味而言，他说："曰味曰气皆出于胃，而达于肺。"张氏之解重点在于"气口脉"，但其将入鼻之清气释为皆出于胃，自然有悖经义，当以吸入鼻之清气与出于胃之谷气在心肺相合而运养于全身作为"变见于气口"的说明才是。

（二）汤液醪醴论篇第十四

历家对汤液醪醴的解释稍有分歧。王冰云："汤液谓清液，醪醴谓酒之属也。"张介宾则注曰："汤液醪醴，皆酒之属。韵义云：醴酒浊酒曰醪。诗诂云：酒之甘浊而不泲者泛曰醴。然则汤液者，其即清酒之类欤。"我认为，从原文黄帝的发问"为五谷汤液及醪醴奈何？"来看，此一"及"字，说明一为五谷汤液，一为五谷醪醴，二者是有一定区别的。《说文》云："汤，热水也"，"液，尽也，尽，气液也"，汤液二字水旁，可见其当是指用五谷经加热煮沸等手段而制成的用以治病的液汁。醪，《说文》："汁滓酒也"，《广韵》："浊酒"；醴，《说文》："酒，一宿熟也"，《玉篇》："甜酒也"，《释名》："醴，礼也，酿之一宿而成醴，有酒味而已也"。醪醴二字酉旁，故当为酒类。本篇及上篇都提到了上古、中古、今世三个时期，古代学者一般认为自"书契"以前为上古，《易·系辞下》："上古结绳而治，后世圣人易之以书契。"此时相当于原始社会，中古稍近于上古之时代，即夏商之际。《易·系辞下》："易之兴也，其于中古乎。"近世即《内经》作者之时代。这里重点讨论以下几个问题。

1. 必齐毒药攻其中

《周礼·亨人》云："掌共鼎镬，以给水火之齐。"可见，"齐"可作多少之量解，必齐毒药攻其中，就是说必按其量的多少而运用毒药。所谓"毒药"是古人对凡能治病药物的统称。对此句经文的认识，其分歧就在"齐"字上。张志聪认为："齐，疾也。"就是说，必病后而速用毒药攻之，而张介宾则解："齐毒药，以毒药为剂也。""齐与剂同"，二张之解各从其意，但都与原文意乖，特录以明之。

2. 神不使也

"神不使"有两种含义：其一，言医者不能细心诊察病之所由，乱用针石毒药，以致病家"形弊血尽而功不立"，这是医者不能"动神"的缘故。所谓动神，即是用心诊察患者的色脉，知病所在而治之，方能奏效。若不用神，即医之过，正如《素问·疏五过论》所说："医不能严，不能动神……病不能移，则医事不行，此治之四过也。"其二，为患者神不使，张介宾说："凡治病之道，攻邪在乎针药，行药在乎神气，故治施于外，则神应乎中，使之升则升，使之降则降，是其神之可使也，若以药剂治其内而脏气不应，针艾治其外而经气不应。此其神气已去，而无可使矣。"这里的"神"是指什么呢？《灵枢·小针解》回答了这个问题，其云："神者，正气也。"神不使，即正气不能对治疗做出相应的反应。实践证明，患者正气内存，应乎针药固然是祛除病邪的决定因素，然医者能否全神贯注以诊，切中病情以治，亦是却病回春的重要条件。不仅如此，医生与患者的紧密配合也是不容忽视的，所以本文指出："病为本，工为标，标本不得，邪气不服。"若患者讳疾忌医或医者误诊误治，皆为"标本不得"，自然不能收到预期的治疗效果。

3. 四极急而动中

四极，即四肢。为什么四肢称"四极"呢？考四极原意，乃指四方极远之处，如《离骚》云："览相观于四极兮，周流于天余乃下。"四肢距脏腑最远，故以四极称之。张介宾注云："四肢者，诸阳之本，阳气不行，故四极多阴而胀急也。胀由阴滞，以胃中阳气不能制水，而肺肾俱病，喘咳继之，故动中也。"张隐庵亦云："四肢为诸阳之本，阳虚于外，是以四极肿急，喘而动中。"可见，四极急而动中的病机是阳衰阴盛。先以脾阳虚衰，不能运化水湿，多首现四肢肿胀而懈惰，腹胀不思食等症。进一步影响到肺，肺主皮毛，故周身浮肿，小便不利，甚则喘满。继则影响到肾，肾阳衰微，肿胀益甚，大便不调，腰膝酸软无力等症亦出。临床水肿之病机虽多为阳衰，但每须辨其脾、肺、肾三脏何者为主而治之，方能奏效。

4. 平治于权衡，去菀陈莝……开鬼门，洁净府

此语是针对其所言水肿的治疗原则和方法。所谓平治，即平调其阴阳气血。但要权衡其主次先后，才能达到平治的目的。本病其本在肾，其末在肺，然肺金生于脾，而肾为肺之子，且肾水制于土，故治水肿必观肺、脾、肾三脏之盛衰主次而治之，方谓权衡之道。去菀陈莝：菀即宛，与郁通。陈，久也。莝，斩草也。言水气之久积，在治疗上当像斩草一样除而去之，亦即后世所谓之逐水法。

开鬼门，洁净府：鬼门，即气门，也就是玄府，亦称汗孔。关于"鬼门"之称，有两种解释，一说为肺主皮毛而藏魄，肺属阴，故曰鬼门。一说为"鬼"、"气"二字古代通用，此两种解释与理皆顺。洁，清洁之意，净府即膀胱，洁净府，就是通利小便以祛水。可见，开鬼门，即发汗法，洁净府，即利尿法。此二法之用，当遵张仲景"诸有水者，腰以下肿，当利小便，腰以上肿，当发汗乃愈"的原则。

具体选用药物，可如《张氏医通》所说："开鬼门之剂，麻黄、羌活、防风、柴胡、葱白及柳枝煎洗；洁净府之剂，泽泻、木通、通草、防己、葶苈、茯苓、猪苓、秋石代盐；去宛陈莝之剂，商陆、大戟、甘遂、芫花、牵牛；宣布五阳之剂，附子、肉桂、干姜、吴茱萸。"张璐将"五阳已布"一语作为治疗方法，可作参考。

（三）玉版论要篇第十五

吴崑云："古之帝王，闻一善道，著之方策，以纪其事，谓之玉版。"可见，篇名为玉版论要，乃在于强调其内容之重要。本篇以色脉为例，讨论了《揆度》、《奇恒》理论的运用。《揆度》与《奇恒》均为古经名。其理论在《内经》诸篇中多有引用。本篇云："揆度者，度病之浅深也，奇恒者，言奇病也。"《素问·病能论》云："《揆度》者，切度之也，《奇恒》者，言奇病也，所谓奇者，使奇病不得以四时死也，恒者，得以四时死也。所谓揆者，方切求之也，言切求其脉理也。度者，得其病处，以四时度之也。"顾观光《素问校勘记》说："奇恒，谓异于常也……疑《素问·奇病论》即奇恒书之仅存者。《史记》述仓公所授书有……奇咳术……，疑奇咳即奇恒。咳应作佽，许氏《说文解字》云：'奇佽，非常也。'"据以上所论可知，《奇恒》为记述奇病之专书，《揆度》为论述脉理之专书。下面谈谈文中的几个问题。

1. 神转不回，回则不转，乃失其机

此句强调了神在人体的作用，其与《素问·玉机真藏论》所言完全相同，只不过本篇用"回"字而彼篇则用"迴"字。回与迴通用，俱作"返"讲。就是说，神在人体的运动是有其规律的，不可返行，若返行（不循常规）则失其生机。这里的神，是指人体生理机能和生命活动的主宰。机者，要也，变也，动之所由作也。张介宾云："神机之用，循环无穷，故在天在人，无不赖之以成化育之功者，皆神转不回也。设其回而不转，则至数逆，生机失矣，故曰神去则机息，又曰失神者亡也。"神赖精以化生，其运转是随气血营卫而进行的，在生命过程中，人体各种机能活动都是在神的主宰下完成的，神的盛衰关系到人之生命的寿夭，又通过人之言、动、视、听、色、脉等诸方面反映出来。《灵枢·天年》说："何者为神？岐伯曰：血气已和，营卫已通，五藏已成，神气舍心，魂魄毕具，乃成为人。"说明血气和调，营卫通畅，神也就依附在人体而主宰支配着生命活动。所以张景岳说："形者神之体，神者形之用。无神则形不可活，无形则神无以生。"

2. 阴阳反他，治在权衡相夺

阴阳反他的"他"字，张介宾认为是"作"字之误，我认为他与作在原文的意义上是一致的。阴阳反他就是阴阳相逆，这里是指五色与所现部位的阴阳相逆。本文指出"色见上下左右，各在其要，上为逆，下为从；女子右为逆，左为从；男子左为逆，右为从。"这是说男子为阳，女子为阴，左为阳，右为阴。男子病色见于右，女子病色见于左，说明虽病尚阴阳相合，为从；若男子病色见于左，女子病色见于右，则属重阳和重阴，说明既病且阴阳相离，为逆，故本文说："重阳死，重阴死。"此阴阳反他虽指病色而言，实质上亦寓脉证相逆、形气相失诸种反常情况在内。故在治疗时当揣度阴阳相逆的实质，权衡阴阳之夺而调之使其平。本文所说的"奇恒事也"、"揣度事也"即是言阴阳反他即奇恒之事，治在权衡相夺即揣度之事。

3. 行奇恒之法，从太阴始

本文所言奇恒即奇病。所谓奇病，就是阴阳相反的逆证，诸如阳病见寒象，阴病见热象即是。从病机来说阳邪侵入阴部或阴邪侵入阳部也属于逆证。人有奇恒之病，当主从脉上去鉴别。一般说来，有是证则有是脉，有是脉未必有是证。这是由于证有真假，而脉较真实。故高士宗说："人有奇恒之病，而揣度其脉，是行奇恒之法也。"从太阴始，言切脉首持寸口。寸口乃脉之大会，五脏六腑之气味皆变现于此，诊此脉即可独为五脏主，因而曰从太阴始。从太阴始亦并非仅持寸口。言"始"字，即还寓有三部九候之全身诊法，亦当用之作参伍。

（四）脉要精微论篇第十七

本篇论述了诊法的基本原则和望、闻、问、切四诊，并论述了尺肤诊的部位及与内脏的分属。其中以脉诊和望诊为主而尤详于脉诊，因本篇重点讨论的是脉诊之大要，系至精至微之术，故以脉要精微而命篇。这里重点讨论如下三个问题。

1. 上盛则气高，下盛则气胀

"上"、"下"二字，历代医家多从尺、寸之意作解，似与文意不合。这段经文系言脉象变化所主之病，故此"上"、"下"当指脉的来去变化而言。脉来曰"上"，脉去曰"下"。来盛（上盛）则气高，就是气粗；去盛（下盛）则气胀满，正如吴崐所说："脉之升者为上，上盛则病气高；高，粗也。脉之降者为下，下盛则病气胀。"这个"上"、"下"也可作人迎、气口之脉解。人迎在上，人迎脉盛，则病气高，气口在下，气口脉盛，则病气胀。病气高为阳邪盛，病气胀则为阴邪盛，这是临床常见的现象。

2. 五藏者，中之守也……得守者生，失守者死；五府者，身之强也……得强则生，失强则死

这两段经文指出了五脏和五腑的重要性，"五藏者，中之守也"即五脏藏精气而内守之意。中，内也，里也。五脏位于身体之里，其功能是"藏精气而不泄"，故称"中之守"。若五脏失却藏精之职，则可出现诸如"声如从室中言，是中气之湿也"，"言而微，终日乃复言者，此夺气也"，"衣被不敛，言语善恶不避亲疏者，此神明之乱也"，"仓廪不藏者，是门户不要也"，"水泉不止者，是膀胱不藏也"之类的所谓五脏失守的病证。中气之湿是脾气之衰，言微复言乃肺气之夺，言语善恶不避亲疏为心神之乱（与肝亦密切相关），仓廪不藏与水泉不止虽是六腑之病，但仓廪属胃，肾者胃之关，水泉不止，虽病归膀胱，实肾阳之不足，故此二者皆属肾气失守。凡此皆说明了五脏乃生命之本，五脏内守，就是精气充盛、精神内守，精神内守则"真气从之"而"病安从来"？这就是"得守者生，失守者死"的基本意义。

"五府者，身之强也"原作"五藏者，身之强也"，据吴崑注改脏为腑。吴注云："下文所言五腑者，乃人身恃之以强健。"我认为吴氏之说是符合原意的。《内经》云："头者，精明之府，头倾视深，精神将夺矣；背者，胸中之府，背曲肩随，府将坏矣；腰者，肾之府，转摇不能，肾将惫矣；膝者，筋之府，屈伸不能，行则偻附，筋将惫矣；骨者，髓之府，不能久立，行则振掉，骨将惫矣。得强则生，失强则死。"其将头、背、腰、膝、骨五者称之为"府"，府者，库府之意也。头为精气神明充会之处，若头歪斜低垂而目陷无光，则示精气已竭，神气被夺。背为五脏所系，心肺居胸中，为气血之脏，故背为胸中（心肺）之府，若弯背垂肩，则说明心肺精气已衰。腰为肾之府，腰部转侧不能，是肾病的表现。膝肘是筋分布较多的地方，筋是联缀、运动关节的，若筋病则关节曲伸不能、附物而行，此虽为筋病，实乃肝虚使然。骨赖髓以充养，髓不足则骨惫而不能久立、行则身体摇摆震颤，此又是肾虚所为。此五府既是内脏的外廓，又是身体的支架，其强健与否，反映了内脏精气的盛衰，所以本文说："得强则生，失强则死。"另外，保护内脏、支持身体、主司运动的头、腰、背、膝、骨五府实际上是以骨为主的，《灵枢·经脉》云："骨为干。"而骨之运动又赖筋以主司，然肝主筋、肾主骨，故五府之强健与肾、肝两脏的关系至为密切。故亦可说肝肾强则五府强。

3. 知内者按而纪之，知外者终而始之

此二句乃持脉之大法，"内"系指脏腑而言，"外"系指经脉肌表而言，正如张介宾所说："内言脏气，脏象有位，故可按而纪之。外言经气，经脉有序，故可终而始之。"张氏之解虽明确了知内、知外的意义，但切脉部位及"按而纪之"、"终而始之"的切脉方法却未详明。我认为切脉部位当在寸口。寸口脉包括寸、关、尺三部，《内经》中虽无关脉的记载，但有尺、寸之名，然关乃寸、尺之分界，《难经·二难》曰："脉有尺寸，何谓也？然：尺寸者，脉之大要会也。从关至尺是尺内，阴之所治也；从关至鱼际是寸口内，阳之所治也。"言寸口包括寸、关、尺三部脉，《难经》和《内经》的观点当是一致的。正如《素问·五藏别论》说："气口亦太阴也"，《难经·一难》说："寸口者，脉之大会，手太阴之脉动也"一样。关于"按而纪之"和"终而始之"的方法如何，览历家之注，唯吴崑与高士宗的解释最为明了，吴崑云："切脉之道，有终有始，始则浮取之，终则沉取之，浮以候外，沉以候内，终而始之，谓既取其沉，复察于浮，浮沉相较。"高氏则谓："重手按脉，纪其至数，则知在内之脉，故曰知内者按而纪之，轻按为始，重按为终，由重而轻，则知在外之脉，故知外者终而始之，此内外按纪终始六者，乃持脉之大法。"吴、高之论，堪谓切中经旨。

（五）平人气象论篇第十八

平人，即无病之正常人；气，指经脉之气；象，指脉的形象。本篇从"平人之常气禀于胃"的道理出发，首论平人之脉象，强调脉以胃气为本，进而对四时五脏的平脉、病脉、死脉予以对比分析，因本篇是以平人之脉体气象来对比分析患者脉体气象，故以"平人气象论"名篇。统观全论可以看出，祖国医学在诊脉时把脉中有无胃气作为判断机体正常与否及病变吉凶逆顺的标志。胃气的多少和有无是鉴别平脉、病脉和死脉的关键。以肝脉为例，胃而微弦为平脉，弦多胃少为病脉，但弦无胃为死脉。何谓脉有胃气呢？《玉机真藏论》云："脉弱以滑，是有胃气。"《灵枢·终始》曰："邪气来也紧而疾，谷气来也徐而和。"就是说，脉来从容和缓、节律一致，便是有胃气。这里的胃气，实际上就是人体的真气，即正气。正如张介宾所说："胃气者，正气也。"所以称胃气者，乃在于强调脾胃在人体的重要性。脾胃为后天之本，脏腑精气皆由以化，脾胃健则精微化足，真气得充，脏腑得养，脾胃衰则精微化少，真气亦衰，脏腑失养。可见，脾胃的衰旺主宰着脏腑功能的强弱和人体真气的盛衰，决定了人之生命的寿夭，故《内经》云："胃者，平人之常气也，人无胃气曰逆，逆者死。"

五、读《内经》札记之五

（一）玉机真藏论篇第十九

本篇是上篇的补充，突出论述了四时五脏脉象的不同，是因自然气候的影响所致。肝弦、心钩、肺浮、肾营（石）、脾代，有胃气的则为四时正常脉象，若出现太过不及之脉则为病态。所谓太过不及，系指邪正而言，邪气盛者其脉则太过，如肝脉弦数弦紧、心脉洪大洪数之类即是；脏气衰者其脉则不及，如肝脉弦弱弦微、心脉洪弱洪细之类即是。无论太过或不及，都是少胃气之脉。若脉无胃气，则属其寿不久的真脏脉了。本文指出："五藏者，皆禀气于胃，胃者，五藏之本也。藏气者，不能自至于手太阴，必因于胃气，乃至于手太阴也。故五藏各以其时，自为而致于手太阴也。"说明了五脏功能赖胃气以支持，胃气与脏气相结合从而发挥各脏的生理功能。若胃气败绝，则脏气亦继之而绝，故真脏脉现者多于较短的时间内病亡。本篇所说的"故病甚者，胃气不能与之俱至于手太阴，故真藏之气独见，独见者，病胜脏也，故曰死"就充分说明了胃气乃脏腑之本、脉动之根的重要意义，李东垣重视脾胃，其道理亦就在于此。本篇以五行理论来阐述四时五脏的脉变道理，这与《素问·阴阳应象大论》中以五行理论论述五脏生理与自然气候关系的意义是完全一致的，充分体现了祖国医学的理论体系以阴阳五行为说理工具，以整体观念为主导思想的基本精神。这里仅谈谈我对"别于阳者知病从来，别于阴者知死生之期"的认识。

"别于阳者知病从来，别于阴者知死生之期"，此原文在词句上与《素问·阴阳别论》

中基本相同，但从意义上来说，本篇是从表里言阴阳，《素问·阴阳别论》则是从脉象言阴阳，这是二者不同之处。《素问·生气通天论》云："阴者藏精而起亟也，阳者卫外而为固也。"指出阳者主表，阴者主里。阴主藏精，阴精支持阳气而卫外；阳主固卫，保护阴精以养内，抗御外邪以防外，二者不可分离。外邪侵入人体，必先客于肌表，察其外症，即可知病属何邪，如本文所言："风寒客于人，使人毫毛毕直，皮肤闭而为热。当是之时，可汗而发也。"若单纯风邪侵体则症见多汗恶风，治当和营解肌，这就是"别于阳者知病从来"的意义。若内伤七情，则既伤五脏气机，又损五脏阴精，且古人认为五脏受病是以五行次序相传，多是受病气于己所生之脏，传病气于己所克之脏，至于克己之脏乃死，即所谓"五藏受气于其所生，传之于其所胜，气舍于其所生，死于其所不胜，病之且死，必先传行，至其所不胜，病乃死"。故言"别于阴者知死生之期"。但疾病是复杂多变的，临床上病传绝非都是机械的五行模式。五脏之间在生理上都是相互为用、相互制约的，在病理上又都是相互影响的，其关系仅用五行的理论是根本不能全面解释的。如肝的营养赖脾化生气血以供给，心血与肺气的相互为用和病理的互为影响等，用五行的生克乘侮规律就无法说明。由此可知，五行的理论运用于祖国医学，尽管规范地说明了内脏之间的关系及其与体表组织之间的关系，体现了祖国医学的整体观，但仍有其很大的局限性，若死搬硬套，机械理解，就失掉了它的指导意义。

（二）三部九候论篇第二十

本篇主要论述了"以决死生，以处百病，以调虚实，而除邪疾"的三部九候诊法，故名为《三部九候论》。全元起《训解》及吴崑注之《素问》均将此篇改为"决生死论"，足见古人对此篇的重视。三部九候的全身诊脉方法，为当时医者所沿用，对后世亦影响颇深，如张仲景就认为若不进行全身的三部九候诊法，就难以明诊正治。其云："按寸不及尺，握手不及足，人迎、跌阳三部不参……九候曾无仿佛，明堂阙庭，尽不见察，所谓窥管而已。夫欲视死别生，实为难矣。"然自越人《难经》以降，三部九候就另有一意了，《难经·十八难》云："三部者，寸关尺也，九候者，浮中沉也。"其以寸关尺分三部，以三部中各部之浮中沉而定九候。元·滑寿《诊家枢要》所说的"持脉之要有三：曰举，曰按，曰寻。轻手循之曰举，重手取之曰按，不轻不重，委曲求之曰寻"就是根据《难经》的精神而提出的。此种方法，后世医家无不采用，亦是《内经》脉法理论的一大进步。这里讨论两个问题。

1. 七诊

"七诊"之分歧有二：王冰视"察九候独小者病，独大者病，独疾者病，独迟者病，独热者病，独寒者病，独陷下者病"为"七诊"，从脉而解。其注云："诊凡有七者，此之谓也。然脉见七诊，谓三五不调，随其独异以言其病尔。"张介宾、李中梓、马莳等皆尊此说，此其一。然张志聪则从病而释，认为"七诊者，谓沉细弦绝、盛躁喘数、寒热、热中、病风、病水、土绝于四季也"，此其二。我认为有病证必有病脉，因此，七诊作脉解是比较符合实际的。张介宾云："此言九候之中，而复有七诊之法，谓脉失其常而独大者、独小者、独疾者、独迟者、独寒者、独热者、独陷下者，皆病之所在也……此虽三部九候为言，而于气口部位，类推为用，亦唯此法。"张氏之解，不仅说明了三部九候之脉中当用七诊之法以断病情，就是目前运用的寸口脉诊亦当类推而用之。《景岳全书·传忠录》

脉神章中"独论"就是在这个基础上提出的。他认为"独"分部位之独、脉体之独、脏气之独三种。所谓部位之独，"谓诸部无恙，唯此稍乖，乖处藏奸"，就是说，寸关尺左右六部，不一定在哪一部位脉象变异，变异之处即是疾病的脏腑所在。"脏气之独不得以部位为拘也，如诸见洪者，皆是心脉，诸见弦者，皆是肝脉，肺之浮，脾之缓，肾之石。五脏之中各有五脉，五脉互见，独乖者病，乖而强者，即本脏之有余，乖而弱者，即本脏之不足。此脏气之独也"，就是说，六部脉俱见何脏之脉象，便是何脏之病，从其有力和无力辨其有余和不足，这就是"脏气之独"。"脉体之独者，如经所云：独小者病，独大者病，独疾者病，独迟者病，独热者病，独寒者病，独陷下者病，此脉体之独也……而不知三者之独，亦总归于独小、独大、独疾、独迟之类，但得其一而即见病之本矣。"勿容讳言，张氏之论，基于《内经》之本，更补《内经》之欠，对临床脉诊具有普遍的指导意义。

2. 留瘦不移

本句之"瘦"字，历代注家多作"消瘦"解，如王冰之"病气淹留，形容减瘦，证不移易"，张介宾注说："留，病留滞也。瘦，形消瘦也。不移，不迁动也"。唯滑寿将"瘦"改为"廋"，并引《论语》"人焉廋哉"为证，解"瘦"为隐匿之意，言病邪留匿而不移。观《素问·通评虚实论》中"不从内外中风之病，故瘦留著也"之意，滑氏之解较王、张氏之言更近经义。我认为，留瘦不移当包括两层含义：一指病邪久留不移而使形肉消瘦；一指病邪隐匿于四支八溪之间久而不去。

（三）血气形志篇第二十四

《素问·调经论》云："人之所有者，血与气耳。"血属阴，气属阳，志即神。血气充形以养志，形神毕俱，乃成为有生命之人。由于本篇重点论述了六经气血多少和形志苦乐与发病的关系，故以"血气形志"而名篇，又以文章自始至终无问答之辞，系平述之体，故曰"篇"而不名"论"。这里着重谈形志苦乐与发病关系的问题：

形指形体，志言精神。祖国医学认为，形神合一，疾病的发生与人的精神状态密切相关。不仅七情过激可内伤脏腑气机而致病，且异常的精神状态往往成为外感或其他内伤疾病的诱因。从病理上来看，无论是外感六淫、内伤七情还是饮食劳倦，其致病特点虽各有不同，然总不外伤形和伤神两方面，舍此则无法认识疾病。《素问·阴阳应象大论》云："寒暑伤形"，举寒暑以概言六淫，指出六淫致病，邪从外来，伤人形体；又说："天之邪气，感则害人五藏"，说明外感邪气不独伤形，且能伤神，亦体现了形、神可分不可离的关系。本文举"形乐志苦，病生于脉"，"形乐志乐，病生于肉"，"形苦志乐，病生于筋"，"形苦志苦，病生于咽嗌"为例论证了形志苦乐不同的发病特点，说明形有苦乐，志也有苦乐，"苦"即异常，"乐"即正常，如过劳、负重、久立、久行等属形苦，情志过激或不遂为志苦，形神是合一的，形之苦乐必然影响到神，神之苦乐也一定波及到形。在某种情况下，神的苦乐往往对发病起主导作用，若精神乐观，虽有过劳于形体，也不一定致病。《素问·上古天真论》所说的"精神内守，病安从来"就充分说明了神驾驭形体、抗御外邪，在祛病养生中占主导地位。具有防病、却病、健身、延年作用的气功，实际上是调神以养精气，更说明了这一点。所以，作为临床工作者，只做到诊断正确、用药适当还不够，对患者晓之以理，动之以情，帮助其树立战胜疾病的信心，放下思想包袱，保持乐观的精神状态，亦是治愈疾病必不可少的先决条件。正如《素问·汤液醪醴论》所说："病为本，工为标，标本不得，邪气不服，此之谓也。"

（四）宝命全形论篇第二十五

宝，保也。宝命即保养生命。全形，是使形体健全。马莳云："盖非保惜天命，形难以全耳。"人生于自然界中，时刻受自然的影响，因此，要保惜天命，就必须顺应天地四时的阴阳变化规律以养生，考虑到人与自然的关系而治病。所以本文说："天覆地载，万物悉备，莫贵于人。人以天地之气生，四时之法成。"又说："人能应四时者，天地为之父母"，"人生有形，不离阴阳"，并在举例论证了人与天地相应之后，提出了"一曰治神，二曰知养身，三曰知毒药为真，四曰制砭石小大，五曰知府藏血气之诊"的防治疾病的五种方法。前二法为防病而设。所谓治神，即四气调神之意，神与形（身）是不可分离的，神必寓于形中，故调神即可养身，养身即可治神（治，安而不乱也），只有形神相依，乃命曰人。后三法为治病而立，言既病之后，当及时根据病情之宜和针、药的性用特点合理选用针药而治之。当用药治者，若妄用针刺，必为其害，如《灵枢·邪气藏府病形》说："诸小者，阴阳形气俱不足，勿取以针，而调以甘药也。"正以篇中尽论宝命全形之理法，故以之名篇。这里仅谈谈"虚实呿吟"的意义。

"虚实"指"证"而言。疾病不外虚实，邪气盛则实，精气夺则虚，邪正均有阴阳之分。阴邪盛与阳邪盛皆为实证，但阴邪盛者其证寒，阳邪盛者其证热；阴气虚与阳气虚都是虚证，但阴虚则热，阳虚则寒。张介宾云："阴阳不可见，寒热见之。"寒热必辨虚实，才能立法处方。"呿吟"指"征"而言。《通雅》云："吟，即噤，闭口也。"古吟、唫、噤通用。《吕览·重言》有"君呿而不吟"句，高诱注："呿开，唫闭。"可见，呿吟，即开闭之意，也就是指张口闭口之轻微动作。虚实呿吟，就是说欲达虚实之数，必须全面诊视，细心体察，不放过任何细小的证候，才能确诊无误，即所谓"呿吟至微，秋毫在目"。

（五）太阴阳明论篇第二十九

本篇论述太阴与阳明的表里关系，指出它们在生理上是阴阳异名、燥湿异性、升降相因、相互合作，共同完成饮食的消化、吸收与输布。由于脾胃功能不同，经脉循行有别，四时阴阳逆从各异，所以受病亦必因之而异，其特点就是"阳道实，阴道虚"。这一理论的提出，为脾胃病的辨证指出了方向。后世所说的"入阳明则燥化，入太阴则湿化"就是在这一理论指导下总结出来的，朱丹溪之"阳常有余，阴常不足"的论点，亦不能不说受这一理论的影响。此外，文中还论述了阴阳邪气感人有同气相求的特点，指出"阳受风气，阴受湿气"，"伤于风者，上先受之，伤于湿者，下先受之"，以阴阳的理论对六淫感人致病的易侵部位做了具体的说明。临床上头面红肿多为风热所侵，下肢肿胀多因寒湿所为，足证这种提法确系经验的总结。当然，寒湿亦可侵上，风热也能犯下，故本文又说："阳病者上行极而下，阴病者下行极而上。"这种既言一般又不忘特殊包含辩证法思想的理论对指导临床辨证是十分重要的。

1. 脾"不得独主于时也"的讨论

《内经》对五脏配四时有两种提法：一是《素问·藏气法时论》所说的"脾主长夏"，将四时分五时，即春、夏、秋、冬而加长夏，春属肝，夏属心，长夏属脾，秋属肺，冬属肾。长夏即农历六月，此时万物生长至极，故称长夏，以脾位中焦，主长养，故属之。二是本篇所说的"脾者土也，治中央，常以四时长四藏，各十八日寄治，不得独主于时也"，将脾归属于四时之末，每时寄主十八天。以每时九十天计算，除脾所主十八日外，余七十二天即是每脏所主之时。这样将一年分为五个七十二天而分属于五脏，共三百六十天。这两种配属方法都是以脾在五行属土，在人体内主运化水谷而长养四旁为基点的。为什么会有这么两种配属呢？我认为，这两种配属虽然都体现了脾属土而长四脏的生理特点，但二者又各有一定的含义。以四时分五时而言脾主长夏，主要是从五行的角度说明五脏与三阴三阳六气的相互关系，如厥阴风木、少阴君火、少阳相火、太阴湿土、阳明燥金、太阳寒水。言脾寄旺于四时，是以土在四季中的作用而比喻脾在人体中作为后天之本的地位。就脉象而言，肝脉弦、心脉钩（洪）、肺脉毛、肾脉石、脾脉代，张介宾云："代，更也。脾脉和耎，分王四季，如春当和耎而兼弦，夏当和耎而兼钩（洪），秋当和耎而兼毛，冬当和耎而兼石，随时相代，故曰代，此非中止之谓。"这是说四时的常脉必有和缓之象的脾脉在其中，四季脉的转变也是由脾来担任，充分体现了四脏赖脾以长养的精神，脾不主时的道理亦就在于此。故本文说："脾藏者，常著胃土之精也，生万物而法天地，故上下至头足，不得主时也。"

2. 对"为之行气于三阴"、"亦为之行气于三阳"的理解

张介宾认为："为之者，为胃也。脾脉贯胃属脾，足太阴也，故为之行气于三阴。三阴者，五脏之谓……阳明者，太阴之表也，主受水谷以溉脏腑，故为五脏六腑之海，虽阳明行气于三阳，然亦赖脾气而后行，故曰亦也。三阳者，即六腑也。"而吴崐则认为："脾为胃行气于三阴，运阳明之气，入于诸阴也"，"行气于三阳，运太阴之气，入于诸阳也"。如此解释，令人费解。我们知道，经脉的循行，是始于手太阴而终于足厥阴，阴经属脏络腑，阳经属腑络脏，一经接一经，如环无端，如何能形成太阴行气于三阴而阳明行气于三阳呢？我个人认为，这两句原文是进一步说明脾与胃虽然阴阳异位，但它们之间又是以膜相连，经络相通，共同完成水谷的消化、吸收和输布，故经脉的循行起于中焦（脾胃），上膈属肺，脾胃之精，就是自肺经始运行全身的，故曰"为胃行其津液"。此二句经文当结合《素问·经脉别论》中饮食入胃的内容来理解，方可进一步明确其意义。

六、读《内经》札记之六

（一）阳明脉解篇第三十

本篇主要论述阳明经脉之病证。吴崐说："解，释也。此篇皆所以释阳明脉为病之义。"上篇论述了太阴与阳明是阴阳异位，生病各异。故后世医家认为，邪入阳明则燥化，入太阴则湿化，本篇特别指出阳明病这一特点，燥化为阳热实证。本病的成因：一由外感之邪，一为内伤七情。前者，如伤寒阳明腑实证之发狂，后者即本文所说："恶人与火"，"病甚则弃衣而走，登高而歌，或至不食数日，踰垣上屋，所上之处，皆非其素所能也……妄言骂詈，不避亲疏"。这些症状为七情内伤，痰火内结之实证，呈现痰火扰心之狂证。与现代医学某些精神病极为相似。胃络上通于心，痰热积阳明，上扰则心神瞀乱。本文可与《灵枢·经脉》篇中之阳明病候及《脉解》篇中有关内容参读，更可加深理解。本篇的基本理论是在"阳道实","阳明之上，燥气治之"的思想指导下认识的。至于阳明病的病机，也有寒热虚实，当从临床症状的表现来区别它。

1. 闻木音则惕然而惊，钟鼓不为动

狂病在临床上确有上述症状，唯"闻木音则惕然而惊，钟鼓不为动"，注家从五行生克理论做了解释，笔者对本病经验较少，没有得出结论。但总想古人不是凭空想出来的，望请同道加以研究。

2. 四肢者，诸阳之本也

历代注家对本句的解释，多引证《灵枢·终始》篇，"阳受气于四末"作根据。四末，即四肢。王冰注："阳受气于四肢，故四肢为诸阳之本。"张介宾说："阳受气于四末，故四肢为诸阳之本。"而张志聪则引《终始》篇中一段原文作解，他们都是以经解经，没有将它的基本意义表达出来。本来这句原文是从生理而言，以生理解释病理，故本文说："阳盛则四肢实，实则能登高也。"从这两句原文的病理解释，可以明确四肢的阳气是从体内诸阳而来，就是"四肢本诸阳"的倒装句。阴阳是互根的，没有阴就无所谓阳。《太阴阳明论》指出四肢不能活动，是由于脾不能为胃行其津液之故。"今脾病不能为胃行其津液，四肢不得禀水谷气，气日以衰，脉道不利，筋骨肌肉，皆无气以生，故不用焉。"这里的"气"即是阳气。由此可知，四肢的阳气是从脾转输而来的。因此说，阳气本于四肢是没有根据的。从经脉在四肢交接看，阴经接阳经，阳经接阴经，四肢为阴阳经交会之处。《灵枢·动输》篇说："夫四末，阴阳之会者，此气之大络也。"这就更加说明了四肢是禀诸阳，而不是诸阳起于四肢。

（二）热论篇第三十一

本篇是一篇系统而又全面地论述热病的专论。它将本病的原因、症状、传变、预后、禁忌及治疗等原则都作了阐述。文字虽然不多，但它对后世热病学说的发展起了很大的作用。

热病的范围比较广泛，本文说："今夫热病者，皆伤寒之类也。"热病属伤寒之类，而《难经·五十八难》将伤寒分为五种，它说："伤寒有五，有中风，有伤寒，有湿温，有热病，有温病。"本文指出热病的病因为寒邪，故曰："人之伤于寒也，则为病热。"这是指广义伤寒而言。

本篇较系统地指出了六经传变的规律及病证。所谓传变，就是病情的发展，传必有变，变就意味着传。伤寒的传变有一定的规律，是以六经作为纲领，外邪入侵首犯太阳，其经脉上额交巅入络脑，还出下项，循肩膊夹背，抵腰中，故"伤寒一日巨阳受之，故头项痛，腰脊强；二日阳明受之……故身热目疼而鼻干，不得卧也；三日少阳受之……故胸胁痛而耳聋。"这是三阳经的病证，在治疗上本文指出："各通其藏脉，病日衰已矣。"这里的"各通其藏脉"，就是分清病证所在的脏腑、经脉予以治疗。怎样治疗呢？"其未满三日者，可汗而已。"就是说病在三阳经，可用发汗的方法。由于寒邪在表，"热虽甚不死"，正如《生气通天论》所说："体若燔炭，汗出而散。"若病情再深入发展，而至三阴，如"四日太阴受之，太阴脉布胃中，络于嗌，故腹满而嗌干；五日少阴受之……故口燥舌干而渴；六日厥阴受之……故烦满而囊缩。"邪入三阴，在治疗上"其满三日者，可泄而已"。泄，即清热利便。以上三阳三阴六经病证，都依其经脉、脏腑、气血为基础，并非单纯的六个症候群。因此，六经分证不但是辨证纲领，同时也是脏腑经脉的病理说明。明确了这一点，这就是六经分证的意义所在。至于本文所列之一日、二日、三日……等传变数字，且不可认定一日一经之传变，它不过是代表其传变次序而已。

仲景《伤寒论》的六经，是在本论六经的基础上，结合临床经验，发展了六经辨证。他的六经辨证实际上也是以脏腑经脉为依据，贯穿着阴阳、表里、寒热、虚实八纲辨证的内容，并运用了汗、吐、下、和、温、清、补、消八法治疗。因此说，仲景的《伤寒论》是在明确六经分证的前提下，还必须了解脏腑经脉与六经的关系及八纲辨证的意义，它是以六经和八纲相互结合，进行辨证的。而本论之六经病证都是热证，治疗上只提出了"各通其藏脉"及"其未满三日者，可汗而已，其满三日者，可泄而已"。所以柯琴说："《热论》之六经，专主经脉为病，但有表里之实热，并无表里之虚寒，但有可汗可泄之法，并无可温可补之例……仲景之六经，是分六区地面，所该者广……自表及里，有寒有热，或虚或实，无乎不包。"柯氏之论说明本篇与仲景《伤寒论》的异同，可为研究本篇的参考。

总之，仲景《伤寒论》之六经辨证，导源于《热论》，又发展了《热论》之六经。所以学习和研究本篇当与仲景《伤寒论》及温病学说结合起来，才能得出正确的结论。

（三）刺热篇第三十二

本篇主要论述针刺治疗热病的方法。它与上篇有密切关系，张介宾说："此篇名刺热者，盖即所以治伤寒，但前篇分伤寒之六经，此篇详伤寒之五脏，正彼此相为发明耳。"故其篇名虽为刺热，实为刺五脏热病。

五脏热病，在发病之前，必有先兆，这种先兆的表现，已经标志着内在疾病的形成，如本文指出："肝热病者，小便先黄……心热病者，先不乐……脾热病者，先头重颊痛……肺热病者，先淅然厥起毫毛，恶风寒……肾热病者，先腰痛胻酸……"每脏热病除有上述先兆外，还有赤色见于面部的表现，过几日后便可出现其他症状。掌握先兆症状，是辨证的关键。它不但提示了早期发现的线索，同时也是早期治疗的根据，故本文说："病虽未发，见赤色者刺之，名曰治未病。"

"见外知内"，是在脏象学说理论指导下得出的结论。下面分析一下五脏热病的机制，以便更有效地指导临床。

肝热病，小便先黄。小便黄表示肝已有热，由于肝脉络阴器，主疏泄，故肝热小便先黄。临床上观察小便的黄与不黄，是鉴别表证、里证的标志。如《伤寒论》56条："伤寒不大便六七日，头痛有热者，与承气汤。其小便清者，知不在里，仍在表也，当须发汗。"这是说里热的不大便，必小便黄赤，如果小便不黄赤，就不属于里热，虽有头痛身热，仍属表证。

心热病，先不乐。心主神明，在志为喜。故热邪在心，则先有不乐之兆。

脾热者，先头重颊痛。脾主湿，脾病必及于胃，胃脉上行循颊至头，湿热相结，故头重颊痛。

肺热者，先淅然厥起毫毛，恶风寒。肺主卫，外合皮毛，肺热则营卫不调，故肌表恶风寒。

肾热者，先腰痛胻酸。肾主骨，腰为肾之府，故肾热先有腰痛胻酸。

五脏热病，除上述先见症状外，本文还指出有赤色见于面部的表现，如本文说："肝热病者，左颊先赤；心热病者，颜先赤；脾热病者，鼻先赤；肺热病者，右颊先赤；肾热病者，颐先赤。"这是面部望诊。临床上有一定的参考价值。

若五脏热病形成，可采用适当的治疗。本文对五脏热病选穴刺治是有一定原则的，归纳起来有两大类：一是循经取穴，有三种：①本经病证取本经穴，如热病始于头首者，病在太阳经，当刺项部经穴；②若病及他经者，可选表里两经穴，如手臂痛，可刺手阳明及手太阴经穴；③以五行生克理论选穴，如热病先胸胁痛，刺足少阳，补足太阴；木强土弱，泻足少阳之实，补足太阴之虚，扶土抑木。二是部位取穴，包括两种：①刺热病五十九穴，病甚者用之；②取背腧穴，如本文"三椎下间，主胸中热；四椎下间，主膈中热；五椎下间，主肝热；六椎下间，主脾热"等。对这些取穴方法目前虽然很少应用，但就其选穴部位及某些穴位来看，是有临床价值的，应当加以验证，使之更有效地为健康服务。

（四）评热病论篇第三十三

篇名评热病，就其论述，虽不全在热病，但指出了热病的变证，并举几种变证与热病作比较，从而加深对热病的认识。高士宗说："《热论》论热病之在脉，《刺热》论热病之先见，《评热》论热病之变证。风厥、劳风、肾风、风水皆热病之变，举而评之，故曰《评热病论》。"

篇内对热病及几种变证，从病因、病机、治则及预后等项，作了论述。其中阐明了一个问题，就是正胜邪则生，邪胜正则死。因而扶正祛邪的治疗原则，给后世治疗学奠定了基础。另外，在发病上提出了"邪之所凑，其气必虚"的论点，它的意义一方面指出了人体发病机制，要从人体内部去找，不能单纯从人体外部去找原因；另一方面指出了"其气虚"，这里的气就是真气（正气）。真气虚有整体、暂时和局部的不同，这些不同的虚，都可招邪气的侵袭。明确了这一点，就可灵活地运用于临床。下面就本篇所列之四种病证加以讨论。

1. 阴阳交

（1）病名意义

"有病温者，汗出辄复热，而脉躁疾，不为汗衰，狂言不能食，病名为何？……病名阴阳交，交者死也。"温热病汗出而热不退，脉躁疾，发狂言且不能食，这种情况就叫阴阳交，交者死。为什么呢？温热病为阳邪入阴分而伤阴，交结不解，汗出更伤阴，热盛阴伤，故死。张介宾说："以阳邪交入阴分，则阴气不守，故曰阴阳交。"

（2）病证分析

病温汗后复热，温热之邪极易伤阴，汗为阴液，汗出而阴更伤，故本文说："汗者精气也，今汗出而辄复热者，是邪胜也。"不能食，热胜伤及胃阴，故不能食。本文说："不能食者，精无俾也。"俾，《说文》："益也。"汪机："愚谓谷气化为精，今不能食，则精无所俾益。"脉躁疾，热病得汗当脉静身凉，若脉反躁盛，为邪盛阴竭之候。故《灵枢·热病》篇说："热病已得汗，而脉尚躁盛，此阴脉之极也，死。"狂言、高热，邪犯包络而神昏谵语，为失志。

（3）预后

"今见三死，不见一生，虽愈必死。"所谓三死，一为汗后复热不能食；二为汗后脉躁疾；三为汗后狂言失志。有此三证虽有暂时缓解，终不免于死。本证所以为死证，由于温热本伤阴，复加汗出而阴液外泄，阴竭而死。本证临床颇为常见，与温病的气血两燔相似，清瘟败毒饮加减，可选用。

2. 风厥

（1）病名意义

风厥这一名称，在《内经》各篇中含义不同，如《素问·阴阳别论》："二阳一阴发病，主惊骇，背痛，善噫，善欠，名曰风厥。"《灵枢·五变》："人之善病风厥漉汗者，何以候之？少俞答曰：肉不坚，腠理疏，则善病风。"本文："有病身热，汗出烦满，烦满不为汗解，此为何病？岐伯曰：汗出而身热者，风也；汗出而烦满不解者，厥也，病名曰风厥。"《阴阳别论》之风厥，是胃与肝病，胃主燥，肝主风，风燥合而厥。《五变》之风厥，感风而气逆。本文之风厥，由于风邪在表，气逆于内所致。

（2）病证分析

根据本文所述之症状及解释，本病为太阳感受风邪，风邪留之则身热，热不为汗解，邪由表入里伤及少阴，少阴受邪则上逆，故烦满。从厥而论当属阳厥。虽有汗出身热之症，而与阴阳交证截然不同。

（3）治疗

本文说："治之奈何？表里刺之，饮之服汤。"表里者，太阳与少阴也。刺表，即刺太阳经穴，以散风热之邪，刺里，即刺少阴经穴，以制其逆，同时兼服汤药。用何汤药，据《增补内经拾遗方论》当用小柴胡合小陷胸汤。他认为小柴胡清肌热，小陷胸除烦满而降逆。我认为"汗出身热烦满"之症，似用桂枝汤合栀豉汤较为合证。

3. 劳风

（1）病名意义

劳风，历代注家解说不一，致使后学很难掌握。如王冰认为"从劳风生，故曰劳风。劳谓肾劳也。"骆龙吉同意王说。张介宾说："因劳伤风也。"马莳则认为"似为医籍中之劳证。"张璐说："夫人劳力，则肺气胀满，俞穴大开而汗泄，斯时感冒风邪。"综观上述各家之说，张璐之说颇合原意，因劳而汗出感邪，日久不愈所致。

（2）病证及病机

"劳风法在肺下，其为病也，使人强上冥视，唾出若涕，恶风而振寒，此为劳风之病……咳出青黄涕，其状如脓，大如弹丸，从口中若鼻中出，不出则伤肺，伤肺则死也。"劳风的病位"法在肺下"，而历代注家对此解释不一，但多数注家则认为肺下即肾，其本在肾，其末在肺。而张璐则认为："斯时感冒风邪，乘其俞穴之开，直入肺下，少顷俞穴仍闭，其邪有入无出，郁闭不通，而生痰聚饮，流入胸膺肩背，经络窍隧之中，故使人强上冥视。强上者，身半以上为风所中，而背胸强戾……冥视者，邪害空窍，所以目睛反戾，半开不动，不能视物也。唾出若涕者，痰饮上逆之征也。恶风振寒者，肺气受困，木邪反肆为虐也。风寒之邪，必由巨阳而寻出路，今邪在肺下，逼近胃口，既不能从表而解，又非实热燥结，可攻下而除，势必借资膀胱阳气，上吸胸中，使阴霾郁闭之邪，庶得从上解散……故涕从口鼻而出，其色青黄，其状如脓者，风邪挟肝胆，而乘脾胃之候也。大如弹丸者，乃久已支塞肺窍之结痰，见邪蓄之盛也。设不急治，则伤肺而死矣。"张璐从病证联系病机作解颇合原文之意。肺下即肺中，肺中痰热交结不解所致。

（3）治疗及预后

本文指出："以救俯仰。"吴崑说："肺下有风热，膜胀，俯与仰皆不利，故必救其俯仰。"吴氏只谈了"俯仰"的病机，没有指出治法。尤怡则提出了"救俯仰者，即利肺气散邪气之谓乎？"也没指出具体方药，我认为此证似可与千金苇茎汤加减。

至于预后，本文指出："巨阳引，精者，三日，中年者五日，不精者七日。咳出青黄涕，其状如脓，大如弹丸，从口中若鼻中出，不出则伤肺，伤肺则死。"这段原文说明了本病的预后。但其中的文字实难理解，张介宾对此作了比较切合原意的解释，他说："风邪之病肺者，必由足太阳膀胱经……内入于藏。太阳者水之府，三阳之表也，故当引精上行，则风从咳散，若巨阳气盛引精速者，应在三日，中年精衰者，应在五日，衰年不精者应在七日，当咳出青黄痰涕而愈……咳涕不出者，即今人所谓干咳嗽也，甚至金水枯竭，虚劳之候，故死。"张氏对此证的预后认为在初起时，治疗得当，借巨阳引精之气三、五、七日可愈。若病情日久肺肾俱伤，则成虚劳，预后多不良。

4. 肾风

（1）病名意义

本文所说之肾风，从其症状看，似为风水。风水除本篇外，还见于《素问·水热穴论》、《奇病论》、《灵枢·论疾诊尺》等篇。为什么肾风为风水呢？《水热穴论》说明了它的意义"肾汗出，逢于风，内不得入于藏府，外不得越于皮肤，客于玄府，行于皮里，传为胕肿，本之于肾，名曰风水"。肾汗出而受风邪，以致水郁于皮肤而成水肿。肿因于风，故称风水。什么样的汗为肾汗呢？《水热穴论》说："勇而劳甚，则肾汗出。"

（2）病证与病机

肾风的症状：面肿，语言重浊不清。本文说："有病肾风者，面胕庞然，壅害于言。"胕，浮肿也。《山海经·西山经》："曰竹山……有草焉，其名曰黄蘿……浴之已疥，又可以已胕。"郭璞注曰："治胕肿也。胕音符。"庞然，即庞然，肿大貌。壅害于言，即面部肿大语言气短而重浊不清。它的病机，由于"邪之所凑，其气必虚"，劳而肾汗出，风邪乘汗出表虚而入，风与汗湿相搏结而为浮肿。

（3）治疗

本文未提治法。唯提出误治可导致全身肿的严重病变。如"虚不当刺。不当刺而刺，后五日其气必至……至必少气时热，时热从胸背上至头，汗出手热，口中苦渴，小便黄，目下肿，腹中鸣，身重难以行，月事不来，烦而不能食，不能正偃，正偃则咳，病名曰风水。"本病本为虚证，虚不当用刺法。若误用刺法，"阴虚者，阳必凑之，故少气时热而汗出也。小便黄者，少腹中有热也。不能正偃者，胃中不和也。正偃则咳甚，上迫肺也。诸有水气者，微肿先见于目下也……水者阴也，目下亦阴也。腹者至阴之所居，故水在腹者，必使目下肿也……腹中鸣者，病本于胃也，薄脾则烦不能食；食不下者，胃脘膈也。身重难以行者，胃脉在足也。月事不来者，胞脉闭也。胞脉者，属心而络于胞中，今气上迫肺，心气不得下通，故月事不来也。"本文虽未指出治法，但就其病机而论，初起可参考《内经拾遗方论》所引《卫生宝鉴》之香苏散。若日久可采用八味肾气丸。

总之，本篇所举之四种病证，虽都有汗出身热，但由于病因不同，病机与病位各异。仅有相同之一症，不能认为是一种病证，因此，本文列四证而评之，以示鉴别，从而说明了辨证论治的重要性。

七、读《内经》札记之七

（一）逆调论篇第三十四

本篇举例论述了寒热、水火、营卫、脏气等相互失调所发生的病证，故名《逆调论》。逆调，即失调。高士宗说："调，调和也。逆调，逆其寒热水火营卫之气，不调和也。寒热逆调，则为烦为痹；水火逆调，则为肉烁，为挛节；营卫逆调，则为肉苛；脏气逆调，则为息喘也。"

本篇提示我们，疾病无论外感还是内伤，其发病的根本因素，皆在于机体内部的阴阳失调，其治疗亦皆在于调整阴阳的偏盛偏衰。

1. 痹气

此"痹气"当作病名来认识。痹者，闭也，不通之意。本文所论的痹气，是指由于阳衰而阴盛，阳气不得运行，寒从中生的病证而言。中生之寒的特点是"身寒如从水中出"，即所谓畏寒是也。与恶寒不同，畏寒为阳衰，得衣被而可缓解，恶寒为阴盛，虽得衣被而仍不解，前者为虚，后者为实。《圣济总录》云："阳虚生外寒，阴盛生内寒，人身阴阳偏盛，则自生寒热，不必外伤于邪气也。痹气内寒者，以气痹而血不能运，阳虚而阴自胜也，血凝涩而脉不通，故其证身寒如从水中出也。"痹气之名，目前虽已不用，但其证却临床常见，当温经助阳为治，可选用桂枝附子汤。

2. 肉苛

骆龙吉云："肉，肌肉；苛，谓瘑重，痛痒不知。"瘑与顽同音。《广韵》："瘑，瘑痹。"可见，肉苛就是肌肉顽麻之意。经文所说的"虽近衣被，犹尚苛也"，"肉如故也"，"人身与志不相有"乃是指出了肌肉顽麻，虽着棉絮厚衣，仍麻木，然其皮肉不变常态。病情发展就会出现四肢不能为意志所支配的肉苛证的具体表现，"营气虚，卫气实，荣气虚则不仁，卫气虚则不用，营卫俱虚，则不仁且不用"则是指出了肉苛的病机。营卫失调，营气虚不共卫气谐和，则卫气实，其"实"为相对而言，非邪气之实。然营卫之气，同源于水谷，分则为二，合则为一，在脉中为营，在脉外则为卫，营出脉外则为卫，卫入脉中则为营，二者互相渗透，相互资助，以完成循行周身，营养全身的作用。故营虚日久，相继卫气亦虚，营虚则肌肉失养，故顽麻不仁，卫气虚则不得充皮肤，养筋脉，故四肢不能自主活动，即所谓"人身与志不相有"。本文只指出了病证和病机，没有谈及原因和治疗，从临床来看，其病因主要有二：一为感受湿邪；一为内耗过度，二者皆可导致营卫通行不利而出现麻木不仁的症状。前者可采用桂枝汤加苍术，后者可用黄芪当归五物汤。

（二）咳论篇第三十八

本篇专题论述了咳嗽的病因、病机、分类、转归和治疗，提出了"五藏六府皆令人咳，非独肺也"的论点。咳，原为欬，《说文》："欬，逆气也。"就是肺气上逆而出现的症状。故《藏气法时论》云："肺苦气上逆。"《至真要大论》云："诸气膹郁，皆属于肺。"咳与嗽在《内经》中并没有区分，在许多篇中都是咳与嗽并提，如《阴阳应象大论》云："秋伤于湿，冬生咳嗽。"《五藏生成》说："咳嗽上气。"可见，本篇虽只言咳未言嗽，但实已包括嗽在内，故张子和说："嗽与欬一证也。"《中华大字典》亦云："嗽，本亦作欬，欬者，含气也，含气之欲下，而气乃逆上，是曰欬。"咳嗽之证，由肺气上逆而然，故咳嗽不离乎肺，然五脏六腑感受邪气都可影响于肺致肺气上逆而为咳，故咳嗽又不止乎肺，这是临床辨证所不能忽视的。咳嗽一证，临床有外感、内伤之分。外感有风寒、风热、风燥之别；内伤多由于脾湿痰生上射于肺，或肺气虚衰，湿痰内阻，或情志郁结，肝火犯肺而致。然无论外感还是内伤，都是伤及肺之宣降致肺气上逆而为咳，故治当从宣、降两方面着手。一般而言，外感多影响肺宣之功，治当以宣为主；内伤多影响肺降之能，治当以降为主。

（三）举痛论篇第三十九

本篇主要论述了五脏卒痛的病因病机、"百病生于气也"和九气为病的特征。这里主要讨论两个问题：

1. 医者应有的态度

本文首先指出："余闻善言天者，必有验于人，善言古者，必有合于今，善言人者，必有厌于己。如此，则道不惑而要数极，所谓明也。"强调了对医学理论，不能教条地去接受，而必须要理论与实践相结合，特别提出了"善言古者，必有合于今"的古为今用的原则。这些内容启示我们，人类生存在天地之间，大自然与人类都是相互影响、相互制约的，人类不应该只是消极地接受自然界的作用和影响，而应该积极地去认识自然、适应自然、改造自然，即所谓"善言天者，必有验于人"。古往今来，社会的变迁，对于发病来说也是有一定影响的，因此，对于古代的医学理论和经验，必须结合现代的医疗实践来认识和吸收，即所谓"有合于今"。要解除患者的疾苦，研究人的生长规律，就必须对自己、对人体有一个足够的认识，即所谓"善言人者，必有厌于己"。这样才能真正明确和掌握医学之道，以之服务于人类。

2. 百病皆生于气也

百，举成数以言其多，百病，即多种疾病之意。生，《正字通》云："凡事由因以致果者，皆谓之生"。气，此是指脏腑的功能活动表现，即所谓气机。"百病皆生于气也"就是说，各种疾病，虽其原因不同，但都是影响了脏腑的气机而失常所发生的，本文所说的"怒则气上，喜则气缓，悲则气消，恐则气下，寒则气收，炅则气泄，惊则气乱，劳则气耗，思则气结"，就是对"百病皆生于气也"的举例说明。怒为肝志，肝主疏泄，怒则肝气逆，逆有上逆和横逆之不同，肝气上逆，则可出现头胀头晕头痛，若横逆犯脾，则可出现腹胀飧泄。喜为心志，正常之喜则意志调达，气机和调，荣卫通利，若过喜则伤心，可出现狂妄不精。悲为肺志，肺主气，悲哀过甚则动心而心系急，心系通于肺，心肺气壅则上焦之气不通，心主之荣与肺主之卫不能散行全身，气滞于中而化热，热则伤气，故悲则气消。恐为肾志，肾藏精，恐则肾气不得升而精却于下，下焦之气不得升则上焦之气不能降，如此则上下之气不得交通。临床上常常见到受惊恐之人，脐腹下坠而大便泄，即其明证，故云恐则气下。寒性收引，寒侵肌表，则卫气不得散越，故称气收。外寒侵入肌表之发热恶寒，即是卫气不得散越的病机表现。炅，热也，热则腠理开，汗大泄，卫阳亦随之外泄，临床上汗多亡阳即是此意，故云"炅则气泄"。惊气入心，致使心神无所归附，心之气机紊乱，从而出现心悸不安，手足无措，思虑不定等，即所谓"惊则气乱"。劳动本为人类的天职，但过劳则伤气，内则喘息，外则汗出，即所谓"劳则气耗"。思为脾之志，然所以任物者谓之心，故思虑过度则心气内结，正气郁而不行，故云"思则气结"。从以上对九气为病的论述可以看出，《内经》不仅强调了七情对气机的影响，而且以"寒"、"炅"、"劳"概言六淫、劳逸，论证了无论外感六淫，还是内伤七情、劳逸失度，无不是影响了脏腑气机而致病，即"百病皆生于气"，这对指导临床辨证具有深远的意义。

（四）风论篇第四十二

本篇论述了风邪侵入人体后的各种病理变化特征及其诊察方法，指出了风邪致病的特点。试从以下几方面作一讨论。

1. 风的含义

风为六气之一，在正常情况下称六气，变化异常则为六淫，正如张仲景所说："风能生万物，亦能害万物。"风有内外之别，外感风邪者为外风，如《金匮真言论》中之"四时风病"，《玉机真藏论》中之"风痹"、"风瘅"，《疟论》、《岁露》中之"疟生于风"，《痹论》中之"行痹"，《评热病论》中之"风厥"，《九宫八风》中之"虚风"、"实风"，《骨空论》中之"大风"等，以及本篇所论之风，均属外风。风自内生者则为内风。《阴阳应象大论》云："天有四时五行，以生长收藏，以生寒暑燥湿风，人有五藏化五气，以生喜怒悲忧恐。"这是说，五脏应四时，天有六气，人体五脏也有六气的属性。然何谓风从内生呢？《至真要大论》云："诸暴强直，皆属于风"，"诸风掉眩，皆属于肝"；《阴阳应象大论》云："风胜则动"，就是说，不论是感受外邪，还是内伤情志，或是劳倦耗伤，只要是影响到肝而出现振掉、抽搐等症则称内风，亦称肝风，或称肝风内动。可见，风的含义，既可代表病因，又可代表病证。

2. 风的特性

本文指出"风者，善行而数变"，"风者，百病之长也"。为什么言风为百病之长呢？长者，多也，首也。意即是说风邪为病较多，外可侵及肌表，内可犯及五脏，上可及头目，下可达足胫。且风性善动，变化无常，发无定处。不仅伤人"或为寒热，或为热中，或为寒中，或为疠风，或为偏枯……其病各异，其名不同"，且风能兼五气而致病，兼寒则称风寒，兼湿则称风湿，兼热则称风热，兼火则称风火，兼暑则称暑风，可见，病之由风而起者甚多也。在症状上，外感风邪的特点是"多汗恶风"。而内风的特征则当从"风性善动"来认识。风从内生，主要病变在肝，故称肝为风木之脏。肝风内生主要有两种情况：一为热极而生风，一为阴血虚而生风；前者为实证，后者为虚证；前者属阳盛，热邪在阳明或在包络，木气鼓之，则动内风，后者属阴虚，多由肝阴不足，血燥生热，热则风阳上升，窍络阻塞，或由肾阴不足，水不涵木而致风阳上升。也有热盛伤阴而风从内生者，为实中夹虚之证。总之，内风以动为特点，以头目不清、眩晕，甚则瘈疭痉厥或肢体麻木为主症。

3. 风证的病机及本篇内风的意义

本篇论及风的病证较多，如寒热、热中、寒中、疠风、偏枯等，其中除疠风（麻疯）、偏枯（半身不遂）外，都属于外风侵入肌表所致。肌表开合，卫阳主司，风邪内入，则伤卫气，卫气伤则开合失司，故除多汗恶风外，还有时开时合的寒热表现。故曰："风气藏于皮肤之间，内不得通，外不得泄，风者善行而数变，腠理开则洒然寒，闭则热而闷。"若风气入于分肉之间，致使卫气郁滞，营热肉腐，可使肌肉膜胀而为痈疡，临床痈疡初起亦有寒热之症，就是营卫被伤之故。风气入于肌腠，还可致卫气不得温分肉而现肌肉麻木。风邪侵入，与人体正气的盛衰密切相关，《灵枢·五变》篇云："肉不坚，腠理疏，则善病风。"故表虚之人，最易为风邪所侵。另外注意，本篇所言的"内风"与后世之内风的概念不同，本篇"内风"，"内"字，乃使内之意，"内风"，专指入房汗出感受风邪而言的。

4. 治疗

风证的治疗，当结合病位、兼邪、病机等辨证以确定原则和方法。一般说来，外风无论其病邪在表还是在里，均当以祛风为主，内风无论其属实属虚，皆当以熄灭为先。

（五）痿论篇第四十四

痿者，四肢痿废不用之意也。本文首先提出"五藏因肺热叶焦发为痿躄"，后又提出"治痿独取阳明"，致使后世医家颇多争论。如李中梓《医宗必读》云："夫既曰肺伤，则治之亦宜在肺矣，而岐伯独取阳明又何也？《灵枢》所谓真气所受于天，与谷气并而充身，阳明虚则五藏无所禀，不能行血气，濡筋骨，利关节，故百体中随其不得受水谷，不用而为痿，不独取阳明而何取哉！丹溪所以云：'泻南方则肺金清而东方不实，何胃伤之有？补北方则心火降而西方不虚，何肺热之有？'斯言当矣！若胃虚减食者，当以芳香辛温之剂治之，若拘于泻南之说，则胃愈伤矣，诚能本此施治，其于痿也，思过半矣。至于七情六淫，挟有多端，临病制方，非笔舌所能罄耳。"而程文囿《医述》则说："《内经》皮、肉、筋、骨、脉五痿，既分属五脏，然则独取阳明，只可治脾、肺、皮、肉之痿，若肝之筋痿，心之脉痿，肾之骨痿，受病不同，岂可独取阳明而已乎？故治筋痿宜养其肝，脉痿宜益其心，骨痿宜滋其肾，未可执一而论。经云：各补其荣而通其俞，调其虚实云云，可见治痿之法，不专于阳明也。"个人认为，痿证的根本病机在于肌肉不得气血之养，言"五藏因肺热叶焦发为痿躄"，是从气血赖肺的宣发而能布散全身立论；言"治痿独取阳明"，乃在于强调阳明主胃，五脏六腑皆禀气于胃，四肢肌肉皆赖其化生气血以得养，二者并不矛盾。从临床来看，痿证之因，有内有外；痿证病机，有虚有实，有寒有热，治疗当审证求因，勿泥于肺胃，正如叶天士《临证指南医案》所说：治痿无一定之法，用方无独执之见，如冲、任虚寒而成痿者，通阳摄阴兼实奇脉为主；湿热沉着下焦而成痿者，用苦辛寒燥为主；肾阳、奇脉兼虚而成痿者，用通纳八脉，收拾散越之阴阳；下焦阴虚及肝肾虚而成痿者，用河涧饮子、虎潜诸法，填纳下焦，和肝息风；阳明脉空，厥阴风动而成痿者，用通摄为主；肝肾虚而兼湿热及湿热蒸灼筋骨而成痿者，益下佐以温通脉络，兼清热利湿；胃虚窒塞，筋骨不利而成痿者，流通胃气及通利小肠火腑；胃阳、肾督皆虚而成痿者，治以两固中下；阳明虚、营络热及内风动而成痿者，治以清营热、熄内风；肺热叶焦而成痿者，治以甘寒清上热；邪风入络而成痿者，治以解毒宣行；精血内夺、奇脉少气而成痿者，治以填精补髓。叶氏对痿证之治，议论堪谓精详，特录以证之。

（六）刺禁论篇第五十二

1. 关于肝生于左，肺藏于右

"肝生于左，肺藏于右"不能以现代的解剖观点来认识，这是祖国医学从天人相应、脏腑阴阳的角度对肝、肺生理功能特点的说明。《阴阳应象大论》云："左右者，阴阳之道路也。"阴阳的升降运动不仅在自然是以左右为道路，在人体也是如此。古人面南而立，左为东方，右为西方。肝属木，位于东，东为生之处，其气通春，而肝木之气主于升发，左为阳，右为阴，阳升于左，故称"肝生于左"。肺属金，位西方，西为阴降之处，其气通秋，而肺金之气主于敛降，降则由右，故曰"肺藏于右"。临床上肝病两胁胀痛以左为甚，肺病喘闷以右为甚，就是反映了"肝生于左，肺藏于右"的肝肺气机升降的特点。

2. 心部于表，肾治于里

此处表里是指阴阳而言，乃阴阳的代名词，以表为阳，里为阴也。心为阳脏属火，肾为阴脏属水，心统阳，肾统阴，心火下降，肾水上腾，构成了人体水火既济的阴阳升降关系，故王冰云："阳气主外，心象火也，阴气主内，肾象水也。"同时，心为五脏之主，各脏腑的功能活动均赖心神以主宰，肾为元气之根，先天之本，受五脏六腑之精而藏之，为脏腑之本，心肾功能协调乃脏腑生理功能正常的关键，故经以"心部于表，肾治于里"以强调心肾之间的阴阳既济关系的重要性。

3. 脾为之使，胃为之市

这里是用使、市二字来形容脾胃在饮食物的消化过程中各自功能特点及相互关系。胃主受纳水谷，犹如集市，脾主运化吸收胃中之水谷精微而输布全身，如同使者一样。正如张志聪所说："脾主为胃行其津液，以灌四旁，故为之使。"

八、读《内经》札记之八

（一）刺志论篇第五十三

刺志，志者，记也，在针刺时当记不忘。本文专论"虚实之要"，从常、变两方面阐述虚实情况。对气与形，血与脉，饮食的多少与气的关系等，指出其相应者为常，不相应者为变，常则健，变则为病。

虚实的概念，在《通评虚实论》中已明确指出"邪气盛则实，精气夺则虚"。本文所指"虚实之要"的关键，在于观察分析形与气，血与脉，谷与气等的内外表现是否相应。凡是"气实形实，气虚形虚"，"谷盛气盛，谷虚气虚"和"脉实血实，脉虚血虚"等情况都属相应。反之，则为不相应。由此可知，这里所指的虚实，特别是实的概念，就不一定属邪气盛，而是气血倾移的结果。《离合真邪论》说："皆营卫之倾移，虚实之所生，非邪气从外入于经也。"这是说没有邪气侵入也可导致虚实的存在。虚实虽是疾病的归宿，但要辨识虚实必须与脏腑阴阳气血津液等结合起来，才能掌握虚实病证。

本文所指的气，乃是气血之气。"气为血帅，血为气母"，"气行则血行，气滞则血瘀"这是气血之间的关系，强调了气的作用。的确，血到之处，气一定到，但气到之处，而血未必到，气血是人体脏腑器官活动的基础物质，它又是脏腑组织器官功能表现。故气的虚实，关系到人体生命的安危。临床上所谓气实，多指气机郁滞，气虚多指肺、脾衰弱。本文所谓气盛、气多，并非说气多于正常，而是指形气相称为"气盛"，肺胃气上逆为"气多"。故本文说："谷入少而气多者，邪在胃及与肺也"。形气相称，《内经》又称相得。《玉机真藏论》说："形气相得，谓之可治……形气相失，谓之难治。"

针刺补泻的机制。在于"夫实者，气入也；虚者，气出也。"即是说，虚者当实，必须使正气入内；实者当虚，必须使邪气外出。怎样才能知道正气入内和邪气外出呢？本文说："气实者，热也；气虚者，寒也。"就是说，针下病者有热感者，则达到补虚的目的，有寒感者，则达到泻实的要求。

总之，本文从不同的角度，论述了虚实的概念及其临床意义。篇名刺志，言"虚实之要"及补虚泻实之法，当记不忘。吴崑将本篇改为"虚实要论"是有一定道理的。

（二）针解篇第五十四

本篇主要论述针刺手法、针刺应注意的问题、针具的种类和适应证等。这些都是针刺时应掌握的基本知识。

针刺补泻，是针对疾病虚实而定的。实则泻之，虚则补之，这是原则。那么怎样才能达到补泻的目的呢？本文指出了两种补泻方法：一是徐疾补泻。本文说："徐而疾则实者，徐出针而疾按之；疾而徐则虚者，疾出针而徐按之。"所谓徐而疾，是说得气后，则慢慢出针，针已出穴，当快按压针孔，使真气不得外泄。此谓补法。疾而徐，则是说得气后，快出其针，针已出穴，当慢压按针孔，使邪气外出，此谓泻法。二是开阖补泻。本文说："补泻之时者，与气开阖相合也。"马莳认为开阖补泻，虽以气至之时而定，但在运用时可按迎随补泻之法，他说："其针入之后，若当其气来，谓之开，可以迎而泻之；气过谓之阖，可以随而补之。针与气开阖相合也。"所谓迎随补泻，即进针时将针尖迎着经脉循行来的方向斜刺，为泻法；将针尖随着经脉循行去的方向斜刺，为补法。

除本篇提出的两种补泻方法外，《素问·离合真邪论》还有呼吸补泻。说："吸则内针，无令气忤，静以久留，无令邪布，吸则转针，以得气为故，候呼引针，呼尽乃去，大气皆出，故命曰泻"，"呼尽内针，静以久留，以气至为故……候吸引针，气不得出，各在其处，推阖其门，令神气存，大气留止，故命曰补"。意即在呼气时针入，吸气时针出为补；吸气时针入，呼气时针出为泻。《灵枢·官能》篇中有方员补泻法，这种方员补泻似有捻转补泻的意义。如该篇说："泻必用员，切而转之，其气乃行，疾而徐出，邪气乃出……补必用方，外引其皮，令当其门，左引其枢，右推其肤，微旋而徐推之……气下而疾出之，推其皮，盖其外门，真气乃存。"后世医家将此法进一步发展，为临床所习用。

针刺补泻，必须"得气"。故本篇又进一步指出，补泻时针下感应是取得疗效的标志。即本篇所说："刺虚则实之者，针下热也"，"满而泻之者，针下寒也"。为什么有针下寒热的感应呢？本篇解释说："刺实须其虚者，留针，阴气隆至（针下寒），乃去针也。刺虚须其实者，阳气隆至（针下热），乃去针也。"但是，目前对这一问题还注意不够，应当引起重视。

此外，还须注意进针的深浅和角度，"义无邪（斜）下者，欲端以正也"。要思想集中，严肃认真，小心谨慎，"如临深渊"，"手如握虎"。

本篇最后一百二十三字，文义难解，历代医家都觉辞义不属。王冰注曰："此一百二十四字（今本脱一字）蠹简烂文，义理残缺，莫可寻究。"待考。

（三）皮部论篇第五十六

皮部是人体的屏障，通过经络与脏腑直接联系，是脏象经络学说的重要内容之一。高士宗说："皮部，皮之十二部也……百病之生，先于皮毛，由皮毛而腠理，腠理而络脉，络脉而经脉，经脉而脏腑。"意即皮部居表，但都分属于十二经脉。十二经之络脉在肌表所通过的地方，即属该经之皮部。皮部通过经络内连脏腑，因而脏气可通过经络达于皮部，外邪也可由皮部传入内脏。这不但说明了皮部是外邪侵入的途径，同时也提示了"善治者治皮毛"的意义。本论最后指出："故皮者有分部，不与而生大病也。""与"，《甲乙经》作"愈"。张介宾认为与、预同，说："若不预为之治，则邪将日深，而变生大病也。"

"凡十二经络脉者，皮之部也。"十二经之络脉在皮部的生理功能不同，名称各异。太阳之阳在经气出入上称曰"关枢"。吴崑注："关，固卫也。少阳为枢，转布阳气，太阳则约束而固卫其转布之阳，故曰关枢。"少阳之阳在经气出入上称曰"枢持"。吴崑注："枢，枢轴也。所谓少阳为枢是也。持，把持也，盖少阳居于表里之间，犹持枢轴也。"阳明之阳在经气出入上称曰"害蜚"。丹波元简注："盖害、盍、阖，古通用……《尔雅》释宫：阖，谓之扉。疏'阖，扇也'。《说文》曰：'阖，门扇也，一曰闭也。'蜚，音扉。害蜚即是阖扉，门扇之谓。《离合真邪论》云：'阳明为阖'。义相通。"太阴之阴在经气出入上称曰"关蛰"。张介宾注："关者固于外，蛰者伏于中，阴主藏而太阴卫之，故曰关蛰，此亦太阴为开之义。"心主（厥阴）之阴在经气出入上称曰"害肩"。害即阖也。高士宗注："心主之阴起于胸中而主阖，阖则不能外任，故名曰害肩。肩，犹任也。"少阴之阴在经气出入上称曰"枢儒"。张介宾注："儒，《说文》柔也，王氏曰顺也。少阴为三阴开阖之枢，而阴气柔顺，故名曰枢儒。"

总之，本篇名为"皮部论"，但提出了三阴三阳经经气的出入离合，其内容与《阴阳离合论》基本一致。说明三阴三阳经经气的出入离合保证了脏腑经气生理活动的正常进行。

（四）经络论篇第五十七

本篇并非论述经络之循行，而是主要讨论经之络脉的五色变化。"有诸内必形诸外"，"心赤、肺白、肝青、脾黄、肾黑，皆亦应其经脉之色也"，是中医诊断的理论根据。吴崑将篇题改为"经络色诊论"的理由也就在于此。

本文主要说明"阴络之色应其经，阳络之色变无常，随四时而行也"，"寒多则凝泣，凝泣则青黑，热多则淖泽，淖泽则黄赤，此皆常色，谓之无病"。张介宾注曰："合经络而言，则经在里为阴，络在外为阳，若单以络脉为言……深而在内者是为阴络，阴络近经，色则应之，故分五行以配五脏，而色有常也。浅而在外者是为阳络，阳络浮显，色不应经，故随四时之气，以为进退，而变无常也。"这是生理上络脉随四时气候变化的情况。若为病色，即《皮部论》所说："其色多青则痛，多黑则痹，黄赤为热，多白则寒，五色皆见则寒热也。"所谓五色皆见，高士宗说："五色俱见者，乃浮络之色，乍青乍黑，乍黄乍赤。"张仲景据此，结合临床提出了"鼻头色青腹中痛，苦冷者死……鼻头色微黑者，有水气；色黄者，胸上有寒；色白者，亡血也。"

本篇所论简单，但从理论上说明了脉色变化之因，在临床上仍有一定的参考价值。

（五）骨空论篇第六十

本篇所论疾病、治疗取穴，每在骨孔之中，故名骨空论。其内容可分为四个方面：一是提出"风者百病之始也，以针治之奈何"？指出了感受风邪所致病证的针灸治疗，所选穴位及根据骨骼标志定位的取穴方法；二是论述了任、冲、督三脉的循行部位、主病和针灸治疗的方法，并特别指出"督脉生病治督脉，治在骨上，甚者在齐下营"的取穴原则；三是论述了四肢骨孔的部位及取穴法；四是举出水病、寒热、犬咬、伤食等病的灸治方法。

奇经八脉在《难经·二十七难》有系统论述。《内经》对奇经八脉的描述散见于《灵枢·五音五味》、《灵枢·逆顺肥瘦》、《灵枢·动输》、《灵枢·海论》等篇，除冲、任、督三脉外，余者皆不详尽。就本篇论述之督脉循行，不但包括了任脉，且与冲脉相关联。如论中说："督脉者，起于少腹以下骨中央，女子入系廷孔，其孔，溺孔之端也，其络循阴器合纂间，绕纂后，别绕臀，至少阴与巨阳中络者，合少阴上股内后廉，贯脊属肾，与太阳起于目内眦，上额交巅上，入络脑，还出别下项，循肩髆内，夹脊抵腰中，入循臀络肾；其男子循茎下至纂，与女子等；其少腹直上者，贯脐中央，上贯心入喉，上颐环唇，上系两目之下中央。"由此可以看出督脉循行：一是起于少腹胞中，耻骨中央，在女子则向内系尿孔，下抵阴器至会阴部绕臀，与足少阴、足太阳经的中络会合，贯脊属肾；二是与足太阳经同起于目内眦，上额交巅，入络脑，复别出下项，循脊抵腰中，络肾；三是从胞中直上，贯脐中央，上行贯心入喉，上颐环口唇，上系两目下之中央。从而将任、督、冲三脉密切联系起来。《灵枢·五音五味》篇说："冲脉、任脉皆起于胞中。"王冰据此提出了冲、任、督一源三歧之说。

最后指出，针刺与灸治必须根据病情需要而用之，如"伤食灸之，不已者，必视其经之过于阳者，数刺其俞而药之。"

（六）调经论篇第六十二

经脉内联脏腑，外络肢节，通行血气，以保证人体生命活动的正常进行。《灵枢·经脉》篇说："经脉者，所以决死生，处百病，调虚实，不可不通。"本篇也指出："五藏之道，皆出于经隧，以行血气，血气不和，百病乃变化而生，是故守经隧焉。"血气不和，阴阳失调，影响经脉脏腑，便可出现虚实病变，必随其所在之经而调之，故曰"调经论"。下面就本篇所述内容提出几点认识。

1. 百病之生，皆有虚实

本篇开始提出了"有余有五，不足亦有五"。所谓五，即神、气、血、形、志，代表五脏。脏腑功能活动赖气血支持，所谓"人之所有者，血与气耳"。血为阴，气为阳，二者相互依存，相互资生，保持机体的正常活动，若气血不和，阴阳失调，则"百病乃变化而生"。

"邪气盛则实，精气夺则虚"，这是虚实的基本概念。临床上以邪盛为主者称为实证，以正虚为主者称为虚证。本篇所指虚实，乃气血相并，阴阳相倾所致。如"血气以并，阴阳相倾，气乱于卫，血逆于经，血气离居，一实一虚。"高士宗注曰："并，交并也。倾，欹也，不平也。气血交并，虚实乃生，故气血以并，则阴阳相倾。阴阳相倾，不得其平，有气乱于卫而为气实者，有血逆于经而为血实者，有血气离居而为血虚气虚者。乱卫逆经，实也，离居，虚也。故曰一实一虚，此血气虚实之大概也。"这里的并和倾，可作偏盛理解。其原因多由七情内伤所致，结果是一方偏胜，导致另一方偏虚，所以说："有者为实，无者为虚，故气并则无血，血并则无气，今血与气相失，故为虚焉。络之与孙脉，俱输于经，血与气并，则为实焉。"所谓"有"，指有余，有余为实，为所并入的一方。"无"，指不足，不足为虚，为并去的一方。气并于血，则血实气虚，血并入气，则气实血虚。血与气相失，而有气虚、血虚。若络与孙脉之血都输入大经，气血相并则为实证。譬如"大厥"，即由血之与气并走于上，气复反引血下行则生，不反则死。

总之，不论外感、内伤，都可导致气血不和产生虚实病变。所以说："百病之生，皆有虚实。"

2. 阴阳盛衰是辨证根据

人体阴阳是协调平衡的，若由于某些致病因素的影响致失调，即可形成阴阳偏盛偏衰的病理状态。阴阳有名无形，阴阳失调，实际就是脏腑、经络、营卫、气血等关系的失调，它既可说明病理，又可概括症状。

（1）阴阳偏盛

阴阳偏盛，是指"邪气盛则实"的实证。阳邪侵入人体可使阳偏盛，阴邪侵入人体可使阴偏盛。阴阳双方相互制约，相互为用。阳盛损阴，阴盛损阳，是阴阳偏盛的必然趋势。因此，临床辨证，关键要抓住邪盛的一面。"阳盛则外热，阴盛则内寒"。阳盛，系指在疾病过程中所出现的一种阳气偏盛、功能亢进、热量过剩的病理状态。多由于感受温热之邪，或感寒邪但从阳化热，或七情内伤五志化火，或气滞、血瘀、食积等郁结化热所致。由于阳以热、动、躁为特点，所以，阳盛可出现热及躁动之象，特以外表为甚。其病机由于外邪侵袭，卫阳充盛于肌表与邪抗争。故曰："上焦不通利，则皮肤致密，腠理闭塞，玄府不通，卫气不得泄越，故外热。"阴盛，系指在疾病过程中所出现的一种阴气偏盛，功能减退，产热不足的病理状态。多由感受寒湿之邪，或过食生冷，寒滞中阻，阳不制阴而致阴寒内盛。由于阴以寒、静为特点，所以，阴盛可出现寒、静、痛之象，特以内里为甚。其病机由于寒邪内侵，阳气被遏，故见肢冷、形寒、腹痛、便泄等症。故曰："厥气上逆，寒气积于胸中而不泻，不泻则温气去，寒独留，则血凝泣，凝则脉不通，其脉盛大以涩，故中寒。"

（2）阴阳偏衰

阴阳偏衰，是指"精气夺则虚"的虚证，这是由邪气侵入日久，致使人体精气被伤所致，它包括了精、气、血、津液等基本物质的不足和脏腑功能的减退。阴和阳任何一方的偏衰，必然导致另一方的相对偏盛。因此，临床辨证关键要抓住精虚的一面。"阳虚则外寒，阴虚则内热"，阳虚，系指体内阳气虚损而致的功能减退或衰弱，热量不足的病理状态，多由于先天不足，或后天失养，劳倦内伤，或久病阳损所致。阳主外，阳虚相对阴盛，故外寒。其病机由于内伤虚损，元阳衰微，卫阳不足，不能温煦肌表，故曰："阳受气于上焦，以温皮肤分肉之间，今寒气在外，则上焦不通，上焦不通，则寒气独留于外，故寒慄。"所论阳虚外寒的病机，是指寒邪侵袭，阳气不达于表。与后世所说阳虚畏寒不同。阴虚，系指精、血、津、液等物质消耗而致的阴液不足、滋养濡润功能减退的病理状态。由阳邪伤阴，或五志过极化火伤阴，或久病耗阴所致。阴主内，阴虚则相对阳盛，故内热。阴虚生内热的原因，本文认为是"有所劳倦，形气衰少，谷气不盛，上焦不行，下脘不通，胃气热，热气熏胸中，故内热"。李东垣的甘温除热理论即本于此。盖劳倦则伤脾，脾气伤则不能为胃行其津液，积滞郁而化热。此为脾气虚而生内热，与阴虚内热本质不同。

总之，本篇所论"阳虚则外寒，阴虚则内热，阳盛则外热，阴盛则内寒"的病理与后世有所不同。特别是阳虚和阴虚两方面更明显。阳虚生外寒，系寒邪在表，上焦不通，阳气不能外达肌表以温煦，寒气独留于表，属实证。阴虚生内热，系劳倦伤脾，其阴虚乃指脾虚，即李东垣所说的"气虚发热"，与后世阴虚发热不同。阳盛生外热，系外寒侵表，腠理密闭，卫气不得外泄，郁而发热，与后世所说阳热亢盛之发热也有不同。阴盛生内寒，系因寒厥之气上逆，寒气积于胸中而为内寒。与后世之寒邪直中有相似之处。

此外，《内经》中关于虚实二字的概念，也并非全代表疾病的虚实。有的指邪气而言，如"虚风"、"实风"；有的指饮食物在肠胃的充盈状况而言，如"胃实肠虚"、"肠实胃虚"；有的指针刺补泻手法，如"徐而疾则实，疾而徐则虚"。学习时应当注意。

中医基础理论学习指导

一、中医学基础答疑·绪论答疑

本章首先对中医学的发展史做了简单介绍，说明中医学是一个伟大的宝库。尔后，说明唯物论和辩证法思想是中医学的思想基础，也是中医学流传两千多年，为中华民族的繁衍昌盛做出贡献的根本原因。再次，讲了整体观念和辩证论治是中医学的基本特点。最后，简要叙述了本书的主要内容。本章我们主要解答以下两个问题。

（一）为什么说唯物论和辩证法思想是中医理论的思想基础

中医药学是古人在长期医疗实践的基础上形成和发展起来的。在它的形成和发展过程中，受着古代朴素的唯物论和自发的辩证法思想的深刻影响。因而在它的理论体系中无论是生理、病理、诊断及防治等方面，始终贯穿着丰富的唯物主义观点和辩证法思想。

1. 唯物主义观点

辩证唯物主义认为，承认世界的物质性是一切科学研究的前提。中医学对宇宙的本质、生命的起源、疾病的成因及形体和精神的关系等重大问题，均给予了唯物的说明。

（1）对宇宙本原的认识

我国古代的唯物主义者认为宇宙的本原是物质，是阴阳二气相互作用而形成的。《内经》说："积阳为天，积阴为地"（《素问·阴阳应象大论》）。也就是说天是一种轻清的物质（阳气）升腾于上逐渐积聚而构成的，地是一种重浊的物质（阴气）凝结于下逐渐积聚而形成的。至于天地之间的万物，也是阴阳二气相互作用的结果。《易经·系辞》说："精气为物。"汉·孔颖达注疏曰："云精气为物者，谓阴阳精灵之气，氤氲积聚而为万物也。"这种唯物主义的观点，产生在两千多年前，可以说是难能可贵的，对唯心主义的"天命论"是有力的驳斥，使中医学彻底摆脱了唯心论的束缚。

（2）对生命起源的认识

中国古代思想家对人体生成的认识，也表现了唯物主义的先进思想。如汉·王充说："人，物也；万物之中有知慧者也"，"人之所以生者，精气也"。中医学传承这一先进思想，认为人体主要是由精气构成的，精气是构成人体的基本物质。《灵枢·经脉》篇说：

"人始生，先成精，精成而脑髓生，骨为干，脉为营，筋为刚，肉为墙，皮肤坚而毛发长。谷入于胃，脉道以通，血气乃行。"精义分先天和后天两种，先天之精禀于父母，后天之精来自饮食水谷，先天之精依靠后天之精的濡养而不断壮大。人体气血的运行、津液的输布与生命活动，都是由精所构成的形体所产生的。所以，《素问·金匮真言论》说："夫精者，身之本也。"

（3）对疾病成因的认识

在古代，由于科学技术文化水平低下，人们对危害人类健康和生命的自然力量，感到恐惧和束手无策。对此，唯心论者认为，疾病的形成乃是鬼神作祟，是天的意志，是神灵对病者过失的惩罚。《内经》一针见血地批驳了迷信鬼神的人，指出"拘于鬼神者，不可与言至德。"中医学认为，疾病的形成，是人体正气虚，邪气乘虚侵犯人体的表现，是人们不知养生的结果，而并非鬼神所使。所以，《灵枢·本神》篇说："故智者之养生也，必顺四时而适寒暑，和喜怒而安居处，节阴阳而调刚柔，如是则僻邪不至，长生久视。"这就明显告诉人们要想不生病或少生病，唯有遵循自然规律，使机体适应自然变化。

中医学还从自然界和人类机体两个方面去寻找病因，说明病理变化。如《素问·调经论》说："夫邪之生也，或生于阴，或生于阳。其生于阳者，得之风雨寒暑，其生于阴者，得之饮食居处，阴阳喜怒。"对致病邪气及其与机体健康的联系做出了唯物主义的说明。这种认识明确地划清了疾病和鬼神的界限、医学和巫术的界限。

（4）形神学说的唯物观

形神学说是祖国医学基本理论之一。它是在唯物主义的基础上提出来的。形即形体，神是在一定物质基础之上产生的，它有广义和狭义之分。狭义的神指人的精神思维活动，广义的神指人的生命功能的总体现。形神二者相互依存、相互影响。一方面形体的存亡决定神的存灭，神只能依形而存，决不能离形而生。正如《素问·汤液醪醴论》说："精气弛坏，营泣卫除，故神去之。"另一方面，神的盛衰也直接关系到形的存亡。所以，《素问·移精变气论》说："得神者昌，失神者亡。"因此一个健康的机体，是形神相互依存、相互作用的结果。其中，神是起主导作用的。精神活动的高级形式是思维意识。《内经》认为精神活动是外界客观事物作用于机体的结果，心是思维活动的主要器官。《灵枢·五色》说："积神于心，以知往今。"《灵枢·本神》也说："所以任物者，谓之心。"所谓"任物"，就是通过接触外界事物来认识事物和把握事物。这就说明，中医学已经认识到人的精神思维活动是以外界客观事物和脏腑组织为物质基础产生的，这种认识是符合唯物论基本精神的。

2. 辩证法思想

辩证法是关于事物矛盾的运动、发展、变化的一般规律的哲学学说。辩证法认为事物处在不断运动、变化和发展之中，是由于事物内部的矛盾斗争所引起的。

中医学不仅认为一切事物都有着共同的物质根源，而且还认为一切事物都不是一成不变的，各个事物不是孤立存在的，它们之间是相互联系、相互制约的，所以说中医学不仅包含着唯物论观点，而且还包含着辩证法思想。

（1）认为世界一切事物都处在运动变化之中

《素问·六微旨大论》说："夫物之生从于化，物之极由乎变，变化之相薄，成败之所由也。"又说："成败倚伏生乎动，动而不已则变作矣。"该篇还指出"升降出入"是自然界一切生物运动变化的基本形式。"升降出入，无器不有"，"非出入则无以生长壮老已，非升降，则无以生长化收藏"。"升降出入"一旦停止，就意味着生命活动的结束，所以，《六微旨大论》说："出入废则神机化灭，升降息则气立孤危。""升降出入"具体体现于人体脏腑的功能活动，以及脏腑间的协调关系。如肺主呼吸，有宣有降，吐故纳新；脾升胃降，以及心火下降，肾水上腾，水火既济和肺主呼气、肾主纳气等方面。

（2）重视精神与生理活动之间的内在联系

中医学在长期医疗实践的基础上，还提出了人的精神活动与生理活动之间的内在联系。认识到精神不是孤立存在的，是生理活动的产物。正如《素问·阴阳应象大论》所说："人有五藏化五气，以生喜怒悲忧恐。"同时还认识到精神对机体的反作用，"怒伤肝"、"喜伤心"、"思伤脾"、"忧伤肺"、"恐伤肾"（《阴阳应象大论》）。过度的精神刺激和情志变动，可以导致气机紊乱，从而影响脏腑的正常生理功能，削弱正气，导致疾病发生。所以，《上古天真论》强调"恬惔虚无"、"精神内守"。

（3）强调内因是发病的主要因素

疾病发生的原因，可分六淫、七情、饮食及劳倦等。但对于疾病的发生，古人不是单独从外因上去寻求，而是从机体内部去找根据。中医学认为内因是发病的主要因素，邪气只有在人体正气虚弱的情况下，方能为害。所以，《素问·刺法论》说："正气存内，邪不可干。"但是，中医学虽然重视正气在发病中的地位，但并不排除致病因素的作用。在一定条件下，外因甚至起着决定性的作用。机体正气对外界致病因素的适应能力是有限度的，若致病因素超越了人体正气的适应能力，就会导致疾病发生。这种观点完全符合辩证唯物主义中关于外因是条件，内因是根据，外因只有通过内因才能起作用的论断。

（4）正邪斗争的过程就是矛盾双方相互斗争的过程

疾病的过程就是邪正斗争的过程。疾病的发生尽管有种种原因，但从根本上关系到正气和邪气两方面的相互斗争。所谓正气，是指人体正常生理活动及其抗病能力。所谓邪气，是指各种致病因素。邪气侵袭人体，必然引起机体内正气抵御。正邪斗争不是一成不变的，邪胜于正则病进，正胜于邪则病退。因而治疗疾病，就是要扶助正气，祛除邪气，改变邪正双方力量的对比，使疾病向痊愈方面转化。

由于唯物论和辩证法思想贯穿于中医理论的各个方面，并有效地指导着临床，所以说，唯物论和辩证法思想是中医理论的思想基础。

（二）为什么说整体观念和辨证论治是中医学的基本特点

在辩证唯物观的指导下，中医学在对人体生理功能、病理变化，以及在疾病的诊断和治疗方面，均有它的特点。归纳起来不外以下两方面。

1. 整体观念

整体观念贯穿在整个祖国医学理论之中，无论在生理、病理、诊断、防治等各方面都是以其作为主导思想。整体观念的核心是强调联系。

（1）人体是一个内外相互联系，不断运动着的整体

中医学认为，人体以五脏为中心，通过经络"内联脏腑，外络肢节"，构成了一个完整统一的整体。人身任何一个脏器或组织都是有机联系的，而不是孤立的。

在生理上，脏腑和皮、肉、筋、骨、脉等组织及五官九窍，通过经络连络成了表里一

致的统一体。因此，在病理情况下，脏腑的病变可以通过经络反应于体表、组织和器官。同样，体表有病，也可通过经络内传脏腑器官。

根据这种理论，在诊断疾病时，可以通过五官、形体、色脉等外在变化，了解内脏的虚实，气血的盛衰，正邪的消长，从而做出正确的诊断。这就是后世医家朱丹溪所说的"有诸内，必形诸外"的渊源。

在治疗上，"上病下取"、"下病上取"、"左病治右"、"右病治左"等治疗方法及清肝治疗暴发火眼、宣肺治疗感冒咳嗽等具体治法也是据此道理制订的。

（2）人和自然界息息相关

《内经》早在两千多年前就对人与自然的整体关系作了充分的、全面的、合乎现代环境医学与生态平衡学观点的解释。

人生活在自然环境之中，不能脱离环境而孤立生存。一方面人类必须从自然界摄取赖以生存的物质；另一方面，自然界的运动变化也常常直接或间接地影响着人体。所以，《素问·宝命全形论》说："人以天地之气生，四时之法成。"《六节藏象论》说："天食人以五气，地食人以五味。"这是说，人体必须接受自然界空气和食物才能生存。自然界一年中寒暑更替，人体受其影响，也随之以不同的生理状态来适应。《灵枢·五癃津液别》说："天暑衣厚则腠理开，故汗出，天寒衣薄则腠理闭，气湿不行，水下流于膀胱则为溺与气。"意思是说，春夏气候温热，人体阳气趋向体表，腠理疏松，故多汗；秋冬气候寒凉，人体阳气内敛，表现为皮肤致密，少汗多尿。人体对自然界的这种适应，还表现在脉象上。《素问·脉要精微论》说："四变之动，脉与之上下，以春应中规，夏应中矩，秋应中衡，冬应中权。"这是说，由于寒暑的变迁，人体气血随之变化，表现在脉象上，就是春弦、夏洪、秋毛、冬石。

由于人体与自然界存在着这种密切的联系，所以，四时气候、地土方宜、居处环境及昼夜变化等自然条件的变化，如果超越了人体的适应能力，或者人体调节功能失司，不能适应自然条件的变化，都会导致疾病发生。

2. 辨证论治

辨证和论治，是认识疾病和解决疾病不可分割的两部分，是理论与实践的结合，是指导中医临床工作的基本法则。

"证"是"证候"，它是机体发病过程中某一阶段所出现的各种症状的概括。如"脾肾阳虚"就是一个证候名称，它包括了脾阳虚的腹胀、便溏、食欲不振和肾阳虚的腰膝冷痛、四肢不温、面浮肢肿等症状，反映了疾病的部位（脾肾）、性质（阳虚）。所以中医治病基本上是从证候入手的。

"论治"又叫"施治"，是根据辨证的结果，确定相应的治疗方法。辨证论治之所以是祖国医学的一个特点，是因为它既不同于一般的"对症治疗"，也不同于现代医学的"辨病治疗"。一个病的不同阶段，可以出现不同的证候，不同的疾病，在其发展过程中可能出现同样的证候。因此，同一疾病在不同阶段表现出不同证候，治疗方法也就不同，而不同疾病只要证候相同，运用同一治疗方法，可以取得良好的效果。例如，同是消化性溃疡病，在其发生及发展变化过程中则有脾胃虚寒、湿热、瘀血、肝郁气滞及阴虚等不同证候，就应根据不同的证候表现，施以不同的治疗方法。又如，脱肛、子宫脱垂、内脏下垂都属不同的病证，但都是由于中气下陷所造成，都可用补益中气的方法治疗。这就是祖国医学"同病异治"、"异病同治"的辩证观。

综上所述，中医治病的着眼点不是病而是"证"，"证"是中医认识和治疗疾病的基点。辩证论治的精神实质就是针对疾病发展过程中不同质的矛盾用不同的方法去解决。

二、《中医基础理论》自学重点提要之一

《中医基础理论》是中医学院创办近三十年来的第一本正式中医基础教材，也被列为高等中医自学考试教材。为了使学者更好地掌握基础理论，特将其中需加深理解的几个问题加以说明。

（一）阴阳五行学说中的几个问题

学习阴阳五行的内容，首先要明确阴阳五行的基本概念，阴阳五行学说的意义，以及五行的特性和对事物的归属等问题。只有明确了这些内容，才能很好地掌握阴阳五行学说。

1. 阴阳的基本概念及阴阳学说的意义

阴阳，是代表两个相对属性的名词，是古人对自然界相互关联的某些事物和现象对立双方的概括，含有对立统一的概念。但由于是一个朴素的辩证法，还不能完全解释世界，因此，不能与对立统一规律等同起来。要了解阴阳的概念，必须从下列几个方面来认识：

（1）阴阳具有抽象概念

阴阳是古人从事物和现象中抽象出来的名词，它是以两种不同性能为根据的。《素问·阴阳应象大论》说："阴静阳躁。"凡事物和现象中相对静的属阴，相对躁（动）的属阳。在这一基础上进一步引申为：凡是向上的、向外的、温热的、明亮的等都属阳；凡是向下的、向内的、寒冷的、晦暗的等都属阴。由此可知，阴阳是从事物中撇开个别的、非本质的属性，抽取出共同的、本质的属性而形成的概念。《阴阳应象大论》说："水火者，阴阳之征兆也。"所谓征兆，就是以水火来说明阴阳的属性。火属阳，水属阴，火具阳的属性，水具阴的属性。水火二者，是人们日常生活中常见的两种物体，用它来说明阴阳的概念，是容易理解和具有代表性的。《灵枢·阴阳系日月》篇说："且夫阴阳者，有名而无形。"其属性必须通过具体的事物和现象体现出来。《素问·阴阳应象大论》所提出的阴阳必须应象就说明了这个问题。所以说，阴阳是一个抽象的概念。

（2）阴阳具有相对概念

阴阳是一个机动的代名词。它虽然在属性规定上具有绝对性，但用以说明事物则具有相对性，它是相互关联的事物之间的对比。如天与地相对，大与小相对等。就人体来说，外与内相对，外则为阳，内则为阴；脏与腑相对，脏为阴，腑为阳。就五脏来说，由于它所居的部位不同，又有阴阳之分，肝、脾、肾属阴脏，心、肺为阳脏等。由此可知，阴阳本身虽具绝对的属性，但它在相互关联事物的对比之下，则又有相对的概念。

（3）阴阳具有可分性

阴阳除了具有相对性外，还具有无限可分性。《灵枢·禁服》篇说："夫大则无外，小则无内。"就是说宇宙之大可用阴阳来分属，极微小的事物也可分阴阳。宇宙间任何相互关联的事物都可概括为阴阳两大类，任何一种事物内部都可分为阴和阳两个方面，而每

一个事物中阴和阳的任何一方，还可以再分阴阳。如《素问·金匮真言论》说："阴中有阴，阳中有阳，平旦至日中，天之阳，阳中之阳也；日中至黄昏，天之阳，阳中之阴也；合夜至鸡鸣，天之阴，阴中之阴也；鸡鸣至平旦，天之阴，阴中之阳也。"这种事物既相互对立，又相互关联的现象，在自然界是无穷无尽的，在人体也是如此。如《素问·阴阳离合论》说："阴阳者，数之可十，推之可百，数之可千，推之可万，万之大，不可胜数，然其要一也。"阴阳的可分性，虽然不可胜数，然"其要一也"。归根到底还是一阴一阳的对立属性。

所谓学说，就是在学术上自成体系的主张、理论。阴阳学说，是用阴阳的概念来阐述人体的生理功能、病理变化及与自然界的关系，并用以指导临床辨证和防治，实际上它是一种论理工具。

2. 五行的基本概念及五行学说的意义

（1）五行的含义

五行，即是木、火、土、金、水五种物质的运动。古代劳动人民在长期的生活和生产实践中，认识到木、火、土、金、水是自然界中不可缺少的物质，故五行最初称"五材"。如《左传》说："天生五材，民并用之，废一不可。"《尚书正义》说的更具体："水火者，百姓之所饮食也；金木者，百姓之所兴作也；土者，万物之所资生，是为人用。"在不断的实践中认识到，自然界这五种物质并不是孤立的存在，而是有着密切联系，在运动中互相资生，相互制约，从而促进了事物的发展变化。五行的行行运行之意。天即自然，这五种物质的运行，形成了自然界的运动规律。这种朴素的唯物观，作为古代认识自然的论理工具，也被当时的医学家运用于医学领域，借以论述人体生理功能和病理变化。在整体观思想指导下，以五行的各自特性作了人体内外及与自然界的联系，对临床辨证施治发挥了重要作用。

（2）五行的特性和对事物的归属

所谓五行的特性，是指五行具备的性能。是古人在对这五种物质的朴素认识的基础上，进行抽象而逐渐形成的概念。是用以分析各种事物的五行属性及其相互之间联系的基本法则。因此，古人对五行特性的认识，虽然来自五行本身，但已超越了它的物质本身。这就提示我们，对五行的认识，不能单从五种物质上去看，而是要从它的性能上去理解。古人对五行特性的认识，早在《尚书·洪范》中已有记述，如"木曰曲直"，就是说木有曲和直的特性，这种曲直特性，就意味着树木有生长、升发、条达、舒畅之意，凡具有这种性能的事物都归属于木；"火曰炎上"，就是说火有"炎上"的特性，炎者，热也，上，向上也，这种"炎上"的特性，就意味着凡具有温热、升腾性能的事物，均归属于火；"土爱稼穑""稼穑"，指农作物的播种和收获，即土有培育生物、化生万物的特性，故凡具有生化、成长、承载性能的事物，均归属于土；"金曰从革"，"从"，顺从，服从；"革"，改变，变革，这种变革的特性，就意味着能柔能刚，且能变革，故凡其有清静、沉降、收敛性能的事物，均归属于金；"水曰润下"，"润"，有滋润、湿润之意，"下"，向下，是指水有滋润和向下的性能，故凡具有润泽、寒凉、向下性能的事物，均归属于水。

古人运用了五行的这些性能，将人体和自然界的事物进行归属。这种归属是以"取类比象"的方法，也就是以五行特性来推演和归类事物的五行属性。因此，事物的五行属性，并不等于五行本身，而是将事物的性质和作用与五行的特性相类比而归属的。如心属火，心具有火的性能；肺属金，肺具有金的性能等。用这种特性相类比的方法，在人体推演出以五脏为中心的内外五行归属联系，这种联系奠定了整体观念的基础，给辨证论治提供了理论根据，所谓"见外知内"就是在这一基础上运用的。五行学说的整体观还认为，整个宇宙是由金、木、水、火、土五种基本物质的生克制化所构成的整体，一方面在人体内部，以五行配属五脏，进而联系到五官、五体、五志等，从而以外知内进行诊断，在治疗上也以五行生克的理论进行调整，使其恢复正常的制化关系；另一方面，将人与自然进行广泛的联系，如五季、五方、五色、五气、五化、五味、五音等都内应五脏。人体五脏的生理活动与自然界之间有着密切联系，自然界的变化，时刻影响五脏的生理活动，如在脉象上表现为春弦、夏洪、秋浮、冬沉等。故在疾病的治疗上也要注意自然界的变化，如《素问·五常政大论》说："必先岁气，无伐天和。"总之，五行是指木、火、土、金、水五种物质的运动，它的运动规律是生克制化。

（二）阴阳学说和五行学说的关系

阴阳五行学说均属于朴素唯物辩证观的哲学，渗透到医学领域后，促进了中医药学的形成和发展，并且贯穿在整个中医药理论体系中，成为中医药学的论理工具。

阴阳五行学说应用于医学，把丰富的医疗实践经验总结成系统理论。其理论的辩证法思想，在很大程度上是以阴阳五行学说来体现的。两种学说，各有特点。用阴阳来说明事物之间相互对立、统一、消长、转化的关系，用五行学说解释宇宙是由这五种物质相互资生、相互制约所形成的统一体。人体以五脏为中心，配以五行说明五脏之间、五脏与体表组织器官之间的关系。总之，在医学领域中，用阴阳的对立统一概念和五行生克制化，论述了人体生理、病理、辨证治疗等基本问题，同时初步概括了疾病变化和治疗中的一些规律。由此可知，单用阴阳学说或五行学说都不能完全解释人体和自然界的复杂现象，因此，二者必须结合起来，才能比较全面地解释人体的生理活动、病理变化及与自然界的关系。如张介宾说："五行即阴阳之质，阴阳即五行之气。气非质不立，质非气不行。行也者，行阴阳之气也。"这就充分说明了五行之所以称谓"行"，就是它含有阴阳的属性，阴阳虽无形，但从五行本身也可体现出来。因此，在实际运用中，论阴阳必须联系到五行，言五行也必及阴阳。如在探讨脏腑疾病时，就要认识到任何一个脏器在生理上都有阴阳两个方面，而且各脏之间存在着生克制化关系。因而，不论哪一脏发生病变，都有阴阳的偏盛偏衰，同时，还要根据五脏之间生克关系进行传变。这样阴阳和五行学说结合起来，既能抓住疾病的本质，又能防止其传变。如肾虚有肾阴虚和肾阳虚的不同，这是疾病的本质。若辨明是肾阴虚，还要明确它的变化。根据五行生克乘侮规律，可预知它能导致肝阳上亢（水生木，肾水不足不能滋养肝木，称曰水不涵木）。因此治疗时，在补肾阴的同时佐以柔肝，既能补益肾阴，又能防止肝阳上亢的出现。可见，阴阳和五行学说，在解释自然界的变化规律和医学的应用上，都是彼此印证，相互结合的。

三、《中医基础理论》自学重点提要之二

脏象学说是中医学理论的核心，它是建立在实践的基础上，运用整体的辩证法思想总结出来的。脏象学说主要研究人体各脏腑组织器官的生理功能、病理变化及其相互关系。它的

形成，虽然含有解剖学知识，但主要还是在古代朴素的唯物辩证法思想影响下，通过实践不断充实完善而发展起来的。古代医家通过对自然界四时阴阳变化现象的观察，联系到人体内脏腑组织器官功能活动表现于外的征象，认识到疾病的发生、发展、变化与人体的内外环境有密切关系，从而在整体观思想指导下，据象以推理，据理而验证，形成了以五脏为核心，外应五时、五气，内联五腑（六腑）、五体、五官的脏象学说。脏象学说的基本特点，是以五脏为中心的整体观。它是在"天人相应"思想的影响下，借助阴阳五行学说作为论理工具建立起来的。以五脏为核心，心为主导，通过经络的联属关系，把人体各部分联系起来，视为一个既分工、又合作，并与外界环境相通的有机整体。在结构上不可分割，功能上相互协调、相互为用，病理上相互影响，这就是脏象学说整体观的基本内容。

（一）心为一身之主的意义

《素问·灵兰秘典论》说："心者，君主之官，神明出焉。"《灵枢·邪客》说："心者，五藏六府之大主也，精神之所舍也。"《素问·痹论》说："心主身之血脉。"这里提出了心为一身之主导的基本因素在于心所主之神明及血脉。为什么心所主之神，既称神明，又称精神，有时还称神气呢？这是由于神与精、气有着密切的关系。神在新生命开始时已经形成，精是生命形成和生命活动的基本物质，因此说，它来源于先天，充养于后天。神是正常生命活动的必然表现，因而神的物质基础离不开精，故有"精神"之称。气是生命活动的原动力，它有气化、固摄、推动、保卫、温煦等多种功能，以支持和推动生命活动，从而出现了神，因而有"神气"之名。若代表思维意识则称"神明"。此外，表示生命功能，则称"神机"。总之，这些神的名称，都是生命活动的表现，只不过从不同角度阐述而已。心主神明，就包括了上述的意义。由此可知，心主神明其表现的正常与否关系到生命活动的物质基础——精和气的盛衰。气的盛衰与血有密切关系，"血为气母"，精血互化。《素问·八正神明论》谓"血气者，人之神。"就说明了血是神志活动的物质基础。同时，心所主之血脉，还支持了其他脏腑的功能活动，神虽为心所主，但必须有其他脏腑生理活动的共同表现。因而可以理解"心为君主之官"，为一身之主导，就是由于心主神志和血脉所决定的。

（二）怎样理解肺主气与宣降的关系

肺主气，是指肺有主持一身之气的作用。气，除先天之气外，还有两个来源：一是吸入自然界之清气，二是水谷之精气。这两种"气"结合起来供养支持人体各脏腑器官的功能活动。气由于分布部位不同，功能也各异。分布在脏腑的称脏腑之气，如心气、肾气等。在上焦者称宗气，由心肺共同作用而成，同时又支持了心肺的活动；在中焦者称中气，为脾胃功能活动的物质基础；在下焦者称元气，它来源于先天，充养于后天，为人身之根本，故又称真气。

肺主宣降是其基本功能，也是肺主气的体现。宣，即宣发。其作用主要体现于三个方面：一是通过肺的气化，排出体内的浊气，完成呼吸运动，从而推动心血的运行；二是将脾所转输的津液和水谷精微，通过"肺朝百脉"的作用布散到全身；三是宣发卫气，温养肌表，调节腠理之开合，将代谢后的津液化为汗，排出体外。因此，外邪自皮毛、口鼻而入，首先影响肺的宣发功能，而出现发热恶寒、无汗、呼吸不利、鼻塞流涕、咳喘等症，治疗当以宣肺为主。降，即肃降。它的作用主要体现于三个方面：一是吸入自然界之清气，由肺下达至肾，充实元气，从而资助肾之纳气作用；二是接受由脾转输之水谷精微向全身各部布散，以供养支持脏腑组织器官的功能活动；三是将脾运化之津液下达于肾和膀胱，生成尿液而排出体外。这就是肺在调节水液中的作用，也就是肺的通调水道的功能。因此，内伤多影响肺的肃降，从而出现痰喘咳嗽之症，治以肃肺化痰。

肺的宣发和肃降，是相反相成的两种作用，宣发可以促进肃降，肃降又能加强宣发，互相制约，共同维持肺气的正常活动。反之，如果二者失去协调，就会发生"肺气失宣"或"肺失肃降"的病变。一般地说，外邪多影响宣发，内伤多影响肃降。但无论是宣发还是肃降的失常，都可导致肺气上逆而喘咳。

（三）脾为后天之本的意义

脾胃为后天之本的理论是根据它本身的生理功能而总结出来的。饮食入胃后，经胃的腐熟，其精微部分由脾转输至肺，入心而输布全身。脾转输精微是由脾气本身具有升清作用所决定的。升和降是相互配合的，没有升也就不会有降；反之，没有降也就不会有升。升降运动是脏腑的本能。脾主升，胃主降，饮食物的受纳、消化与输布靠脾胃共同完成，所以称"脾胃为后天之本"。李中梓说："脾何以为后天之本？盖婴儿既生，一日不再食则饥，七日不食则肠胃涸绝而死。经云：安谷则昌，绝谷则亡……胃气一败，百药难施。一有此身，必资谷气，谷入于胃，洒陈于六腑而气至，和调于五脏而血生，而人资之以为生者也，故曰后天之本在脾。"

脾的运化功能正常，称为"脾气健运"。脾主运化，关系到水液的代谢输布与气血的化生。当脾气健运时，水液得以正常运行，不易停滞；如有暂时停滞，亦很快恢复正常。若脾失健运，常引起水湿停留而致各种病变。这一方面说明了脾的升清作用不足，可致水湿停滞；另一方面，水湿停滞，也影响了脾的升清。由此可知，脾主升清是脾主运化的主要表现形式，它不但是气血生化之源，也是水液代谢的主要脏器。它的升清支持了脏腑气机的升降，而成为升降的枢纽，同时，也是维持人体内脏恒定于一定位置的重要因素。

脾气的另一作用是统摄血液循脉而行，称曰"脾统血"。沈目南《沈注金匮》中说："五脏六腑之血，全赖脾气统摄。"何梦瑶《医碥》中说："脾统血者，血随脾气流行之意也。"若脾气衰，不但血之生化不足，气之生成亦少。血不足，气无力，则不能推动和统摄血液在脉中运行。故唐容川说："人身之生，总是以气统血。"从这个意义上说，脾统血也是"脾为后天之本"的重要内容。"脾为后天之本"的理论，在防病和养生方面，也有重要意义。在日常生活中，要时刻注意顾护脾胃，使脾气充实，运化正常，血液循脉而行，人体精力充沛，就能很好地抵御邪气之侵袭。否则，脾失健运，血气衰惫，人易受病，更无长寿可言。《中藏经》曰："胃（包括脾）者，人之根本也，胃气壮，则五脏六腑皆壮也。"李东垣《脾胃论·脾胃盛衰论》说："百病皆由脾胃衰而生也。"这些都包含了"脾胃为后天之本"的意义。

（四）怎样理解肝主疏泄

"疏泄"一词，源出于《内经》。《素问·五常政大论》将肝比作春天的树木，条达而有疏泄之能。后世医家发展了这一理论，朱丹溪明确提出"肝主疏泄"，他在《格致余论·阳有余阴不足论》中说："主闭藏者，肾也；司疏泄者，肝也。"古人以木气升发的冲和条达之象，来形容肝的疏泄功能，反映了肝为刚脏，主升、主动的特点，是协调全身气机，维持脏腑活动，推动血液运行的重要条件。主要表现在以下几个方面：

1. 调畅气机与情志

气机，即气的升降出入运动。人体脏腑、经络、器官等活动，都具有气的升降出入的运动。肝的生理特点是主升主动，对气机的升降出入具有调节作用。情志，即感情的变化，是神的一部分表现。神虽由心所主，但与肝有密切关系。肝的疏泄功能正常，气机调顺通畅，气血和平，脏腑功能相互协调，五志安和。如果肝失疏泄，就会引起情志变化而致气机失调，主要表现于以下两个方面：一是疏泄功能不及，即肝气呈抑郁状态，为气的升发不足而形成气机不畅、气机郁结的病理变化，这就是通常所说的"肝气郁结"，简称"肝郁"；二是疏泄功能太过，即肝气呈亢奋状态，为气的升发显现太过，出现气机逆乱的病理变化，临床称为"肝气逆"，其有上逆和横逆之别，共有症状有两胁撑胀窜痛、急躁易怒、失眠多梦等。上逆于头则头目眩晕而作胀，甚则血随气逆而吐血、咯血，以至突然昏倒，不省人事；横逆于胃则泛酸胃痛等。

2. 促进脾胃的运化功能

脾胃消化吸收饮食物的功能，与肝有密切关系，脾之升清，胃之降浊，全赖肝之疏泄。一方面肝的疏泄使气机调畅，促进了脾胃的升降运动，使脾胃运化正常。若肝失疏泄，影响脾的升清，在上则头目眩晕，在中则腹胀，在下则飧泄；影响胃的降浊，在上则呕逆嗳气，在中则脘腹胀痛，在下则便秘。前者称肝气犯脾，后者称肝气犯胃，二者通称"木旺乘土"。另一方面肝能分泌胆汁，有助于脾胃运化。因此，肝的疏泄功能正常与否，是保持脾胃运化功能正常的重要条件。故唐容川说："木之性主于疏泄，食气入胃，全赖肝木之气以疏泄之，而水谷乃化。设肝之清阳不升，则不能疏泄水谷，渗泄中满之证，在所不免。"

四、《中医基础理论》自学重点提要之三

（一）肾主藏精与肾气的关系

精是构成人体和促进人体生长发育的基本物质，藏精是肾的主要生理功能。《素问·六节藏象论》说："肾者主蛰，封藏之本，精之处也。"肾所藏之精称肾精，又称精气。肾中精气在生理上表现为肾阴和肾阳两个方面，对机体各脏腑组织起着滋养、濡润作用的称为肾阴，对机体各脏腑组织起着温煦、推动作用的称为肾阳。二者共同促进人体的生长发育，支持各脏腑组织器官的生理活动和人的生殖能力，故又称肾气，肾气的盛衰关系到人体的强弱。临床上无论是肾阴虚还是肾阳虚，实际上都是肾中精气不足的表现形式，只是有阴损及阳与阳损及阴的不同。由于肾气是肾阴、肾阳共同作用的表现，所以，在肾精亏虚、阴阳失调但又不甚明显的情况下，称作肾精亏损，或肾精不足，或肾气虚。

（二）中医学中气的含义

气在中医学中的运用至为广泛，使初学者很难得到一个确切的概念。如四时的气候变化称六气，某些致病因素称邪气，瘟疫之邪称戾气，人体内部的抗病功能称正气，人体功

能活动表现称神气，对代表脏腑功能的称脏腑之气，如心气、肝气、肾气等，还有阴气、阳气、营气、卫气、精气等，在中医学中无处不是"气"的概念。那么，怎样理解中医学中的气呢？通过以上举例，我们分析一下，所谓邪气、戾气等这一类是指一定的物质；肝气、胃气、肾气等的"气"是指脏腑的气化功能；阳气、阴气、精气、营气、卫气等的"气"是指它本身具有的活力。此外，还有宗气、中气、元气等，则属于各脏腑共同活动所产生的一种特有功能的专词。如宗气，是由心肺和脾胃共同活动所产生的一种特有功能；中气为脾胃共同作用所产生；元气，是先天之气，它包括了元阴和元阳，也就是肾气，它的生成来自先天，养于后天，为人体之根本。总之，中医学的气，主要体现在气化作用上，它概括了体内物质发生多种复杂生理变化功能的特性。

根据以上分析可以看出：中医学的气，不仅指功能而言，而且也包括了一定的物质。如气血的气，随血而运行于全身，气行则血行，气止则血停，故有"气为血帅"之称。气血同是支持生命活动的物质，血到的地方气亦到，但气到的地方，血未必到。这种气具有气化、保卫、温煦、推动、固摄等作用，它的生成，基于先天，养于后天，也具有物质和功能两种含义。从阴阳观点上讲，气属阳，血属阴，气血的循行，发挥了营卫的作用。营是血的营养、营运功能，卫是气的温煦、保卫功能。营属阴而卫属阳，阳主外而阴主内，营卫在运行上有内外之分，故有"营在脉中，卫在脉外"的说法。事实上，营卫的关系也就是气血的关系，古人有时将营卫直接指为气血，道理就在这里。由此可知，气血的气，随血而运行，是支持脏腑组织器官正常生理活动的。

明确了气的概念后，还有几点需要搞清：一是气与阴阳的关系，气包括阴阳，还是阴阳包括气；二是气与火的区别和联系。

1. 气与阴阳的关系——阴阳包括气还是气包括阴阳

古人认为，整个机体就是形和气两方面，故《素问·阴阳应象大论》说："形归气。"就阴阳而论，形属阴而气属阳，由此，形气的关系就是阴阳的关系。由于阴阳具有可分性，阴中有阳，阳中有阴，所以形虽属阴，但也有阳，气虽属阳，其中也有阴。人体总的来说为一阴一阳，具体到每个脏腑又都有阴阳之分，这种阴阳的分属，是为了说明事物的属性。在人体"阳化气，阴成形"，就气本身来说也有阴阳之分。由此可知，阴阳是抽象的代名词，必须附着事物来说明其属性。从气与阴阳的关系来看，气是包括阴阳的。由于事物具有阴阳两方面的属性，因而气也分为阴阳两个方面。如《灵枢·决气》篇说："何谓气？岐伯曰：上焦开发，宣五谷味，熏肤、充身、泽毛、若雾露之溉，是谓气。"这是说气由上焦肺所吸入之清气与饮食精微相合，通过气化功能而形成。它有温熏肌肤、充养全身、润泽皮毛的作用。其中熏者，热也；泽者，润也。可见熏肤即气中之阳的温煦作用；泽毛、若雾露之溉，则指气中之阴的濡润作用。《难经·三十七难》也说："人气内温于脏腑，外濡于腠理。"其中所指的温、濡，也说明了气具有阴阳两方面的功能。明·王肯堂对《内经》、《难经》所论之气深有体会地说："一气之中而有阴阳，寒热、升降、动静备于其间。"气在生理上分阴阳，因而在病理变化上也要分清阴阳，才能正确地指导治疗。如《灵枢·终始》篇说："少气者……则阴阳俱不足，补阳则阴竭，泻阴则阳脱。"这说明少气的患者，虽有阴阳俱不足的表现，但不能补阳，更不能泻阴，必须在滋阴的基础上助阳。故本篇接下指出针刺治疗是达不到目的的，必须采用药物治疗。由此，气虚就是阴阳两方面不足，就物质和功能而言，是阴的物质不足以充实阳的功能，从而表现出气虚征象。

2. 气与火的关系和区别

通常所说的气，是气血之气，即人体的气机。它在人体具有动力、气化、温煦、固摄等作用。因此气是支持生命活动的物质，又是生命活动的动力。

火在中医学中有三方面的内容：一是六淫之火；二是五行之火；三是生理之火（包括君火，相火）。这三方面的火怎样区别呢？六淫之火属于病因。五行之火，就五脏的配属来说属心，《灵枢·热病》篇说："火者，心也。"每脏各有五行属性，依此说明五脏之间的生克制化关系。六淫之火与五行之火，名称、属性皆同，但各有不同的含义。六淫之火，天气主之；五行之火，地气主之。天之六气与地之五行，两相感应，是自然界万物化生的根源。所以《素问·阴阳应象大论》说："天有四时五行，以生长收藏，以生寒暑燥湿风。"人体之火有君相之分，君火在心，其他脏者为相，都属《内经》所论之"少火"，即生理之火。何梦瑶说："温暖之气，即火也。"火（生理之火）是气中之阳的一部分，既不可太过，又不可不及，太过则为壮火，不及则为火衰，都可影响到气的生成和正常功能。故《素问·阴阳应象大论》说："壮火之气衰，少火之气壮；壮火食气，气食少火；壮火散气，少火生气。"由此可知，正常之少火，不但是机体所必需，同时也是生成气的主要因素。气源于肺脾，而火根于心肾。故气虚可补肺脾，火衰可助心及命门。气来源于肺脾，但须火的支持；火源于心肾，但须气的濡养。临床上所说的"气有余便是火"，虽是指气机郁滞而言，但也说明了气与火的关系。

五、《中医基础理论》自学重点提要之四

经络是经脉和络脉的总称。经脉包括十二经脉、十二经别、奇经八脉及十二经脉与体表筋肉和皮肤连属部分的十二经筋和十二皮部。络脉则有十五别络、孙络、浮络之分。经络学说的特点是以十二正经为主体，通过十五络脉与奇经八脉的联络和调节作用，把人体脏腑、肢节、筋肉、皮肤联系起来，并以阴阳学说为论理工具，说明脏腑经络之间的相互关系，从而形成一个机体各部及机体与自然环境密切联系的有机整体。

经络学说在中医学中占有重要地位。特别是十二经脉，《灵枢·经别》篇说："夫十二经脉者，人之所以生，病之所以成，人之所以治，病之所以起，学之所始，工之所止也。"张介宾注曰："经脉者，脏腑之枝叶；脏腑者，经脉之根本。知十二经脉之道，则阴阳明，表里悉，气血分，虚实见，天道之逆从可察，邪正之安危可辨。凡人之生，病之成，人之所以治，病之所以起，莫不由之。故初学者，必始于此，工之良者，亦止于此而已。"张氏之解，不但指出了经脉与脏腑的密切关系，同时也说明了十二经脉的重要性。学习经络学说，需要明确下列几个问题。

（一）十二经脉命名意义及循行规律

所谓十二经脉，就是指手足三阴三阳十二条经脉而言。这十二条经脉各与脏腑相联属，阴经联脏，阳经联腑，构成了表里阴阳配属关系。它是气血运行的主要通路，所以又称十二正经，是经络学说的主体。那么，十二经脉为什么以手足三阴三阳来命名呢？首先从三阴三阳来看，三阴三阳是阴阳双方的衍化，也就是阴阳消长的三个阶段。阳的方面，少阳为阳气之始，太阳是阳气之盛，阳明是太、少两阳相合；阴的方面，少阴是阴气初

生，太阴是阴气隆盛，厥阴为太、少两阴交尽。故《素问·天元纪大论》说："阴阳之气各有多少，故曰三阴三阳也。"这是说明阴阳各方根据其量的多少而划分为三阴三阳。再者，由于十二经循行于手足，故配手足而有手三阴、手三阳、足三阴、足三阳，合为十二经脉。就这样以阴阳的概念与人体的部位和脏腑的属性相配合，结合经脉的循行分布，而确定了十二经脉的名称。由此，十二经脉中，每一经脉的名称，包括手或足、阴或阳、脏或腑三个部分，如"手太阴肺经"、"足阳明胃经"即是。

十二经脉的循行是有一定规律的，明确了它的循行规律，便能执简驭繁。总的来说，十二经的循行是阴经接阳经，阳经接阴经，周流循行，阴阳相贯，如环无端。故《灵枢·逆顺肥瘦》篇："手之三阴，从脏走手；手之三阳，从手走头；足之三阳，从头走足；足之三阴，从足走腹。"这种循行走向，若以躯干为中心，则手三阳、足三阴自肢体远端行向躯干，为向心性经脉；手三阴、足三阳自躯干走向四肢远端，是远心性经脉。根据这一走向，可归纳一简洁的记忆方法，就是"两手上举，阳经下行，阴经上行"。十二经脉上下左右对称地循行于体表，在四肢，阴经行于内侧（阴部），太阴在前，厥阴在中，少阴在后；阳经行于外侧（阳部），阳明在前，少阳在中，太阳在后。头部，足阳明行于面额，足太阳行于头顶、枕部，足少阳则行于颞侧、耳旁。在躯干，手三阴行于胸部，手三阳行于肩背；足三阴、足阳明行于腹部，足少阳、足厥阴行于身侧，足太阳行于背部。这仅指体表部分的划分，至于内行的经脉，阳经则属腑络脏，阴经则属脏络腑，从而构成了络属的脏腑表里关系。

（二）十二经的五行配属及营卫循行

阴经内连五脏，阳经内连六腑。脏腑各因表里分别与五行配属，如心与小肠俱属火，肺与大肠俱属金等。如此配属，心包与三焦在五行属性上当归属哪一行？心包是心脏的外卫，有保护心脏、代心行令的作用；而三焦遍布体腔之内，与心包相为表里，同为命门相火所寄之处，皆属相火。从阴阳角度说，古人认为，阳气纳入三焦，阴气纳入心包，故三焦不归五行而属阳经，心包也不入五行而属于阴经。

十二经脉各按其顺逆循行彼此相接，通行于人体上下内外，运行营卫气血以濡周身。故《灵枢·本藏》篇说："经脉者，所以行气血而营阴阳，濡筋骨，利关节者也。"《素问·痹论》说："营者，水谷之精气也，和调于五藏，洒陈于六府，乃能入于脉也，故循脉上下，贯五藏络六府也。卫者，水谷之悍气也，其气慓疾滑利，不能入于脉也，故循皮肤之中，分肉之间，熏于肓膜，散于胸腹。"营在脉中，卫在脉外，阴经阳经各为脏腑的营养系统。

营行脉中，其一部分自中焦开始，循肺经，经过各脏腑经脉而达肝脏，从肝再上注于肺，如此往复循环，构成了十二经脉循环体系；另一部分，由肺上注喉咙，自喉入颃颡（后鼻咽部），出鼻，上额入督脉，过巅顶，沿督脉循行下入尾骶，复过阴器，入任脉，沿脐腹正中上入缺盆（天突），向上并入督脉，然后下行入肺，构成了任督二脉的循行。这两部分营气循行的整个流注通路，又称十四经循行。另外，阴阳跷脉也参入了营气的循行，昼夜共行五十周。

卫气，由于它行于脉外，所以不按阴阳经脉的顺逆路径循行。当黎明时，阴气消尽，卫气出行于六阳经，循阴跷脉上入目内眦，上头，下入足太阳经，其中散行部分，别出于目锐眦，而下手太阳经，同时也入于足少阳经和手少阳经；散行的另一部分，出行于耳前，合于足阳明经而循行下至足五趾间，同时从耳下，入于手阳明经。如此循行不息，昼日行于阳经二十五周。到夜间，自足阳明经入足心，注入足少阴经而至肾，由肾注入心和手少阴经，再入肺和手太阴经，再注入肝和足厥阴经，后注入脾和足太阴经，由脾复入肾和足少阴经，如此循行不已，行于阴经亦二十五周。至黎明再由足少阴经入阴跷脉复会于目，行于阳经，一昼夜合为五十周。故卫气行于阳经则入寤，行于阴经则入寐矣。

营卫气血在经脉内外循行的生理功能称为经气。如《素问·离合真邪论》所说："真气者，经气也。"经气亦即经脉之气，它来源于脏腑之精气，与营卫气血并行于经脉内外，以维持生命活动，并具有抗御外邪的能力，故所谓真气者，正气也。若五脏精气及营卫气血不足，真气（经气）衰弱，就会致邪气侵袭而为病。所以《灵枢·刺节真邪》篇说："营卫稍衰，则真气去，邪气独留，发为偏枯。"若正气强，则"邪气不能胜真气"，病可自愈。明确了经气即真气，亦即正气的意义，对针刺"得气"的理解及防病治病都有重要意义。

（三）奇经八脉的意义及临床应用

奇经八脉是经络系统的重要组成部分。它的特点是不隶属于十二经，无表里关系，不与内在脏腑连属，无五行配属，故称奇经。奇经中除了任、督二脉各有自己的俞穴外，其他六经都没有本经的穴位而隶属于他经，由此可以理解"奇"字也有"寄"的含义。奇经八脉各有不同的功能，但都有调节十二正经阴阳气血的作用。所以古人将十二正经比作江河的干道，奇经八脉比作调节流量的湖泊。如李时珍说："正经之脉隆盛，则溢于奇经，故秦越人比之天雨降下，沟渠溢满，霶霈妄行，流于湖泽。"至于八脉的名称，主要是根据各经的作用而命名，如任脉，任与妊通，与女子月经及妊娠有关即是。任督二脉，一行身前正中，一行身后正中，正是人体的子午线。

奇经亦属人体生理组成部分，其经虽与内脏无直接络属关系，但在生理上与肝、脾、肾等脏及奇恒之府的脑、髓密切相关。冲、任、督三脉皆起于胞中，出于会阴，同出异行，一源三歧。此胞非专指女子胞而言，男女皆有之。陈修园称此为血海，说："人身之血海者，胞也。居膀胱之外，而为膀胱之室，《内经》云：冲脉任脉皆起于胞中，是男女皆有此血海，但男则运而行之，女则停而止之。运行者无积而不满，故阳气应日而一举；停止者，有积而始满，故阴血应月而一下，此男女天癸之总根也。"陈氏之言说明冲、任二脉与女子月经的生成及排泄有密切关系。临床上妇女的月经病变，即以冲、任二脉失常为主要病机。如冲任不固之崩漏、冲任虚损之不孕等。督脉病变主要是脊柱强直、角弓反张，此为寒湿之邪郁久化热所致。冲、任、督三脉的病变皆与肝肾有关，故在针灸治疗上除选用该经主治穴位外，还要适当配合肝肾经的穴位。在药物治疗方面，冲、任、督三脉的病变也主要从肝肾入手。带脉横行于腰腹之间，统束全身直行诸经，号曰栋梁。对固定胎位有一定作用，因而带脉不健，则胎元易损。由于带脉与脾关系密切，所以湿热郁滞，绵绵而下的带下症，也往往责之于带脉，治疗上也多从脾入手。至于阴维、阳维，在生理上主要是维系联络全身诸经。阳维维系诸阳经，主一身之表，所以邪在本经令发寒热；阴维维系诸阴经，主一身之里，所以邪在本经而发心、胃、胸腹疼痛之症。阴阳跷脉，在生理上为举足步行的机要。阳跷脉主一身左右之阳气，若本脉阳气偏盛，阴气不足，就会发狂奔走、两目不得闭合；若本脉拘急，则致阴跷脉弛缓而形成足外翻。阴跷脉主一身左右之阴气，若本脉阴气偏盛，阳气不足，就会发生阴厥，两目闭而不开；若本脉拘急，则致阳跷脉弛缓而形成足内翻。在治疗上除针灸选用适当穴位外，药物治疗上亦当依经辨证施治。

六、《中医基础理论》自学重点提要之五

病证的发生、发展是与病因密切相关的。有斯病必有其因，有其因未必有斯病。中医学认为人体脏腑阴阳气血保持着动态平衡，一旦被某种因素破坏了，且又不能自身调节恢复时，就会发生疾病。

疾病的发生和发展变化是错综复杂的、多种多样的，总的来说它关系到邪正两个方面。邪是指的邪气，凡是能使人发病的因素都可称为邪气，不仅指外感六淫之邪，还指七情的过度刺激、痰饮宿食瘀滞停留、跌仆金刃导致的瘀血和创伤，以及虫兽咬伤之毒气；正，就是人体的正气，它有调节和修复机体及抗御邪气的作用。不同的病邪可导致不同的病证，相同的病邪由于侵袭的部位不同，其发病也不尽相同。邪气虽然是致病的重要条件，但不是发病的唯一因素，中医学特别重视人体的正气，所以《素问·刺法论》说："正气存内，邪不可干。"《素问·评热病论》也说："邪之所凑，其气必虚。"张仲景在《金匮要略》中也说："不遗形体有衰，病则无由入其腠理。"因此说，正气不足是疾病发生和发展的内在根据。古代医家防重于治的思想所提出的各种健身措施，就是在这一理论指导下创立的，如五禽戏、八段锦、气功等。不但要锻炼身体增强正气，同时还要注意"食饮有节，起居有常，不妄作劳"以保持正气的旺盛，才能不发生疾病或少发生疾病。由于正气是有一定限度的，若邪气超过了正气的抵抗限度也会发病，故"虚邪贼风，避之有时"。至于地理环境、生活条件和习惯都可直接或间接影响到人体的正气。正气的强弱不仅决定疾病的发生与否，而且既病之后，正气的强弱还决定着疾病的发展与转归。此外，体质的强弱，不但决定着正气的盛衰，同时决定着某些致病因素的易感性及所产生的病变类型的倾向性。精神状态也关系到正气的强弱，所以古人特别强调"恬惔虚无，真气从之，精神内守，病安从来"。

（一）六淫的发病意义及致病特点

六淫是六气异常，为外因发病的统称。陈无择《三因极一病证方论》说："夫六淫者，寒暑燥湿风热是也。"我们通常所说的风寒暑湿燥火在正常情况下称"六气"，是自然界四时变化所形成的，与生物的生长发展有着密切关系，故《素问·天元纪大论》说："寒暑燥湿风火，天之阴阳也……木火土金水，地之阴阳也，生长化收藏下应之。"四时分阴阳，六气亦分阴阳，六气为四时六种不同气候的正常变化，它对万物生长变化起着促进作用，是人类赖以生存的必要条件之一。人类在长期的生活和生产中对六气的变化已形成了与之相适应的能力。当气候变化异常，六气发生太过或不及时，在人体正气不足，抵抗力下降时，或者气候过于急暴的变化而超过正气的适应和抵抗时，六种气候才使人致病，这时的六气便称为"六淫"。因此，六淫作为致病因素，实际上应看作是气候条件超过了机体适应能力。六淫中的火热，常常混称，就其发病来说是有区别的，热多属外淫，如风热、温热、湿热等病邪；而火常由内生，如心火、肝火、胆火之类的病邪。六淫之暑与火，古人认为"暑无内暑，火无外火"。

六淫致病，一般具有下列特点：一是六淫的发病多与季节、环境有关。如春季多风病，夏季多暑病，长夏多湿病，秋季多燥病，冬季多寒病等。此外，久居湿地，或常从事水中作业多湿病，高温作业易患热病，江南湖区多湿热病等。二是六淫致病途径，多从皮毛或口鼻而入，或二者同时感邪。从皮毛而侵者，多呈寒热症状，如头身作痛等；自口鼻而入可直达于肺，故多有咳嗽的表现。若二者同时感邪，则可见寒热，并有咳嗽声重、鼻塞、流清涕或咽喉作痛等症。三是六淫致病多合邪，同时易转化。六淫邪气既可单独使人发病，也可两种以上病邪同时侵犯人体而发病。如风寒湿三邪所侵之痹证、湿热合邪内侵之泄泻以及风寒、风温、风湿等合邪致病。六淫在发病过程中，不仅可以互相影响，在一定条件下，邪的性质可以转化，如外寒入里化热，湿邪郁久化热等。这种入里、郁久就是条件，若没有这些条件是不会转化的。四是六淫致病与体质和内脏生理特点有密切关系。如偏阳之体感寒易化热，偏阴之体感邪易化湿，阳虚者易感寒邪，脾虚者易停湿，阴虚者易化燥等，这是临床应当理解和掌握的。

六淫是六种外感致病邪气，它能使人发病，可从以下几方面来理解：一是直接作用于人体，其寒、热、燥、湿等太过的气候变化，可直接损伤人体肌表部位，如严寒所致的冻疮、酷暑之下的中暑等；二是异常气候的变化对人体的刺激，致使卫外失调，气机紊乱，从而发生各种不同的症状，如感风寒则发热、恶寒、无汗，感受风热，则发热、自汗等；三是六淫之邪除上述物理刺激外，尚且包括一些微小的生物性致病因素，由于这些微小的生物，在适当的气候条件下，可侵犯人体而发病，正如祝味菊在《伤寒质难》中说："邪有有机无机之别。无机之邪，六淫之偏盛也，风寒暑湿燥火及乎疫疠尸腐不正之气，凡不适于人……有机之邪，一切细菌、原虫，有定形，具生机，可以检验而取证于人者，皆是也。"总之，六淫之邪，除包括了气候变化对人体功能调节造成不利影响外，还包括了许多生物、化学、物理等因素的致病作用在内。

（二）七情的意义和致病特点

七情，是指喜、怒、忧、思、悲、恐、惊七种情志变化。实际上七情就是喜怒忧思恐五志分属于五脏，喜为心志、怒为肝志、忧为肺志、思为脾志、恐为肾志。由于七情中的忧与悲同属肺，惊与恐皆属肾，故七情实乃五志。七情是人体对客观外界事物的精神活动反映，在正常情况下，一般不会使人致病，只有过于突然、强烈或长期持久的情志刺激，超过了人体正常生理活动所能调节的范围，才使人体气机失调，导致脏腑阴阳气血失调，从而发生疾病，称为"内伤"。陈无择《三因极一病证方论》："七情，人之常性，动之则先自脏腑郁发，外形于肢体。"因此七情致病的特点归纳起来有以下两个方面：

1. 情志致病先伤内脏

情志致病先伤内脏，直接影响相应的内脏，导致脏腑气机紊乱，气血失调，从而发生种种病变。如内伤心神，可见惊悸不安、健忘、失眠等症，或见精神恍惚、悲忧善哭、时时欠伸的脏躁症，或引起心火暴盛，发为狂躁不安、精神错乱的痴狂症；恼怒伤肝，使肝疏泄失常，出现肝气逆或肝气郁，可见急躁易怒，或抑郁不乐、胁痛、嗳气、咽中如有物梗塞，妇女经前乳房胀痛或乳中结块、少腹疼痛、月经不调等症；思虑劳神过度，损伤心脾，阴血暗耗，心神失养，除心神不宁的症状外，还可出现脾胃运化水谷和统血功能失常的症状，如纳呆、脘腹胀满、便溏，或经闭、崩漏、失血等症。故《素问·阴阳应象大论》说："怒伤肝"、"思伤脾"、"忧伤肺"、"喜伤心"、"恐伤肾"。由此可知，不同的情志刺激可对五脏有不同的影响。但由于心为主导，五脏之间关系密切，故五志发病都可及心，且一脏有病可影响到他脏，如怒伤肝，肝气横逆，可犯脾胃，出现肝脾不和与脾胃不调等证。心主血而藏神，肝主疏泄而藏血，脾主运化而统血，且位居中焦，是气血生化之源，为气机升降枢纽。故内伤七情之病证，以心、肝、脾三脏为多见。

2. 情志发病主要导致气机紊乱

七情所伤，使气机紊乱阴阳气血失调，如林佩琴《类证治裁》说："七情内起之郁，始而伤气，继必及血，终乃成劳。"林氏指出了情志为病首先在气机。不同的情志变化，对气机各有不同影响，如《素问·举痛论》说："余知百病生于气也，怒则气上，喜则气缓，悲则气消，恐则气下……惊则气乱……思则气结。"这种气上、气下等就是气机的紊乱。情志内伤，气机郁结，即可化火，称曰"五志化火"，五志化火多与心肝两脏关系密切，由于心在五行属火，肝属木而能生火，因此两脏气机郁结，则易化火。朱丹溪提出的"气有余便是火"，就是指气机郁滞所形成的火热症状。如心火上炎则口舌生疮；肝火上冲则头目昏眩，或两目红肿赤痛等。

总之，七情内伤属于精神因素，它是中医学病因与发病学说的重要内容，学习时必须正确地认识并掌握人的精神因素与疾病之间的关系。

七、《中医基础理论》自学重点提要之六

（一）病理产物的发病意义

所谓病理产物，是人体受某种致病因素作用后在疾病过程中所形成的，包括水液内停和血液留滞。前者多指痰饮，后者则为瘀血。这些病理产物形成后，可直接或间接作用于人体某一脏腑组织器官，发生多种病证，为致病因素之一。

水液内停的病理产物主要有湿、水、饮、痰四种，水为液态，质清，流动性大，多流积于低下疏松的组织部位，是水肿的主要致病因素。湿，类似雾态，弥漫全身，或结聚一处，主要表现为身体困倦，以及女子的带下、男子白浊等；饮，与水相较为浊，流动性较小，常停聚于胸、腹、肠、胃管腔之中，如局部积液或呕吐清稀痰涎即是；痰，与饮相较质稠，痰不仅指咯出来有形可见的痰液，同时还包括瘰疬、痰核及停滞在脏腑经络组织中可触得的圆滑包块等。水、湿、痰、饮四者的形成，多由外感六淫、饮食及七情内伤等因素致使肺、脾、肾及三焦等脏腑气化功能失常，水液代谢发生障碍，以致水津停滞而成。一般来说，水为湿之聚，湿为水之散，积水成饮，饮凝成痰。四者形成之后，由于所据部位不同，因而各有其致病特点，阻于经脉者，可影响气血运行和经络的生理功能；停滞于脏腑者，可影响脏腑功能及气机的升降。如痰滞在肺，可见咳喘咳痰；痰阻于心，使心血不畅，可见胸闷、憋气、心悸；痰迷心窍则可见神昏、痴呆；痰火扰心，则发癫狂；停痰于胃，胃失和降，可见呕恶不食、脘痞不舒；痰在经络筋骨，则可生瘰疬痰核，或肢体麻木，或半身不遂，或成阴疽流注等；痰凝胞宫，则经闭、不孕；痰浊上泛于头，则眩晕头重；痰结于咽喉，则可出现咽中梗阻、吞之不下、吐之不出的梅核气。若饮在胸胁，则胸胁胀满、咳唾引痛；饮在胸膈，则胸闷咳喘、不得平卧；饮溢于肌肤，则肌肤肿胀、无

汗、身重等；饮在肠间，则肠鸣有声。

瘀血是指全身血液运行不畅，或局部血液停滞及体内存在离经之血，或阻滞于经脉及脏腑内的血液。瘀血是疾病过程中所形成的病理产物，反过来又使有关脏腑、经络、组织器官的脉络血行不畅，或阻塞不通，引起一系列病证，因此说，它又是某些疾病的致病因素。

瘀血的形成主要是由于气虚、气滞、血寒、血热等原因，或因外伤及其他原因造成的内出血不能及时消散和排出。血液的正常运行，依靠气的推动和温煦，"气为血帅"，"气行则血行，气滞则血瘀"，气虚则血运无力，血行不畅，如心气不足，心血瘀阻等；气滞则血运行迟滞，而盛于局部，如肝郁、疏泄失常，气滞血瘀等。此外，气虚则血失于统摄，血溢脉外，若流溢于组织之间不能消散者，也会形成瘀血。由于感受外寒或阴寒内盛，致使血寒而血脉踡缩拘急，血液凝滞不能畅通则成瘀血。由于温热之邪入于营血，血热而蒸耗津液以致血液黏滞，运行不畅，或血热互结，伤及络脉，血热妄行，溢于脏腑组织之间，亦可导致瘀血。因此，寒热之邪伤及血脉均可导致瘀血。此外，各种外伤使血脉破裂，如跌仆、金刃、烧烫伤及虫兽所伤等，均可导致瘀血。

瘀血致病的特点，归纳起来有四个方面：①刺痛不移而拒按。气血瘀滞，则络脉不通，"不通则痛"。如外伤瘀血及心络郁阻的真心痛即是。此外，瘀血疼痛，除刺痛固定不移外，尚且拒按，如局部瘀血肿痛，以及肝、脾与胞宫瘀血疼痛，均有压之痛甚，或压痛明显。②肿块。瘀血结聚组织之间，可形成肿块。如暴力外伤，可形成局部血肿；内脏瘀血日久可形成癥瘕积聚，如肝、脾及胞宫瘀血等。③出血。由于瘀血可阻滞脉道，血流不通，致使血溢脉外而引起出血，如瘀血崩漏、产后瘀血、恶露不尽等。④发绀。是内脏瘀血的外在表现，如肺瘀血，口唇发绀；心瘀血，两颊发绀，甚则爪甲青紫；舌有瘀紫斑，则为腹腔或胞宫瘀血等。此外，瘀血日久，新血不得生发，不仅可出现血虚症状，同时还可出现肌肤甲错。

（二）病机学说中的几个问题

1. 病机及病机学说概述

所谓病机，就是疾病发生和发展变化的机制。其发生和发展变化的机制与患者的体质和病因的性质，以及病邪侵入的部位密切相关。虽然疾病的机制决定于病因的性质，但由于不同的病邪侵入相同的部位，或者相同的病邪侵入不同的部位，其病机就不会相同，再加上体质的强弱或偏阴偏阳，对疾病的发生和发展变化都有一定的影响。如同一风邪，善动善开，侵于肌表则营卫失调，可出现多汗恶风；侵入肠胃则可损及络脉，而肠鸣下血；而同为气机病变，在肝则气逆，在脾则气结。因此，病机包括病因性质、病邪作用于人体和侵入部位，以及对机体脏腑经络营卫气血津液等所引起的异常生理变化。病机是辨证的基础，辨证以病机为根据，因此研究和探讨这些异常生理变化的本质和规律，就称为病机学说。

中医学认为人体是一个有机整体，因而各脏腑组织在生理上相互联系，在病理上相互影响。同时人与自然界有着密切联系，因而无论生理还有病理都受着自然界的影响。正由于此，病机学说不但与病因有着密切关系，同时还涉及到脏腑经络、气血营卫、津液及人与自然界的关系。因此，病机学说涉及的面较广，在漫长的中医学发展过程中，历代医学家在《内经》的理论指导下，结合临床实践，丰富和发展了病机学说，除《素问》的"病机十九条"外，还有后世发展起来的六淫病机、六经病机、经络病机、脏腑病机、气血病机、津液病机、代谢产物的病机及温病的卫气营血和三焦病机等。临床上各种疾病、各个症状虽然各自有其一定的病机，但总的来说是有它的规律性的，因此要掌握病机学说，必须了解这些规律。

2. 邪气的表里出入病机

表里是一个相对概念，一般地讲邪在皮肤肌腠、经络称表证；邪气入内，或病发于脏腑者，谓之里证。里证的成因，一是表证进一步发展，表邪入里；二是外邪直入内脏而成；三是七情内伤、饮食劳倦等病发于内，使脏腑功能失调而成。张介宾《景岳全书·表证篇》说："表证者，邪气之自外而入者也，凡风寒暑湿火燥，气有不正皆是也。"由此可知，六淫之邪，侵袭肌表则称表证。表证的病机，有六经病机中之太阳病机和卫气营血病机中的卫分病机，前者为风寒表证，后者则为风热（温）表证。这是邪侵肌表、邪正斗争的具体表现。就风寒病机来说，寒邪侵入肌表，首先伤及卫气，由于卫气的作用是"温分肉，充皮肤，肥腠理，司开合"并且"卫外而为固也"，寒邪侵表，卫阳被伤，卫气不得温润肌肤，故有恶寒；寒邪束表，卫阳不得内外通达，郁于肌腠，故发热；卫气被伤，开合失职，故无汗；卫阳被伤不能温养筋脉，因而头身痛。因此，风寒太阳表证的主证就是发热、恶寒、无汗、头身痛。故在治疗上，当辛温解表，风寒随汗而外解，卫气得复，病自可愈。太阳表证又可分为伤寒和中风两型，伤寒者即前所述之病机；中风则多汗恶风，这是由于风邪伤卫所致，在治疗上可用辛温解肌法。温病邪在卫分也是表证。温热病是以卫气营血进行辨证的。卫气营血是辨证的纲领，不是实指人体的卫气营血，而是与生理上的卫气营血有密切关系，其卫分症状，就是温热之邪侵犯人体先犯及卫阳，故温热病初起，出现发热微恶寒、头痛、咳嗽、口微渴、无汗或少汗、脉浮数、苔白舌红等症。卫者，卫外而为固，温热入侵，卫阳与之抗争，故发热恶寒，温热为阳邪，所以发热重而恶寒轻；头为诸阳之会，温热侵表，阳热上扰，故头痛；肺合皮毛、主卫，表卫郁阻，则肺气不得宣发，故咳嗽；温热之邪最易伤津，故病初起有口渴；卫气开合失职，则为无汗或少汗；至于脉浮数，为阳气趋于体表抗邪之征；由于温热侵入体表故舌红苔白。其中以发热恶寒为邪在卫分的特点，其病机为温热之邪在卫在表，邪正抗争，故在治疗上辛凉透表，叶桂谓"在卫汗之可也"，温热之邪，可随汗而外解，卫气得复，病可自愈。此外，在卫分的病机中，还要区别温热之邪有否夹风与夹湿等情况，即辨别风湿病与湿温病的卫分症。由于风为阳邪，最易化热，故风温病初起以自汗、身热、咳嗽、咽痛、舌红为主症；而湿温病则有身重、自汗、胸闷、口干不饮、苔腻等，这都是湿的致病特点所决定的。

表里不仅代表病位的浅深，它还标志着病机的趋势。就六经病机来说，三阳病属阳为表，而太阳为阳中之表，阳明为阳中之里，少阳则为半表半里；三阴属阴为里，它包括太阴、少阴、厥阴三阴经病的病变。如阳中之里的阳明证，它是邪正交争、邪气化热、势均力敌的阶段，既可出现邪在阳明的经证，也可出现邪在阳明的腑证，由于阳明主肌肉，故阳明经证时可出现身热、自汗、口渴引饮、脉洪大、苔黄等症。邪热亢盛于内，充斥于外，故周身大热；热迫津外泄，则大汗出；汗出津乏，故口渴引饮；热盛则苔黄脉洪大。若阳明里热与燥屎相结于胃腑，则腑气不通而成阳明腑实证，可出现身热、腹痛拒按而便秘。日晡之时阳明经气旺盛，经气与邪热相争，故日晡发潮热；热邪上扰神明则神昏谵语；热盛伤津，燥实内结，故便秘腹痛，苔黄燥而干。若邪气未除，正气已虚，邪气内侵结于胆腑，邪正交争于表里之间，因其病机既不在表，又未完全入里，故称半表半里。邪入三阴，太阴首当其冲，太阴病的病机为脾阳虚衰，寒湿内阻的虚寒病变，由于太阴脾与阳明胃同居中焦又互为表里，其病变在一定的条件下可以相互转化，故有邪入"阳明则燥化，太阴则湿化"之说。少阴病的病机是心肾功能衰退的病变，病至少阴，或为阳虚阴盛，或为阴虚火旺，故有从阴化寒的寒化证和从阳化热的热化证，但从阴化寒者多见。厥阴证为伤寒病的最后阶段，它的病机由于正气衰竭，阴阳紊乱，所以本证的主要表现为寒热错杂，厥热胜复。

温热之邪由卫入气，由气入营，由营入血都属里证，气分病在胸膈、肺、胃、肠、胆等脏腑；营分证是邪热入心营，病在心与包络；血分证则热深入肝肾，重在耗血、动血。温热病的气分证，是正盛邪实，正邪抗争，为阳热亢盛的里证。由于邪在气分所居的脏腑或胸膈的部位不同，因而所呈现的证候也有很多的类型，如热壅于肺，肺失宣降，故喘咳胸痛；热扰胸膈，则烦闷懊憹；热炽阳明，胃热亢盛，故壮热不已，口渴引饮，大汗不止；热结肠道，燥热与糟粕相结，腑气不通，故腹满痛而便秘；热结于胆，则寒热如疟，热多寒少，热蒸胆气上溢，则口苦；若湿热相兼，困滞中焦，则呕恶便溏；湿热为病，身热不扬，朝轻暮重，其身重，汗出而热稍减，继而又热，苔黄腻是本证的特点。营分证是温热内陷的深重阶段，营是血之前身，同时又是血中具有营养、营运作用的物质，它内通于心，故营分证的病机以营阴受损，心神被扰为特点。营分证介于气分与血分之间，若温热由营透气，表示病情好转；由营入血则病情深重。血分证，是温热病的最后阶段，也是本病的严重阶段，由于心主血、肝藏血，热邪入于血分，必然伤及心、肝两脏，热邪日久，必耗真阴，所以血分证以心、肝、肾三脏病变为主，本证在具有营分病机的基础上又有耗血、动血、伤阴、风动的病机特点。

以上介绍寒温之邪由表入里的情况，这是病情逐渐深重的具体表现。而当正胜邪退的时候，里证也可以出表，是疾病向愈的病机变化，这种出表就是各种里证逐渐减轻甚至消除，而不是再现表证的各种症状了。

这种表里出入的病机，就提示了邪正斗争过程中的邪正消长。一般地讲，正气增长则邪气退，邪气增长则正气消减，正如《素问·通评虚实论》所说："邪气盛则实，精气夺则虚。"由此可知虚实的病机就是在于邪气盛则为实，精气夺则为虚。临床上要抓主要矛盾，当邪气盛为主要矛盾时，治疗以祛邪为主，若精气夺为主要矛盾时当扶正为主。由于"邪之所凑，其气必虚"，也就是说在一般情况下邪气所以侵身，是由于正气不足的缘故，这个"其气必虚"的"虚"字是局部和暂时的，其招致邪气侵袭，而形成了邪气盛的实证；若病体日久，精气被伤，就可形成"精气夺"的虚证了。当然也有全身的正气不足而感邪，这样就必须扶正祛邪并用。由此可知，表里出入的病机实际上就是邪正斗争所形成的盛衰过程。其在证候上的反映，主要表现在虚实的变化。明确邪气表里病位，再结合病因病机、六经病机和卫气营血及三焦病机就可灵活运用于临床了。

八、《中医基础理论》自学重点提要之七

（一）气机升降出入失常病机

气机的升降出入是人体气化功能活动的基本表现形式，也是脏腑经络、阴阳气血、营

卫津液生理活动的基本过程。人体以五脏为中心的一切生理活动，无不有气机的升降出入，升降出入障碍就会产生疾病。升降出入终止，生命也就死亡。《素问·六微旨大论》说："故非出入，则无以生长壮老已；非升降，则无以生长化收藏，是以升降出入，无器不有。故器者生化之宇，器散则分之，生化息矣。故无不出入，无不升降。"周学海在《读医随笔》中也说："人之眼耳鼻舌身意神识能为用者，皆由升降出入之通利也，有所闭塞则不能用也。"的确，在脏腑的功能活动中，肺的宣发与肃降、肝之升发、脾之升清与胃之降浊、心火之下降、肾水之上升、肺之呼气、肾之纳气等都是气机升降出入运动的具体体现。由于气机的升降出入，关系到脏腑经络、阴阳气血、营卫津液等各方面的功能活动，所以升降出入失常，不但可影响脏腑经络的正常气机活动，同时表里内外、四肢九窍，都可发生种种病机变化。如肺失宣降的胸闷喘咳；肝的升发太过则气逆于上，出现头目眩晕，甚至昏厥；胃失和降的嗳气呕恶；脾气不升之便溏腹泻，气虚下陷；肾不纳气的孤阳上越；心肾不交，阴阳气血逆乱的厥逆等，都是指升降出入的病机而言。

气机的升降出入是人体各脏腑组织和基础物质生理活动的综合作用。而这一活动能否顺利进行，其中以肾及脾胃最为重要，其中肾阳（命门火）是人体阳气的根本，它推动着脏腑气血、营卫津液升降出入的生理活动，赵献可《医贯》说："命门（肾阳）为十二经之主，肾无此则无以作强，而技巧不出矣；膀胱无此，则三焦之气不化，而水道不行矣；脾胃无此，则不能蒸腐水谷，而五味不出矣；肝胆无此，则将军无决断，而谋虑不出矣；大小肠无此，则变化不行，而二便闭矣；心无此，则神明昏，而万事不能应矣"，这是说，肾阳是支持生命活动的原动力；脾胃为后天之本，生化之源，位居中焦，通上达下，为升降出入的枢纽，章楠《医门棒喝》说："升降之机，又在脾之健运"，脾胃之升降正常，出入有序，就可维持"清阳出上窍，浊阴出下窍；清阳发腠理，浊阴走五脏；清阳实四肢，浊阴归六腑"（《素问·阴阳应象大论》），以及呼吸出入的吐故纳新等正常生命活动。而肝之升发，肺之肃降，心火下降，肾水上升，肺主呼气，肾主纳气等，也无不以脾胃为枢纽，而完成其升降出入运动。在气机升降出入失调的病机中，尤以脾胃升降失调为重要，同时也最为常见。脾胃升降出入失常，则清阳之气不能敷布，后天之精不能归藏，呼吸及饮食之清气无法摄入，废浊之物亦不能排出，多种病变由此而生。故周学海《读医随笔》说："内伤之病，多病于升降，以升降主里也；外感之病，多病于出入，以出入主外也。伤寒分六经，以表里言；温病分三焦，以高下言，温病从里发故也。升降之病极，则亦累及出入矣；出入之病极，则亦累及升降矣。故饮食之伤，亦发寒热；风寒之感，亦形喘喝，此病机之大略也。"又说："气之开合，必有其枢，无升降则无以为出入；无出入则无以为升降，升降出入互为其枢者也。故人之病风寒喘咳者，以毛窍束于风寒，出入之经隧不利，而升降亦迫矣；病尸厥卒死者，以升降之大气不转，而出入亦微矣。"周氏之言，说明了两个问题：一是内伤多影响气机的升降，外感则伤及气机出入；二是升降与出入的病机是互为影响的，内伤可累及出入，外感也可伤及升降，而不是孤立的。因此，要掌握升降失调的病机应结合脏腑、气血津液、代谢产物情况，这样才能将升降出入失调的病机全面地掌握。

（二）阴阳失调病机

凡其有相对属性，同时含有对立统一概念的事物，都可用阴阳来概括它双方的属性。

就人体来说，除结构上的阴阳配属外，如五脏都各有阴阳之分，气血营卫等都可分阴阳。阴概指阴精，阳概指阳气。阴阳双方既对立又统一，共同维持着动态的相对平衡，以保证人体生理活动的正常进行。《素问·阴阳应象大论》说："阴在内，阳之守也；阳在外，阴之使也。"若这种关系遭到破坏，就会引起疾病，甚则死亡。所以《素问·生气通天论》说："阴平阳秘，精神乃治；阴阳离决，精气乃绝。"阴阳失调系指疾病过程中，阴阳的偏盛偏衰从而失去相对的协调平衡。由于六淫七情、饮食劳倦等各种致病因素作用于人体，就必然会导致机体内部的阴阳失调。因此，阴阳失调是疾病病机的总概括，又是疾病发生、发展的内在根据。

　　阴阳失调的病机主要是偏盛偏衰，由于阳主热，阴主寒，因此它所表现的症状是寒热，但有虚实之分。偏盛者为实，偏衰者为虚。由于阴阳双方关系密切，因而在疾病过程中是互为影响的，阴病可影响到阳，阳病也可影响到阴。总之，阴阳偏盛偏衰的病机，概括起来有三种情况：一是阴阳偏盛，这里的盛，是指邪气盛而言，就是"邪气盛则实"的病变。阴盛则寒，阳盛则热。由于阴阳病变互为影响，故阳盛必然损阴，阴盛也必然损阳。这种损阴损阳，必须经过一定时间才表现出来。如阳盛则热，是指感受阳邪，或阴邪化热，或情志内郁化火等。阴不制阳，而产生热性病变，这类阳盛则热的病变，属邪实证，经过一定时间也常常会耗伤阴精津液，虽然阳盛则阴病，但病机属阳盛，当清泄热邪为主，阴盛则寒也类之。虽然是阴盛则阳病，但病机属阴盛，当祛寒湿为主。二是阴阳偏衰，这里的衰是指精气不足而言，就是"精气夺则虚"的病变。阴虚则热，阳虚则寒。由于阴阳双方相对的平衡，若因某种因素导致阴虚则相对阳盛，故热；阳虚则相对阴盛，故寒。这种寒与热，与邪盛之寒与热，本质上是不同的。故在治疗上阳偏衰者当助阳，阴偏衰者当滋阴。因此，就药物来说，清热泻火的药物不能滋阴，它是抑阳而和阴，而滋阴的药物虽能清热（虚热），它是扶阴以配阳。祛寒的药物不能助阳，而助阳的药物有祛寒的功效。临床上阴虚或阳虚到一定程度又常相互影响，阳虚可以累及阴精化生不足，而阴精亏损也可累及阳气化生无力，从而产生阴损及阳，阳损及阴的病机变化。此外，由于疾病到了危重阶段，导致阴精和阳气虚极，阴竭阳脱，阴阳失去相互维系，有阴阳离决之势，则可导致亡阴、亡阳的发生。三是阴阳格拒，是疾病过程中阴阳不能协调的一种比较特殊的、严重的病机。由于阴寒过盛，拒阳于外，或热极深伏，阳热内结，格阴于外。前者称阴盛格阳，为真寒假热证，后者称阳盛格阴，为真热假寒证。

　　综上所述，阴阳失调的病机，是以阴阳双方各自属性和阴阳之间的相互对立、互用制约、相互消长转化关系的理论，来分析、归纳机体一切病机。因此，在阴阳偏盛、偏衰之间及亡阴、亡阳之间都存在着内在的联系。所以说，阴阳失调是疾病的内在根据，它贯穿在一切疾病的发生、发展和变化的始终，同时它随着病情的进退和邪正消长等情况的变化而变化。

九、《中医基础理论》自学重点提要之八

　　防治原则，是预防和治疗疾病时必须遵循的原则。早在《内经》中就已强调了"治未病"。治未病包括防止疾病的发生和发展两个方面，前者是未病先防，后者是已病防其传变。它是医学上的最高原则，因此，预防为主是我国卫生工作四大方针之一。

治则，即治疗疾病的法则，它是指导临床立法、处方、用药的依据，它是在整体观念指导下和辨证论治的理论基础上制订的，它和具体治疗方法不同，治则是用以指导具体治法的总则。如外邪侵体，当用解表祛邪的原则，但具体治法要分析是风寒还是风热，属风寒者，当用辛温解表，属风热者，当用辛凉解表。这种辛温解表和辛凉解表就是具体治法。

由于疾病的发生和发展是极其复杂的，这些复杂的变化与疾病的轻重缓急、时间季节、地域环境及体质宿疾等因素都有一定的关系。因此，在确定治则时，除分析致病原因外，还要因人、因时、因地制宜，才能更好地指导具体治法，从而获得满意的疗效。

（一）治病必求于本的意义

"治病必求于本"出自《内经》，是中医诊治疾病的根本原则，为历代医家所重视。但对"本"的基本含义，历代医家各有不同的解释，有以阴阳为本者，如吴崑说："天地万物，变化生杀，而神明者，既皆本于阴阳，则阴阳为病之本可知，故治病必求其本。或本于阴，或本于阳，必求其故而施治也。"有以病因为本者，如周慎斋说："种种变幻，实似虚，虚似实；外似内，内似外，难以枚举，皆宜细心求其本也。本必有因，或因寒气，或因食气，或因虚实，或兼时令之旺衰。"又说："物必先腐，而后虫生也，病之起也，有所以起因，治之必有其本。"有以脾肾为本者，如李中梓说："经曰治病必求于本，本之为言，根也，源也……故善为医者，必责根本。而本有先天后天之辨，先天之本在肾……后天之本在脾……"有以表里寒热虚实为本者，如张介宾说："万病之本，只此表里寒热虚实六者而已。"此外，还有以肾阴、肾阳为本者，有以元气为本者等。以上所论莫衷一是，甚难理解"本"的基本意义，我们必须明确治病"求本"的真正含义，才能运用于临床。"治病"是为了解除疾病的痛苦，"求本"是探求致病的各种因素与疾病的关系。就发病学观点来说，疾病的形成，除外感六淫、七情内伤及饮食劳倦等因素外，主要以人体正气强弱为依据。病因作用于人体，由于病因的性质及侵入部位的不同，以及体质禀赋差异等，其病机也不完全相同，其表现症状也就各异，因此，临床上的辨证就是求本，论治就是治本。求本是诊治的目的，治本是诊治的原则。中医学的证，它包括了病因、病位、病机和病症四个方面，如头痛一证，从病因说就有外感和内伤之别；从病位来说，就有偏正的不同；就病机而论，就包括了邪正消长、阴阳失调、升降出入失常等；就病症来说，就有时痛时止、久痛不休等情况。所以说，诊病必辨其证，论治必以证为本。

那么治病求本之"本"与标本之"本"是否是一致呢？治病求本的"本"，已如前述；标本之"本"，系对标而言，它是相对的机动性名词。以标本来说明与疾病有关又有相对性的内容，便于识别疾病的先后和轻重缓急，以进行恰当的治疗。由此可知，标本之"本"虽属治疗原则，但它存在于求本之中。所以说治病求本之"本"，本于辨证；标本之"本"，本于论治。因此，辨证论治是求本治本的真正含义。

（二）同病异治与异病同治的意义

同病异治、异病同治是治病必求于本的具体体现，也是辨证论治必须遵循的原则。中医学中的病，有以病因而命名者，有以部位而命名者，有以症状而命名者，但无论对病或对症，都要进行辨证，从证而议病，也就是从证中求病，从病中认证。从这个意义上才能理解所谓同病、异病的病。

所谓"同病异治"，指相同的病，因发病原因、时间和患者的体质等的不同而表现出不同的证，就是同一疾病，在不同的阶段，由于邪正斗争有消长盛衰的变化，而反映出不同的证候，也要用不同的方法治疗。同病异治一般有四种类型：①同属一种疾患，由于阶段不同，所用治法也不同。如同一痉病，若邪在表而发痉，则用瓜蒌桂枝汤；若邪热内结于阳明腑而发痉，则用大承气汤。②病机和症状都相同，但由于个体的差异，即所谓"因人制宜"，在治疗上也有所不同。如胸痹证，由于患者的体质虚实不同，实者，可用枳实薤白桂枝汤；虚者，用人参汤。③病证相同，但由于病因不同，治法也就各异。如同属痉病，但由于病因有风、寒之别，因寒者治以葛根汤；因风者用瓜蒌桂枝汤。④疾病相同，病因相同，其表现症状不同，故在治疗上也不能一样对待。如同因风湿为病，有的则为身体烦痛不能转侧，可用桂枝附子汤；有的则为骨节烦痛不得屈伸、汗出、短气、恶风、身微肿，当用甘草附子汤。

所谓"异病同治"，即不同的疾病，相同的原因，表现相同的证候可用相同的方法治疗。不同的疾病，在发展过程中出现了同一性质的证候，也可用相同的方法治疗。异病同治一般也有四种类型：①疾病虽不同，但由于病因、症状相同，而用同一治法。如风湿和水气两种病变，其病因、病机相同，故都可用防己黄芪汤。这是由于风湿在表，表虚邪实；风水在表亦为表虚邪实，故其共有症为汗出、恶风、身重等，故在治疗上都可用固表利湿兼和营卫之防己黄芪汤。②疾病不同，症状也不同，但病机相同，也可用同一治法。如便秘内实气滞证和痰饮内停证，两证在病机上都属内积结实，故均可用厚朴、大黄、枳实的厚朴大黄汤（厚朴三物汤）行气荡积来治疗。③疾病和症状不同而病因相同，亦可用相同治疗方法。如肺痈之咳嗽、吐痰和痰饮之喘息不得卧，这两种疾病与症状皆不相同，但都是由于邪实壅塞为患，因而两病都可用葶苈大枣泻肺汤来泻肺中之邪实。④疾病不同，其主证病机相同亦可同治。如虚劳肾阳不足与妇人妊娠转胞两病证，其主症都是小便不利，其病机都是肾阳衰弱，故都可用肾气丸滋补肾阳以生气，气足则转胞自愈，气足则气化行水，而小便自利。

运气学说简介

一、概　　论

运气学说是古人研究自然界气候变化与人体生命活动及疾病发生相关的一种学说，是祖国医学基础理论之一。它的范围比较广泛，其中包括气象、天文、地理、历法等方面的内容。其所以是医学理论之一，是由于人类生活在自然环境中，时刻受自然界的影响。因此，人类的一切生产和生活活动都必须与自然界的变化相适应。古人通过长期对自然气候的观察和实践，产生了"天人相应"的整体观思想，而运气学说的内容，正是天、地、人三者关系的理论说明，所以《素问·气交变大论》说："夫道者，上知天文，下知地理，中知人事，可以长久。"运气学说的实质内容，是以阴阳五行为理论基础，来阐述自然气候环境与人体的关系。所以《素问·天元纪大论》说："寒暑燥湿风火，天之阴阳也，三阴三阳上奉之；木火土金水，地之阴阳也，生长化收藏下应之。"天之六气与地之五运相结合，形成了正常自然气候的规律性，这种正常的规律被破坏，就会产生自然气候的反常变化。正常气候的规律性变化促进了自然界生物的生长发育，异常的气候变化则对自然界生物起破坏作用，而人类就会生病。故《素问·天元纪大论》说："夫五运阴阳者，天地之道也，万物之纲纪，变化之父母，生杀之本始，神明之府也，可不通乎？"

近代科学发展的生物钟学说足以说明生物与自然的关系，它指出生物的生命活动与四时昼夜有着节奏适应的特点，这与运气学说所论气候的变化对生物的影响是一致的，因此说运气学说有一定的科学价值。根据报道，近几年世界医学的发展，更重视气候与医学的关系，如西伯利亚新建的"宇宙医学研究中心"，法国正在研究气象因素与心肌梗死等病的关系。这些边缘科学的内容与我国两千年前已经出现的运气学说相类似，因此，可以说运气学说是边缘科学——"医学气象学"的先驱。这也足以证明祖国医学确实是一个伟大的宝库。

（一）五运六气的涵义

五运六气简称运气。运，即木、火、土、金、水五运；气，即风、寒、燥、湿、相火、君火六气。五运与六气相互结合以推动自然界生物的生、长、化、收、藏，是古代用以解释自然气候变化，以及气候变化对生物特别是对人类影响的一种学说，这就是通常的"运气学说"。由于五运六气与人类生命活动及疾病的发生有一定的关系，所以古人也将运气作为防病治病的参考。运气学说涉及的范围较广，这里只就其在医学方面的运用作一简单介绍。

（二）《内经》中有关运气学说的简述及历代医家对运气的看法

秦汉以来的文献中已记载了运气的内容，如汉·王充《论衡·明雩》说："尧遭洪水，汤遭大旱……如非政治，是运气也。"可见他把运气视为客观气候规律。祖国医学有关运气学说的记载，首见于《素问》七篇大论。如《天元纪大论》论述了五运六气的一般规律，从太过、不及、平气的岁气变化，说明对宇宙万物的影响。《五运行大论》的主要内容是阐述天文、地理、气象等学说，这些学说是以阴阳五行来阐述的，所谓"五运行"就是五行之气，因其变化而运行，从观察自然界存在着五种不同的气色，分布于天空，从而阐明了它的基本规律。《六微旨大论》则阐述六六之节应天气、应地理，六气主岁主时及客主之气的加临，为《六节藏象论》的进一步说明。《气交变大论》主要说明五运的太过、不及，对自然界生物的影响及与人体发病的关系。《五常政大论》首先论述五运有平气、太过、不及的变化，四方地理有高下的差异及自然生物和人体的关系；次论治则在临床的应用。《六元正纪大论》论述了三十年为一纪，六十年为一周；并论述了一年之中六气的司天在泉，左右间气的纪步，即初之气至终之气为一年的六步，分属于一年四季之中。并进一步论述了五运和六气相配合的纪年方法。《至真要大论》总结了前八篇未尽之义，更进一步阐明六气司天、六气在泉有正化、胜复、主客、邪盛，以明天地之气的变化，作为养生的根据；并指出了治疗六气所致之病应取标、取本、取中气，有从取、逆取的不同，指出十九条病机，即是五运六气致病的说明。此外，《本病》、《刺法》两遗篇也是论述运气内容的。《刺法论》主要讨论运气的失常、疫疠流行的道理，同时提出了许多预防措施和救治方法；《本病》主要论述五运六气上下升降迁正退位的变化，从这些变化中，推论疫疠流行的规律。其他如《藏气法时》、《六节藏象》等篇，都是论述运气的太过、不及对脏腑发病的影响。从以上介绍，我们可看出，运气学说的系统论述最早见于《内经》。

宋元时代，由于程朱理学的影响，运气学说颇为流行，当时的医学书籍都有运气的内容，如宋徽宗刊行的《圣济经》、《圣济总录》对疾病的论述多结合运气。特别是刘温舒，他将《素问》的运气内容作了系统阐述，著有《素问运气论奥》。陈无择《三因方》则以六十年运气主病，分别处以方药。宋王朝并将运气学说作为医学教育和医学考试课之一。真所谓"不知年之所加，气之盛衰，虚实之所起，不可以为工矣"。刘守真对五运六气确有研究，他的学术思想渊源于运气，但他认为运气的变化，对人体是有一定影响的，若完全以运气套病则失掉其应有的价值，所以他说："故此一时，彼一时，奈五运六气有所更，世态居民有所变……"

运气学说虽为祖国医学组成部分，但历代医家从不否认气运变化对人体的影响，气运异变可致病。有的医家否定按六十年气运的刻板内容去死套病证，如南齐《褚氏遗书》中指出："五运六气是耶非耶……气难预期，故疾难预定，气非人为，故疾难人测。"宋·沈括说："而胶于定法，故其术皆不验。假令厥阴用事，其气多风，民病湿泄，岂普天之下皆多风？普天之民，皆病湿泄耶？"清·吴东旸《医学求是》说："阴阳之胜复无常，人病之变现不一，若不能应病之变，而拘于运气之说，以为宜寒宜热，固无是理……特因病以测岁气，非执岁气以求病。若云某岁系何运气，则在人应得何病，应用何药，则固失之拘矣！"清·张飞畴《诊宗三昧》中说："四序有非时之化，百步之内，晴雨不同；千里之外，寒暄各异，岂可以一定之法，而测非常之变耶。"其实《内经》早已指出运用运气不能脱离时空条件机械地搬用，如《素问·至真要大论》中指出："时有常位，而气无必也。"我们认为，如果认为有此气，非得此病不可，就会陷于形而上学的机械论；相反，有其气而未见其疾，借此否定气候变化对人体的影响，这种看法也是片面的。

另外，运气学说的形成和发展，虽然有一定的客观基础，但它毕竟是受历史条件限制的，有其局限性。因此在学习和研究运气学说时，既不夸大它的作用，也不能把它神秘化，必须采取批判继承的态度，吸取其精华，扬弃其糟粕，才能使其发扬光大。清·李延昰的论点是符合实际的，他说："用气运之更迁，拟主病之方治，拘滞不通，斯为大谬……不信运气，盖亦未精思耳。是以通于运气者，必当顺天以察运，因变以求气。"这就是说研究运气应当和研究历法形式一样，要根据日月运转规律来定年、月、日的运行，不能以年、月、日来套日月运转规律，这样才能得出正确的结论。

（三）学习和研究运气学说应掌握的内容

运气学说所包括的内容较广泛，这里仅就其医学范围的内容作一般介绍，使初学者先有一个概念性的认识，打下今后学习和研究的基础。运气学说的形成核心，是以天干地支配合阴阳五行来加以论述的，它有一定的规律性，因此，学习时首先要掌握它的这一规律。

二、干 支 甲 子

天干地支简称干支。干支是古人用以纪年、纪月、纪日、纪时及定方位的符号和演绎五运六气的工具。所以在介绍运气之前，应首先了解干支的具体内容。

（一）天干地支的运用

天干是甲、乙、丙、丁、戊、己、庚、辛、壬、癸十个字；地支是子、丑、寅、卯、辰、巳、午、未、申、酉、戌、亥十二个字。干支又有阴阳属性的不同，总的来说，天干属阳，地支属阴，而干支又有阴阳之分，它是顺着排序单数为阳，双数为阴，即奇数为阳，偶数为阴（表1、表2）。

表1 天干阴阳配属表

阳	甲	丙	戊	庚	壬
阴	乙	丁	己	辛	癸

表2 地支阴阳配属表

阳	子	寅	辰	午	申	戌
阴	丑	卯	巳	未	酉	亥

五行配合天干称为五运，用来说明每年不同的气候变化。六气配合地支，用来说明一年中正常气候的变化和各年异常气候的变化。

天干和地支各有两种五行配属方法：

1. 天干的两种五行配属方法

（1）甲己化土，乙庚化金，丙辛化水，丁壬化木，戊癸化火。这称为天干化五运。

（2）甲乙木，丙丁火，戊己土……

为什么用两干来配属五行呢？这是由于五行分阴阳之故（表3）。

表3 天干五行配属表

五行	土	金	水	木	火
1	甲	乙	丙	丁	戊
	己	庚	辛	壬	癸
2	戊	庚	壬	甲	丙
	己	辛	癸	乙	丁

第一种配属是根据天象的变化，即星辰之间的变化来确定的，故运气学运用第一种。

第二种配属有两个含义，一是以五行相生次序来确定的，含有生长化收藏之意，如甲乙属木……二是以方位来确定的，如东方甲乙木……第二种配属运气学很少应用。

2. 地支的两种五行配属方法

（1）丑未主土，卯酉主金，辰戌主水，巳亥主木，子午、寅申主火。对这种配属，一般有两种解释：其一，认为十二支的前六支属阳属刚，后六支属阴属柔，前后配合即是阴阳刚柔结合，并按五行相生次序排列。其二，以三阴三阳正化、对化为标准，正化即六气方位的本气，对化即方位的相对，如子午即是。

（2）寅卯木，巳午火，辰戌丑未土，申酉金，亥子水。这种配属是以十二月配五行而来的，如农历正月是寅月，二月属卯（东方木），三月属辰（土），四月属巳，五月属午（南方火），六月未（土），七月申，八月酉（西方金），九月戌（土），十月亥，十一月子（北方水），腊月丑（土）。辰戌丑未属土代表四季，土旺四季（表4）。

表4　地支五行配属表

五行	土	金	水	木	火
1	丑未	卯酉	辰戌	巳亥	子寅午申
2	辰丑戌未	申酉	亥子	寅卯	巳午

运气学一般用第一种配属。

（二）甲子

天干地支的配合，即是纪年、纪月、纪时、纪日的代表符号，就称甲子。它是以天干第一干甲与地支第一支子配合而命名的。正如《素问·六微旨大论》所说："天气始于甲，地气始于子，子甲相合，命曰岁立。"（表5）

表5　甲子表

天干	甲	乙	丙	丁	戊	己	庚	辛	壬	癸
地支	子	丑	寅	卯	辰	巳	午	未	申	酉
天干	甲	乙	丙	丁	戊	己	庚	辛	壬	癸
地支	戌	亥	子	丑	寅	卯	辰	巳	午	未
天干	甲	乙	丙	丁	戊	己	庚	辛	壬	癸
地支	申	酉	戌	亥	子	丑	寅	卯	辰	巳
天干	甲	乙	丙	丁	戊	己	庚	辛	壬	癸
地支	午	未	申	酉	戌	亥	子	丑	寅	卯
天干	甲	乙	丙	丁	戊	己	庚	辛	壬	癸
地支	辰	巳	午	未	申	酉	戌	亥	子	丑
天干	甲	乙	丙	丁	戊	己	庚	辛	壬	癸
地支	寅	卯	辰	巳	午	未	申	酉	戌	亥

从上表可以看出甲子配合是由天干往复轮周六次，地支往复轮周五次而构成的。这是因为天干是十个字，与地支配合必须六次才能往复一个甲子，地支十二个字，与天干配合必须往复五次始为一个甲子。由此可知，天干地支配合纪年，六十年就是一个周期。正如《素问·天元纪大论》所说："天以六为节，地以五为制。周天气者，六期为一备；终地纪者，五岁为一周……五六相合，而七百二十气为一纪。凡三十岁，千四百四十气，凡六十岁，而为一周。不及太过，斯皆见矣。"

这段经文的意思是说，天干地支，五六相合，构成六十年一个气候变化的大周期。前三十年包括七百二十个节气（按一年二十四节气计算），是为一纪；后三十年，亦七百二十个节气，凡一千四百四十节气，共计六十年，也称六十甲子。甲子中的天干，计算五运的盛衰；甲子中的地支，司六气的变化。所以，讨论五运六气，不能离开干支所组成的六十甲子。

三、五　运

木火土金水五气运行，是为五运。张介宾说："五运之应天干是为五运。"运分大运、主运、客运。要明确它的运行规律，必须了解下列几方面内容：

（一）十干统运（大运）

十干统运，是每两干统一运。通常所谓大运，也称中运。凡是逢甲己年为土运，乙庚年为金运，丙辛年为水运，丁壬年为木运，戊癸年为火运。正如《素问·天元纪大论》所说："甲己之岁，土运统之；乙庚之岁，金运统之；丙辛之岁，水运统之；丁壬之岁，木运统之；戊癸之岁，火运统之。"这是推算大运（中运）的基本论点，用以推算六十年中气候的不同变化。以五为基数，即五年一小转，周而复始，推算十二次，即六十年一大周，以便找出岁气变化的规律性，作为观测气候变化的方法。

上面已经谈过，凡此十干所统之运，称为中运。所谓中运，以候中气（天地气交）的变化，所以《素问·六元正纪大论》说："天气不足，地气随之；地气不足，天气从之，运居其中，而常先也。"这就是说，天气在上，地气在下，运居天地之中，气交之分。故天气下降，居中的运气必先之而降，地气上升，居中的运气必先之而升。所以说运居中而常先。

"甲己之岁，土运统之"。甲己是天干之数，用天干纪年运，凡逢甲年或己年，称甲己之岁，不论地支逢子逢丑，概属土运，故称土运统之，余类推。五年一循环。

（二）主运

主运是主一年内四季的常令，它是历年不变的。主运和四季的意义相似，春季为木运（初运），夏季为火运（二运），长夏为土运（三运），秋季为金运（四运），冬季为水运（终运），用以说明气候变化的常规。主运在《素问》中虽无原文可据，但它与主气的规律是一致的（主气中火有君相之分）。

主运的一般规律，从木而火，而土而金而水，循着五行相生规律的次序，始于木，终于水。每运各主七十三日零五刻。每年约从大寒节开始为初运木；春分后十三日为二运火；芒种后十日起为三运土；处暑后七日起为四运金；立冬后四日起为终运水。在这一年当中，主运在某一阶段属哪一主运，这段时间的气候和人体内脏相应。如初运木，这段气候与风有密切关系，而在人体与肝关系密切，余类推（图1）。

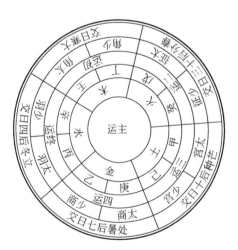

图1　五运主运图

此外，演绎五运，还须用"五音建运"、"太少相生"、"五步推运"等法，兹分述如下：

1. 五音建运

五音，《内经》中往往以宫、商、角、徵、羽五音为代表。《素问·阴阳应象大论》说："在地为木……在音为角"，"在地为火……在音为徵"，"在地为土……在音为宫"，"在地为金……在音为商"，"在地为水……在音为羽"（表6）。

表6 五音建运表

五行	木	火	土	金	水
五音	角	徵	宫	商	羽

五音建运，就是以五音为符号，建于五运（主运）之上，根据五音的太少，来推求主时五运的太过和不及。

2. 主运配五音太少推算法

上面谈及天干配五运，是以阴阳分析五行，故以五音的太少相生来推算五运和五运中的阴阳，这样就能进一步说明运气的太过和不及。用五音建运的方法，由于十天干分阴阳，则阳干为太，阴干为少。太为有余，少为不足。也就是说运用五音的太少来分析运的太过与不及。例如：

由此可知"十天分阴阳，五音别太少"。太少相生含有阴阳相生的道理，以甲己土年为例，解释如下：

甲为阳土，（土生金）阳土生阴金乙，即太宫生少商；

阴金生阳水（金生水）丙，即少商生太羽；
阳水生阴木（水生木）丁，即太羽生少角；
阴木生阳火（木生火）戊，即少角生太徵；
阳火生阴土（火生土）己，即太徵生少宫。
己为阴土，阴土生阳金庚，即少宫生太商；
阳金生阴水辛，即太商生少羽；
阴水生阳木壬，即少羽生太角；
阳木生阴火癸，即太角生少徵；
阴火生阳土甲，即少徵生太宫。（表7）

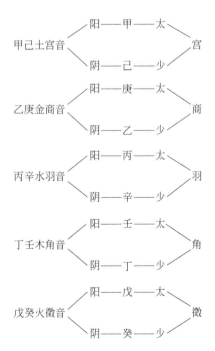

表7 主运运序配音表

运序	初	二	三	四	终
主运	木	火	土	金	水
五音	角	徵	宫	商	羽
季令	春	夏	长夏	秋	冬

太少反复相生，则阴生于阳，阳生于阴，而不断地变化。但年干只能代表大运（中运），而不能代表本年的主运。主运的次序从上表中虽可看出始于木角音，终于水羽音，但还不知是太还是少？下面就谈谈这个问题，称"五步推运法"。

五步推运法，即无论何年，总是以年干的阴阳来认识属太属少（上面已经谈了），再以本年属太属少，逐步上推至角，为什么要上推至角呢？因为主运每年不变，初运木，必起于角。至于是太角还是少角，就要根据大运来决定了。例如，大运甲年为太宫，即从太宫上推，生太宫的是少徵，生少徵的是太角。这样甲年的主运便属太角。余类推。唯丁壬两年为角运不必上推了。

主运在《内经》中找不到具体记载。仅在《天元纪大论》中说："天有五行御五位，以生寒暑燥湿风。"

（三）客运

客运指一年之内异常的气候变化，与主运的正常气候情况不同，因其每岁有变更，如客之往来，故谓之"客运"。

推算客运的方法，是从中运（大运）开始而作五步推运的。中运（大运）统管一年，而客运则以每年的中运为初运，也就是以大运（中运）的年运，作为客运的初运，循着五行太少相生的次序，分作五步运行，每步约为七十三日零五刻，逐步变迁，十年一周（表8）。

表8　逐年推算客运表

年干 \ 运序	初	二	三	四	终
甲　己	土	金	水	木	火
乙　庚	金	水	木	火	土
丙　辛	水	木	火	土	金
丁　壬	木	火	土	金	水
戊　癸	火	土	金	水	木

从上表可以看出，甲己年大运为土，那么客运就从土算起，甲年为阳土，为太宫，己年为阴土，为少宫。这样逢甲年便以太宫阳土为初运；太生少，土生金，则少商为二运；少生太，金生水，则太羽为三运；太生少，水生木，则少角为四运；少生太，木生火，则太徵为终运。若逢己年便以少宫阴土为初运；少生太，土生金，则太商为二运；太生少，金生水，则少羽为三运；少生太，水生木，则太角为四运；太生少，木生火，则少徵为终运。其他如乙庚丙辛丁壬戊癸诸年，均仿此类推。

计算客运的方法，是以天干来推算的，十年一往复，周而复始。但丁壬两年基本与主运相同。

总上所言，大运、主运、客运三者有下列异同：

（1）相同点

阴阳干互为其用，太少相生，五行顺序及五步推移都是相同的。

（2）不同点

1）大运、客运的太过不及之分较常用，而主运则不甚使用。

2）大运从土算起，主运从木算起，客运则不固定，随大运而转移。主运年年始于角，终于羽，居恒不变，而客运则以本年的大运（中运）为初运，十年才周遍十干，终而复始。

3）大运是推算六十年的气候变化，以及一年之中气候变化的太过不及；主运是推算一年五个季节的正常气候变化；客运则是推算六十年中每年五个季节的异常气候变化。

为了更好地理解大运、主运、客运的应用，我们拿一年来演算一下，例如，戊戌年，戊为天干，以天干取运，上面谈过"戊癸化火"，那么，这年的大运是属火，戊为阳干，故这年是火运的太过年。主运则年年不变，始于木终于水。客运则从火运算起（以大运为初运），配合五音则初运为太徵，再依次推下去，则二运为少宫，三运为太商，四运为少羽，终运为太角。

四、六　气

六气就是风、暑、火、湿、燥、寒的统称。六气结合地支，用以说明一年中的正常气候变化，以及各年气候的异常变化。此六气，时至而气至，便为六气正气；如果化非其时，则为邪气。正如《素问·五运行大论》所说："非其时则邪，当其位则正。"

每年的六气分主气、客气两方面，主气用以测常，客气用以测变。若客气加在主气之上，则称"客主加临"。

（一）十二支与六气

六气分主于三阴三阳，以便与人体联系起来。如风化厥阴，热化少阴，湿化太阴，燥化阳明，寒化太阳。即《素问·天元纪大论》所说："厥阴之上，风气主之；少阴之上，热气主之；太阴之上，湿气主之；少阳之上，相火主之；阳明之上，燥气主之；太阳之上，寒气主之，所谓本也，是谓六元。"

上述这六种气，一般情况是，时至而气至，便为天地间六元正气，如非其时而至，则为邪气。

干支运用到运气学说上，即所谓"天干取运，地支取气"。换一句话讲，五运主要以天干配五行来运用，而六气则是以地支配合三阴三阳来运用的（表9）。

表9　十二地支配六气表

地支	子午	丑未	寅申	卯酉	辰戌	巳亥
三阴三阳	少阴	太阴	少阳	阳明	太阳	厥阴
六气	君火	湿土	相火	燥金	寒水	风木

《素问·五运行大论》说："子午之上，少阴主之；丑未之上，太阴主之；寅申之上，少阳主之；卯酉之上，阳明主之；辰戌之上，太阳主之；巳亥之上，厥阴主之。"即说明了十二支与三阴三阳六气的配合。

（二）主气

主气即地气，亦称"主时之气"，即六气分司于一年的二十四节气。按五行相生规律，分为六步。这六步，分属于每年各季节中，固定不变，所以称主气。主气从大寒日起始，四个节气转为一步，每步约主六十日零八十七刻半。这样把二十四节气分为三阴三阳六步。它的次序是：初之气为厥阴风木，二之气为少阴君火，三之气为少阳相火，四之气为太阴湿土，五之气为阳明燥金，终（六）之气为太阳寒水。

古人的六步计算法是将周天三百六十五度有奇，以六步分属的，因此每步为六十日零八十七点五刻。每年计时都从大寒节开始，以厥阴风木为初之气。具体地讲，是从大寒节日寅时初刻算起至二月半子时五刻，计时六十天零八十七点五刻，为第一步。将初之气余下的十二点五刻，便并于二之气，二之气将初之气剩下的十二点五刻加上七十五刻，故二之气仍为八十七点五刻。二之气从子时六刻起，按六十天零八十七点五刻计算，正是戌时四刻，由此可知，二之气实余二十五刻，其所余二十五刻并于三之气。三之气将二之气余下的二十五刻，再加上六十二点五刻，亦成为八十七点五刻。三之气由戌时五刻起下推六十日六十二点五刻，正值酉时五刻，余下三十七点五刻。四之气是将三之气余下的三十七点五刻，再加上五十刻，亦成为八十七点五刻。从酉时六刻计算四之气，至六十日五十刻，正值未时四刻，余下五十刻。五之气将四之气余下的五十刻，加上三十七点五刻，亦成八十七点五刻。从未时五刻算起至六十日三十七点五刻，正值午时五刻，余下六十二点五刻。终之气是将五之气余下的六十二点五刻，再加上二十五刻，亦为八十七点五刻。若以六十日八十七点五刻的时间，从午时六刻算到六十日二十五刻，正值辰时四刻，余下七十五刻，则可归于下一年内。

总之，主气分六步，每步包括四个节气，以厥阴风木为初之气，主春分前六十日有奇，此时为春木方生，风气化行之候。木生火，故少阴君火为二之气，主春分后六十日有奇，此时为春老夏初，火热益盛之候。君火相火，同气相随，故少阳相火为三之气，主夏至前后各三十日有奇。此时为火热盛极，炎暑日蒸之候。火生土，故太阴湿土，为四之气，至秋分前六十日有奇。此时为炎暑渐消，湿土蒸郁之候。土生金，故阳明燥金为五之气，至秋分后六十日有奇。此时为湿土渐消，燥金肃降之候。金生水，故太阳寒水为终之气，主冬至前后各三十日有奇。此时为水气日盛，冬寒凛冽之候。天气至此，周遍一周。凡此六步之气，得三百六十五日零二十五刻，一岁周遍，年年无异。

《素问·六微旨大论》说："显明之右，君火之位也。君火之右，退行一步，相火治之；复行一步，土气治之；复行一步，金气治之；复行一步，水气治之；复行一步，木气治之；复行一步，君火治之。"这是六气分布一年的具体说明，也是一年气候变化的正常规律。"显明"是指日出的意思，在此系指正东方卯位。自东而南，即为右行（表10）。

表10　主气图

六步	初	二	三	四	五	终
二十四节气	大立雨惊寒春水蛰	春清谷立分明雨夏	小芒夏小满种至暑	大立处白暑秋暑露	秋寒霜立分露降冬	小大冬小雪雪至寒
六气	厥阴风木	少阴君火	少阳相火	太阴湿土	阳明燥金	太阳寒水
常规气候	春木方生风气化行	春老夏初火热益盛	火热盛极炎暑日蒸	炎暑渐消湿土蒸郁	湿土渐消燥金肃降	水气日盛冬寒凛冽

（三）客气

客气即天气，是在天的三阴三阳之气。通俗地讲，客气是指时令的异常变化，如应冷反热，应凉反寒，它年年有变化，与主气固定不变不同，年年如客之往来，故称客气。

客气的循行，也分六步，是以阴阳先后为次序的，即先三阴，后三阳。阴和阳本身又可按其所含阴阳气的多少把它们分为三，三阴中以厥阴阴气最少为一阴，其次是少阴为二阴，太阴阴气最盛为三阴；三阳方面，是以少阳阳气最少为一阳，其次是阳明为二阳，太阳阳气最盛，故为三阳。合六气的次序，便是：

厥阴——少阴——太阴——少阳——阳明——太阳。

简单的口诀：厥少太，少阳太。起于厥阴风木，终于太阳寒水。

由以上次序可以看出，客气的六步与主气的六步以及主运之按五行相生推演是不同的。

推算客气，首先要算出"司天"和"在泉"。因为客气的初之气常起于"在泉"的左间。司天和在泉为决定客气在主气三之气和终之气的标准，司天为三之气，在泉为终之气，终之气的左间为初之气。这是客气的循行和简单的推步法。

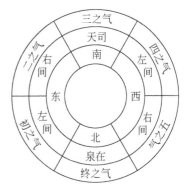

图 2　客气六步图

司天，通俗地讲，就是当令的气候，即三阴三阳为客气所表现的天气变化。也就是将风寒暑湿燥火用司天的位置来论其阴阳属性及每年上半年天时气象，名为"司天"。

在泉是五运之变化行于地气者，也就是地气感于不同的岁运而产生的不同气候。每年下半年地气为主，故称"在泉"。《素问·六元正纪大论》说："岁半之前，天气主之；岁半之后，地气主之。"这就是说上半年的客气，称为司天，下半年的客气，称为在泉。

司天、在泉、四间气为客气六步运动方式，凡主岁的气为司天，位当三之气，在司天的下方，恰与相对的是谓在泉，位当终之气，而司天和在泉的左右方则是左右间气（图2）。

司天在泉每年的推算方法，是根据每年地支符号，按上述地支配五行而定的（表11）。

表 11　岁支司天在泉配属表

岁支	司天	在泉
子午	少阴君火	阳明燥金
丑未	太阴湿土	太阳寒水
寅申	少阳相火	厥阴风木
卯酉	阳明燥金	少阴君火
辰戌	太阳寒水	太阴湿土
巳亥	厥阴风木	少阳相火

我们明确地支配属三阴三阳的规律后，然后再把司天在泉每岁的客气六步谈一谈，六步的计算方法上面已经谈了，那么司天在泉怎样计算呢？每年司天在泉的推演方法，即按地支配三阴三阳的方法，如上表所列：子午之岁，少阴君火司天，则阳明燥金在泉；丑未之岁，太阴湿土司天，则太阳寒水在泉，其余各年司天在泉可参见上表。但从上表可以归纳出一个规律，即用一二三和三二一来代表三阴三阳，这是推司天在泉的主要依据。所谓一二三，是代表阴的一面，一是一阴，即厥阴；二是二阴，即少阴；三是三阴，即太阴。

所谓三二一，是代表阳的一面，三是三阳，即太阳；二是二阳，即阳明；一是一阳，即少阳。每年之中的司天在泉为二阴对二阳，三阴对三阳，一阳对一阴。如二阴对二阳，二阴为少阴，二阳为阳明，即少阴君火司天，则阳明燥金在泉。余类推。由此可知，阳司天，则阴在泉；反之，阴司天，则阳在泉。

一年中的客气分为六个阶段，所以明确了司天在泉之后，还要讨论四步间气的问题。四步间气，必须在司天在泉确定后，才能推算。

四步间气，就是司天两旁的左间、右间，加上在泉两旁的左间、右间，共为四步。再加司天、在泉，则成客气六步。

司天在上为南方，居南面北，才能定其左右间气，是为"面北而命其位"。在泉为北居下，故看司天面向在泉，确定了这个方向后，那就知道司天两旁的间气，东是右间，西是左间。所谓"面南而命其位"是看"在泉"的方向，因司天在南居上，故看在泉必面向司天，确定了这个方向后，那就知道在泉的两旁间气，东是左间，西是右间。司天在泉四间气分为六步，每步各主六十天零八十七点五刻。故《素问·六微旨大论》说："所谓步者，六十度而有奇也。"即指此而言。

四步间气，随着司天在泉而转移。四步间气，包含了阴阳升降的意义，即阴升则阳降，阳升则阴降。如太阳司天（辰戌）转到厥阴司天（巳亥）即是阴升阳降，若太阴司天转到少阳司天即为阳升阴降。所以，《素问·五运行大论》说："厥阴在上（司天），则少阳在下（在泉），左阳明，右太阴；少阴在上，则阳明在下，左太阳，右少阳；太阴在上，则太阳在下，左厥阴，右阳明；少阳在上，则厥阴在下，左少阴，右太阳；阳明在上，则少阴在下，左太阴，右厥阴；太阳在上，则太阴在下，左少阳，右少阳。所谓面南而命其位，言其见也。"又说："天地者，万物之上下，左右者，阴阳之道路。"（图3）

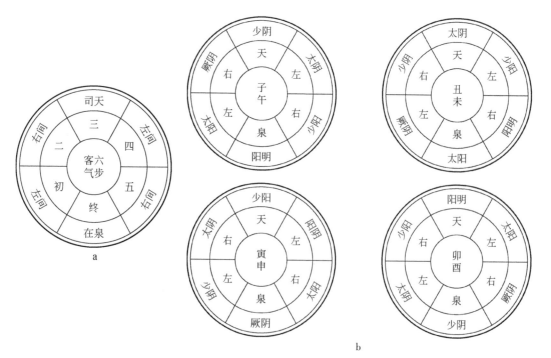

图3　逐年客气司天在泉四间气图

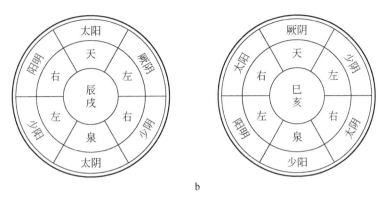

b

图3 逐年客气司天在泉四间气图（续）

客气司天气候变化规律：司天在泉左右四间气既定，则每年六气的变化便随之而定。正与《素问·至真要大论》所说："厥阴司天，其化以风；少阴司天，其化以热；太阴司天，其化以湿；少阳司天，其化以火；阳明司天，其化以燥；太阳司天，其化以寒。"

客气司天气候异常变化情况包括两个方面：一是客气的胜复变化；二是客气的不迁正，不退位。

所谓客气的胜复，就是说"有胜即有复"。即司天的上半年有超常的胜气，下半年随之而发生相反的复气。如上半年热气偏胜，下半年则寒气来复。《素问·天元纪大论》说："物极谓之变。"就是说物极必反，如热极生寒，寒极生热就是这个意思。客气的司天、在泉，上半年为司天之气主政，下半年为在泉之气主政，这实际上就是司天之气有胜，则在泉之气有复。《素问·至真要大论》说："帝曰：胜复之动，时有常乎？气有必乎？岐伯曰：时有常位，而气无必也。帝曰：愿闻其道也。岐伯曰：初气终三气，天气主之，胜之常也。四气尽终气，地气主之，复之常也。有胜则复，无胜则否。帝曰：善。复已而胜何如？岐伯曰：胜至则复，无常数也，衰乃止耳。复已而胜，不复则害，此伤生也。"从这段经文我们可以看出下列几个问题：其一，说明胜复气在时序上有一定的规律，即上半年有胜气，下半年才有复气。如无胜气，则无复气；其二，有胜有复是正常现象，但有胜气，不一定有复气，如有胜无复，就会产生灾害，不但生物受到损害，而且人类也要因之而发病；其三，有胜有复，并不等于循环不变，因客气不只是一种。

所谓"不迁正、不退位"，就是说客气司天在泉，虽然每年轮换一次，有一定规律可循，但亦有反常气候，而不按上述规律轮转的。这就是所谓"不迁正、不退位"，"升不前，降不下"的意义所在。

"不退位"，就是指岁气司天的"至而不去"。如今年应该太阳寒水司天，如果去年的阳明燥金司天之气有余，留而不去，因而影响了今年太阳寒水司天不得"迁正"就位，相应的就会影响左右间气的升降，就会形成"升不前，降不下"的局势。由此可知，"不退位"是"至而不去"，那么"不迁正"也可以说是岁气司天的"至而不至"。

（四）客主加临

客主加临，就是将每年轮转的客气，加在固定不变的主气之上。临，即会合之意。主气和客气结合起来，主要是便于观察主气的常序和分析客气的变化。《素问·五运行大论》说："上下相遘，寒暑相临。"《普济方·五运六气图》说："以客加主，而推其变。"客主加临的方法，是将司天的客气加在主气三气之上，其余五气，自然依次相加。

客气加在主气之上可见下列两种情况：

（1）客主之气是否相得

客主加临有相得不相得之分。凡客主之气相生，或客主同气，便为相得；若客主之气相克，而相克之间又以主气克客气为不相得，客气克主气为相得。

（2）属顺属逆

客主加临有顺逆之别，客气生或克主气为顺，反之为逆。另外君位臣则顺，臣位君则逆，如客气少阴君火加于主气少阳相火之上为顺，反之为逆。由于二者都属火，用生克无法解释，必须用君臣位置来区别。客主加临逆顺情况见表12。

表12　客主加临逆顺表

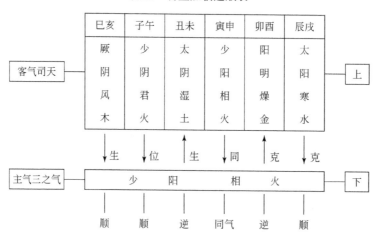

从上表可以看出，主客加临的顺逆情况，是根据五行生克和君臣位置来决定的，即客气司天生或克主三之气为顺，反之则为逆。属顺的代表本年气候异常变化不大，对人体的影响是发病轻而微。属逆的代表本年气候异常变化较大，对人体的影响是发病重而急。就君臣位置来说，君位臣为顺，臣位君则逆。如客气司天为少阴君火而加在少阳相火主气之上，即称君位臣，为顺；反之为臣位君，为逆。属同气则代表本年气候异常变化较剧，对人体的影响，则发病亦较剧烈。同气即客气与主气同气，如客气少阳相火，加在主气少阳相火之上，既无生克可言，亦无君臣之别，二者性质完全相同，故曰同气。

总之，客主加临气化的顺逆，可以总结出一个规律：即客气的力量，胜过主气为顺（上胜下）；反之，主气的力量，胜过客气则为逆（下胜上）。《素问·至真要大论》说："主胜逆，客胜从。"就是这个意思。

六气这一章讨论了主气、客气和客主加临三个问题。主气和客气在应用上是不可分割的，这一点表现在"客主加临"问题上。这样就能更具体地推测一年气候的顺逆变化，从而预测它对人体的影响。分而言之，主气用以说明一年二十四节气候变化的正常规律，年年不变。客气用以说明一年时令气候的异常变化，年年不同。因此说主气用以察常，客气用以测变。主、客气各有六步分司一年之中，但主客气推步的顺序是不同的。主气推步可以归纳为："厥少少，太阳太"；客气推步可归纳为："厥少太，少阳太"。

五、运 气 合 治

五运与六气在运用时是相互结合的，这是运气学说的基本内容。它们相互结合运用的方式，是以天干地支为基础的。前面已讲过，"天干取运，地支取气"。把十天干配阴阳五行，故年运分为金木水火土五种类型，每一年运又有太过不及之分，六气则分属于一年的六个阶段。所以说，天干地支的配合，实际上代表了运与气的结合。由于每年的年号都有一个天干和一个地支相配合，要推测某一年的运气情况，就必须五运和六气结合起来，进行推测运与气的盛衰及其相互制约的关系。

（一）运气的太过、不及与平气

明确运气的太过、不及与平气，才能掌握运气的基本精神。下面就这三方面的问题，讨论一下：

1. 运气太过

前面已经说过，天干取运。但天干有阴阳之分，甲丙戊庚壬为五阳干，主运气有余，为太过。

2. 运气不及

运气不足，即为不及。它也是以天干为标准来推算的，知阳干为太过，那么阴干即为不及，如乙丁己辛癸为五阴干，主运气不足，为不及。

每年运气的太过与不及，是以天干地支配合纪年来认识的。例如，甲己之岁为土运，甲为阳干，为太过；己为阴干，为不及。凡逢六甲年，即甲子、甲戌、甲申、甲午、甲辰、甲寅之岁，均为土运太过年；凡逢六己年，即己巳、己卯、己丑、己亥、己酉、己未之岁，均为土运不及年。其他各年各运依次类推。

运气的太过与不及对气候的影响是不同的。《素问·气交变大论》说："岁木太过，风气流行"，"岁木不及，燥乃大行"；"岁火太过，炎暑流行"，"岁火不及，寒乃大行"；"岁土太过，雨湿流行"，"岁土不及，风乃大行"；"岁金太过，燥气流行"，"岁金不及，炎火乃行"；"岁水太过，寒气流行"，"岁水不及，湿乃大行"。这段经文明确指出了太过为本运气胜，则本气流行；不及为本运气衰，则相克之气大行。凡属太过之运，约从大寒节前十三日交接。不及之运，约在大寒节后十三日交接。正如《素问·六元正纪大论》所说："运有余，其至先；运不及，其至后。"即指此而言。

3. 平气

五运六气，既非太过，又非不及，叫做平气。换一句话说，凡运太过而被抑，或运不及而得助就称为平气。例如，戊辰年为火运太过，以戊为阳火，但逢辰年，辰戌之年为太阳寒水司天，由此可知，火虽太过，却被司天太阳寒水所抑制，则太过一变而为平气。此外，交运的时日，也有产生平气的可能。如丁亥年为木运不及，假若遇着交运第一天的日干为壬，或者交运的时刻为壬，因壬属木，这是运与日干相合，亦为平气。逢到平气的年份，则在这一年气候表现和平，疫疠较少。

（二）运与气相临顺逆

运与气相临顺逆，是将运与气干支结合起来，以五行生克规律，来推测运与气的盛衰

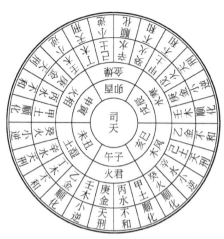

图4 六十年运与气相临顺逆图

及其相互制约的关系。这样便可进一步说明气候的复杂变化及影响人体的发病情况。运与气相临顺逆有下列几种名称（60年中每一个名称有12年）：

顺化——气生运 小逆——运生气
天刑——气克运 不和——运克气

要想知道哪些年是顺化、天刑、小逆，那就要根据年号的干支及五行生克情况来推算（图4）。

从上图可以看出，任何一年运与气相临顺逆情况，都可以按年支推算出来。如甲子年，天干甲属土（甲己化土）运，地支子属火（子午之年少阴君火司天），火生土，即气生运，所以这年为顺化年。

（三）运与气同化

运与气在六十年变化中，除互为生克、互有消长外，还有二十多年的同化关系。所谓运与气的同化关系，简单说就是运与气属于同类而化合的意思。如木同风化，火同暑化，土同湿化，金同燥化，水同寒化。但由于运有太过不及，气有司天在泉的不同，因而便有天符、岁会、同天符、同岁会、太乙天符等五种不同年份。兹分述如下：

1. 天符

天符，就是中运之气与司天之气在五行属性上相符合，即大运值年的天干与客气司天地支的五行属性相同。《素问·六微旨大论》说："土运之岁，上见太阴；火运之岁，上见少阳、少阴；金运之岁，上见阳明；木运之岁，上见厥阴；水运之岁，上见太阳。"

所谓"上见"，系指司天之气。运与气五行属性相同，在六十年中，这种相同十二年，故天符共有十二年。如"土运之岁，上见太阴。"即己丑、己未两年是土湿同化，因己为土运，丑未两年为太阴湿土司天，故此两年为"天符"。

"火运之岁，上见少阳、少阴。"即戊寅、戊申、戊子、戊午年，此四年是火与暑热同化。因戊为火运，寅申为少阳司天，子午为少阴司天，一为君火司天，一为相火司天，故此四年为"天符"。

"木运之岁，上见厥阴。"即丁巳、丁亥两年是木与风同化。因丁为木运，巳亥正值厥阴司天，故此两年为"天符"。

"水运之岁，上见太阳。"即丙辰、丙戌两年是水与寒同化，因丙为水运，辰戌两年值太阳司天，故此两年为"天符"（图5）。

以上己丑、己未、戊寅、戊申、戊子、戊午、乙卯、乙酉、丁巳、丁亥、丙辰、丙戌十二年都是中运与司天之气相会合同化，故均属"天符"。

2. 岁会

凡岁运与年支五行属性相合，同时又得五方之正位，便称为"岁会"。《素问·六微旨大论》说："木运临卯，火

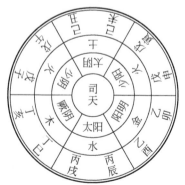

图5 天符图

运临午，土运临四季，金运临酉，水运临子，所谓岁会，气之平也。"

所谓"临"就是中运与年支五行属性相同而本运临本气。如丁卯年，丁为木运，卯为东方木的正位，故称丁运临卯；戊午年，戊为火运，午为南方火的正位，故称火运临午；甲辰、甲戌、己丑、己未四年，甲己均属土运，而辰戌丑未都是土寄旺之位，故称土运临四季；乙酉年，乙为金运，酉为西方金的正位，故称金运临酉；丙子年，丙为水运，子为北方水的正位，故称水运临子。凡此丁卯、戊午、甲辰、甲戌、己丑、己未、乙酉、丙子八年都是本运临本气，本气上承本运，所以称"岁会。"即《素问·天元纪大论》"承岁为岁值"之义（图6）。

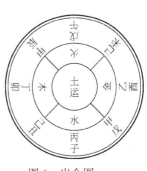

图6 岁会图

3. 太乙天符

太乙天符，就是既逢天符，又为岁会。也就是这一年的大运与司天之气及年支的五行属性均相同，便称"太乙天符"。《素问·六微旨大论》说："天符岁会何如？岐伯曰：太乙天符之会也。"《素问·天元纪大论》称作"三合为治"。

逢戊午、乙酉、己丑、己未四年为太乙天符，但天符的十二年中有之，岁会八年中亦有之。这四年是天气、中运、岁支三者之气都会合了。所以，《内经》称它为"三合为治。"（图7）

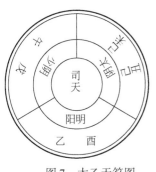

图7 太乙天符图

4. 同天符

凡逢阳年，太过的中运之气，与客气在泉相合，也就是岁运与干支均属太过，同时岁运的属性又与在泉之气的五行属性相同，即为"同天符"。《素问·六元正纪大论》说："太过而同地化者三……甲辰、甲戌太宫，下加太阴；壬寅、壬申太角，下加厥阴；庚子、庚午太商，下加阳明；如是者三……加者何谓？岐伯曰：太过而加同天符。"在六十年中，逢同天符年共六年，即甲辰、甲戌、庚子、庚午、壬寅、壬申之岁。

甲辰、甲戌两年，甲为阳土，故称太宫，辰戌年（辰戌之年，太阳司天，太阴在泉）太阴湿土在泉，是阳土运与在泉之湿土相合。壬寅壬申两年，壬为阳木，故为太角，寅申年（寅申之年，少阳司天，厥阴在泉）厥阴风木在泉，是阳木运与在泉之风木相合。庚子、庚午两年，庚为阳金，故称太商，子午年（子午之年，少阴君火司天，阳明燥金在泉）阳明燥金在泉，是阳金运与在泉之燥金相合。

经文中称"下加"是什么意思呢？由于司天在上，中运居中，在泉位于下，在泉虽为客气，因行于中运之下，故皆曰"下加"。

总之，甲辰、甲戌、壬寅、壬申、庚子、庚午这六年，是太过的中运与在泉之气相同，所以叫

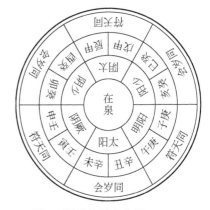

图8 同天符同岁会图

"同天符"（图8）。

5. 同岁会

凡逢阴年，不及的中运之气与在泉之客气相合，也就是岁运与年支均属不及（干支均属阴），同时岁运的五行属性又与在泉之气的属性相同，便称"同岁会"。《素问·六元正纪大论》："不及而同地化者亦三……癸巳、癸亥少徵，下加少阳；辛丑、辛未少羽，下加太阳；癸卯、癸酉少徵，下加少阴；如是者三……不及而加同岁会也。"

在六十年中的同岁会共六年，即辛未、辛丑、癸卯、癸酉、癸巳、癸亥。但癸巳、癸酉、癸亥、癸卯这四年，均为火运不及，所以都属少徵，巳亥年为少阳相火在泉，卯酉为少阴君火在泉，是不及年的火运，一合于客气在泉之少阳相火，一合于客气在泉的少阴君火。辛丑、辛未两年，辛为不及年的水运，故称少羽，丑、未年是太阳寒水在泉，是不及年的水运和客气太阳寒水在泉相合。由此可知，凡不及年与在泉之气相同，就叫"同岁会"。

```
客气司天 ┐
          ├ 属性相同——天符 ┐
大   运 ┘                  ├ 太乙天符
年   支 ┐ 属性相同——岁会 ┘
大   运 ┘ 属阳            ┐
          ├              ├ 同天符
客气在泉 ┘ 属性相同      ┘
年   支 ┐ 属阴            ┐
大   运 ┤                ├ 同岁会
客气在泉 ┘ 属性相同      ┘
```

总之，关于天符、岁会、太乙天符、同天符、同岁会等都是用以说明运与气相合的不同年份，以便进一步分析气候的常变。在六十年中，计有天符十二年，岁会八年，太乙天符四年，同天符、同岁会各六年，共三十六年（除掉重复的十年外，只有二十六年）。为了便于掌握，再将以上五种不同年份简要归纳如下。

六、运气与发病

运气与发病的关系，就是运气学说在医学上的运用。它首先说明自然气候变化对人体的影响，其中主要提出了六淫致病因素与气候变化的关系，并运用五行学说的原理，得出六淫发病的一般规律，借以说明发病情况。在临床上，可以作为诊断和确定治疗的参考。

（一）五运与发病——岁运的太过不及与发病的关系

五运的太过与不及（即中运值年的天干属阴属阳）都能引起人体发病。如丁年壬年均属木运，丁为岁木不及，壬为岁木太过，这样就代表了两种反常变化。因岁木不及则燥气流行，（燥金克木）易导致肝木发病；若岁木太过，则风气流行，脾土易于受邪（木克土）。《素问·气交变大论》说："岁木太过，风气流行，脾土受邪。民病飧泄食减，体重烦冤，肠鸣腹支满……甚则忽忽善怒，眩冒巅疾……反胁痛而吐甚。"这是岁木太过的发病情况。上述症状属于肝、脾病变，其中忽忽善怒，眩冒颠疾，胁痛属肝病；而飧泄食减，体重烦冤，肠鸣腹支满则属脾胃病变。这两方面的病症，以肝为主，由肝病而影响到脾，导致脾病。《素问·气交变大论》又说："岁木不及，燥乃大行……民病中清，胠胁痛，少腹痛，肠鸣溏泄……病寒热……咳而鼽。"这是岁木不及的发病情况。燥属金气，木不及而被金克。燥气通于肺，上述症状是金克木的病变，其中寒热，咳而鼽属肺病，金克木故出现胠胁痛、少腹痛等肝经病变。肝病还可影响到脾，而出现中清、肠鸣、溏泄等症。

以上举例说明了木运太过、不及的发病情况，其他年份可类推。

此外，除了太过与不及之外，还有平气，因而《内经》中以"三气纪名"。凡五运之气无太过不及的情况便是平气，《内经》称"平气之纪"（《素问·五常政大论》中有论述，可参考）。《素问》将五运三气各有命名（表13）。

表13 五运三气表

五运	平气	太过	不及
木运	敷和	发生	委和
火运	升明	赫曦	伏明
土运	备化	敦阜	卑监
金运	审平	坚成	从革
水运	静顺	流衍	涸流

例如，水运平气叫"静顺"，这就表示水行正常，表现雨水调和，对生物生长有利。若水行不及之时，则雨水少而火必来克，便成旱年，这时沟渠干涸，草木枯萎，所以称为"涸流之纪"；相反，为水行太过时，则大雨连绵而水行泛滥成灾，这叫"流衍之纪"。这种太过和不及对生物影响各有不同。其他也是这样。但在这里还要明确一个问题，就是在目前人类还不能完全控制自然的情况下，用运气学说推测气候变化，尚有一定科学价值。

（二）六气与发病——司天在泉与发病关系

六气司天在泉的气候变化，同样可以影响人体而发病。但六气发病，根据《内经》精神可分为司天在泉胜气发病和司天在泉主胜、客胜发病两个方面，兹分述如下：

1. 司天、在泉胜气发病

司天、在泉胜气发病可分为司天胜气发病与在泉胜气发病两方面：

1）司天胜气发病，指司天之气本气胜，则影响人体而发病。如子午之年，为少阴君火司天，火旺则克金，故肺金受病。《素问·至真要大论》说："少阴司天，热淫所胜，怫热至，火行其政，民病胸中烦热嗌干，右胠满，皮肤痛，寒热咳喘，大雨且至，唾血血泄，鼽衄嚏呕……病本于肺。"其中所述的病症虽主要在肺，但涉及心肝两脏。司天主上半年，故这是上半年发病情况。

2）在泉胜气发病，指在泉之气胜，亦可影响人体而发病。如子午年少阴司天，则阳明在泉，阳明在泉则燥气太胜而克木，故肝病较多。故《素问·至真要大论》又说："岁阳明在泉，燥淫所胜……民病喜呕，呕有苦，善太息，心胁痛，不能反侧，甚则嗌干面尘，身无膏泽，足外反热。"其中所述病症，除肝病外，涉及肺、胆等脏腑。在泉主下半年，故这是下半年发病情况。

以上举例是子午年司天在泉胜气发病的情况，其余各年司天在泉胜气发病可参考《素问·至真要大论》及《五常政大论》。由于三阴三阳司天在泉不同，自然现象中六气变化各异，因此引起人体不同脏气的发病，其中贯穿着五行相克的理论，如少阴君火司天，则可引起肺脏发病，是火克金的缘故。其余诸司天在泉胜气引起脏腑发病，亦属此义。

2. 司天、在泉主胜、客胜发病

司天、在泉主胜、客胜发病，即指六气客主加临与发病的关系。发病轻重可根据客主加临的顺逆情况来判定，属顺则发病轻而缓，属逆则发病重而急，属客主同气则发病倍剧。如《素问·至真要大论》说："主胜逆，客胜从。"《素问·六微旨大论》说："君位臣则顺，臣位君则逆，逆则其病近，其害速；顺则其病远，其害微。"关于主胜、客胜发病情况，可参考《素问·至真要大论》。

（三）运气合治与发病

为了明确运气与发病的关系，我们分别将五运发病与六气发病作了简要的介绍。但五运与六气是结合的，五运发病脱离不了六气的变化，而六气的变化，又必须依五行的规律而推移，因而在发病上，应将运与气结合起来进行推测。

运气合治发病，是以五运与六气相临的顺逆为标准的。气生运的"顺化"，与运气相同的"天符"发病较重；气克运的"天刑"与运生气的"小逆"，及运克气的"不和"则发病较轻。在运气同化年中，发病情况也各有不同。一般地说，"天符"年得病急剧而危险，"岁会"年得病缓慢而病程较长、"太乙天符"年得病危剧而暴亡。如《素问·六微旨大论》所说："岐伯曰：天符为执法，岁位为行令，太一天符为贵人。帝曰：邪之中也奈何？岐伯曰：中执法者，其病速而危；中行令者，其病徐而持；中贵人者，其病暴而死。"

（四）运气发病的治疗原则

五运六气变化之极，总不外乎太过与不及、生克乘侮等方面，而疾病的发生，亦由乎此。《内经》将运气发病规律概括为"以胜相加"。所谓"以胜相加"，就是指运气的太过、不及而致的相互克制、相互乘侮。如燥金伤木，寒水凌心，风木乘脾，火热灼肺，湿土侵肾等均是。《素问·藏气法时论》说："夫邪气之客于身也，以胜相加。至其所生而愈，至其所不胜而甚，至于所生而持，自得其位而起。"即指出了运气发病及其演变的基本规律。其中我所生者，称为"所生"；克我者，叫做"所不胜"；生我者亦称为"所生"；本气自旺，则谓"自得其位"。运气发病，其演变的基本规律是：虚病而逢生我者，或遇本气旺时，均主吉，遇克我者（所不胜）则主凶；实证而遇克我者，或遇本气旺时，均主吉，如遇生我者，则主凶。

如己亥年，从五运来说，己为阴土，大运为土运不及。从六气来说，亥年为厥阴风木司天，少阳相火在泉，上半年为风木之气主事，下半年则是相火之气主事。如此则上半年湿土之气衰，肝木之气最盛，易患脾虚肝亢证，在治疗上当扶火气以生土，抑肝木以固脾。如在下半年，在泉的少阳相火，大有益于脾土，唯不能使火太旺，有碍于抑肝。

通过上面的例子，我们可以看出，运气致病在治疗上仍是根据盛衰生克的情况，盛者抑之，衰者扶之，生者助之，克者平之。正如《素问·六元正纪大论》所说："安其运气，无使受邪，折其郁气，资其化源，以寒热轻重，少多其制。"

运气致病，主要为外在太过不及之六气，作用与五脏相关之六气而发病，这是运气致病的特点。而其治疗的基本法则，亦脱离不了正治、反治的范畴。如六淫胜复所发之病，当"寒者热之，热者寒之，温者清之，清者温之，散者收之，抑者散之，燥者润之，急者缓之，坚者软之，脆者坚之，衰者补之，强者泻之，各安其气，必清必静，则病气衰去，归其所宗，此治之大体也"（《素问·至真要大论》）。以上这些寒之、热之、清之、温之等法，可根据六淫的性质及药物的性味加以应用，如《素问·至真要大论》所说："风淫于内，治以辛凉……热淫于内，治以咸寒……湿淫于内，治以苦热……火淫于内，治以咸冷……燥淫于内，治以苦温……寒淫于内，治以甘热。"

虽然发病因素是确定治疗的主要根据，但也不能忽视患者的体质状况及病变部位、临床征象等，这是辨证的关键所在。因此，对运气所发之病，必须结合四诊八纲，治疗才能正确无误。对上述治疗法则，亦不能以机械的观点去领会。

七、标 本 中 气

标本中气源出于《素问·六微旨大论》及《至真要大论》等篇，是运气学说的一部分，借以说明它的从化兼化的变化。故清·李延昰说："夫六气之合于三阴三阳者，分而言之，则天地之化有气有形；合而言之，则阴阳之由，标由乎本。"这里所说的标本，是指六气为本，三阴三阳为标。

（一）标本中气的理论根据

标本中气理论，本于五运与六气的上下相临相感关系。《素问·天元纪大论》说："神在天为风，在地为木；在天为热，在地为火；在天为湿，在地为土；在天为燥，在地为金；在天为寒，在地为水。"指出了天之六气与地之五行之间存在着上下相临关系。六气与五行相感，是万物化生的根源，故《素问·天元纪大论》又说："夫五运阴阳者，天地之道也……在天为气，在地成形，形气相感而化生万物矣。"万物上应六气，下应五行而化生，如瓜甜蒂苦，葱白叶青，参补芦泻，麻黄发汗而根止汗等，皆本标不同之象，这是因感气不同之故。此即所谓"物生其应"。

（二）标本中气的意义及内容

如上所言，标本中气理论本于六气与五行的相感关系，然六气属天，五行归地，天地之所以相应而交合，则由乎中气。

关于标本中气，《素问·六微旨大论》有如下论述："少阳之上，火气治之，中见厥阴；阳明之上，燥气治之，中见太阴；太阳之上，寒气治之，中见少阴；厥阴之上，风气治之，中见少阳；少阴之上，热气治之，中见太阳；太阴之上，湿气治之，中见阳明。所谓本也，本之下，中之见也。见之下，气之标也。本标不同，气应异象。"

从这段经文中可以了解，风、热、湿、燥、寒、火六气为本；少阳、阳明、太阳、厥阴、少阴、太阴三阴三阳为六气之标；标本互为表里之气为中气。其次序为：上为本气，本气之下，为中见之气，中气之下，则为标气，见下表。由此可知，标本之气，各有其寒热之不同，而人类生存于气交之中，如天地有非常之变，则影响人体而发病（表14）。

表14　标本中气表

本	火	燥	寒	风	热	湿
中气	厥阴	太阴	少阴	少阳	太阳	阳明
标	少阳	阳明	太阳	厥阴	少阴	太阴

（三）标本中气从化

标本中气从化，即六气与三阴三阳之间的相互从化关系。如《素问·至真要大论》所说："六气标本，所从不同，奈何？岐伯曰：气有从本者，有从标本者，有不从标本者也。帝曰：愿卒闻之。岐伯曰：少阳、太阴从本；少阴、太阳从本从标；阳明、厥阴不从标本，从乎中也。故从本者，化生于本；从标本者，有标本之化；从中者，以中气为化也。"这段经文说明了六气与三阴三阳之间，因标本不同，所以从化关系也不同，有从本者，有既从标又从本者，有既不从标又不从本而从乎中气者。

少阳、太阴从本：由于少阳本火而标阳，其中气为厥阴风木；太阴本湿而标阴，其中气为阳明燥金。两者都属于标本同气，故从本也。

少阴、太阳从标从本：由于少阴本热而标阴（少阴之上，热气治之），其中气为太阳寒水；太阳本寒而标阳（太阳之上，寒气治之），其中气为少阴君火。两者均为标本异气，其中气与标本之气有阴阳水火之异，故标本中气都不能同化。因而两经病气的变化，有从标从本的不同。

阳明、厥阴不从标本而从中气：由于阳明之上，燥气治之，故燥为本而阳明为标；厥阴之上，风气治之，故风为本而厥阴为标。但阳明与太阴为表里，故以太阴为中气，而燥从湿化；厥阴与少阳为表里，故以少阳为中气，而风从火化。所以阳明、厥阴二者而从乎中气。

六气与三阴三阳之间不同的从化关系，主要根据六气与五行的阴阳属性而定，如风遇火则从火化，燥遇土则从湿化，总不离乎同气相求之义。故张景岳说："六气从本从标从中者，盖以同类相从，归六气于水火、总万病于阴阳二者而已"（《类经图翼·标本中气从化解》）。

（四）标本中气治疗

标本中气治疗，是中医的治疗原则之一，掌握了标本中气理论，便可指导运气发病的治疗。五运六气变化相移，如果不能与节气相应，如至而不至、至而不去，未至而至等。就会有胜复、太过与不及之变，如此则可形成六淫邪气，感人害病。同时，人身之脏腑经脉有偏虚偏实之别，因而疾病的发生变化多端。尽管如此，古人在长期的医疗实践中，仍然摸出了一套规律，正如《素问·至真要大论》所说："是故百病之起，有生于本者，有生于标者，有生于中气者。"而治其病，则"有取本而得者，有取标而得者，有取中气而得者，有取标本而得者，有逆取而得者，有从取而得者"（《至真要大论》）。因而，掌握了标本之道，则对疾病的治疗，自有把握，如《至真要大论》所说："夫标本之道，要而博，小而大，可以言一而知百病之害，言标与本，易而无损（治疗时平易而无过失），察本与标，气可令调。"

综上所言，可以看出，标本中气治疗有一定规律可循，即无论病在本在标，或在中气，只要是"病之所在"，就要"治之所施"。如《素问·至真要大论》所说："病反其本，得标之病，治反其本，得标之方。"病有标本，懂得了病生于本的道理，反过来就会明白病生于标的意义；治有标本，懂得了治疗病生于本的方法，反过来也就明确治疗病生于标的方法。总之，标本中气是相互关联的，标本中气治疗的主要意义仍是"治病必求于本"。

八、结 语

运气学说是古人研究自然气候变化规律及其对人体影响的一种学说。这一学说的建立，是以阴阳五行为核心，以天干地支为演绎工具的。五运以天干结合五行为主进行演绎，六气以地支结合三阴三阳六气为主进行演绎，概括地说，就是"天干纪运，地支纪气"。运，有大运（中运）、主运、客运的不同；气，有主气、客气及客主加临之别。运与气结合起来，可以演绎阴阳盛衰、生克胜复等变化规律，进而明确气候的变化及其对人体的影响。

运气与发病的关系，主要在于运气太过与不及而影响人体，若人体适应能力和抗御能力不足，就会引起内脏功能失调而发病。

运气学说虽然是研究自然气候与生物关系的一种学说，但在气候变化对人体的影响方面，历来有不同的看法。有不少医家刻板地运用运气来解释疾病，如刘温舒、马宗素、程德斋等。还有不少医家反对用运气来解释疾病。我们认为，运气学说是古人对自然气候变化的抽象概括，主要用以阐明气候变化的一般规律及其对人体生命活动的影响，应用运气学说，则较容易地辨识复杂的气候变化，以及气候异变影响人体所引起的不同脏腑的疾病，便于临证治疗。但我们反对机械地套用运气，如某日生某病，病于某日用某药，某日用汗解，某日当危殆等，都是不对的。《素问》研究运气有七篇大论，其中也指出了不能机械地套用运气，如《素问·六元正纪大论》说："四时之气，至有早晏，高下左右，其候何如？岐伯曰：行有逆顺，至有迟速……至高之地，冬气常在，至下之地，春气常在。必谨察之。"《素问·五常政大论》亦说："地有高下，气有温凉，高者气寒，下者气热。"对运气学说有较好研究的汪省之、张介宾等人，也反对机械地运用运气学说。如汪省之说："运气一书，古人启其端倪而已……岂可徒泥其法，而不求其法外之遗耶？如冬有非时之温，夏有非时之寒……此四时不正之气，亦能病人也……又况百里之内，晴雨不同；千里之邦，寒暖各异，此方土之候，各有不齐，所生之病，多随土著，乌可皆以运气相比例哉！"以上都说明时、地不同，则气候迥殊，决不能据运气一概而论。

此外，我们虽然承认自然气候对人体有影响，但绝对不能认为，人体疾病的发生与发展全受自然气候变化所支配。人在自然界中有其独立主宰的能力，生老病死的根本原因，不能从人体以外去找，人体本身的内在条件在疾病的发生发展过程中起主导作用，这是学习运气学说应当注意的。

九、附 录

（一）主运五步交司时刻

主运五步，分司五季，每年如此，而成为每岁的常令。但由于大运太过不及的影响，主运每年的交司时刻有所不同，兹分述如下：

1. 申、子、辰年

初运角：从大寒日寅时初刻起。

二运徵：春分后十三日寅正一刻起。

三运宫：芒种后十日卯初二刻起。

四运商：处暑后七日卯正三刻起。

五运羽：立冬后四日辰初四刻起。

2. 巳、酉、丑年

初运角：从大寒日巳初初刻起。

二运徵：春分后十三日巳正一刻起。

三运宫：芒种后十日午初二刻起。

四运商：处暑后七日午正三刻起。

五运羽：立冬后四时未初四刻起。

3. 寅、午、戌年

初运角：大寒日申初初刻起。

二运徵：春分后十三日申正一刻起。

三运宫：芒种后十日酉初二刻起。

四运商：处暑后七日酉正三刻起。

五运羽：立冬后四日戌初四刻起。

4. 亥、卯、未年

初运角：大寒日亥初初刻起。

二运徵：春分后十三日亥正一刻起。

三运宫：芒种后十一日子初二刻起。

四运商：处暑后七日子正三刻起。

五运羽：立冬后四日丑初四刻起。

申子辰寅午戌六阳年，寅为木，午为火，申为金，子为水，辰与戌为土，此为五行属于阳者。巳酉丑亥卯未六阴年，卯为木，巳为火，酉为金，亥为水，丑与未为土，此五行之属于阴者。凡阳年的初运，均起于阳时，所以申子辰三阳年均起于寅，寅午戌三阳年都起于申。阴年的初运均起于阴时，所以巳酉丑三阴年都起于巳，亥卯未三阴年都起于亥。

统观六阴六阳十二年中所交司的时刻，从寅到丑，顺序而下，与一年月建次序秩然无紊，五运推移而司六气的道理，于此更为显然。如《素问·六元正纪大论》云："五运气行，主岁之纪，其有常数。"又云："先立其年，以明其气，金木水火土运行之数，寒暑燥湿风火临御之化，则天道可见，民病可调。"

（二）南北政说

南北政之说历代多数注家皆以甲己岁为南政，面南；余岁为北政，面北。自王冰而后，至元·马宗素、程德斋《伤寒钤法》，始完其说，此后皆无疑议者。唯张隐庵以戊癸为南政，余为北政。张仲岩则分阳年为南政，阴年为北政，奇日为南政，偶日为北政。清人陆筮泉又有一说，认为无论司天在泉，都有南政北政之分。

1. 南北政的涵义

所谓南，即黄道南纬，起于寿星辰宫，一直到娵訾亥宫，因而岁支的亥子丑寅卯辰都属南政。所谓北，即黄道北纬，起于降娄戌宫，一直到鹑尾巳宫，因而岁支巳午未申酉戌都属北政。所谓政，即司天在泉属于南纬或居于北纬的主令。

2. 南北政在运气中的运用

据《内经》所说，主要用于诊少阴脉。《素问·至真要大论》说："阴之所在寸口何如？岐伯曰：视岁南北，可知之矣。帝曰：愿卒闻之。岐伯曰：北政之岁，少阴在泉，则寸口不应；厥阴在泉，则右不应；太阴在泉，则左不应。南政之岁，少阴司天，则寸口不应；厥阴司天，则右不应；太阴司天，则左不应。诸不应者，反其诊则见矣。帝曰：尺候何如？岐伯曰：北政之岁，三阴在下，则寸不应；三阴在上，则尺不应。南政之岁，三阴在天，则寸不应；三阴在泉，则尺不应。左右同。"

对这段经文的理解，应先明确三个问题：①南政为阳为上，北政为阴为下。②北政之年，司天应尺，在泉应寸；南政之年，司天应寸，在泉应尺。③文中所谈之不应，系指少阴脉反常而言，所以经文说："诸不应者，反其诊则见也。"即脉来沉细而伏，不应于指也。

为什么少阴脉要受到南北政司天在泉的影响呢？张景岳认为："人之经脉，即天地之潮汐也，故三阳所在其脉无不应者，气之盈也。三阴所在其脉有不应者，以阳气有不及，气之虚也。然三阴之列，又唯少阴独居乎中（二阴），此又阴中之阴也，所以少阴所在为不应，盖亦应天地之虚耳。"

第四部分 医案精选

内 科 病 案

一、外感发热

（一）理论述要

外感六淫由于气候反常，或人体调摄不慎，乘虚侵袭人体而发为外感热病。外邪入侵人体，多由皮毛或口鼻而入，人体正气与之相搏，正邪交争于体表，导致阳气偏盛的病理性改变，即所谓"阳盛则热"的病机。外感发热病理性质为阳气亢盛，属热属实。邪居肌表，当开腠以驱之，开腠非辛温莫达，即"其在皮者，汗而发之"之义，热属阳，阳主升，以利于发散表邪。先生在治疗外感发热"寒者热之，热者寒之"的基础上，遵循《素问·六元正纪大论》中"发表不远热"的治疗思想，治疗外感发热主用辛味、甘味、辛甘味，其性多升浮，有"火郁发之"之意，亦不避用温热药，张志聪云："辛甘发散为阳，故有病而应发散者，即当发表而不远热。"

1. 对外感发热基本证型及病机的分析

（1）风寒束表证

风为六淫之首，四季皆可发病，故有"风为百病之长"之称。若挟寒外袭于肌表，卫阳则充盛于肌表与邪抗争，寒主凝滞且收引，阻遏卫阳，郁而化热，故发热；阳气不得外达，肌表失于温煦，故恶寒。即如《素问·调经论》所云："阳盛则外热……上焦不通利，则皮肤致密，腠理闭塞，玄府不通，卫气不得泄越，故外热。"症见恶寒、发热、头身疼痛、无汗、苔白、脉浮紧等。

（2）风热壅表证

"阳盛则热"，阳热之邪侵表，或素体阳盛，或过食辛辣燥热之品，或复感风热之邪，或寒湿等邪气郁久化热，症皆可见发热烦躁、多汗口渴、大便秘结、小便短黄、面色红赤、舌红或绛、苔黄干燥、脉数有力等。

（3）少阳发热证

张仲景在《伤寒论·辨太阳病脉证并治》中云："血弱气尽，腠理开，邪气因入，与正气相搏，结于胁下。正邪分争，往来寒热，休作有时。"正虚邪盛，邪气外袭，结于少阳。邪出于表与阳相争，正盛则发热；邪入于里与阴相争，邪盛则恶寒，邪正相争于半表半里，故见寒热往来；热扰心神则心烦不安，上炎灼津则口苦咽干，上扰清窍则头目晕沉；邪郁少阳，经气不利，故胸胁苦满；邪热扰胃，胃失和降，则见默默不欲饮食，欲呕；脉弦为肝胆受病之征。

由于气候的变化，时代的变迁，以及饮食条件、居住生活条件的改善，当今人们多体质壮实、阳盛有余，故外感风寒，多从热化，而见发热、咽痛、咳痰黄稠等症，根据中医辨证求因的原则，发热多辨为外感风热证。

2. 外感发热的论治规律

（1）以辛散外邪为治疗外感发热之关键

外感发热的基本病机为外邪束表，卫气被郁，根据《内经》"其在皮者，汗而发之"（《素问·阴阳应象大论》），"体若燔炭，汗出而散"（《素问·生气通天论》）的原则，治疗外感发热以辛宣外邪为关键。根据辨证求因的原则，风寒束表之发热治以辛温解表，方用荆防败毒散加减；风热袭表之发热治以辛凉解表，方用银翘散加减。

（2）以辛温透达为治疗外感发热之辅助

虽然外感发热的治疗有辛温解表与辛凉解表之不同，但遵《内经》"发表不远热，攻里不远寒"的原则，在治疗过程中不仅风寒束表之发热治以辛温解表，而且辛凉解表剂中不乏有温热之品，如银翘散为辛凉解表之代表方，方中配有荆芥穗、淡豆豉两味辛温药，辛而不寒，温而不燥，既利于透邪又不背辛凉之旨。而少阳发热的小柴胡汤中除和解少阳之外，辅以辛温药物，如半夏、生姜等，以达辛温散邪之目的。

（3）根据病情配合益气生津之品以护胃阴

由于阴阳是对立制约的，"阳胜则阴病"（《素问·阴阳应象大论》），热盛伤津，或热伤气阴，临床常见口渴喜饮、便结尿黄等津伤不足之症。根据治温病宜"存津液"、"保胃气"的原则，在治疗发热的同时，酌加麦冬、芦根、太子参等药，以益气生津，保护胃阴。

3. 治疗外感发热的用药规律

（1）基本方

先生治疗外感发热以银翘散为主方，基本方药组成：银花，连翘，薄荷，牛蒡子，荆芥，淡豆豉，桔梗，甘草。

（2）方解

银花，味甘，微苦，性辛、寒，归肺、胃、心、大肠经。具有清热解毒、疏散风热的作用，主治痈肿疔毒初起，红肿热痛，外感风热，温病初起，热毒血痢，暑热烦渴，咽喉肿痛等。《景岳全书》载："金银花……善于化毒，故治痈疽、肿毒、疮癣。"《生草药性备要》认为："能消痈疽疔毒，止痢疾，洗疳疮，去皮肤血热"。《重庆堂随笔》："清络中风火湿热，解温疫秽恶浊邪，息肝胆浮越风阳，治痉厥癫痫诸症"。

连翘，味苦，性微寒，入心、肺、小肠经。能清热解毒、消肿散结、疏散风热，有"疮家圣药"之称。治温热，丹毒，斑疹，痈疡肿毒，瘰疬，小便淋闭等。《神农本草经》云："主寒热，鼠瘘，瘰疬，痈肿恶疮，瘿瘤，结热"。《药性论》："主通利五淋，小便不通，除心家客热"。连翘与金银花相配，清热解毒、疏风散热，相辅相成，共为君药。

薄荷，味辛，性凉，入肺经、肝经。具有疏散风热、清利头目、利咽透疹、疏肝行气之功效。《本草纲目》云："利咽喉、口齿诸病。治瘰疬，疮疥，风瘙瘾疹"。

牛蒡子，辛、苦，性凉，入肺、胃经。疏散风热，宣肺透疹，消肿解毒。治风热咳嗽，咽喉肿痛，斑疹不透，风疹作痒，痈肿疮毒。《本草拾遗》："主风毒肿，诸瘘"。《医学启源》："消利咽膈"。《本草求真》："牛蒡味辛且苦，既能降气下行，复能散风除热，是以感受风邪热毒而见面目浮肿，咳嗽痰壅，咽间肿痛，疮疡斑疹，及一切臭毒、瘀闭、痘疮紫黑、便闭等症，无不借此表解里清。"

荆芥，味辛微苦，性微温，归肺、肝经。轻宣升散，具有祛风解表，宣毒透疹，理血止痉的功效。主要用于治疗感冒风寒，发热恶寒、无汗、头痛、身痛等症。《神农本草经》"主寒热，鼠瘘，瘰疬生疮，破结聚气，下瘀血，除湿痹"。《本草纲目》"散风热，清头目，利咽喉，消疮肿"。

淡豆豉，辛、甘、微苦，性平，微温，归肺、胃经。具有解肌发表、宣郁除烦的功效。主治外感表证，寒热头痛，心烦，胸中烦闷，口舌生疮，虚烦不眠等。《名医别录》云："主伤寒头痛寒热，瘴气恶毒，烦躁满闷，虚劳喘息，两脚疼冷"。凡外感表证，无论风寒、风热均可应用，唯效力较弱，故常与荆芥相伍，合薄荷、牛蒡子，以清热利咽、发表散邪，共为辅药以治感冒风热、发热恶寒、目赤咽痛等症。

桔梗，味苦、辛，性微温，入肺经。能祛痰止咳、宣肺排脓。《神农本草经》："主治胸胁痛如刀刺，腹满，肠鸣幽幽，惊恐悸气"。《名医别录》："主利五藏肠胃，补血气，除寒热风痹，温中，消谷，治喉咽痛，下蛊毒"。

甘草，味甘，平，入脾、胃、肺经。甘草蜜炙具有补脾益气，缓急止痛，调和诸药作用；而生用则具有清热解毒，祛痰止咳作用，或用于治疗咳嗽痰多，脘腹、四肢挛急疼痛，痈肿疮毒等。《名医别录》云："温中下气，烦满短气，伤脏咳嗽，止渴，通经脉，利血气，解百药毒。"甘草合桔梗，清热化痰，调和药性，共为佐使。

（3）临证加减

先生治疗外感发热以银翘散为主方，主要加减应用有：兼头痛者，加菊花、白芷、柴胡；兼身体疼痛者，加羌活；伴咽喉肿痛者，加青果、玄参，或射干；声音嘶哑者加胖大海；痰多色黄难咳者，加青竹茹、炒栀子；兼大便干结者，加炒杏仁、玄参、生地；兼鼻流清涕者，加防风、紫苏；鼻塞流浊涕，加蝉衣；若属于邪在少阳，寒热往来者，则合小柴胡汤加减。

（二）病案举例

病案一　周×，女，20 岁。2003 年 9 月 26 日初诊。

初诊　发热反复发作半月。半月前因洗澡后受凉，出现发热，体温高达 39℃，伴头痛，头晕，恶寒。经用西药（抗生素加激素）治疗 3 天，热退。两天后又出现发热，体温 38.5℃，又用抗生素治疗 4 天，仍时有发热。现发热，体温 38.5℃，恶寒不明显，伴食少，体倦乏力，善太息，咽喉不适，睡眠可，二便调，舌淡红，苔薄白，脉弦弱。

辨证：风热壅表，兼肝郁脾虚。

治法：疏风清热，兼疏肝解郁。

方药：金银花12g，连翘6g，薄荷6g，牛蒡子6g，板蓝根9g，柴胡6g，白芍9g，黄芪25g，砂仁6g，甘草3g。3 剂，水煎服，日 1 剂。

医嘱：忌食辛辣，避免劳累过度。

二诊　服 2 剂药后，热退。服 3 剂药后，食少乏力、善太息、咽喉不适等症均减。唯偶有咽喉不适，时有体倦。舌淡红，苔薄白，脉弦弱。上方去板蓝根，加人参以加强益气

之功。处方：金银花 12g，连翘 6g，薄荷 6g，牛蒡子 6g，柴胡 6g，白芍 9g，黄芪 25g，砂仁 6g，甘草 3g，人参 10g。6 剂，水煎服，日 1 剂。

三诊 服上方 6 剂后，又自行服用 3 剂后，咽喉不适、体倦乏力基本消失。现无不适感。舌淡红，苔薄白，脉弦弱。药后病情基本控制，表明方证相符。上方去黄芪，继服 3 剂，以巩固疗效。

分析： 感冒是由于六淫、时行疫毒侵袭人体而发病，多以风邪为主，或合热邪，或合寒邪等。临床以风寒，或风热感冒者为多见。风寒或风热之邪犯表，郁遏卫阳。卫阳被郁，故发热；卫阳被郁，不得温煦肌表，则恶寒；风邪上犯，扰动清阳，可致头痛、头晕等症状。临床常用辛温解表或辛凉解表的方法来治疗。但卫阳郁阻，影响气机运行，进而影响到肝之疏泄功能。因此，在辛温解表或辛凉解表的基础上，再加以疏肝之品，则会取得更好的疗效。先生正是巧妙运用了这一方法，在治疗外感发热方面，每每取得良好效果。

本案系风寒袭表发展而来，风寒之邪郁遏卫阳，卫阳不得温养肌肤，日久寒邪郁而化热。故患者早期有发热、恶寒、头痛、头晕等，而后来以发热为主，恶寒不明显。卫阳郁阻，必然内耗正气，使正气不足，体倦乏力，脉弱亦示体内有气虚之象。因此，热邪袭表，气虚气郁是本病就诊时的基本病机。据此，以疏风清热解表为主，以疏肝理气，益气扶正为辅。方用银翘散加减。方中银花、连翘辛凉透表，以疏散郁遏在表之热邪；牛蒡子、板蓝根清热解毒利咽；柴胡疏肝解郁，以缓解气机郁滞；白芍养阴柔肝，富阴敛阳，以防肝气疏散太过；薄荷既能清热利咽，又兼疏肝作用；黄芪益气固表；砂仁和胃；甘草调和诸药。全方共奏疏风清热，疏肝理气，益气扶正之效。二诊时，热已退，仍有咽喉不适，体倦乏力，表明气虚气郁之象仍较明显，故去板蓝根，以免苦味伤阴之弊，加人参以加强益气之功。三诊时，病情基本痊愈，患者无明显不适症状，原方去黄芪，继服 3 剂以巩固疗效。

病案二 赵×，女，36 岁。1997 年 7 月 18 日初诊。

初诊 发热恶寒阵发反复 2 个月余。2 个月前不明原因出现恶寒身痛，烦乱恶心，继而发热，经用药后缓解，后因受凉又反复发作上述症状 5 次。现仍寒热时作伴头胀闷痛，颈项不适，咽部不利，发热时咳，恶心欲吐，小便灼热，大便调。舌红苔薄黄，中有剥脱，脉象弦数。

辨证： 邪在少阳，营卫不和。

治法： 和解少阳，调和营卫。

方药： 柴胡 6g，半夏（姜制）6g，黄芩 6g，党参 15g，白芍 9g，陈皮 9g，板蓝根 9g，甘草 3g。6 剂，水煎服，日 1 剂。

一年后因胃疾来诊，知药后病愈，未再发作。

分析： 《素问·六元正纪大论》有云："发表不远热，攻里不远寒。"邪在表者，宜汗解，邪在里者，宜清下。本案邪在少阳，则非汗、下之所宜，故以和解法而治愈。方用柴胡，入肝胆经，透泄与清解少阳之邪；黄芩清泄少阳之热，二者相伍，达和解少阳之目的；半夏苦辛而温，辛开苦降，分别助柴胡之升，黄芩之降，合陈皮理气和胃降逆；白芍养血敛肝，合柴胡补肝体而助肝用；板蓝根以加强清热之力；邪入少阳，缘于正气本虚，故加党参以益气健脾，既扶正以祛邪，又益气以防邪再内传。诸药合用，以祛邪为主，兼顾正气；和解少阳为主，兼和脾胃之气，使邪气得解，气机得利，脾胃调和，则诸症除。

病案三　卜×，女，18 岁。**2003 年 9 月 30 日初诊。**

初诊　低热半个月。1 个月前因受凉感冒，出现恶寒、发热，体温 39℃，经抗生素加激素治疗 3 天后，体温恢复正常，停用激素 2 天后，又见体温偏高，继用抗生素治疗 1 周，现体温仍发热时作，在 37.5～38.2℃，已持续半个月。伴有自汗，情绪烦躁时太息。月经正常，睡眠较差，大便质干，每日一行，小便正常。舌淡苔薄白，脉象弦细。血常规检查示：白细胞正常。

辨证：肝郁气弱，外感风寒。

治法：舒肝清热，益气散寒。

方药：当归 9g，白芍 9g，柴胡 6g，茯苓 9g，人参 10g，白术（炒）9g，郁金 6g，黄芪 25g，丹皮 6g，栀子（炒）6g，砂仁 6g，甘草 3g。6 剂，水煎服，日 1 剂。

医嘱：注意休息，避免劳累过度。

二诊　服药 3 剂后，体温恢复正常。因在外地未能就诊，又自行服用上方 3 剂。现体温恢复正常，烦躁易怒、善太息、大便质干等减轻，睡眠好转，仍时自汗，舌淡苔薄白，脉弦细。说明气虚仍较明显，上方去丹皮、栀子，加生地 9g，五味子 6g。3 剂，水煎服，日 1 剂。注意休息，避免劳累过度。

三诊　药后发热未作，烦躁易怒、善太息、大便干等症基本消失，睡眠好转、自汗减轻，唯活动后仍有汗出。舌淡苔薄白，脉弦弱。上方去郁金，继服 3 剂，日 1 剂。

四诊　自汗基本消失，余无不适。舌淡苔薄白，脉弦弱。上方去五味子，继服 3 剂，日 1 剂。

五诊　药后无明显不适。舌淡苔薄白，脉弦细。方药对证，诸症得除。上方继服 3 剂，以巩固疗效。

此后病情未再发作。

分析：风寒犯表，正邪相搏，日久正气内耗，正气不足，阴火内生是导致本病的根本原因。发热日久，往往患者心情不舒畅，影响肝之疏泄的功能，使肝气不舒，气郁化火也可发热。因此，正气不足，肝郁化火是本案的基本病机。据此以舒肝解郁，益气健脾为基本原则，方用丹栀逍遥散合四君子汤加减，方中丹皮、栀子清肝泻热，柴胡、郁金舒肝解郁，兼散外邪，当归、白芍养血柔肝，防止肝气疏散太过，茯苓、白术健脾益气，人参、黄芪益气固表，砂仁健脾消食，甘草调和诸药，全方共奏舒肝解郁，健脾益气之效。二诊时，体温正常，情绪烦躁易怒、善太息、睡眠差、大便干好转。唯自汗仍在，说明气虚仍较明显。上方去丹皮、栀子，以免苦味伤阴之弊。加生地滋阴，使气有生源；五味子固表敛汗。三诊时，体温一直正常，情绪烦躁易怒、善太息、睡眠差、大便干症状基本消失。自汗减轻，活动后仍有汗出，舌淡苔薄白，脉弦细。方药切中病机，故诸症减轻。仍有自汗显示，仍有气虚之象。上方去郁金，继服 3 剂。四诊时，自汗基本消失，余无不适，舌淡苔薄白，脉弦弱。气虚症状恢复，气能固表敛汗，故自汗症状基本消失。上方去五味子，继服 3 剂。五诊时，无明显不适，舌淡苔薄白，脉弦弱。方药对证，诸症得除。上方继服 3 剂，以巩固疗效。

病案四　刘某，男，17 岁。**1998 年 3 月 20 日初诊。**

初诊　低热（37.1～37.5℃）反复半年。因外感而致 9：00～19：00 自觉身热，汗出，体倦乏力，舌淡苔薄白，脉数。

辨证：外感风热，脾肺气虚。

治法：疏风散热，解表益气。

方药：银花12g，连翘6g，薄荷6g，牛蒡子6g，板蓝根6g，桔梗6g，淡竹叶3g，芦根6g，党参15g，甘草3g。3剂，水煎服，日1剂。

二诊 低热控制，不高于37.1℃，仍多汗，少气乏力，口干多饮，舌红少苔，咽红肿，脉数弱。上方加胖大海9g。3剂，水煎服，日1剂。

医嘱：饮食清淡，注意休息，避免劳累过度。后访其家人，知其药后诸症痊愈。

分析：患者素有反复低热，长期不已，故致体弱气虚。又因复感风寒，低热不去，兼体倦乏力、汗出等症状，证属外感风热，脾肺气虚。治以解表散邪，兼顾益气。方中银花、连翘、薄荷辛凉疏散风热，配以辛温之桔梗以发汗散表热，板蓝根、牛蒡子清热利咽，宣肺透邪；淡竹叶、芦根清热利尿，使热邪从小便而解；辅以党参，补益脾肺，助邪外出，甘草调和诸药。二诊加清热利咽解毒之胖大海，方药对症，故3剂而愈。

二、咳　　嗽

（一）理论述要

咳嗽属于临床常见肺系疾病，多由肺气上逆所致。先生认为，临证对于咳嗽的辨治，当首辨其外感与内伤，外感多影响肺气宣发；内伤则多致肺失肃降。究其治法，亦不外两途：外感宣发为主，佐以肃降；内伤重在肃降，佐以宣发。宣与降的侧重，既应注意药味的比例，又需留心宣降剂量的比例，还需根据肺失宣降的程度，酌配升降药对，参以调理气机的动药，组成一方。据此先生明确提出了"治咳之要在宣降"之独到见解。五脏各有其生理特性，肺主宣发肃降，调理全身气机升降出入，人所共知。先生总结多年的理论教学与临床实践，提出"肺之宣发，宣中有降；其肃降，降中有宣"的辨证观点。并引《灵枢·决气》"上焦开发，宣五谷味，熏肤、充身、泽毛，若雾露之溉"之言，示肺先宣而后降之理；以《素问·经脉别论》"脾气散精，上归于肺，通调水道，下输膀胱，水精四布，五精并行"之论，明肺降中寓宣之机。宣发与肃降，相反相成，宣降相因，气机通畅。因此，不论何因，一旦影响到肺之宣降，气机壅滞，外不能达，内不能降，遂生咳嗽。故《内经》曰："诸气膹郁，皆属于肺"，膹为气逆咳喘，郁为痞塞不通。气逆责之于肺气不降，痞塞责之于肺失宣发。

1. 对咳嗽基本证型及病机的分析

（1）外感咳嗽

1）风寒袭肺证 肺司呼吸，外合皮毛，风寒外感，最易袭表犯肺，肺气被束，失于宣降而上逆，则为咳嗽、气喘；肺津不布，聚成痰饮，随气上逆，故胸闷咳痰，色白质稀；鼻为肺窍，肺气失宣，鼻咽不利，则鼻塞喉痒、时流清涕；风寒袭表，卫阳被遏，肌表失温，故见恶寒；卫阳抗邪，阳气郁于肌表，故见发热；风寒犯表，凝滞经络，经气不利，故头身疼痛；寒性收引，腠理闭塞，故见无汗；舌苔薄白，脉浮紧，皆为感受风寒之征。

2）风热犯肺证 风热犯肺，肺失清肃，肺气上逆，故咳嗽；风热熏蒸，津布失常，故咳痰黄稠；肺气失宣，鼻窍不利，津为热灼，故鼻塞不通，时流浊涕；风热上扰，咽喉不利，故咽喉肿痛；风热袭表，卫气抗邪，阳气浮郁于表，故有发热；卫气被遏，肌表失于温煦，故微恶风寒，热伤津液，则口干微渴；舌尖红，苔薄黄，脉浮数，均为感受风热之征。

3）风燥伤肺证 燥邪犯肺，肺津耗损，肺失滋润，清肃失职，故干咳无痰，或痰少而黏、难以咯出；损伤血络，而见胸痛咯血，或见鼻衄；燥邪伤津，清窍皮肤失润，则为口鼻咽喉、皮肤干燥，苔干少津；津伤液亏，则小便短少；肠道失润，则大便干燥；燥袭卫表，卫气失和，故微有发热恶寒。

外感邪气不管属寒、属热，多影响肺的宣发功能，气不得宣，冲逆激荡，即发为咳嗽。外感六淫邪气，从肌表皮毛口鼻而入，导致肺的宣发功能失常，气机郁滞，则见鼻塞流涕，胸闷气促；肺气上逆，故咳嗽；外邪束肺，肺失宣散，津聚成痰，故咳嗽痰多。

（2）内伤咳嗽

1）痰湿蕴肺证 痰湿阻肺，肺失肃降，气逆而上，则胸闷咳嗽、呼吸喘促，痰白质黏、量多难咯；寒饮停肺，肺气上逆，则痰白清稀、量多易咯；痰气搏结，上涌气道，故喉中痰鸣，时发喘哮；痰湿闭阻，肺气不利，故胸部满闷。舌淡苔白腻或白滑，脉弦或滑，皆为痰湿蕴肺之征。

2）痰热郁肺证 痰热郁肺，肺失清肃，气逆上冲，故咳嗽气喘，气粗息涌，甚则鼻翼煽动；痰热互结，随气上逆，故痰多黄稠，或喉中痰鸣；若痰热阻络，气滞血壅，肉腐血败，则见咳痰腥臭，或吐脓血；痰热内盛，壅塞肺气，则胸闷胸痛；里热炽盛，蒸泄于外，故见发热；热扰心神，则烦躁不安；热灼津伤，则口干而渴，小便黄赤，大便秘结。舌红苔黄腻，脉象滑数，则皆为痰热郁肺之征。

3）肝火伤肺证 肝属木，主升发；肺属金，主肃降。肝肺二脏，升降相因，相反相成，气机条畅。肝火炽盛，上逆犯肺，木火刑金，肺失清肃，肺气上逆，则咳嗽阵作；火热灼津，炼液成痰，则痰黄稠黏；火灼肺络，迫血妄行，则为咯血；肝火内郁，经气不畅，则胸胁灼痛，急躁易怒；肝火上扰，气血上逆，则头晕头胀，面红目赤；热蒸火扰，胆气上逆，则口苦口干。舌红苔薄黄，脉弦数，皆为肝火肺热之象。

4）肺阴亏耗证 肺阴不足，失于滋润，肺中乏津，或虚火灼肺，以致肺热叶焦，失于清肃，气逆于上，故干咳无痰，或痰少而黏，难以咯出；甚则虚火灼伤肺络，络伤血溢，则痰中带血；肺阴不足，咽喉失润，且为虚火所蒸，以致声音嘶哑；阴虚阳无所制，虚热内炽，故见午后潮热，五心烦热；热扰营阴，则见盗汗；虚火上炎，故两颧发红；阴液不足，失于滋养，则口燥咽干，形体消瘦。舌红少苔，脉象细数，亦为阴虚内热之象。

内伤咳嗽最多见的是痰湿阻肺，常见于老年性慢性支气管炎、支气管扩张等。"肺为贮痰之器"，肺的肃降功能失常，气机不降而上逆，故见胸闷憋气，肺气上逆，则咳嗽气喘，痰随气逆，则咳痰量多。

2. 咳嗽的论治规律

（1）以宣降肺气为治咳之关键

咳嗽的病机在于肺气郁闭，宣降失常，上逆而咳，即如《素问·至真要大论》所说："诸气膹郁，皆属于肺。"而肺失宣降又有失宣和失降之不同，外感邪气多致肺失宣发，内伤病邪多致肺失肃降，导致气机不畅，气逆而咳。即如《景岳全书·咳嗽》亦云："咳症虽多，无非肺病。"因此，治疗咳嗽的关键是宣降肺气，调畅气机，恢复气机正常的升降出入。

依据中医学辨证求因的原则，外感咳嗽多属风热犯肺，肺失宣降，治以疏风散邪，宣肺止咳；内伤咳嗽多为痰湿阻肺，治以温中化痰，降逆止咳。由于外感咳嗽以肺失宣发为病机，故其治疗当突出"宣"字：风寒咳嗽，治以辛温宣肺，方选杏苏散或华盖散；风热咳嗽，宜辛凉宣肺，方用桑菊饮或银翘散；肺燥咳嗽，应清燥润肺，辛散止咳，可用桑杏汤或沙参麦冬汤。治疗内伤咳嗽立足"降"字：采用化痰、清热、养阴、止咳等法，选用二陈汤、泻白散、百合固金汤或三子养亲汤等加减治疗。此外，先生在宣降肺气、畅达气机之时，还重视宣发与肃降的相互关系，强调宣发之中佐以降气，降肺之时佐以宣散，以达宣中寓降，降中达宣，宣降相因，相反相成之目的。

（2）以辛散外邪为宣肺之常法

先生认为，外感咳嗽多由外邪袭表，肺失宣散，肺气郁闭。邪气束表，卫阳被郁，肌表失温，则恶寒肢冷，"阳虚则外寒"（《素问·调经论》）；腠理闭塞，阳气被郁，郁久化热，故见身热无汗；肺气郁闭，气逆于上，故见咳嗽咳痰；肺气失宣，津液不布，则见鼻塞流涕。治疗外感咳嗽，当遵循"因其轻而扬之"，"其在皮者，汗而发之"（《素问·阴阳应象大论》）之法，以疏散外邪为重点，选用辛温解表或辛凉解表之剂，以杏苏散或桑菊饮为主方加减治疗。

（3）以健脾化痰为降肺之手段

《内经》认为"五藏六府皆令人咳，非独肺也。"先生在深入研读《内经》有关咳嗽病机的基础上，认为咳嗽之病虽有内外之别，但遵《内经》"邪之所凑，其气必虚"（《素问遗篇·刺法论》）之旨，咳嗽之作，当以内伤为基，而脾主运化，为"气血生化之源"、"后天之本"，脾虚生痰当为咳嗽发作的内在基础，即所谓"脾为生痰之源，肺为贮痰之器"。故此，治疗内伤咳嗽，当须以健脾益气，化痰除湿为宗旨。《素问·藏气法时论》说："脾苦湿，急食苦以燥之……肺苦气上逆，急食苦以泄之。"即以苦温燥湿之药以健脾化痰，并能降肺止咳。至于苦欲补泻，则如李中梓《医宗必读·苦欲补泻论》所云："违其性则苦，遂其性则欲。本脏所恶，即名为泻；本脏所喜，即名为补。"此外，咳嗽病机多种多样，所谓"咳嗽不止于肺而亦不离乎肺也"（《医学三字经·咳嗽》）。因此，咳嗽之治，亦应根据病机不同而不同，若属肝火犯肺，木火刑金者，当以泻肝清肺为治；若属肾阴不足，影响肺阴，而致阴虚燥咳者，则当以养阴生津，润肺止咳为治。

（4）以清宣凉润为治咳之辅佐

肺主宣发，疏散气血，敷布全身，"上焦开发，宣五谷味，熏肤、充身、泽毛，若雾露之溉，是谓气"（《灵枢·决气》）。由于"肺为华盖"，喜润而恶燥；又"肺为娇脏"，不容纤尘，易为内外邪气所伤。因此，临床治疗咳嗽，当以轻清宣透为法，即如吴鞠通所说"治上焦如羽，非轻不举"（《温病条辨·杂说》）。所以，先生临证治咳嗽之时，常以植物花叶之药，如桑叶、薄荷、菊花等，量小质轻，轻清宣散；并在宣降肺气之时，佐以阴柔温润之品，如贝母、杏仁等，以达润肺化燥，畅达气机之目的。

3. 治疗咳嗽的用药规律

（1）基本方

先生治疗外感咳嗽自拟"桑薄清宣汤"加减施治，基本方药组成：桑叶、薄荷、牛蒡子、桔梗、枳壳（炒）、紫菀（炙）、前胡、生白芍、甘草。

治疗内伤咳嗽先生以二陈汤加减组方，基本药物组成：姜半夏、陈皮、茯苓、白术（炒）、五味子、桔梗、枳壳（炒）、前胡、紫菀、川贝、甘草。

（2）方解

1）自拟"桑薄清宣汤"方。桑叶，味苦、甘、性寒，归肺、肝经。具有疏散风热、清肺润燥、清肝明目、凉血止血之功，《神农本草经》认为"除寒热，出汗"；《本草求真》则云："清肺泻胃，凉血燥湿"。

薄荷，味辛、性凉，入肺经、肝经。具有疏散风热、清利头目、利咽透疹、疏肝行气之功效。《本草纲目》云："利咽喉、口齿诸病。治瘰疬，疮疥，风瘙瘾疹"。薄荷与桑叶，味辛苦性凉寒，皆入肺肝经，二者相配，清肺疏风，宣散风热，凉血利咽，相辅相成，共为君药。

桔梗，味苦、辛，性微温，入肺经。能祛痰止咳、宣肺排脓。《神农本草经》："主治胸胁痛如刀刺，腹满，肠鸣幽幽，惊恐悸气"。《名医别录》："主利五藏肠胃，补血气，除寒热风痹，温中，消谷，治喉咽痛，下蛊毒"。

枳壳，味苦、酸，性微寒，归肺、脾、肝、胃、大肠经。能破气、行痰、消积、降肺下气。善治胸膈痰滞，胸痞胁胀，食积不消，噫气呕逆，下痢后重、脱肛、子宫脱垂等。桔梗与枳壳，辛开苦降，温散酸收，二者相伍，理气化痰，宣降相因，共同燮理气机升降，以复肺宣降之职。

牛蒡子，辛、苦，性凉，入肺、胃经。疏散风热、宣肺透疹、消肿解毒。治风热咳嗽，咽喉肿痛，斑疹不透，风疹作痒，痈肿疮毒。《本草拾遗》："主风毒肿，诸瘘"。《医学启源》："消利咽膈"。《本草求真》："牛蒡味辛且苦，既能降气下行，复能散风除热，是以感受风邪热毒而见面目浮肿，咳嗽痰壅，咽间肿痛，疮疡斑疹，及一切臭毒、痧闭、痘疮紫黑、便闭等症，无不借此表解里清。"

紫菀，苦，温，入肺经。润肺下气，消痰止咳。用于痰多喘咳、新久咳嗽、虚劳咳吐脓血，喉痹，小便不利。《本经》："主咳逆上气，胸中寒热结气，去蛊毒、痿躄，安五藏"。

前胡，性微寒，味苦、辛，归肺、脾、肝经。具有疏风清热、降气化痰的作用。用于风热咳嗽、痰热喘满、咳痰黄稠。桔梗与枳壳辛开苦降，牛蒡子合紫菀、前胡，疏风清热，化痰止咳。诸药全用，共奏宣降肺气，清热化痰之功，共为臣药。

白芍，味苦酸，性凉，入肝、脾经。具有养血柔肝、缓中止痛、敛阴收汗之功。其清热养阴，益肺阴而敛耗气，扶阴而不敛邪，为治疗久咳伤肺之良药。《本草正义》云："芍药……白者苦而微酸，能益太阴之脾阴，而收涣散之大气。"久咳易伤阴耗气，白芍静敛，可收摄肺之气阴，防止肺之气阴的耗散。白芍味酸，能于土中泻木，与甘草并用，酸甘化阴，缓急止痛。甘草味甘气平，主要入脾、胃经。既能和中补脾，缓急止痛，又能调和诸药而为使药。

2）治疗内伤咳嗽方"二陈汤"化裁。半夏，性温，味辛，有毒，归脾、胃、肺经。具有燥湿化痰、降逆止呕、消痞散结之功，姜半夏长于降逆止呕，《本经》云："主伤寒寒热，心下坚，下气，喉咽肿痛，头眩胸胀，咳逆，肠鸣，止汗"；《名医别录》："消心腹胸膈痰热满结，咳嗽上气"；《药性论》认为："消痰涎，开胃健脾，止呕吐，去胸中痰满，下肺气，主咳结"。为君药。

陈皮，性温，味辛、苦，归脾经、胃经、肺经。具有理气健脾调中、燥湿化痰之功，主治脾胃气滞之脘腹胀满或疼痛，以及痰湿壅肺之咳嗽气喘。用于胸脘胀满，咳嗽痰多。《本草纲目》有云："其治百病，总是取其理气燥湿之功，同补药则补，同泻药则泻，同升药则升，同降药则降。脾乃元气之母，肺乃摄气之仓，故橘皮为二经气分之药，但随所配而补泻升降也"。陈皮与半夏配伍，辛散苦降，开胸膈之痞塞，具推陈致新之功，意在治痰先理气，气顺则痰消，一切痰饮此为良药。

桔梗，味苦、辛，性微温，入肺经。能祛痰止咳、宣肺排脓。《神农本草经》："主治胸胁痛如刀刺，腹满，肠鸣幽幽，惊恐悸气"。《名医别录》："主利五藏肠胃，补血气，除寒热风痹，温中，消谷，治喉咽痛，下蛊毒"。

枳壳，味苦、酸，性微寒，归肺、脾、肝、胃、大肠经。能破气，行痰，消积，降肺下气。善治胸膈痰滞，胸痞胁胀，食积不消，噫气呕逆，下痢后重，脱肛，子宫脱垂等。桔梗与枳壳相配，辛开苦降，散收并举，宣降相因，理气化痰，共同燮理气机升降，以复肺宣降之职。

白术，性温，味苦、甘，入脾经、胃经。具有补气健脾、燥湿利水、止汗、安胎之功。《本经》："主风寒湿痹，死肌，痉，疸，止汗，除热消食"。《医学启源》云：除湿益燥，和中益气……温中，去脾胃中湿，除脾胃热，强脾胃，进饮食，和脾胃，生津液，主肌热，四肢困倦，目不欲开，怠惰嗜卧，不思饮食，止渴，安胎。白术健脾祛湿，消其生痰之源。

紫菀，苦，温，入肺经。润肺下气，消痰止咳。用于痰多喘咳、新久咳嗽、虚劳咳吐脓血、喉痹、小便不利。《本经》："主咳逆上气，胸中寒热结气，去蛊毒、痿躄，安五藏"。

前胡，性微寒，味苦辛，归肺、脾、肝经。具有疏风清热、降气化痰的作用。用于风热咳嗽、痰热喘满、咳痰黄稠。桔梗与枳壳辛开苦降、调理气机，白术合紫菀、前胡，疏风清热、健脾化痰止咳，共为臣药。

川贝母，性味苦、甘、凉，归肺、心经。具有止咳化痰、清热散结、润肺的功效。《本经逢原》："肺受心包火乘，因而生痰，或为邪热所干，喘嗽烦闷，非此莫治"。

五味子，性温，味酸、甘，归肺、心、肾经。具有收敛固涩、益气生津、补肾宁心之功。用于久咳虚喘，津伤口渴，内热消渴，心悸失眠等。《本草纲目》云："五味子，入补药熟用，入嗽药生用。五味子酸咸入肝而补肾，辛苦入心而补肺，甘入中宫益脾胃。"《本草经疏》认为："五味子……主益气者，肺主诸气，酸能收，正入肺补肺，故益气也。其主咳逆上气者，气虚则上壅而不归元，酸以收之，摄气归元，则咳逆上气自除矣。劳伤羸瘦，补不足，强阴，益男子精。"

甘草，味甘气平，主要入脾、胃经。既能和中补脾，缓急止痛，又能调和诸药而为使药。诸药共奏燥湿化痰，降肺止咳之功。

（3）加减

先生治疗外感咳嗽临证在"桑薄清宣汤"基础上主要加减应用有：痰多质黏者，加陈皮、姜半夏；痰黄质稠者，加青竹茹、炒山栀；痰多色白质稀易咳，加炒白术、茯苓、陈皮；干咳无痰者，加沙参、麦冬；咳甚，加炒杏仁、冬花；咽痛明显者，加青果或胖大海；兼喘者加旋覆花、川朴、地龙；兼发热者，加金银花、连翘；兼鼻流清涕者，加芥穗；鼻塞流浊涕，加蝉衣；头痛，加菊花等。

先生治疗内伤咳嗽在"二陈汤"基础上灵活加减，疗效显著。常用加减法有：痰黏难咳者，加炒杏仁、黄芩；痰黄黏稠者，加山栀、青竹茹；兼喘者，加地龙、旋覆花等；兼气虚者，加人参或党参、白术等；久病及肾加沉香；外感诱发者，加重宣肺药用量；肺热者，多合泻白散；痰热阻肺者，多合清气化痰汤；寒痰阻肺者，多合三子养亲汤；若属阴虚肺燥者，多合百合固金汤加减治疗。

（二）病案举例

病案一 赵×，女，36岁。1998年10月9日初诊。

初诊 咳嗽反复发作10余日。因外感致咳，多治难愈。现咳嗽有痰，痰白质黏，咽痒难咯，昼夜皆咳，无流涕，无发热。舌红苔少，脉数。

辨证：风热犯肺。

治法：疏风清热，宣肺止咳。

方药：桑叶9g，薄荷6g，牛蒡子6g，桔梗6g，炒枳壳5g，板蓝根6g，青果6g，麦冬6g，紫菀6g，川贝9g，甘草3g。3剂，水煎服，日1剂，分2次温服，早晚各1次。

二诊 药后咳嗽大减，咽痒止，痰量减，痰易咳。上方加前胡6g，再服3剂，诸症愈。

分析： 患者外感致咳，咳嗽有痰，为外邪犯肺，肺失宣发；痰白质黏，咽痒难咯，为肺热痰阻、气机不利；昼夜皆咳，舌红苔少，脉数，为阴虚肺热之征。治以疏风清热，宣肺止咳。方中以桑叶、薄荷清肺疏风、宣散风热为主药。桔梗宣肺止咳，枳壳降肺下气，二者相配，宣中有降，共同燮理气机升降，以复肺之宣降之职。配伍板蓝根、牛蒡子清热利咽；紫菀、川贝润肺化痰止咳，共为辅药。甘草调和诸药以为使。诸药合用，共奏疏风清热、宣肺止咳之功。本案见痰黏难咳，咽痒提示有风燥之象，故加芥穗以疏风助肺宣，青果、麦冬以润燥清热。二诊加前胡以加强疏散和清热之功而病愈。

病案二 张×，女，42岁。1998年10月23日初诊。

初诊 干咳近2周。现干咳无痰，咽痒，睡前及受异味或冷风刺激后则咳甚，无鼻塞，无发热。舌红苔少，脉数，咽红赤微肿。

辨证：肺燥。

治法：宣肺润燥止咳。

方药：桑叶9g，薄荷6g，牛蒡子6g，桔梗6g，枳壳（炒）6g，沙参9g，麦冬9g，板蓝根5g，冬花6g，紫菀6g，川贝9g，甘草3g。3剂，水煎服，日1剂，分2次温服，早晚各1次。

二诊 药后咳大减，能咳出少量白黏痰。上方加青果6g，杏仁（炒）6g，续服3剂，诸症痊愈。

分析： 患者干咳无痰、咽痒、咽红赤微肿，为燥热犯肺，肺失宣降；睡前或受异味或冷风刺激后则咳甚，舌红苔少，脉数，为气阴不足，虚热内扰之征。治以宣肺清热、润燥止咳。方中以桑叶、薄荷清肺疏风、宣散风热为主药；桔梗宣肺止咳、枳壳降肺下气，宣降气机；配伍板蓝根、牛蒡子清热利咽，紫菀、川贝、冬花润肺化痰止咳，沙参、麦冬滋阴生津，清热凉血，共为辅药；甘草调和诸药。诸药合用，共奏宣肺润燥、化痰止咳之功。二诊加青果以清热生津、利咽解毒，加炒杏仁以加强止咳之功而病愈。

病案三 率×，男，30岁。**1999年8月20日初诊。**

初诊 发作性咳喘2年。现咳嗽气喘，入夜尤甚，干咳无痰，或痰少难咯，胸闷咽干，大便质稀，舌红苔薄白，脉象数弱。

辨证：痰湿阻肺。

治法：燥湿化痰，降肺止咳平喘。

方药：姜半夏6g，橘红9g，茯苓9g，白术（炒）9g，桔梗6g，枳壳（炒）6g，杏仁（炒）6g，川朴6g，旋覆花6g（包煎），地龙9g，沉香6g，川贝9g，甘草3g。3剂，水煎服。

二诊 仍气喘胸闷，入夜尤甚，服氨茶碱缓解，伴咽痒泛恶，偶咳痰少，大便质稀，舌淡红苔薄白，脉象数弱。上方去地龙、白术（炒）、川贝，加苏子9g，浙贝9g，水煎服3剂。

三诊 药后气喘明显缓解，大便好转，并停用氨茶碱，唯时有胸闷，咽痒时咳，腹部胀满，舌红少苔，脉象数弱。上方加生莱菔子6g，3剂，水煎服。

四诊 药后诸症明显减轻，喘促未作，腹胀缓解，时咳有痰，量少白黏，偶有胸闷，舌红少苔，脉数滑弱。处方：姜半夏6g，橘红9g，茯苓9g，五味子6g，枳壳（炒）6g，旋覆花6g（包煎），沉香6g，苏子9g，杏仁（炒）6g，地龙9g，甘草3g。3剂，水煎服。诸症愈。

分析：本案系咳喘，《素问·至真要大论》云："饮发于中，咳喘有声。"脾胃中虚，不化水谷，乃生痰饮，上逆袭肺，肺失宣降，而发咳喘，兼见大便质稀；《素问·逆调论》云"夫不得卧，卧则喘者，是水气之客也。"水饮乘肺，夜卧则肃降无权，故而入夜尤甚；痰湿蕴肺，气机壅滞，故胸闷不舒；肺气不利，津失疏布故而咽干、痰少难咳；舌红苔白、脉象数弱，皆为脾虚气逆之征。故治以燥湿化痰，降肺止咳平喘。方以半夏、橘红燥湿化痰，理气和中；合茯苓、白术健脾祛湿，消其生痰之源；桔梗、枳壳一升一降，宣降肺气，化痰止咳；加旋覆花、沉香、地龙降气平喘，川贝、杏仁清热润肺化痰，甘草健脾化痰、调和诸药。诸药共奏燥湿化痰，降肺止咳之功。二诊偶咳痰少，气喘仍见，并有咽痒，泛恶，故去燥湿化痰之白术、地龙、川贝，加苏子降气消痰而平喘，浙贝增强清肺化痰、开泄散结之力。三诊，咳喘缓解，大便好转，但腹胀，故加莱菔子。莱菔子味辛甘性平，具有消食除胀，降气化痰之功，脾虚腹满，气喘咳嗽最宜用之。四诊，诸症好转，偶胸闷咳痰，恐生莱菔子破气之嫌故去之，加五味子之酸收，益气养阴，使散中有收，以免肃降太过，耗伤正气。全程立足"降"字，燥湿化痰，降气平喘，取得良好的疗效。

病案四 辛×，女，72岁。**1999年9月10日初诊。**

初诊 咳嗽又作10天，素有咳喘病史。现咳嗽有痰，色黄易咳，伴头痛咽痛，鼻塞流涕，动后胸闷，气短乏力，舌质红绛，脉象滑数。

辨证：痰热阻肺。

治法：燥湿清热化痰，宣肺止咳。

方药：姜半夏6g，陈皮9g，茯苓9g，桔梗6g，枳壳（炒）6g，栀子（炒）6g，青竹茹6g，芥穗6g，芦根6g，菊花6g，前胡6g，紫菀6g，川贝9g，甘草3g。3剂，水煎服。

二诊　药后咳嗽大减，偶咳有痰，黄少质黏，口干辛辣，稍觉胸闷憋气，舌质红绛，脉象滑数。上方加郁金6g，水煎服，3剂后，咳嗽愈。

分析：本案系素体痰热壅肺，而复外感引动，咳嗽发作。痰热内盛，肺失宣降，气机壅塞，故见胸闷；痰随气逆，则咳吐黄痰；肺者，诸气之本，久咳耗气，故见气短乏力。根据中医辨证求因的原则，风热袭表，头目不利，故头咽作痛；鼻为肺窍，风热犯肺，肺气不宣，则鼻塞流涕；舌红绛，脉滑数皆为痰热阻肺之征。故治以清热燥湿化痰，宣肺止咳。故以二陈汤燥湿化痰，理气和中；以桔梗、枳壳升降气机，加炒山栀、青竹茹清肺化痰，前胡、紫菀、川贝化痰理气、宣肺止咳；加菊花、芥穗宣肺清热，芦根清热化痰生津，以防苦温伤津。诸药相配共奏燥湿化痰，宣肺止咳之功。二诊痰少偶咳，但口中辛辣，口干，胸闷，说明肺热仍在，效不更方，加郁金辛凉行气凉血、开肺金之郁而奏效。本案在燥湿化痰，宣降肺气，润肺止咳的基础上，配伍清热化痰之品，酌加宣肺疏风之药，取得良好的治疗效果。

病案五　董×，女，55岁。1999年4月21日初诊。

初诊　患者有支气管扩张病史9年，现感胸闷不适，痰多色白，质黏易咳，伴时自汗出，胃脘胀满，时有嗳气，舌淡苔薄白，脉象数弱。

辨证：肺虚痰盛。

治法：燥湿化痰，补益肺气止咳。

方药：姜半夏6g，陈皮9g，茯苓9g，杏仁（炒）6g，五味子9g，人参10g，白术（炒）9g，枳壳（炒）6g，前胡6g，紫菀6g，川贝9g，甘草3g。3剂，水煎服。

二诊　药后痰量减，晨起咳痰，量少色白，仍有自汗，食后嗳气。上方去杏仁（炒）、川贝，加桔梗6g，浙贝9g。3剂，水煎服。

三诊　药后诸症明显减轻，唯偶咳有痰，色白量少质黏，上方改人参15g，续服3剂，以善其后。

分析：本案系咳喘病久，耗伤肺气，子病犯母，肺脾气虚，脾失健运，痰湿阻肺，肺失宣降，气机壅塞而致胸闷不适；"脾为生痰之源"，脾虚不运，土不制水，"聚于胃，关于肺"，饮随气逆，故而咳吐白痰；肺主皮毛，上焦开发，宣散卫气，调摄腠理之开合，气虚失宣，卫表不固，则见体虚自汗；脾失健运，升降无权，脾胃不和，故而胃胀、嗳气；舌淡苔白、脉数弱为气虚痰盛之候。故治以燥湿化痰，健脾益气，润肺化痰止咳。方以二陈汤燥湿化痰，理气和中；合人参、白术健脾祛湿，消其生痰之源；前胡、紫菀、川贝化痰理气、宣肺止咳；加五味子、杏仁养阴润肺止咳；甘草健脾化痰、调和诸药。二诊痰少咳轻，去炒杏仁、川贝，加桔梗为舟楫之药，专入肺经，开宣肺气，祛痰止咳，加浙贝清热化痰止咳；三诊，诸症大减，唯加大人参用量补脾益肺，以固其本。本案以燥湿化痰、润肺止咳的基础上，更以健脾益气，培土生金，治病求本，咳证自愈。

三、悬　饮

（一）理论述要

悬饮为四饮之一。饮邪停留胁肋部而见咳唾引痛的病证。《金匮要略·痰饮咳嗽病脉证并治》："饮后水流在胁下，咳唾引痛，谓之悬饮。" 其发病机理主要责之中阳素虚，复加外感寒湿，饮食、劳欲所伤，三焦气化失宣，肺脾肾对津液的通调转输蒸化失职，阳虚阴盛，水饮内停。故传统中医理论治疗悬饮多用温阳利水之法，"病痰饮者，当以温药和之"（《金匮要略·痰饮咳嗽病脉证治第十二》）。

先生认为，就气与津液的关系而言，气为阳，津液为阴。津液的生成、输布和排泄，有赖于气的升降出入运动和气的气化、温煦、推动和固摄作用。津液的运行输布有赖于脾气的转输，肺气的宣降，肾中精气的蒸腾气化，才能使津液输布于全身；津液代谢后转变为汗液和尿液排出体外，也是通过气的气化作用来完成的。所谓"气行水亦行"（《血证论·阴阳水火气血论》）。当气的推动和气化作用异常时，津液输布和排泄亦随之受阻，可出现水液停聚，在病理上称为"气不行水"。这是临床上行气利水法的立法依据。但气机的运行与肝之疏泄功能关系密切，若肝气郁滞，气机不利，则可出现津液输布失常，水湿停于胸胁而致悬饮。先生认识到这一病机，临证治疗悬饮，每获良效。

（二）病案举例

病案一　张×，男，28 岁。1998 年 8 月 21 日初诊。

初诊　左侧胸胁部胀痛日久，B 超示：右侧胸腔包裹性积液 2.9cm×8.8cm，诊断为"渗出性胸膜炎"，伴偶咳，痰少色白，多汗，手足心热，纳差。舌红苔薄白腻，脉弦弱。

辨证：肝郁气滞。

治法：舒肝解郁。

方药：当归 9g，白芍（炒）9g，柴胡 6g，枳壳 6g，茯苓 9g，青皮 6g，人参 10g，白术（炒）9g，香附 9g，砂仁 9g，甘草 3g。3 剂，水煎服，日 1 剂。

二诊　胸痛及咳嗽基本消失，痰亦减少，唯劳累后诸症复发，夜难入眠，舌淡苔薄白，脉数弱。上方去枳壳、香附、白术（炒），加郁金 9g，桔梗 6g，橘叶 9g。3 剂，水煎服，日 1 剂。

三诊　体力渐增，仍有痰量少，色白，时左侧胁部胀感，舌淡苔白腻，脉沉弱。拟方药：当归 9g，白芍（炒）9g，柴胡 6g，茯苓 9g，青皮 6g，人参 10g，白术（炒）9g，陈皮 6g，砂仁 9g，郁金 9g，桔梗 6g，橘叶 9g，甘草 3g。3 剂，水煎服，日 1 剂。

四诊　病情持续减轻，但因劳累又感左胸胁胀满微痛，深呼吸则痛，纳眠可，舌淡红，苔白厚，脉弦弱。上方去桔梗、青皮、陈皮，加山药（炒）9g，泽泻 6g。6 剂，水煎服，日 1 剂。

五诊　现唯深吸气时觉左胸胁部疼痛，余可。舌红苔薄中黄，脉弦弱。拟方药：当归 9g，白芍（炒）9g，柴胡 6g，茯苓 9g，人参 10g，白术（炒）9g，砂仁 9g，郁金 9g，橘叶 9g，甘草 3g，泽泻 6g，桔梗 6g，鳖甲（醋制）12g。3 剂，水煎服，日 1 剂。

六诊　至今诸症已基本消除，唯偶于深吸气时左胁背部胀痛，舌红少苔，脉弦弱。再拟上方，去郁金、桔梗、泽泻，加枳壳（炒）6g。水煎服，日 1 剂。共 3 剂以收余功。至医院拍片后告知已痊愈。

病案二　卢×，女，27 岁。1998 年 8 月 21 日初诊。

初诊　右侧胸胁部闷痛半个月余，B 超示：左侧胸腔积液 0.7cm×1.1cm，诊断为"结核性渗出性胸膜炎"，伴咳嗽时作，痰少，色白，夜甚，体倦乏力，纳可，二便调。舌红

苔薄白，脉弦弱。

辨证：肺气虚弱。

治法：补肺益气化痰。

方药：西洋参9g，瓜蒌皮9g，陈皮6g，桑叶9g，薄荷6g，桔梗6g，枳壳6g，茯苓9g，紫菀6g，川贝9g，甘草3g。3剂，水煎服，日1剂。

二诊　胸痛缓解，乏力感减，右侧憋闷，夜间干咳无痰，便干，2～3日一行，舌红赤少苔，脉数弱。上方去桔梗、枳壳（炒）、紫菀。加郁金6g，青果6g，浙贝9g，瓜蒌皮加至12g，陈皮加至9g。3剂，水煎服，日1剂。

三诊　因劳累出现呼吸时胸痛且闷，干咳，咽痛，咽稍红肿，便干，舌红少苔。脉沉弱。拟方药：西洋参9g，瓜蒌皮12g，陈皮6g，茯苓9g，川贝9g，郁金6g，白术（炒）9g，枳壳（炒）6g，桔梗6g，紫菀6g，甘草3g。3剂，水煎服，日1剂。

四诊　胸闷、胸痛及干咳明显减轻，咽微痛，胃脘时痛，服抗痨药后痛甚，时恶心，便秘，乏力，纳可。舌尖红，苔薄白，脉沉弱数。上方去白术（炒）、紫菀、川贝，陈皮加至9g，加半夏（姜）6g，砂仁9g。3剂，水煎服，日1剂。

五诊　症状持续减轻，现大便通畅，唯右胸胁胀痛，胃痛，纳差，已不恶心，舌红苔薄白，咽稍红，脉数弱。拟方药：西洋参9g，瓜蒌皮12g，陈皮9g，茯苓9g，郁金9g，枳壳（炒）6g，桔梗6g，砂仁9g，甘草3g，当归9g。3剂，水煎服，日1剂。

六诊　胸痛、胃痛减轻，唯深吸气时右胸上部痛，时胸闷，舌红苔薄白，脉弦弱。上方去枳壳（炒），瓜蒌皮减为10g，郁金减量为6g，加青皮6g，白芍（炒）9g，柴胡6g。3剂，水煎服，日1剂。服完上药后经医院拍片证实已告痊愈。

分析：二人同患"渗出性胸膜炎"，属中医"悬饮"之范畴。在西医诊断中均为胸膜炎，且自觉病位与B超显示的病位相反的两个病例，先生采取了不同的治疗方法而治愈，充分体现了中医学同病异治的精神。"肝生于左，肺藏于右"（《素问·刺禁论》），左主升，右主降，上述两例虽属西医学同一病名，且病位均在胸胁，但从中医学理论认识则升降有异，归属内脏有别，治疗不同。前一病案，以左侧胸胁部胀痛为主诉，左配肝主升，故重在治肝；后一病案，患者以右侧胸胁部闷痛为主诉，右配肺主降，故重在治肺。同病异治，岂不明了！

前案为肝失疏泄，肝郁气滞而津停，故以大量气分药以疏通肝气，助肝升发之性，则气道自通，水液自行。正如《济生方》中所言："人之气道贵乎顺，顺则津液流通，决无痰饮之患。"《丹溪心法》亦云："善治痰者，不治痰而治气，气顺则一身之津液亦随气而顺矣。"后案病机为肺气虚，无力宣降，致痰饮内停，故处方以归肺、胃二经之西洋参为主药，参以桔梗、枳壳以复肺宣降之本性，佐以开胸化痰之剂，但考虑到患者已有舌红苔少、便干等阴津亏损之象，故瓜蒌皮、陈皮之辈随症增减，酌其分量，以尽量避免产生化痰太过而伤阴之弊端。待积痰稍减，又加白术、茯苓、砂仁等以求其培土生金，以绝生痰之源。

四、胸　痹

（一）理论述要

胸痹病名首见于《灵枢·本藏》，曰："肺大则多饮，善病胸痹、喉痹、逆气。"胸痹是指胸部闷痛，甚则胸痛彻背、短气、喘息不得平卧为主症的疾病。轻者仅见胸闷，呼吸欠畅；重则胸痛，痛势剧烈，胸痛彻背，背痛彻心。胸痹的发生多与寒邪内侵、饮食不当、情志失调、年老体虚等因素损伤胸中阳气，影响心、肺功能有关。阳气不温血脉，气血不畅则胸痛胸闷。《医门法律》说："胸痹……总因阳虚，故阴得乘之。"明确指出阳气虚是产生胸痹的根本原因。胸痹属于本虚标实之证，本虚是胸中阳气不足，标实是胸中气血瘀阻。以本虚为主者，多表现为心气不足，采用补益心气、温通心脉的治法。益气以促血行，促使血流通畅，致气血调和，血得寒则凝，得温则行，用药温热才能使血脉贯通而缓解疼痛。张珍玉先生喜用当归、丹参、远志、人参为基本方，养中寓通，注重气血关系及心阳的振奋；以标实为主者，多为痰气结聚，阻遏胸中阳气，影响肺气宣降。治疗以化痰行气为主，配合益气活血、宣降肺气之品，以恢复胸中气血运行。

（二）病案举例

病案一　李×，男，67 岁。1999 年 4 月 12 日初诊。

初诊　阵发性胸痛、胸闷 6 年。西医诊断为"冠心病"。经常出现阵发性胸痛、胸闷。近 1 年来发作频繁，劳累后尤甚，发作时患者胸痛，牵及左肩臂，伴胸闷、憋气、汗出、全身无力，持续数分到十几分钟不等。纳食可，睡眠一般，小便淋漓不畅，大便可。舌暗红，苔薄白，脉弦细弱。

辨证：心气虚弱，血络阻滞。

治法：养心益气，活血通络。

方药：当归 9g，丹参 9g，人参 10g，五味子 6g，生地 9g，远志 6g，瓜蒌皮 12g，桔梗 6g，延胡索（醋）6g，砂仁 9g，甘草 3g。6 剂，水煎服，日 1 剂。

医嘱：避免疲劳。

二诊　胸痛、胸闷发作次数减少，程度明显减轻。舌仍暗红，苔薄白，脉弦细弱。上方加郁金 9g。6 剂，水煎服，日 1 剂。

三诊　胸痛、胸闷等基本消失，唯剧烈活动后有轻度胸闷、憋气，睡眠好转。舌暗红，苔薄白，脉弦细弱。上方加生龙骨 12g。6 剂，水煎服，日 1 剂。

半年后患者因前列腺炎就诊时自诉，此间自行间断服药，胸痛、胸闷未再复发。

分析：本案证属心气不足，血络阻滞。心气不足，推动无力，心脉不畅故胸痛，牵及左肩臂。气机阻滞，胸阳不展故胸闷、憋气。汗为心液，气虚失固则汗出多、全身无力。心神失养故睡眠一般。年老肾衰，气化不行则小便淋漓不畅。治以养心益气，活血通络。《难经·十四难》曰："损其心者，调其荣卫。"《难经·三十二难》明确指出"血为荣，气为卫，相随上下，谓之荣卫。"调荣卫，即调血气。《难经正义》云："心主血脉，心损者，宜调其荣卫，使血脉有所资也。"心为阳中之阳脏，喜温通，"调血"即养血活血以通心脉，"调气"即补气行气以资血行。据此，先生以当归、丹参为治心要药，当归甘辛性温，补血行血，丹参味苦微温，活血祛瘀，两药皆入心经，补中寓通，养心脉而通血行。人参甘温，补元气而助血行，养后天以资荣卫。五味子酸温入心，收敛气阴，以益心气。生地甘寒，滋阴养血，远志味苦入心，性温行血，且能振奋心阳。两药共用，寒温调和，阴阳兼顾。瓜蒌皮宽胸下气，桔梗升浮上行，一能载药上行，二能配瓜蒌皮升降相因，调节气机以顺上焦之气；延胡索辛散温通，活血行气，佐当归、丹参等疏通心脉；砂仁、甘草醒脾和中，促进气血生化之源，且调和诸药。二诊，察患者舌质仍红，恐生热伤阴，遂加郁金辛寒入血，活血行气，解郁清热。三诊，加生龙骨以安神定志。全方补通相得益彰，阴阳兼顾得当，致使阴阳气血协调，共奏调血气，和阴阳，通心脉之功效。

病案二　马×，女，60岁。1999年8月17日初诊。

初诊　胸闷憋气半年。患者于1999年7月10日在潍坊医学院附属医院CT确诊为纵隔囊肿，建议手术治疗，患者不愿手术，求治于先生。时患者胸闷憋气，伴肩背不适，睡眠易醒，体倦乏力，有痰色白，舌红绛少苔，脉弦弱。

辨证：肝郁痰结。

治法：通阳散结，行气祛痰。

方药：瓜蒌皮12g，薤白9g，姜半夏9g，桔梗6g，枳壳（炒）6g，人参10g，茯苓12g，当归9g，砂仁9g，郁金9g，薏米仁（炒）6g，甘草3g。水煎服。服药6剂，诸症大减。自续服20剂。水煎服，日1剂。

二诊　患者胸闷憋气已愈，体力明显好转，痰量减少，色白，仍睡眠易醒，舌红绛，脉弦弱。1999年10月18日，在当地县医院B超结果：囊肿明显缩小。上方去枳壳（炒）、茯苓，加白术（炒）9g，煅牡蛎12g，赤苓9g。续服18剂，水煎服，日1剂。

三诊　诸症痊愈，配以丸药，以善其后。方药：当归30g，白芍（炒）40g，柴胡20g，香附30g，郁金30g，人参40g，白术（炒）40g，黄芪90g，瓜蒌皮50g，姜半夏30g，砂仁30g，茯苓30g，川芎30g，甘草20g。上药共研细末，炼蜜为丸，每丸重9g，每服1丸，早晚各1次，白开水冲服。

分析：本案主要表现为胸闷憋气，胸闷多由气机郁滞而成，胸中为气海，胸阳不振，痰阻气滞是本病的病机。治以通阳散结，行气祛痰。方药先用瓜蒌薤白汤加减振奋胸阳。再以柴胡舒肝散行气宽胸。方以瓜蒌皮理气宽胸，涤痰散结为君药，薤白温通滑利，通阳散结，两药相伍，一祛痰结，一通阳气，相辅相成，为治胸痹之要药；加半夏以加强化痰散结之力；茯苓、炒薏仁以健脾化湿祛痰；桔梗、枳壳相伍，宣降相因，以复肺气之宣降，气行痰行以助君药化痰散结；当归、郁金活血行气以散肝；人参补气行津以化湿祛痰浊。共奏通阳散结，祛痰宽胸之效。

病案三　张×，男，60岁。2004年9月17日初诊。

初诊　胸闷体倦日久。患者有缺血性心脏病、类风湿性关节炎病史。伴有多汗、心悸、气短、眠差、纳差，舌体胖大，舌淡红苔薄白，脉数弱。

辨证：心气虚弱。

治法：益气养心。

方药：当归9g，丹参9g，远志6g，川芎9g，郁金6g，人参10g，黄芪25g，五味子6g，茯苓9g，生龙骨12g，砂仁6g，甘草3g。6剂，水煎服，日1剂。

二诊　汗出减少，体倦乏力，劳累后心悸、胸闷。舌暗红，苔薄白滑，脉数弱。上方加入瓜蒌皮12g。6剂，水煎服，日1剂。

三诊　胸闷未作，体力渐复，时心悸，眠差，有痰，舌淡红苔白厚。脉数弱。上方去茯苓，加青竹茹6g。6剂，水煎服，日1剂。药后胸闷止。

分析：此患者具有心脏病史，胸闷体倦病久，多汗、短气说明患者阳气虚不能固摄所致。心气不足则体倦，神不能正常活动则眠差。舌体胖大也说明了患者阳虚。根据"虚者补之"，采用补益心气、温通心脉的治法。方药以当归、丹参为君，当归辛甘温，补血行血，丹参味苦，活血去瘀，两药配合，补中寓通，养心血通血行。人参、黄芪补元气助血行，五味子酸温，收敛心气。茯苓健脾益气补后天，炒枳壳行脾胃之气，调节后天之本。生龙骨潜阳安神。砂仁、甘草醒脾和中，调和诸药。二诊时患者仍胸闷，加入瓜蒌皮以加强宽胸理气功能。三诊时患者有痰，苔白厚，阳气不足津液运行异常产生痰饮。所以去茯苓、炒枳壳，加入青竹茹清热化痰。全方补通相得益彰，标本兼顾，共奏养心补血通脉之功。

五、不　　寐

（一）理论述要

临床以不能入睡或睡后易醒为主要临床表现者称之不寐，又称为失眠。早在《黄帝内经》时期，医学家们已认识到人的寤寐与营卫之气有关。当卫气由动转静，由阳分入阴分时，即为入睡状态；反之，卫气由静转动，由阴分入阳分时，即为清醒状态。《灵枢·大惑论》所云："卫气不得入于阴，常留于阳。留于阳则阳气满，阳气满则阳跷盛；不得入于阴则阴气虚，故目不瞑矣。"营卫之气充足且运行正常才能保证人体的睡眠，否则就会导致失眠。这就是《灵枢·营卫生会》"老者昼不精而夜不瞑，壮者昼精而夜瞑"的主要原因。

张珍玉先生认为，失眠属心神不安之病，七情内伤为主要病因，其中以思虑过度伤脾及心，情志不遂致肝气不疏最为常见。虽然卫气行于阴或行于阳决定人的寤寐，但营行脉中，卫行脉外，营卫二者合则为一，分则为二。卫气运行与营气的关系最为密切。营气失常亦不可避免地要影响到卫气。正如《医门法律·申明营卫之法》所论："营卫同行经脉中，阴自在内为阳之守，阳自在外为阴之护，所谓并行不悖也。"人的寤寐则是由心神所主持，因而失眠均有心神不安的临床症状。心神不安只是其标，而其本则在于营卫，营卫失常，影响心神方为失眠的基本病机。

失眠当辨虚实，虚者常因思虑过度，伤脾及心，心脾气血两虚，更可直接伤及营卫，影响心神而不能入睡，或肾阴亏虚，心肾不得交通，亦可影响及心。而心主血脉，故伤心则病由营及卫，终致营卫运行失常而不眠。实者可因情志变动，或所愿不遂，使肝失疏泄，首先影响气的正常运行，致气机郁滞，进一步发展则郁而化火，而气郁、火结皆可炼液为痰，痰热之邪阻滞经脉，卫气运行不利，阴阳失和，使心神被扰而致不眠。张珍玉先生治疗不寐善于从脏腑入手，抓住疾病的本质，处方用药，味少量轻，目标明确，常获奇效。

（二）病案举例

病案一 王×，男，35 岁。2004 年 6 月 8 日初诊。

初诊 梦多、眠不实半年余，伴见头晕，晨起疲乏无力，精神欠佳，纳差，大便偏干，舌淡胖苔薄白，脉沉弱。

辨证：心脾两虚。

治法：养心健脾。

方药：人参 10g，白术（炒）10g，生黄芪 25g，茯苓 9g，当归 9g，远志 6g，广木香

6g，郁金6g，生龙骨12g，夜交藤12g，砂仁6g，甘草3g。6剂，水煎服，日1剂。

二诊 精神明显好转，睡眠时间较前延长，仍感疲劳，上方加入五味子9g，继服十余剂后睡眠基本正常。

分析： 此患者从事金融工作，平素劳心费神，久则暗耗精血，心脾损伤。心主神明，脾主运化，为后天之本，气血生化之源。若过度思虑则伤脾，导致脾失运化，气血生化无源，使心无所主，心血不足，同时过度焦虑日久也会暗耗心血，损伤心神，最终导致心脾两虚，气血不足，神不守舍出现不寐。《医学心悟·不得卧》："有心血空虚，卧不安者，皆由思虑太过，神不藏也，归脾汤主之"。脾失健运，气血衰少则疲乏无力，清气不能上升，在上则清窍失养而头晕目眩，神志失于血的濡养则精神不振，情绪欠佳。治疗以健脾养心、益气安神为主。方剂选用归脾汤加减。方中人参、黄芪、白术甘温补脾，远志安神定志，郁金、生龙骨、夜交藤清心安神，当归养肝血补心血，郁金调理肝气，木香理气醒脾，防止滋腻之品碍气，诸药配合，心脾同治，气血共调。二诊加入五味子甘酸补益心肾，加强了宁心安神的作用。全方补通配伍得当，标本兼治，气血共养，不寐得以痊愈。

病案二 郭×，女，37岁。2004年6月22日初诊。

初诊 失眠反复发作两年余，平时易生闷气，入睡困难，头痛、心烦。时有胃部胀满，嗳气，每于情绪变化时诸症加重。纳可，舌淡红，苔薄白，脉弦数。

辨证： 肝气郁结。

治法： 疏肝理气。

方药： 当归9g，白芍（炒）9g，柴胡6g，茯苓9g，人参10g，白术（炒）9g，香附9g，生龙牡各12g，夜交藤12g，砂仁6g，甘草3g。6剂，水煎服，日1剂。

二诊 睡眠好转，仍心烦。上方加入郁金9g。6剂，水煎服，日1剂。

三诊 睡眠改善，胃部稍有不适，加入枳壳（炒）9g。服药6剂后诸症痊愈。

分析： 患者平素情志抑郁，心情不畅而致肝气郁结，气机郁滞，影响心神，心神不安则入睡困难，常伴有情绪低落、心情烦躁，与情绪变化互相影响。随着社会竞争的日益激烈，人们精神长期处于紧张状态，因为情志异常而导致的不寐逐渐增多，情志异常和肝失疏泄可以互相影响。肝失疏泄包括肝气郁和肝气逆，肝气郁则气机郁滞，气血运行不畅，影响心神导致睡眠不安，肝气逆则气机上逆扰乱神明可出现不寐。《症因脉治·内伤不得卧》曰："肝火不得卧之因，或因恼怒伤肝，肝气怫郁，或尽力谋虑，肝血所伤，肝主藏血，阴火扰动血室则夜卧不宁矣。"患者因气机运行不畅，升降失常，影响脾胃运化功能，而出现胃脘不适，嗳气，纳差等症状。治疗当以疏肝解郁、健脾和胃。方剂选用逍遥散加减。方中柴胡疏肝解郁，当归补血和肝，二药配合补肝体和肝用，使抑郁得解，气机通畅。芍药柔肝缓急。白术、茯苓健脾利湿，培土荣木。加入生龙骨镇静安神。二诊因心烦加郁金清心安神，三诊胃痞闷加入炒枳壳。

病案三 李×，女，61岁。2004年5月11日初诊。

初诊 患者有心脏病史，眠差，梦多易醒，伴有健忘、心烦、易受惊吓、双目干涩、时有手足麻木、偶有胸闷心悸，舌红少苔，脉沉弱。

辨证： 心肾不足。

治法： 滋补肝肾，养心安神。

方药： 生地9g，山药（炒）9g，丹皮9g，山萸肉9g，当归9g，丹参9g，远志6g，生阿胶 6g，夜交藤 12g，甘草 3g。6 剂，水煎服，日 1 剂。

二诊　胸闷心悸明显减轻，睡眠质量好转，仍梦多，上方加入生龙骨 12 g，6 剂后睡眠日趋平稳。

分析：此患者年老体衰，肝肾亏虚，精血不足，肾精不能充养脑髓，出现神明失养，夜寐不安梦多、健忘，又有双目干涩等肝血不足之症。心血不足则胸闷心悸。精是神的物质基础，神是精的功能表现，精藏于内，神显于外，二者密切相关。五脏藏神，神魂魄意志分别由五脏精气化生。精神可分不可离，精充则神守，精衰则神为之变。《素问·宣明五气》篇说："精气并于心则喜，并于肺则悲。"即此义。神志的安定与正常需要五脏精气的充实。其中肾为一身阴阳之根本，"肾主水，受五藏六府之精而藏之"（《素问·上古天真论》），肾藏志而为精之处，肾主骨生髓，脑为髓海，需要肾精的滋润和濡养，若肾精充盛，则五脏六腑之精亦盛，髓海有余，神有所养则夜寐安宁。此证治以滋补肝肾，养心安神，方用六味地黄丸滋补肝肾以治本，加入当归、生阿胶、丹参养血活血，因患者心悸胸闷加远志、夜交藤、生龙骨镇心安神以治标，标本兼治，精血充足，神志自安。

病案四　王×，女，28 岁。2003 年 7 月 4 日初诊。

初诊　失眠 3 个月。3 个月前，因产后休息不佳，渐渐出现睡眠不佳，入睡难，易惊醒。经服用安定等镇静药物，症状时好时差，且症状有逐渐加重之势。现入睡困难，睡后多梦，易惊醒，每日只能睡 4～5 小时，伴有焦虑、心烦易怒，胁胀，纳差，二便调，月经正常。舌淡红，苔薄白，脉弦弱。

辨证：心脾两虚。

治法：养心健脾为主，兼以镇静安神，舒肝解郁。

方药：白术（炒）9g，人参 10g，白芍（炒）9g，柴胡 6g，茯苓 9g，木香 6g，五味子 6g，生龙骨 12g，夜交藤 12g，砂仁 6g，甘草 3g。3 剂，水煎服，日 1 剂。

医嘱：忌食辛辣，避免情志刺激。

二诊　胁胀，纳差症状减轻。焦虑、心烦易怒情绪稍有好转。入睡困难，睡后多梦，易惊醒症状变化不明显。舌淡红，苔薄白，脉弦弱。上方加黄芪 25g，酸枣仁 9g。3 剂，水煎服。

三诊　饮食基本正常。胁胀，焦虑，心烦易怒情绪逐渐好转。入睡困难，睡后多梦，易惊醒症状减轻。舌淡红，苔薄白，脉弱。方药对证，效不更方，上方继服 3 剂，水煎服。

四诊　药后胁胀症状消失。焦虑，心烦易怒情绪逐渐好转。入睡困难，睡后多梦，易惊醒症状继续减轻。舌淡红，苔薄白，脉弱。方药对证，总的治疗原则不变。上方去木香。3 剂，水煎服。

五诊　睡眠基本正常，焦虑，心烦易怒情绪基本消失。余无不适症状。舌淡红，苔薄白，脉弱。上方继服 3 剂。半年后随访，不寐未再发作。

分析：此患者为产后失血，再加上休息不好，气血难以恢复，致心脾两虚是引起本案的根本原因。脾主运化，脾胃为气血生化之源，脾气不足，运化无权，则气血不易恢复。心主神明，心血不足，血不养神，神不守舍，则入睡难，易惊醒，如《景岳全书·不寐》曰："神安则寐，神不安则不寐。"不寐患者又常兼有情绪急躁的症状，影响肝之疏泄功能，多伴有肝气不舒的状态。因此，心脾两虚，兼有肝郁是本病的基本病机。据此，张老以养心健脾，镇静安神，兼以舒肝解郁为基本治则，方用归脾汤加减。方中人参、茯苓、白术健脾益气，使脾气健运，气血生化有源。夜交藤、五味子养心安神。生龙骨镇静安神。柴胡舒肝解郁，配木香以加强理气之功，白芍养阴柔肝，以防止肝气疏散太过。砂仁和胃消食，甘草调和诸药。全方共奏养心健脾，镇静安神之效。二诊时，胁胀，纳差症状减轻。焦虑、心烦易怒情绪稍有好转。说明肝郁状态得以缓解。入睡困难，睡后多梦，易惊醒症状变化不明显，说明仍有血不养心，心神不宁。血为有形之物，不易速生。张老据此上方加黄芪、酸枣仁以加强养心安神之效。三诊时，药后饮食正常，表明脾之运化功能基本恢复。胁胀，焦虑，心烦易怒情绪逐渐好转，说明肝郁状态也得以缓解。入睡困难，睡后多梦，易惊醒症状减轻，示心血虚的情况有所改善。四诊时，胁胀症状消失。焦虑，心烦易怒情绪逐渐好转。说明肝郁状态逐渐缓解。入睡困难，睡后多梦，易惊醒症状继续减轻，表示心血虚的情况继续改善，血能养神。方药对证，总的治疗原则不变。去木香，以防疏散太过，耗气伤阴。五诊时，睡眠基本正常，焦虑，心烦易怒情绪基本消失。说明脾气健运，使心血充足，神有所养。

六、胃 脘 痛

（一）理论述要

胃脘痛又称胃痛、脘痛。是以上腹部近心窝处经常发生疼痛为主症的疾病。可见于现代医学多种消化系统疾病，如急慢性胃炎、胃及十二指肠溃疡、胃肠痉挛等疾病。胃脘痛发作时干扰人的起居、日常饮食和工作，是目前影响人们生活质量的主要病种之一。张珍玉先生临床治疗胃脘痛疗效显著，体现了从肝论治胃脘痛的特点。并对从肝论治胃脘痛的治疗经验作了理论上的升华，形成了独具特色的肝与脾胃关系理论，进一步提高了临床疗效，体现了张珍玉先生对胃脘痛理法方药的系统认识。

1. 胃脘痛的病机分析

（1）立足气机，准确把握肝与脾胃关系

以五行相克理论分析肝与脾胃的关系，肝配木，脾胃配土，五行木克土，因此，肝克脾胃。而从五行相克，是指五行中某一行对其所胜行的克制、制约关系推论，则肝克脾胃，是指肝对脾胃功能具有克制和制约的作用，但在《素问·宝命全形论》又有"土得木而达"之论，而肝主疏泄的生理作用之一亦是肝主疏泄调畅气机促进脾胃气机的升降。如何对这两种表面似乎矛盾的观点做出辩证分析，是能否正确理解肝与脾胃关系的关键。张珍玉先生提出从中医气理论分析肝与脾胃关系的观点，并明确提出，气在人体内的正常运行需要具备两个条件：一是气运行的道路要畅通无阻，即具有"通"的特性；二是气的升降出入之间要协调，即"调"。具备这两个方面，方可称为"气机调畅"，既通畅，又协调。

任何脏腑之气，包括肝气、脾气、胃气，从气理论的整体性角度分析，则都需要气运行道路畅通和升降出入协调，而肝气主动，因其运动性最强，所以肝气对全身之气包括脾胃之气的正常运行有调节作用。从这一角度分析，很显然体现了"土得木而达"的肝与脾胃关系。即肝主疏泄，调畅气机，有助脾胃之气的正常运行，从而保证了脾胃功能的正常发挥。但是从肝气、脾气、胃气在气机升降出入运动方向性上的特点而言，则肝气主升，脾气主升，胃气主降。因此，从气机升降而言，肝气对脾土之气是助其升，以防脾气下陷，是"土得木而达"；而肝气对胃土之气，则是肝气之升制约胃气防止胃气降之太过，是"木克土"。

基于此观点，张珍玉先生强调指出，立足于气机，认识肝与脾胃的关系是比较全面准确的，同时亦利于对临床胃脘痛肝与脾胃关系失常病机的准确把握。

（2）着眼气机失调，分析肝与脾胃关系失常导致胃脘痛的机制

张珍玉先生结合自己多年的临床实践提出，立足于气机，肝对脾胃的关系有区别又有联系。因此，临床分析肝与脾胃关系失常致胃脘痛，首先应有肝与脾、肝与胃关系失常之分，从而使临床胃脘痛治疗更有针对性。

肝失疏泄，是指肝气调畅全身气机的功能失常。由于肝主疏泄在人体作用的重要性和广泛性，决定了导致肝失疏泄病机的复杂性。张珍玉先生结合自己几十年的临床切身体会提出，肝失疏泄的表现无论多么复杂多变，不外乎太过与不及两方面，即疏泄太过与疏泄不及。从太过与不及角度分析肝与脾胃关系失常导致胃脘痛的机制，就起到了执简御繁的效果。

一是肝之疏泄不及，又称肝气郁结。肝疏泄不及是与太过相对而言，主要体现在气运行道路的不畅通，升降出入的方向性异常不明显，即是偏于肝气主动的生理特点失常。因此，疏泄不及主要影响脾胃之气的通达，导致脾胃之气郁滞而致胃脘痛。在此基础上再进一步发展，也可伴见脾气主升与胃气主降的气机升降方向性异常。但由于脾与胃脏腑属性有别，肝与脾胃气机失调的具体表现有本虚与标实之别。肝气疏泄不及影响及脾，导致肝脾不和之胃脘痛，多见于肝气不疏，影响脾的清气不升，进而致脾气虚；脾为后天之本，气血生化之源，脾气虚，肝气失于化源，肝气亦虚，加重疏泄不及，或脾气虚，血生化不足，血不养肝，而致肝疏泄不及，即所谓土虚木乘，木郁土中，肝脾不和，气机郁滞而痛，临床肝脾不和致胃脘痛的基本病机是以气虚为主，体现本虚的一面。因胃属腑，主通降浊气，所以肝气郁结，木不疏土，影响胃失和降，导致肝胃不和之胃脘痛，以气滞为主，体现标实的一面。

二是疏泄太过，多见于肝气逆。虽然亦有气运行不畅之机，但已表现出明显的气升太过的方向性异常。表现为肝气助脾气之升太过，物极必反，脾气反而下陷，木郁土中，虽以疏泄太过犯脾，但由于脾气一陷肝气升动太过之势受制，反而出现木不疏土，肝脾不和之机，肝脾气机不畅胃脘痛，以气虚为主；肝制约胃气下降之力失常，胃气失降，反而上行，肝胃之气上行升动太过，升降失常，气机不畅而胃脘痛，以气实为主。张珍玉先生将肝疏泄太过横逆犯中州，与肝气疏泄不及影响胃的肝胃不和证相区别，将其单设一证称为肝气犯胃证。清·林佩琴《类证治裁》列出肝气横逆犯脾胃之症"为嗳，为胀，为呕吐，为暴怒胁痛，为胸满不食，为飧泄……皆肝气横决也"。清·李冠仙《知医必辨》谓："肝气上逆……其犯胃也，呕吐夹酸夹苦。"不论肝气郁结木不疏土，亦或肝气横逆犯脾胃，在肝与脾胃气机不和、气机郁滞的基础上，可以变生出血瘀、痰湿水饮停滞、食积、郁热等。因此，肝与脾胃气机不和郁滞形成胃脘痛，分清木不疏土还是木旺乘土，是辨证的关键。

肝主疏泄其用为阳，而肝主藏血其体为阴。肝之疏泄失常，易由用及体，由气及血。由于气血相对而言，气属阳主动，血属阴主静，所以肝之疏泄失常，从气血阴阳角度而

言，肝之疏泄太过，名曰肝气逆，以气病为主，因气属阳，易动易升，故逆乱为病，以
"胀"为主要特点；疏泄不及为肝气郁，郁结为患，属阴主静，且易于由气及血，郁在血
分，故凡肝气郁结为患以"闷"为主要特点。肝气逆与肝气郁，虽然均为肝用失常，但病
变机制有阴阳动静之别，偏气偏血之分，临证不可混淆。但就肝之气血而言，一阴一阳，
一体一用，一动一静，密不可分，因此不论肝气逆与肝气郁均可及气血，不可不谨察。如
肝郁及血，血瘀日久，必生郁热，热可助气，肝郁又可转化为肝逆。

立足于气机失调把握肝与脾胃关系异常是张珍玉先生结合自己几十年临床经验的理论
升华。胃脘痛的基本病机属性是以气为基础的本虚标实，在此基础上可以伴发血瘀、痰湿
水饮内停、食积、郁热等。而对胃脘痛脾胃虚弱的病机之本，先生提出，中医脏腑理论，
以脏为中心，脏腑同病，治脏为治本。脾胃虚弱，脾胃同病，则以脾为中心，治脾为治
本。因此，胃脘痛脾胃虚弱病机以脾气虚为本。

2. 胃脘痛的辨证思路分析

（1）诊病要点

张珍玉先生诊断胃脘痛主要运用问诊、脉诊及望舌等诊查方法。四诊搜集过程中首重
问诊，必需的问诊内容有：胃痛形式，胃痛时间，胃痛与饮食的关系，饮食情况，大便情
况，其他伴发症状。再重脉象，结合舌象得出诊断。

（2）辨证思路

张珍玉先生提出，目前胃脘痛病因以情志失和多见。胃脘痛辨证主要运用脏腑辨证和
气血津液辨证相结合的方法。从脏腑辨证角度而言，胃脘痛病位在胃、肝、脾，由于脏腑
之间生理状态下的协同作用，在疾病发生发展过程中可影响及心、肾等；从气血津液辨证
角度分析，胃脘痛基本病机是在气分的本虚标实，在此基础上可影响及血和津液。因此肝
失疏泄导致胃脘痛，应首辨属肝气郁结木不疏土，还是肝气疏泄太过横逆犯脾胃，再辨偏
肝胃同病，还是肝脾同病，或肝与脾胃同病，脾胃有主次之分。先生辨证胃脘痛的主要思
路有：

1）辨胃痛形式。肝失疏泄，人体气机失于肝气之调畅，脾胃气机升降失调，或土虚
木乘，木郁土中，不通则胃痛。肝气属阳，易升易动，肝气疏泄太过犯胃，气机升动太
过，故胃痛肝气犯胃证以窜胀痛为特点；肝之疏泄不及，为郁结为患，属阴主静，易由气
病及血，郁在血分，故胃痛肝（脾）胃不和证以闷胀痛为特点，肝气郁结，气病及血，瘀
血形成则胃刺痛，夜属阴，阴得阴助，疼痛多于夜间加重；肝胃不和，肝气郁结化热，或
气有余便是火，肝气逆而生热，则见胃脘灼热疼痛；肝脾不和证气虚推动无力表现明显，
故胃隐痛。气不足便是寒，同气相求，肝脾不和之胃隐痛，易因受寒，或食寒凉太过而反
复；气有余便是火，气郁化热，肝气犯胃和肝胃不和证，多因食辛辣或情绪变化而诱发或
加重。空腹痛甚，食后痛缓偏虚，偏肝脾；食后痛甚偏实，偏肝胃。木不疏土，胃失和
降，浊气不降，影响脾气不升，或肝脾不和，脾气虚弱，清气不升，影响浊气不降，清升
浊降失职，气机郁滞故胃脘痞满疼痛。

2）辨吞酸与泛酸。酸为肝味，泛吐酸水有上涌外泄之象，属阳，气有余便是火，故
见于肝气疏泄太过之肝气化火犯胃；吞酸烧心有凝敛不通之象，多由肝（脾）胃不和，气
机郁结化热为患，吞酸之甚者，患者自觉，自胃口沿胸骨后上行至咽，但无酸水泛吐而
出，俗称离心，多为肝胃不和，郁热助气，转为肝气犯胃之征。

3）辨嗳气、恶心呕吐。胃失和降，胃气上逆则嗳气、恶心、呕吐，其中嗳声清脆深长偏肝气疏泄太过，属气升动太过之肝气犯胃证；嗳声沉闷重浊则偏肝之疏泄不及，气机郁结之肝胃不和证，二者均有气机不畅之机，嗳气后气机暂通则症减；欲嗳气而不能，为脾气虚，木壅土中，肝脾不和，气有上行之势而无上行之力。一日分四时，早晨为春，其应在肝，少阳之气开始萌动，加重胃气上逆，故恶心、呕吐多于晨作偏肝。湿浊随胃气上泛则口中异味，甚则口臭，湿郁化热则口苦。

4）辨大便。肝脾不和，脾气虚弱，水湿不化则便稀；脾主大腹，木壅土中，肝气不疏，脾运不健，气机阻滞，湿浊积滞结聚，故腹痛欲泻，泻后气机暂时畅通，故痛缓；肝失疏泄，气机不畅，影响胃失通降，大肠传导失常，故大便秘结或便下不畅。

5）辨饮食。脾主运化，胃主受纳，胃脘痛病机有本虚一面，脾胃虚弱有微甚之别，纳运之职有轻重之分，脾胃虚弱之甚者则纳呆食少，微者则纳食正常。肝气犯胃与肝胃不和证气郁化热，热能消谷则食欲增强，或郁热伤阴则消谷善饥。

6）辨体力。脾为后天之本，气血生化之源，脾气虚，一身之气不足，肝气亦虚，肝主筋膜，脾主四肢，肝脾气虚筋膜四肢失养，或脾气虚，运化津液失常，津停生湿，湿性重着，故肝脾不和体倦乏力。

7）辨脉象。胃脘痛辨脉象，先生首重辨脉位，以关脉为主，弦脉主气滞，左关主肝，左关脉弦，是诊断肝与脾胃不和的必备之脉。先生强调，因肝胃不和证以气机郁结不通为主，故左关脉弦诊断肝胃不和意义更大。右关主脾胃，脾胃为后天之本，气血生化之源，脾胃气虚，气血生化乏源，脉道不充则脉弱。是否兼细脉，反映了脾胃虚弱轻重之别。郁热明显，关脉多兼数，往往掩盖脉弱一面。

8）辨舌象。肝脾不和，以气虚为主，脾气虚，水湿内停，故多舌淡或淡红，苔薄白，边有齿痕；肝气犯胃，气升动太过，气有余便是火，故舌红少苔多见；肝胃不和，气机郁滞，湿浊内停，故多舌淡红苔腻，湿浊郁而化热，则见舌红苔黄腻。

9）辨经络。肝脉上抵巅顶鼻咽，下循胸胁少腹，肝失疏泄经脉气血不和，偏疏泄太过，以头胸胁少腹胀痛，甚则气逆化风而头晕为主；偏疏泄不及则见头痛头沉，咽喉不利或有痰难咳，胸胁少腹疼痛，或闷痛为主。其中临床以肝气犯胃证多兼肝气升动太过上逆于头致头痛头胀多见。同时，先生特别指出，左主升，右主降，脾主升，胃主降，肝脉经气不利诸症状，以左侧为主，以清不升为主偏肝脾；以右侧为主，以浊不降为主，偏肝胃。

10）辨其他症状。郁热重伤津则见口干、口苦。胃不和则卧不安，脾气虚，清气不升，神明失养，或胃气失和降，浊气上扰神明则眠差。肝胃不和中焦气机郁滞，背为阳位，阳气不布则背凉；肝气犯胃背部攻冲感，背胀；肝脾不和，阳气虚而不布，背部不适，背部拘紧或背痛。

3. 胃脘痛的论治思路分析

先生强调，胃脘痛以"不通则痛"为基本病机，"通则不痛"为基本治疗原则。常用治疗方法包括：调肝气、健脾和胃为主，兼祛湿、清热、消食、化瘀等法。

（1）调肝气为治疗胃脘痛第一要务

先生强调，胃脘痛不通则痛以气滞为主，而肝主疏泄，调畅全身气机，促进脾胃气机升降协调，通则不痛。因此调肝气是治疗胃脘痛的第一要务。正如《景岳全书·心腹痛》

所言："治痛之要……皆当以理气为主。"清·陈士铎《石室秘录》更明确提出"诸痛治肝。"

由于肝失疏泄有太过与不及之分，调肝有疏肝与舒肝之别。疏肝之法适用于疏泄太过横逆犯脾胃的胃脘痛肝气犯胃证。疏者疏其正道也，犹如大禹治水，不能因为水之太过而废疏通之法。可见，疏肝一法，能疏散肝气，肝复疏泄条达之性，一方面调畅全身气机，促进中焦脾胃气机升降，另一方面肝主升发，肝主疏泄则促进脾气升清，疏散肝气之品多具温升之力，亦能升发脾气，脾气升，胃气降，肝气条达，肝与脾胃气机和调，通而不痛。疏气者，降气也。正如王绵之教授所言："肝主升，不等于它没有降，疏气就是下行。"疏肝之法另寓敛降肝气之义，肝胃气机相对而言，肝从左主升，胃从右主降，通过疏肝之法敛降肝气，肝气升之太过得降，动之太过得敛，肝气敛降，则胃气降，肝胃气机升降调和，胃气复通降之职，中焦脾胃气机畅达，通而不痛。

先生临床调肝失疏泄太过以柴胡疏肝散为代表方，指出，其中的川芎、白芍、枳壳、陈皮，突出了调升降，以降为主，川芎、白芍在疏散肝气基础上降肝气，枳壳、陈皮，降胃气以助肝气之降。而柴胡、香附则着眼于调肝之气机的畅达。特别是白芍，味苦酸，性微寒，苦降，酸敛，白芍一味敛降肝气，又能敛阴和血，柔肝缓急，与肝失疏泄太过最为得宜，一则肝平疏泄复常，调畅脾胃气机；二则肝平脾胃不为木乘，气机和调；三则补脾降胃，协调中焦气机升降。先生强调，调肝气之疏泄太过，主要把握好降气与疏散的主次，以降气为主，疏散为次。肝气疏泄太过为何还要疏肝，因肝性喜条达而恶抑郁，若一味降肝气，则遏其条达之性，气逆转为气郁，由肝气犯胃证转为肝与脾（胃）不和证，胃痛难愈；同时肝为刚脏，一味降肝气，反会激其反动之力，加重肝气冲逆犯胃，胃痛病情反复。正如张锡纯所言："肝为将军之官，其性刚果，若但用药强制，或转激发其反动之力。"

舒肝之法，适用于疏泄不及之肝气郁结，多用于胃脘痛肝胃（脾）不和证。舒者，畅其郁结也。肝气郁结不得散越，治疗以舒肝解郁。肝郁得解，疏泄复常，疏通畅达中焦脾胃气机，肝与脾胃气机调和，通而不痛。

先生强调，肝郁易及血分，导致血行不畅，同时考虑到肝"体阴用阳"，舒肝解郁之品辛散过用易伤动肝血，肝郁化热亦伤血，在组方配伍时，应注意结合养血活血柔肝之品如当归、白芍等，既防伤阴血，又能解血分之郁。张老仿逍遥散之意，擅用当归。当归补血和血，补血柔肝，养肝体助肝用，血和则气顺，肝之气血和调，疏泄有度，气机调畅，中焦郁滞得解，胃痛得愈。从性味而言，当归，苦辛甘温，一是苦可以降，"治胃宜降"可以降胃气；二是辛可以散，疏理肝之气血郁滞，透发肝中的郁火；三是性温主升，治脾宜升，当归辛温助升脾气，甘温补气健脾；肝苦急，急食甘以缓之，甘味既能缓肝之急，又能缓脾胃之急。一味当归，对肝之气血郁滞可以舒，对肝之血虚可以补，对肝之郁热可以散，对脾气之虚可以补，对胃气之滞可以降，作用到胃脘痛肝胃不和、肝脾不和证的各个环节。肝与脾胃气机和调，通而不痛。

芍药与柴胡药对是先生调肝气治疗胃脘痛的突出特点。不论肝之疏泄太过与不及致胃脘痛，柴胡为必用之品，以舒肝解郁，疏散肝气，调畅中焦气机，同时柴胡，辛散又能升发脾气，但柴胡辛散过用则易伤肝阴，挑动肝之相火，配酸苦微寒之白芍，敛降肝气，与柴胡一散一收，一升一降而调理肝气。

疏肝与舒肝治疗侧重点有别，但恢复肝气疏泄之职的目的一致，肝复疏泄，一身气机畅达，木能疏土，脾胃气机协调，气血畅通，肝与脾胃气机调和则通而不痛。

（2）健脾和胃兼调肝之职

健脾益气是先生治疗胃脘痛必备一法，先生指出，健脾益气一法为胃脘痛脾胃虚弱本虚特点而设，是中医脏腑理论中以脏为中心，脏腑同病以治脏为本在胃脘痛治疗中的体现。脾胃虚弱，脾胃同病以治脾为本。健脾益气一法作用有三：一是脾胃虚甚则补，二是脾胃虚微，以其助理气、行气之功，达调肝之职，三为防理气行气破气伤气而伍。脾与胃，一脏一腑，一阴一阳，一升一降，一燥一湿，生理特性不同。先生在深研肝与脾胃不和导致气机不畅及气机升降失常的基础上，结合自己几十年治疗胃脘痛的切身体会提出，治胃脘痛健脾和胃法，以甘味为主，治脾当升，治胃当降的治疗思想。甘味属脾，甘味补脾，温则生气，健脾益气应选甘温益气之品，如人参、党参、白术、茯苓、黄芪等，这类药温而不燥，温而不热，以防燥热之品助热伤气。健脾益气之法，一则达脾气旺胃气强，健脾和胃，不治胃而胃自治。二则脾气功能恢复，一身之气充足，肝气亦盛，疏泄复常；脾气健运，化血充足，血足又能柔肝缓急，养肝体以复肝用，从而达土中泻木、土中升木之义，健脾亦具调肝之职，以复肝与脾胃之调和。三则温性主升，顺应脾气主升，体现了"治脾当升"的治疗思想。四则温性主升，升动之性则防补气壅滞。

脾胃气虚发展至阳虚的病证，先生仿东垣，治用风药慎用助阳药，先生强调，气虚不等于阳虚，补气药都有助阳作用，但助阳药不一定补气。风药的应用：一则风药入肝，风药通过舒（疏）肝，肝气主升发，疏泄有度，则起到升发脾之阳气的作用，二则风药性升散，可直接升发脾胃阳气，三则风能胜湿，水湿化则助脾气之健运。而助阳药性燥热伤气，不利于脾气虚的恢复。

和胃气一法，专以通降胃气，以达和胃止痛之目的。胃主通降，胃气以通为用，以降为顺。辛通苦降，和胃气一法，选择辛苦入胃之品，以达通降胃气之功。先生强调，辛苦之品有辛苦性寒与辛苦性温之别，为胃寒与胃热而设，气有余便是火，气不足便是寒。胃脘痛胃之寒热的本质在气之有余、不足。由于胃脘痛具有脾胃气虚的本虚病机存在，因此即使郁热存在，必用辛苦性寒之品时，先生多选择寒性较弱之品，并以炒用制其性以存其用，防寒性凝滞不利于气机之畅达。如炒黄连、炒枳实、炒枳壳、炒莱菔子等。郁热伤津，先生主张，清肝养胃，益气生津，反对滋阴腻滞伤脾胃。而胃主降浊，胃失通降，易致湿浊内停，更加重气机郁遏不降，先生多选用苍术、陈皮、半夏、厚朴等辛苦性温之品，以达燥湿化浊，宣通降气之功。肝从左主升，与胃从右主降，构成肝与胃气机升降的克制关系，脾主升与胃主降，构成中焦气机的升降承制关系，因此，胃气通降，则意味着肝气调达，脾气健运，肝与脾胃气机调和，通则不痛。

（3）祛湿、化痰、清热、消食、化瘀等法为辅助

水湿痰浊、郁热、食积、瘀血是肝与脾胃不和的产物，反过来又影响肝与脾胃气机的畅达。因此，祛湿、化痰、清热、消食、化瘀等治法，虽然不是直接调肝气，健脾气，降胃气，但能消除影响肝气主疏泄，脾气主升，胃气主通降的病因，亦间接达到调和肝与脾胃气机之目的。与调肝气，健脾气，降胃气是殊途同归之法，作为胃脘痛治疗的辅助方法，应用于胃脘痛不同病机阶段。先生特别强调，这些方法属祛邪治标之法，在胃脘痛治疗过程中，只宜暂用，中病即止。时时注意防祛邪伤正。

如祛湿之法，多辅助于舒肝健脾法中应用，先生强调，本身舒肝解郁，气行则助水湿易行，健脾益气，脾气健运，气机升动输转，使停聚之湿浊重新得以转运消散，而祛湿一法专为治标而设，易伤气耗津。故先生用祛湿一法治疗胃脘痛，一则用风药，取风药通肝，疏（舒）肝则调气，气行湿行，同时风能胜湿，如柴胡、川芎等；二则选择既有健脾行气，芳香醒脾作用，又有祛湿作用的药物，以标本兼治，防祛邪伤正。如薏米仁、苍术、陈皮、半夏、厚朴等。

先生治疗胃脘痛应用清热一法，一方面强调胃脘痛病本不通，苦寒药慎用；另一方面首辨郁热在气在血。郁热在气，多选用川楝子、青竹茹、黄连等，郁热在血多选用栀子、丹皮、郁金等。

消食一法，应用于胃脘痛治疗，先生特别强调，禁纯为消导而加，消导则破气对胃脘痛治疗不利。先生擅用麦芽、焦楂，一则消食导滞以祛除病因；二则舒肝解郁，以行气。麦芽炒用以取其芳香健运脾气，焦楂对食积兼腹泻最宜，取其酸能敛能涩。

化瘀法的运用，先生强调，胃脘痛以气滞为基本病机，气病及血出现血瘀，化瘀之法的目的是为达到血与气和，体现在先生胃脘痛治疗中除当归一味补血活血，纯属血药，其余多是血中气药或气中血药，体现行气活血，气行血行。如郁金、香附、川芎等。先生应用祛湿、清热、消食、化瘀等法辅助治疗胃脘痛的特点，充分体现了先生治疗疾病的深度，以从根本上恢复人体肝与脾胃气机调和为目标。

4. 胃脘痛的证治规律分析

（1）基本方及组方思路

张珍玉先生在几十年的临床实践中，以柴胡疏肝散，逍遥散，四逆散，四君子汤，香砂六君子汤为主方加减组合，形成了从肝论治胃脘痛证治规律，临证在此基础上灵活加减取得了很好的疗效。

胃脘痛肝胃不和证基本方：当归9g，白芍（炒）9g，柴胡6g，陈皮6g，人参10g，白术（炒）9g，香附9g，佛手6g，广木香6g，砂仁6g，甘草3g。

胃脘痛肝气犯胃证基本方：白芍9g，柴胡6g，川芎9g，枳壳（炒）6g，人参10g，白术（炒）9g，香附9g，厚朴6g，佛手6g，广木香6g，砂仁6g，甘草3g。

胃脘痛肝脾不和证基本方：生黄芪25g，人参10g，白术（炒）9g，茯苓9g，陈皮6g，白芍（炒）9g，柴胡6g，香附6g，佛手6g，广木香6g，砂仁6g，甘草3g。

胃脘痛脾胃虚弱证基本方：人参10g，白术（炒）9g，茯苓9g，陈皮6g，白芍（炒）9g，香附6g，佛手6g，广木香6g，砂仁6g，麦芽（炒）6克，甘草3g。

四个基本方是张珍玉先生从肝论治胃脘痛治疗理念的具体体现。由于肝失疏泄有太过不及之分，组方用药首先有疏肝与舒肝之不同。

胃脘痛肝胃不和证，以逍遥散加减以舒肝解郁。肝气舒，疏泄有度，一身气机调畅，促进脾胃气机升降复常，则胃脘通而不痛。方以柴胡舒肝解郁，以调胃脘痛气滞之机，柴胡升发阳气，以利于脾气之升；当归、白芍养血柔肝，养肝体以助肝用，并防柴胡劫肝阴之弊，香附入肝理气解郁止胃痛，主入气分，行气之中兼行气中血滞，为气中血药，对肝气郁滞气分及血最为适宜，助柴胡舒肝解郁以行肝气，助当归、白芍养血活血以调肝血助肝用。白芍、甘草酸甘化阴，柔肝缓急，以助肝用。佛手舒肝理气，醒脾开胃，宣通气机，为肝胃不和气机郁滞而设。肝气得舒，疏泄有度则促进脾胃气机升降有权，气机通而不痛。

胃脘痛肝气犯胃证，以柴胡疏肝散加减以疏肝降气。方以白芍酸苦而微寒，既敛降肝气，又能柔肝缓急，与川芎、枳壳相伍调肝之气机升降，以降肝气为主。柴胡、香附舒肝解郁以调肝之气机畅达，白芍配柴胡一敛一散，一降一升，以调理肝气，白芍又防柴胡劫肝阴之弊。川芎为血中气药，香附为气中血药，二者相伍，疏通肝经气血，气血相合，肝之疏泄有度。佛手宣通气机，为肝气犯胃肝胃气机郁滞而设。诸药相合，肝复疏泄，气机畅达，促进脾胃气机升降有权，中焦气机通而不痛。

胃脘痛肝脾不和证是土虚木郁，治疗当以培土扶木为主，舒肝理气之法为辅。以四君子汤、黄芪补气汤加减健脾益气以治本。以柴胡舒肝解郁，配香附以加强柴胡舒肝理气之职，白芍、甘草酸甘化阴，柔肝缓急，以助肝用，并防柴胡劫肝阴之弊。佛手为肝脾气机不舒而伍。诸药合用以达舒肝理气调和肝脾之职。肝脾不和以肝郁为主，则以胃脘痛肝胃不和证基本方，但以茯苓易陈皮，以加强健脾化湿行气之功。

胃脘痛脾胃虚弱证，以香砂六君子汤为主加减治疗。本证属脾胃虚弱，治疗突出以健脾益气治脾为本，但亦贯穿和胃治肝的理念。方以人参、炒白术、茯苓、陈皮、砂仁健脾益气和胃，以复脾胃纳运之职，炒白芍调和肝脾，香附舒肝理气，以防土虚木乘，广木香行气，炒麦芽健脾消食且能舒肝行气。

其次健脾和胃有偏脾与偏胃之区别：四个基本方均以四君子汤加减以健脾益气和胃，为胃脘痛脾胃虚弱之本而设，并通过健脾和胃以达调肝理气之目的。方以人参、白术、甘草健脾益气，为胃脘痛脾胃虚弱之本而伍，作用有三：脾胃虚甚则补，土旺则升木；脾胃虚微则助理气行气之功，以达土中泻木，为防理气伤气而加。砂仁辛温入脾胃，芳香醒脾，化湿行气，一则调理脾胃气滞，行气止痛；二则脾胃气滞，水湿不化，砂仁芳香醒脾振奋脾之阳气，气行湿行，水湿得以转输。广木香通行中焦脾胃之滞气，又能升降诸气，促进脾胃升降之机，为胃脘痛行气止痛要药。理气行气之砂仁、木香等，又有"补气防壅"之职。肝胃不和偏胃为主，伍陈皮，以加强理气和胃之功；肝脾不和，以脾虚为主，伍生黄芪、茯苓加强健脾益气之功。茯苓一味淡渗下行之品，先生在胃脘痛肝脾不和证为必用，其作用有三：一则淡渗利湿，为脾虚湿浊下注而伍，湿化气行而痛止；二则茯苓能升能降又具行气之功；三则与人参、炒白术、甘草相伍加强健脾益气之力。脾气健运，湿浊得化，气机畅行，则胃痛止。生黄芪是先生治疗肝脾不和证胃脘痛常用之药，其作用如下：一是与人参、白术等相伍加强健脾气之力，土旺则能扶肝以达土中泻木之用；二是肝脾不和，土虚木郁，黄芪升举阳气，既培土，又能升发肝木之气，培土扶木以调理肝脾气郁。

（2）加减用药思路

加减规律：烧心、吞酸加煅瓦楞以通郁活血，使气血冲和则郁热自解，且瓦楞能祛痰，顾其气滞痰湿阻滞，虽不用寒凉之药，却能使郁结之热除酸解。烧心、泛酸配左金丸，以佐金平木。肝热何不直接平肝而取佐金平木，目的在于调动人体脏腑制约之功，实则泻子，以黄连泻心火清心热，避免心火移热于肺，肺气清肃则有制肝火之功；同时黄连可厚肠胃止泻，能兼清胃热。配吴茱萸，一则佐制黄连苦寒之性；二则吴茱萸色青入肝味辛，能散肝以防苦寒郁遏肝之条达之性；三则吴萸降逆，气降则火降，使肝火不犯胃。先生应用左金丸特点是：黄连与吴茱萸量用六四之比；黄连炒用以制其寒。恶心加苏梗，以顺气下行，胃热恶心呕吐加青竹茹，以清热化痰止呕；胃寒恶心呕吐用半夏，以燥湿化痰降气止呕。胃胀加厚朴以行气除胀；两胁胀痛甚加青皮、郁金以破气散结。肝气逆，头胀痛甚川芎用9g，加强调肝经气血，清利头目之功；无明显上逆之征，川芎用6g以调和肝与脾胃气机为主；气虚明显白芍炒用，制其寒；郁热伤津口干、口苦则白芍生用，并加炒川楝子，一则清肝气之郁热；二则顺肝木条达之性，又能疏肝气下行郁热易除；木火相煽，肝热易及心，热及血分，伴心烦不安、瘀血之征，加炒丹皮、栀子、郁金、丹参，以清血分郁热活血化瘀，郁金、丹参解郁清心活血，丹皮味辛防寒药过血之偏以凉血散血；心与小肠为表里，山栀清胸膈之热，引火热下行从小便而出；口黏、口甘、苔厚腻加佩兰、苍术、白蔻仁等以芳香醒脾化浊；胃气失降，大便不畅，加厚朴、莱菔子、广木香等降气通肠；脾气虚，便稀加炒山药以补肾健脾，涩精止泻，便稀伴腹胀痛、肠鸣加大腹皮以行气利水。

（二）病案举例

病案一 李×，女，22岁。2005年1月7日初诊。

初诊 胃痛反复发作日久，加重3天。素有胃痛病史，间断服用斯达舒、胃康灵、西尼替丁等药物。3天前因食凉致胃痛反复，自服斯达舒症状改善不明显。现胃痛，多于夜间发作，时胃灼热，纳可，食凉则易致胃痛加重，二便调，月经规律，舌红少苔，脉弦弱。

辨证：肝胃不和。

治法：舒肝解郁，理气和胃止痛。

方药：当归9g，白芍（炒）9g，柴胡6g，陈皮6g，人参10g，白术（炒）9g，香附9g，佛手6g，广木香6g，砂仁6g，川楝子（炒）9g，瓦楞子（煅）12g，甘草3g。3剂，水煎服，日1剂。

二诊 药后胃痛未作，胃灼热减，近日大便偏稀，日行2～3次，伴肠鸣，舌红少苔，脉沉弦。效不更方，治综上方意，加山药（炒）9g。6剂，水煎服，日1剂。

三诊 药后胃痛止，胃灼热止，大便仍不成形，日行1～2次，时肠鸣，舌红少苔，脉弦弱。方药对证，药后病基本已愈，治综上方意，减陈皮，加茯苓。处方：当归9g，白芍（炒）9g，柴胡6g，茯苓9g，人参10g，白术（炒）9g，香附9g，佛手6g，广木香6g，砂仁6g，川楝子（炒）9g，煅瓦楞子12g，山药（炒）9g，甘草3g。3剂，水煎服，日1剂。

四诊 药后临床症状消失，大便基本正常。舌红苔薄白，脉弦弱。方药对证，药后病愈。仍以舒肝健脾益气和胃为治，但加强健脾益气之功，以善后。处方：当归9g，白芍（炒）9g，柴胡6g，茯苓9g，人参10g，白术（炒）9g，香附9g，佛手6g，砂仁6g，川楝子（炒）9g，山药（炒）9g，甘草3g。6剂，水煎服，日1剂。嘱其平素忌寒凉、辛辣太过。

分析：肝气郁结，木不疏土，肝胃不和，中焦气机郁滞不通则胃痛；肝胃气滞郁而化热则胃灼热；舌红少苔，脉弱，示气虚兼化热之征，左关脉弦示肝气郁结；胃痛反复发作和脉弱及食凉则重又提示有气虚之本。肝主疏泄促进脾胃气机升降，病位在胃脘部，因此郁滞之标责之肝胃，气虚之本责之脾。辨证为肝胃不和。治以舒肝解郁，健脾和胃。方以逍遥散合四君子汤加减，当归、炒白芍养血柔肝，养肝体以助肝用，柴胡舒肝解郁，白芍与柴胡对用，又有防柴胡劫肝阴之弊，肝复疏泄，则木能疏土，促进脾胃气机升降。加香附、川楝子，加强舒肝解郁之力并清郁热。加佛手、煅瓦楞以调肝胃气滞。四君子汤减茯苓之渗下，以健脾益气和胃，以达清升浊降，又防理气药过多伤气之弊。伍陈皮、砂仁、广木香为理气和胃，并防益气之品壅滞之偏。二诊胃痛止，胃灼热减，但便稀肠鸣脉沉之象见，示脾气虚之征明显，且有湿浊下注、气虚及肾、伤阳之势，故诊治无须修改，治综上方意，加炒山药，以加强益气之功，通过补气以利湿，升阳，并借山药之收涩以止泻。三诊胃痛，胃灼热止，唯大便不成形，时肠鸣，说明体内脾气虚之本未复，上方通过补气利湿之效不明显，故效不更方，治宗上方意，减陈皮之行，加茯苓以渗利水湿之气，淡渗利湿以止泻，并合人参、炒白术、炒山药加强健脾益气之力以治气虚之本。四诊病愈，脉弱示气虚之本恢复尚待时日，仍以舒肝解郁，健脾益气和胃为治，但加强健脾益气之功以善后。本案病机分析标本清晰，治疗过程行气与益气、舒肝与健脾和胃主次清楚，故治疗效果明显，药后病愈。

病案二　韩×，女，59岁。2003年4月25日初诊。

初诊　胃痛反复发作日久。素有胃痛病史，经间断服用快胃片、胃康灵及中药等，病情时好时坏。现胃痛，伴嗳气、吞酸、烧心，牵及背痛，劳累及生气后背痛加重，时胃胀，纳呆食少，眠差，大便偏稀，日一次，舌红苔薄白，脉弦弱。钡餐检查：胃窦炎，胃下垂。既往有胆囊炎病史。

辨证：肝胃不和。

治法：疏肝理气，健脾和胃止痛。

方药：当归9g，白芍（炒）9g，柴胡6g，陈皮9g，人参10g，白术（炒）9g，香附9g，佛手6g，厚朴6g，广木香6g，瓦楞子（煅）12g，砂仁6g，甘草3g。3剂，水煎服，日1剂。

二诊　药后烧心明显减，胃痛减，仍时胃痞满，嗳气，时吞酸，偶背痛，纳呆，食少，大便偏稀，眠差。舌质淡红，舌苔薄白，脉弦弱。效不更方，治综上方意，上方加郁金9g。3剂，水煎服，日1剂。

三诊　药后胃痞满胃痛明显减轻，烧心吞酸嗳气亦减，唯时背紧，纳少，大便偏稀。舌质淡红，舌苔薄白，脉弦弱。上方减陈皮，广木香，郁金，加茯苓9g，苏梗6g。处方：当归9g，白芍（炒）9g，柴胡6g，茯苓9g，人参10g，白术（炒）9g，香附9g，佛手6g，厚朴6g，瓦楞子（煅）12g，砂仁6g，苏梗6g，甘草3g。3剂，水煎服，日1剂。

四诊　药后胃痞满痛及烧心吞酸基本控制，嗳气亦减，纳食好转，眠可，唯时嗳气，大便偏稀，日1次。舌质淡红，舌苔薄白，脉弦弱。方药对证，仍以舒肝健脾益气和胃为治，但加强健脾益气之功，以善后。上方减厚朴，加山药（炒）9g。6剂，水煎服，日1剂。

分析：肝气郁结，肝失疏泄，影响脾胃气机，升降失常，气机郁滞故胃痛；脾胃不和，升清降浊失常，则嗳气，大便稀，纳呆食少；吞酸、烧心、脉弦亦为肝郁气结兼化热之象；大便偏稀、脉弱提示气虚有湿之象。辨证为肝胃不和。治以舒肝解郁，健脾和胃。方以逍遥散合四君子汤加减，逍遥散舒肝解郁，肝复疏泄，则木能疏土，促进脾胃气机升降，配香附以加强舒肝之力，加佛手、煅瓦楞以调肝胃气滞。四君子汤减茯苓之渗下，以健脾益气和胃，以达清升浊降，又防理气药过多伤气之弊。伍陈皮、厚朴、砂仁、广木香为理气除胀兼有燥湿之功。二诊烧心明显减轻，胃痛减轻，说明方药对证，但时胃痞满，嗳气，时吞酸，偶背痛，提示气机郁结之机仍在，故效不更方，治法仍以舒肝和胃为治，但加郁金以加强舒肝行气活血之功。三诊药后胃痞满胃痛明显减轻，烧心吞酸嗳气亦减，说明体内气机郁结之机明显恢复，唯时背紧，纳少，大便偏稀，提示气虚有湿，中上焦气机不畅之机，故减陈皮，广木香，郁金之行，加茯苓、苏梗，加强健脾利湿、行气宽胸之力。四诊药后诸症基本控制，唯大便偏稀，但日行1次。说明体内肝郁及脾胃气机郁滞状态已渐恢复，但气虚之机尤在。治综上方意，以舒肝解郁，健脾和胃为法，但增健脾益气之品，巩固疗效。故减厚朴之行之降，加炒山药，以健脾益气止泻。

病案三 宋×，女，52岁。2003年6月27日初诊。

初诊 胃痛阵作日久。素有胃痛病史，多于食凉诱发，经服用中药及温胃舒等中成药病情有所缓解，现胃痛阵作，食凉尤甚，嗳气，无泛酸，无烧心，大便松散，时大便偏稀，舌质红，舌苔薄白，脉弦弱。已绝经2年。检查示：浅表性胃炎。

辨证：肝胃不和。

治法：舒肝理气，健脾和胃止痛。

方药：当归9g，白芍（炒）9g，柴胡6g，茯苓9g，人参10g，白术（炒）9g，香附9g，佛手6g，山药（炒）9g，广木香6g，砂仁6g，甘草3g。

二诊 药后胃痛减，食不慎仍有反复，大便偏稀，近日时双胁痛，偶便前肠鸣。舌质淡红，舌苔薄白，脉弦弱。治综上方意，加厚朴6g。3剂，水煎服，日1剂。

三诊 自服前方7剂，胃痛明显减轻，胁痛未作，大便基本正常，唯近日胃痞满，多于食后作，纳可。舌质淡红，舌苔薄白，脉弦弱。治综上方意，减茯苓，炒山药，加陈皮6g。6剂，水煎服，日1剂。处方：当归9g，白芍（炒）9g，柴胡6g，陈皮6g，人参10g，白术（炒）9g，香附9g，佛手6g，广木香6g，砂仁6g，甘草3g，厚朴6g。

四诊 药后胃痛基本控制，胁痛胃痞满未作，大便调，唯近日白带多，色偏黄，时腹胀。舌质淡红，舌苔薄白，脉弦弱。治综上方意，加炒薏米仁9g。3剂，水煎服，日1剂。

五诊 药后胃痛痞满及腹胀未作，大便调，白带量减，余无异常。舌质淡红，舌苔薄白，脉弦弱。上方减炒薏米仁，加茯苓9g，炒山药9g。3剂，水煎服，日1剂。处方：当归9g，白芍（炒）9g，柴胡6g，茯苓9g，陈皮6g，人参10g，白术（炒）9g，香附9g，佛手6g，广木香6g，砂仁6g，甘草3g，厚朴6g，山药（炒）9g。6剂，水煎服，日1剂。

分析： 肝气郁结，肝失疏泄，木不疏土，脾胃气机郁滞则胃痛；寒主收引，食凉则脾胃气机郁滞加重，故胃痛尤甚；肝胃不和，胃气上逆则嗳气；大便偏稀、脉弦弱提示肝气郁结兼气虚有湿之象。辨证为肝胃不和。治以舒肝解郁，健脾和胃。方以逍遥散合四君子汤加减，逍遥散舒肝解郁，健脾渗湿，肝复疏泄，则木能疏土，促进脾胃气机升降，配香附以加强舒肝之力。四君子汤以健脾益气和胃，以达清升浊降，又防理气药过多伤气之弊，加炒山药，加强健脾益气之力，伍佛手、砂仁、广木香为理气和胃。二诊药后胃痛减，食不慎仍有反复，大便偏稀，近日时双胁痛，偶便前肠鸣。方药对证，诸症减轻，食不甚则复，说明脾胃功能尚未恢复，肝气郁结，脾胃气滞之证仍在；时双胁痛，便前肠鸣，亦是肝气郁结，经气不利，脾气虚停湿之症。故诊断无需修改，治法仍综上方意，加厚朴以加强行气燥湿之功，亦兼土中泻木之职。三诊胃痛明显减轻，胁痛未作，大便基本正常，唯近日胃痞满，多于食后作，纳可。大便基本正常，纳可，示气虚之机渐复，湿气已去。近日胃痞满，满则气滞之症突现。治综上方意，减茯苓、炒山药之补，加陈皮加强行气除胀和胃之功。四诊方药对证，诸症基本控制，近日白带偏多，腹胀时作，为湿热下注气机郁滞之症，故治综上方意，仍以舒肝解郁，健脾和胃为法，加炒薏米仁以加强健脾清热利湿之力。五诊方药对证，诸症消失，故治综上方意，仍以舒肝解郁，健脾和胃为法，考虑素有气虚之本。故减炒薏米仁之凉，加茯苓、炒山药以顾本善后。

病案四 王×，女，47岁。2003年11月11日初诊。

初诊 胃痛反复发作6年余。6年来反复发作胃痛，多于季节交替时发作，经服用胃得安、舒肝和胃丸、香砂养胃丸等药，病情时好时坏。现胃痛伴痞满，嗳气、烧心、离心、时泛酸，上症午后尤甚。纳呆食少，大便调，时心悸，体力可。舌淡红苔薄白黏，脉弦弱。既往有心动过速、慢性浅表性胃炎病史。

辨证：肝胃不和。

治法：疏肝理气，健脾和胃止痛。

方药：逍遥散合四君子汤加减。处方：当归9g，白芍（炒）9g，柴胡6g，陈皮6g，人参10g，白术（炒）9g，香附9g，佛手6g，广木香6g，厚朴6g，瓦楞（煅）12g，砂仁6g，甘草3g。

二诊 药后嗳气减，泛酸止，仍胃痞满痛，烧心，离心，纳呆食少，近日大便偏稀，日1次。舌质淡红，舌苔薄白黏，脉弦弱。治综上方意，加山药（炒）9g。3剂，水煎服，日1剂。

三诊 药后嗳气止，烧心泛酸离心未作，胃痞满明显减轻，纳食好转，胃痛减，仍午饭后时胃胀，胃隐痛，大便偏稀，日1次，近日眠差。舌质淡红，舌苔薄白黏，脉弦弱。治综上方意，减陈皮、炒山药、厚朴、煅瓦楞，加川芎9g，佩兰6g。3剂，水煎服，日1剂。处方：当归9g，白芍（炒）9g，柴胡6g，川芎9g，人参10g，白术（炒）9g，香附9g，佛手6g，广木香6g，砂仁6g，甘草3g，佩兰6g。

四诊 自服上方6剂，药后胃痞满疼痛基本控制，烧心泛酸未作，纳食好转，偶嗳气，大便偏稀，日1次，近日腰痛。舌质淡红，舌苔薄白，脉弦弱。治综上方意，加茯苓9g，山药（炒）9g。3剂，水煎服，日1剂。

五诊 药后胃痞满疼痛未作，烧心泛酸嗳气未作，腰痛未作，大便渐成形，日1次，余无明显不适。舌质淡红，舌苔薄白，脉弦弱。上方减川芎、佩兰。6剂，水煎服，日1剂。处方：当归9g，白芍（炒）9g，柴胡6g，人参10g，白术（炒）9g，香附9g，佛手6g，苏梗6g，广木香6g，砂仁6g，甘草3g，茯苓9g，山药（炒）9g。

六诊 药后诸症控制，大便基本成形，日1次，余无不适。舌质淡红，舌苔薄白，脉弦弱。上方减炒山药，加陈皮、生黄芪、厚朴，制水丸，每服12克，日2次，温开水送服，以善后。处方：当归60g，白芍（炒）60g，柴胡40g，陈皮40g，人参80g，白术（炒）60g，香附60g，佛手40g，苏梗40g，广木香40g，砂仁40g，甘草20g，茯苓60g，生黄芪80g，厚朴40g。制法：上药共为细末，水泛为丸。每次服9g，一日3次，温开水送服。

分析：肝气郁结，肝失疏泄，木旺乘土，则脾胃气机不畅；脾主四时，季节交替脾气当令，脾气虚故季节当令时不能胜任运代四时之职而脾胃气机不利加重，故胃痛发作；肝胃不和，胃失和降，则嗳气，烧心等症作；脾胃虚弱，胃失和降，则食少纳呆。舌淡红，苔薄白黏，脉弦弱，为肝郁气滞兼气虚之征。辨证肝胃不和证，治以疏肝理气，健脾和胃止痛，方以逍遥散合四君子汤加减。逍遥散减茯苓，加陈皮、厚朴、广木香、砂仁理中焦脾胃气滞，陈皮、厚朴之降加强理气和胃降气之功，配香附、佛手以加强疏肝和胃。四君子汤减茯苓之渗以健脾益气和胃，煅瓦楞收敛、制酸、止痛减轻胃痛、嗳气、烧心等症状以治标。二诊方药对证，药后症状减轻，故诊断及治疗方案无需修改，治综上方意，因近日大便稀，加强健脾益气之品，上方加炒山药。三诊方药对证，药后嗳气止，烧心泛酸离心未作，胃痞满明显减轻，提示中焦气机郁滞之机渐复，故减陈皮、炒山药、厚朴、煅瓦楞等理中焦之品，大便偏稀，眠差，提示脾湿仍在，且有清气不升，清窍失养之征，故加川芎、佩兰以加强醒脾化湿升清之力。四诊方药对证，药后症状明显减轻，因大便稀未好转，且有腰痛之症，唯综上方意，加茯苓、炒山药加强健脾益气渗湿之功，山药一味兼具益肾之力。五诊、六诊方药对证，药后症状控制，效不更方。治综舒肝解郁，健脾和胃，六诊取丸者缓也之义，以善其后。

病案五 严×，男，18岁。2003年7月11日初诊。

初诊 胃痛反复发作2年余，加重1周余。素有胃痛病史，多于食不慎发作，1周前因食凉致胃痛反复，发作时伴腹痛腹泻，经服用黄连素等药，腹痛、腹泻止，胃痛减。现胃痛时作，多于食后及食凉尤甚，伴体倦神疲，无嗳气，无烧心，无泛酸，大便偏稀，日1次，时肠鸣。舌红苔薄白，脉弦弱。

辨证： 肝胃不和。

治法： 疏肝理气，健脾和胃止痛。

方药： 逍遥散合四君子汤加减。处方：当归9g，白芍（炒）9g，柴胡6g，茯苓9g，人参10g，白术（炒）9g，香附9g，佛手6g，广木香6g，山药（炒）9g，乌药6g，砂仁6g，甘草3g。

二诊 自服上方10剂，药后胃痛未作，腹痛未作，睡眠好转，体力及精神亦明显好转，唯食凉及食不慎则时有脘腹不适，大便质可，日2次，小便调。舌质淡红，舌苔薄白，脉弦弱。上方加五味子6g，6剂，水煎服，日1剂。

三诊 药后胃痛愈，体力渐复，唯大便日2次，质可，便前腹部不适，便后缓解。舌质淡红，舌苔薄白，脉弦弱。上方减五味子、乌药，加黄芪20g，6剂，水煎服，日1剂。处方：当归9g，白芍（炒）9g，柴胡6g，茯苓9g，人参10g，白术（炒）9g，香附9g，佛手6g，广木香6g，山药（炒）9g，砂仁6g，甘草3g，黄芪20g。

分析： 肝气郁结，肝失疏泄，木不疏土，影响脾胃运化功能，脾胃气机升降失调，气机郁滞则胃痛；脾主大腹，脾胃气虚，土虚木乘则腹痛腹泻；脾胃虚弱，气血生化不足，清气不升，清窍失养，故眠差，体倦神疲；食凉则气机郁滞更重，故症状易反复，舌红苔薄白，脉弦弱，均为肝郁气滞气虚之象。故治以疏肝解郁，健脾益气，方以逍遥散合四君子汤加减，腹痛腹泻、眠差神疲体倦，提示气虚气滞湿阻之甚，加炒山药助四君子汤健脾益气之功，加乌药加强散寒湿行气之力，加香附、佛手、广木香、砂仁助逍遥散疏肝理气之功。二诊方药对证，药后诸症减轻，故诊断无需修改，治综上方意，仍以疏肝健脾，益气和胃立法，但加五味子敛脾肾之气，以复大便之常。三诊方药对证，药后基本控制，效不更方，治综上方意，以善其后。上方减五味子、乌药之敛散，加生黄芪健脾益气以助本。

病案六　邵×，男，31岁。2003年1月14日初诊。

初诊　胃痛阵作2个月余。2个月前因劳累出现胃不适，体倦乏力，渐至胃痛，经服用斯达舒等药症状稍减，现胃阵痛，伴双胁痛，时腹痛，体倦乏力，大便偏稀，日行2次，纳可，头晕，时腰背痛，无嗳气，无反酸。舌红苔薄白黏，脉弦弱。

辨证：肝胃不和。

治法：舒肝解郁，健脾和胃止痛。

方药：逍遥散合四君子汤加减。处方：当归9g，白芍（炒）9g，柴胡6g，茯苓9g，人参10g，黄芪25g，白术（炒）9g，香附9g，郁金6g，广木香6g，砂仁6g，青皮6g，川楝子（炒）9g，甘草3g。3剂，水煎服，日1剂。

二诊　药后体力精神好转，胃痛明显减轻，头晕未作，唯时双胁痛，近日双侧少腹痛，大便偏稀，日2次。舌质淡红，舌苔薄白，脉弦弱。上方加佛手6g，山药（炒）9g。3剂，水煎服，日1剂。

三诊　自服上方6剂，药后诸症基本控制，胃脘、双胁及少腹疼痛明显减轻，大便基本正常，唯时乏力。舌质淡红，舌苔薄白。脉弦弱。处方：当归9g，白芍（炒）9g，柴胡6g，茯苓9g，人参10g，白术（炒）9g，香附9g，佛手6g，川楝子（炒）9g，广木香6g，砂仁6g，甘草3g。3剂，水煎服，日1剂。

四诊　药后胃脘、双胁及少腹痛未作，春节停药10天，上症未作，唯近3天大便又偏稀，日行2~3次，时小腹隐痛，时头晕，偶腰背痛，乏力。舌质淡红，舌苔薄白黏，脉沉弱。处方：人参10g，白术（炒）9g，茯苓9g，陈皮6g，白芍（炒）9g，柴胡6g，香附9g，山药（炒）9g，广木香6g，乌药6g，小茴香（炒）6g，砂仁6g，甘草3g。3剂，水煎服，日1剂。

五诊　药后小腹痛基本控制，腰背痛亦减，体力渐复，仍大便偏稀，日行2~3次，近日右侧睾丸时痛，性欲低下。舌质淡红，舌苔薄白，脉沉弱。加橘核9g。处方：人参10g，白术（炒）9g，茯苓9g，陈皮6g，白芍（炒）9g，柴胡6g，香附9g，山药（炒）9g，广木香6g，乌药6g，小茴香（炒）6g，砂仁6g，甘草3g，橘核9g。3剂，水煎服，日1剂。

六诊　药后体力复，小腹及腰背痛止，大便正常，右侧睾丸痛减。舌质淡红，舌苔薄白。脉弦弱。上方减陈皮、山药（炒）、砂仁，加川芎6g，川楝子（炒）9g。6剂，水煎服，日1剂。

七诊　药后诸症消失，小腹痛止，大便正常，右侧睾丸痛止，余无明显不适。舌质淡红，舌苔薄白。脉弦弱。上方加厚朴6g。水煎服3剂，日1剂。处方：人参10g，白术（炒）9g，茯苓9g，川芎6g，白芍（炒）9g，柴胡6g，小茴香（炒）6g，香附9g，广木香6g，川楝子（炒）9g，乌药6g，甘草3g，橘核9g，厚朴6g。6剂，水煎服，日1剂。

分析：肝气郁结，肝失疏泄，木不疏土，脾胃气机郁滞则胃痛；肝气郁结，肝经气血不利则双胁痛；脾主大腹，腹痛亦为土虚木乘，气机不利之征；肝气郁结日久郁而上逆化风则头晕；脾气虚，湿浊下注则大便偏稀；舌红苔薄白黏，脉弦弱为肝郁气滞兼气虚停湿化热之症，诊为肝胃不和证，治以舒肝解郁，健脾和胃，方以逍遥散合四君子汤加减，双胁痛头晕提示肝气郁结之甚，故加香附、郁金、青皮、广木香、砂仁，加强疏肝理气之功；生黄芪助四君子补气之力，川楝子为肝气郁结化热而伍。二诊方药对证，药后诸症减，故诊断不需修改，因双侧少腹痛，大便偏稀，故治综上方意但加佛手、炒山药，以加强理肝胃气滞和健脾益气之功。三诊药后诸症减轻，效不更方，唯时乏力，提示气虚，故酌减舒肝行气升阳之品。四诊见大便稀，小腹痛，头晕时作，反映脾气虚之征又见，脾虚运化失常，水湿不化，湿浊下注则大便稀，脾气虚，清气不升，清窍失养则头晕，脾主大腹，脾虚运化失职，土虚木乘，则寒湿内停，气机郁滞则小腹痛；腰背痛，反映脾虚及肾，脾肾气虚，腰背失于温煦之象。乏力，脉沉弱亦示气虚之象。四诊合参，诊断为脾胃气虚，寒湿阻滞。方选香砂六君子汤合芍药甘草汤加减。香砂六君子汤健脾益气，理气化湿止痛；加炒山药以助健脾之力；芍药甘草汤调和肝脾，缓急止痛；柴胡、香附疏肝理气防土虚木乘；乌药、炒小茴香为气机阻滞寒湿内停而设；五诊方药对证，药后症状减轻，但见右侧睾丸时痛，性欲低下之症，提示肝脉郁结，效不更方，但加橘核以舒肝行气散结。六诊方药对证，药后症状基本控制，效不更方，治综上方意，仍以健脾益气和胃，疏肝理气散结为法，但加川芎、炒川楝以加强行气舒肝之力。七诊方药对证，药后症状消失，效不更方，治综上方意，仍以香砂六君子汤和芍药甘草汤加减，以善其后。

病案七 王×，女，40岁。2003年11月21日初诊。

初诊 胃痛反复发作10年余。10年来反复发作胃痛，多因食凉或食多后出现，先后服用中药、舒肝和胃丸和胃必治等治疗，症状时轻时重。现胃痛，伴胃痞闷、泛酸，右胁胀，体倦乏力，眠差，二便调，无嗳气，无烧心，纳可。舌红苔白稍厚，脉弦弱沉。检查示：浅表性胃炎，既往有胆囊炎病史。

辨证： 肝胃不和。

治法： 舒肝解郁，健脾和胃止痛。

方药： 逍遥散合四君子汤加减。处方：当归9g，白芍（炒）9g，柴胡6g，茯苓9g，人参10g，生黄芪25g，白术（炒）9g，香附9g，川楝子（炒）9g，佛手6g，广木香6g，厚朴6g，砂仁6g，瓦楞子（煅）12g，甘草3g。3剂，水煎服，日1剂。

二诊 药后症状改善不明显，仍胃痞满疼痛，伴右胁胀，体倦乏力，食后胃痞闷，泛酸，眠差，近日时心悸气短。舌质淡红，舌苔白稍厚，脉弦弱。上方减煅瓦楞子，加苏梗6g。3剂，水煎服，日1剂。

三诊 药后胃痞闷未作，泛酸未作，眠好转，仍胃痛阵作，右胁胀，伴体倦乏力，时心悸气短。舌质淡红，舌苔薄白，脉弦弱。上方减茯苓、生黄芪、厚朴、苏梗，加川芎9g，郁金9g，青皮6g。处方：当归9g，白芍（炒）9g，柴胡6g，川芎9g，人参10g，白术（炒）9g，香附9g，佛手6g，川楝子（炒）9g，郁金9g，广木香6g，青皮6g，砂仁6g，甘草3g。3剂，水煎服，日1剂。

四诊 药后胃痞闷未作，纳食好转，右胁胀减，仍体倦乏力，时胃痛，易心悸气短。舌质淡红，舌苔薄白，脉弦弱。上方加生黄芪25g，厚朴6g。3剂，水煎服，日1剂。

五诊 药后右胁胀减，胃痞满未作，仍体倦乏力，时胃痛，时心悸气短。舌质淡红舌苔薄白黏，脉弦弱。上方减川芎、炒川楝子、厚朴，加茯苓9g，炒枳壳6g。处方：当归9g，白芍（炒）9g，柴胡6g，茯苓9g，人参10g，生黄芪25g，白术（炒）9g，香附9g，佛手6g，郁金9g，广木香6g，青皮6g，砂仁6g，甘草3g，枳壳（炒）6g。3剂，水煎服，日1剂。

六诊　药后胃痛反复，停药即止，伴右胁胀，胃痞闷又作，程度减，纳差，体倦乏力，二便调。舌质淡红，舌苔薄白，脉弦弱。四诊合参，辨证为脾胃气虚证。治以健脾益气，和胃止痛。处方：白术（炒）9g，人参10g，黄芪25g，白芍（炒）9g，柴胡6g，香附6g，佛手6g，广木香6g，砂仁6g，甘草3g，佩兰6g。3剂，水煎服，日1剂。

七诊　药后胃痛未作，右胁胀满及胃痞闷亦减，唯食后上症反复，纳少，体力渐复。舌质淡红，舌苔薄白，脉弦弱。上方加青皮6g。3剂，水煎服，日1剂。

八诊　药后胃痛未作，胃痞闷未作，右胁胀减，唯食后右胁胀，纳少，眠可，二便调，时心悸。舌质淡红，舌苔薄白，脉弦弱，上方减广木香、佩兰、青皮，加茯苓9g，炒枳壳6g，陈皮6g。处方：白术（炒）9g，人参10g，生黄芪25g，茯苓9g，白芍（炒）9g，柴胡6g，香附6g，佛手6g，枳壳（炒）6g，砂仁6g，甘草3g，陈皮6g。3剂，水煎服，日1剂。

九诊　药后胃痛止，体力复，胃痞闷未作，右胁胀减，仍食后右胁胀，纳少，余无不适。舌质淡红，舌苔薄白，脉弦弱，上方加当归9g，青皮6g。3剂，水煎服，日1剂。

十诊　药后胃痛未作，右胁胀明显减轻，唯食后右胁胀，二便调，体力复。舌质淡红，舌苔薄白，脉弦弱，上方减炒枳壳、佩兰、陈皮、青皮。处方：当归9g，白芍（炒）9g，柴胡6g，茯苓9g，人参10g，黄芪25g，白术（炒）9g，香附9g，佛手6g，广木香6g，砂仁6g，甘草3g。3剂，水煎服，日1剂。

十一诊　药后胃痛未作，右胁胀基本控制，近日感冒，咽稍痛，鼻塞。舌质淡红，舌苔薄白，脉弦弱，上方加薄荷6g（后入）。3剂，水煎服，日1剂。

十二诊　药后诸症控制，唯食后胃及右胁不适，能自行缓解。舌质淡红，舌苔薄白，脉弦弱，上方减茯苓、薄荷，加苏梗6g。处方：当归9g，白芍（炒）9g，柴胡6g，人参10g，黄芪25g，白术（炒）9g，香附9g，佛手6g，广木香6g，砂仁6g，甘草3g，苏梗6g。6剂，水煎服，日1剂。

分析：肝气郁结，肝失疏泄，肝胃气机郁滞则胃痛；肝气郁结，肝经气血不利则右胁胀；脾气虚，气血生化不足，则体倦乏力；清气不升则眠差；肝胃不和，胃失和降则泛酸；湿浊内停，阻滞脾胃气机升降则胃痞闷。故治以舒肝解郁，健脾和胃。方以逍遥散合四君子汤加减。加香附、炒川楝子、佛手助逍遥散加强疏肝理气和胃之力，加生黄芪助四君子汤健脾益气之功，广木香、厚朴、砂仁理中焦气滞，煅瓦楞子消痰散结，制酸止痛以治标。二诊药后虽然症状改善不明显，但因病久且气虚之症明显，病复较慢，故诊断无需修改，治综上方意，因患者时有心悸气短，故减煅瓦楞子之消散动血之品，加苏梗以加强理气宽胸之力。三诊药后胃部症状改善明显，但右胁胀未减，提示脾胃气机渐复，但肝郁气结之机明显，故减茯苓、生黄芪、厚朴、苏梗，补气宽中理气之品，加川芎、郁金、青皮，以加强行肝气散结之药。四诊、五诊药后症状减轻，针对体倦乏力、胃痛及心悸时作之症，在益气健脾与理气疏肝之间酌情加减。六诊药后胃痛反复，停药即止，分析病情，因素有气虚之机，行气则破气，故症状反复，肝胃不和之症尤在，但以脾胃气虚为主，兼气滞，故治法改为健脾益气和胃为主，兼以疏肝理气为治，方以四君子汤和芍药甘草汤加减。七诊、八诊药后诸症持续减轻，效不更方，以健脾和胃兼以行气为治。九诊、十诊药后诸症持续减轻，唯右胁胀症状不除，但加当归养血柔肝行气。十一诊药后诸症基本控制，因感冒见咽稍痛，鼻塞，故加薄荷（后入），既能疏散风热、利咽、清利头目以解表，又舒肝解郁以治本。十二诊方药对证，药后诸症基本控制，治宗上方意，仍以逍遥散和四君子汤加减舒肝解郁，健脾益气为治，以善其后。

病案八　盖×，女，21 岁。2003 年 4 月 4 日初诊。

初诊　胃痛阵作 2 年余，加重 1 周。2 年来反复发作胃痛，多于食凉后发作，经中药治疗后病情稳定。1 周前因食不慎胃痛又加重，自服胃苏冲剂症状稍减。现胃痛阵作，伴嗳气，泛酸，纳呆食少，大便偏干，2～3 日 1 行，排便不畅，矢气多，小便调，月经后期。舌质淡红苔薄白，脉弦。检查示：胃炎，既往有月经后期病史。

辨证：肝胃不和。

治法：舒肝解郁，健脾和胃止痛。

方药：逍遥散合四君子汤加减。处方：当归 9g，白芍（炒）9g，柴胡 6g，陈皮 9g，川芎 9g，人参 10g，白术（炒）9g，香附 9g，佛手 6g，广木香 6g，砂仁 6g，麦芽（炒）6g，莱菔子（炒）9g，甘草 3g。3 剂，水煎服，日 1 剂。

二诊　药后胃痛减轻，矢气亦减，纳食好转，大便好转，唯时嗳气，偶泛酸，恶心，近日白带多，有异味。舌质淡红，舌苔薄白，脉弦，上方加佩兰 6g，姜半夏 6g。3 剂，水煎服，日 1 剂。

三诊　药后恶心止，胃痛明显减轻，纳食好转，嗳气减，二便调，白带正常。舌质淡红，舌苔薄白，脉弦，上方减川芎、炒麦芽、姜半夏、佩兰，加茯苓 9g，苏梗 6g。处方：当归 9g，白芍（炒）9g，柴胡 6g，茯苓 9g，陈皮 9g，人参 10g，白术（炒）9g，香附 9g，佛手 6g，广木香 6g，砂仁 6g，苏梗 6g，甘草 3g。3 剂，水煎服，日 1 剂。

分析：肝气郁结，肝失疏泄，木不疏土，脾胃纳运功能减退，则食少纳呆；脾胃气机郁滞则胃痛；肝胃不和，胃失和降则嗳气，泛酸，便干。矢气多为清浊升降失调之征，月经后期亦为肝郁之象。故治以舒肝解郁，健脾和胃止痛，方以逍遥散合四君子汤加减。加香附、川芎、佛手助逍遥散加强疏肝理气和胃之力，四君子汤健脾益气和胃，广木香、陈皮、砂仁、炒麦芽、炒莱菔子理中焦气滞，炒麦芽兼健脾舒肝行气之能。二诊药后诸症减轻，恶心、白带多，有异味，提示湿浊阻滞，浊气上泛下注，故加佩兰芳香化湿，姜半夏燥湿降逆止呕。三诊方药对证，诸症控制，仍以舒肝解郁，健脾和胃，方以逍遥散合四君子汤加减以善其后。

病案九　李×，女，59 岁。2003 年 11 月 21 日初诊。

初诊　胃痛 2 个月余。2 个月前因生气致胃胀痛发作，经服用斯达舒及疏肝和胃丸、胃必治等药症状明显改善。现胃痛，牵及两胁痛，伴嗳气，烧心，口苦，口臭，上症空腹及夜间时加重。大便干，时腹胀，小便偏黄，无尿痛尿热。舌红苔稍黄薄，脉弦数弱。检查示：胃炎，胃下垂。

辨证：肝胃不和、肝胃郁热。

治法：清热舒肝解郁，健脾和胃降逆止痛。

方药：逍遥散合四君子汤，左金丸加减。处方：当归 9g，白芍（炒）9g，柴胡 6g，陈皮 9g，人参 10g，白术（炒）9g，香附 9g，厚朴 6g，佛手 6g，川楝子（炒）9g，砂仁 6g，黄连（炒）6g，吴茱萸 4g，甘草 3g。3 剂，水煎服，日 1 剂。

二诊　药后两胁痛减，仍胃痛，两胁胀满，伴嗳气，烧心，口苦，口臭，食后上症尤甚，纳、眠差，小便偏黄，大便可，近日耳鸣。舌质淡红，舌苔薄黄，脉弦数弱，上方加煅瓦楞子12g。3剂，水煎服，日1剂。

三诊 因路途遥远，自服上方6剂，药后胃痛明显减轻，烧心及口苦减，两胁胀痛减，仍口臭，近日双侧少腹及小腹时痛，偶肠鸣，大便质可，排不畅，小便可。舌质淡红，舌苔薄稍黄，脉弦数弱，上方减厚朴、佛手。处方：当归9g，白芍（炒）9g，柴胡6g，陈皮9g，人参10g，白术（炒）9g，香附9g，川楝子（炒）9g，砂仁6g，瓦楞子（煅）12g，黄连（炒）6g，吴茱萸4g，甘草3g。6剂，水煎服，日1剂。

四诊 药后胃痛明显减轻，烧心未作，两胁胀痛减，仍左少腹胀痛，纳呆，口臭，双耳鸣，二便调。舌质淡红，舌苔薄白，脉弦数弱，上方加青皮6g，广木香6g，6剂，水煎服，日1剂。

五诊 药后胃痛及烧心止，两胁胀痛减，左少腹胀痛减，耳鸣减，口臭减，近日外感，头痛，鼻塞流涕，二便调。舌质淡红，舌苔薄白，脉弦弱，上方减陈皮、炒川楝子、炒黄连、吴茱萸、青皮，加川芎9g，佛手6g，薄荷6g（后入）。处方：当归9g，白芍（炒）9g，柴胡6g，川芎9g，人参10g，白术（炒）9g，香附9g，佛手6g，薄荷6g（后入），瓦楞子（煅）12g，砂仁6g，甘草3g，广木香6g。6剂，水煎服，日1剂。

六诊 自服上方10剂，药后胃痛及烧心止，口臭未作，耳鸣基本控制，二便调，唯晨起时口苦，程度减。舌质淡红，舌苔薄白，脉弦弱，上方减薄荷，加郁金9g。6剂，水煎服，日1剂。

分析：肝气郁结，肝失疏泄，气郁化热，肝胃郁热，脾胃气机郁滞则胃痛；肝郁经气不利则两胁胀痛。嗳气，烧心，口苦，口臭均为肝胃不和、气郁滞化热、胃失和降之症。舌红苔薄黄，脉弦数弱，亦为肝胃气滞化热兼气虚之征。故治清热舒肝解郁，健脾和胃降逆止痛，方以逍遥散合四君子汤，左金丸加减，加香附、佛手助逍遥散疏肝理气之力，陈皮、厚朴、砂仁为中焦气滞而伍，炒川楝子为肝胃郁热而设，肝胃郁热烧心治以左金丸，以佐金平木。二诊药后症状改善，但诸症仍在，效不更方，又见耳鸣，提示肝气郁结，清阳不升，故治综上方意，但加煅瓦楞子加强疏肝和胃，制酸止痛之力。三诊药后症状减轻，口臭仍重，提示肝胃郁热明显，故减厚朴、佛手之燥。四诊药后症状明显减轻，但左少腹胀痛明显，故加青皮、广木香加强行气疏肝。五诊方药对证，药后诸症基本控制，肝胃郁热之症已除，故治法但以舒肝解郁，健脾和胃为治，方以逍遥散合四君子汤加减，因有外感之症，故加薄荷以舒肝解表。六诊方药对证，药后诸症控制，效不更方，治综上方意，但加强行气解郁之品以善其后。

病案十 王×，女，50岁。2003年3月11日初诊。

初诊 胃痛反复发作日久，加重3个月。素有胃痛病史，经服用快胃片、胃必治等药病情时轻时重。3个月前胃痛加重，经服用斯达舒、吗叮啉等药症状减轻，现胃痛，伴嗳气、烧心、晨口苦甚，牵及背胀、右胁胀痛，大便偏干，眠可，纳呆食少，小便调。舌质淡红，舌苔薄白边有齿痕，脉弦弱。检查示：浅表性萎缩性胃炎，胃黏膜脱垂。

辨证：肝胃不和。

治法：舒肝解郁，健脾和胃止痛。

方药：逍遥散合四君子汤加减。处方：当归9g，白芍（炒）9g，柴胡6g，川芎9g，人参10g，生黄芪25g，白术（炒）9g，香附9g，佛手6g，川楝子（炒）9g，广木香6g，瓦楞子（煅）12g，砂仁6g，甘草3g。3剂，水煎服，日1剂。

二诊 药后纳食好转，仍胃痛及右胁胀痛，牵及背胀，伴嗳气，烧心，大便偏干，晨口苦，近日胸闷。舌质淡红，舌苔薄白边有齿痕，脉弦弱。上方减生黄芪，加厚朴 6g。3剂，水煎服，日 1 剂。

三诊 药后纳食好转，胃脘及右胁疼痛减轻，晨口苦口酸未作，唯胃脘及右胁胀满痞闷感，牵及背胀，嗳气，烧心，时口苦，胸闷，晨起恶心呕吐。舌质淡红，舌苔薄白边有齿痕，脉弦弱。上方减厚朴、川芎、川楝子，加青陈皮各 6g。处方：当归 9g，白芍（炒）9g，柴胡 6g，茯苓 9g，人参 10g，白术（炒）9g，香附 9g，佛手 6g，青陈皮各 6g，瓦楞子（煅）12g，砂仁 6g，甘草 3g。3剂，水煎服，日 1 剂。

四诊 药后纳食正常，烧心未作，胃脘及右胁胀闷疼痛均减轻，背胀减，仍嗳气，晨恶心呕吐，时口苦，近日头痛，偶胸闷，大便偏干。舌质淡红，舌苔薄白边有齿痕，脉弦弱，上方加川芎 9g。3剂，水煎服，日 1 剂。

五诊 药后烧心止，胃脘及右胁疼痛持续减，嗳气及背胀未作，唯时右胁隐痛，大便偏干，近日眠差，偶尿黄，余无不适。舌质淡红，舌苔薄白边有齿痕，脉弦弱，上方减青陈皮、煅瓦楞子，加炒川楝子 9g，郁金 6g。处方：当归 9g，白芍（炒）9g，柴胡 6g，茯苓 9g，人参 10g，白术（炒）9g，香附 9g，佛手 6g，川楝子（炒）9g，郁金 6g，川芎 9g，砂仁 6g，甘草 3g。3剂，水煎服，日 1 剂。

六诊 药后胃脘及右胁痛胀闷基本控制，大便好转，唯尿黄，近日小腹坠胀，现正值月经第 3 天，量少，色暗，余无不适。舌质淡红，舌苔薄白边有齿痕，脉弦数弱，上方减炒川楝子、川芎，加萹蓄 9g，炒枳壳 6g。3剂，水煎服，日 1 剂。

分析： 肝气郁结，肝失疏土，则脾胃纳运之功能减退，故纳呆食少；脾胃气机郁滞则胃痛；肝气郁结，经脉气血运行不畅则右胁胀痛；肝胃不和，胃失和降则嗳气、烧心、便干。晨口苦，为肝郁化热之症。舌红苔薄白有齿痕，脉弦弱，为肝郁气滞兼气虚生湿之象，故治以疏肝健脾和胃，方以逍遥散合四君子汤加减。加香附、川芎、佛手、广木香、砂仁，加强疏肝理气之功，加生黄芪以助四君子汤益气之功，炒川楝子为肝郁化热而设，煅瓦楞子疏肝散结。二诊药后诸症改善虽不明显，但方药对证，症状改善徐待时日。因脾胃不和，气机不利，升降失调，故有胸闷之感。治综上方意，但减黄芪之补，加厚朴加强行气化浊之品。三诊药后诸症改善明显，方药对证，因脾胃不和，气机不利，浊气上逆，故恶心呕吐。治综上方意，但加陈皮行气化浊和胃，青皮以疏肝理气和胃。四诊药后诸症改善明显，方药对证。治综上方意，仍以疏肝健脾和胃为法，加川芎加强行气疏肝。五诊药后诸症改善明显，方药对证。治综上方意，仍以疏肝健脾和胃为法，尿黄、便干之征，显示肝经郁热下注明显，但加川楝子、郁金以加强疏肝散结清热之力。六诊药后诸症基本控制，方药对证。治综上方意，仍以疏肝健脾和胃为法，因正值月经期，肝经气旺，故减川楝子、川芎疏肝之品，且川楝子之寒对经血下行不利。但尿黄且有小腹坠胀，显示下焦湿热仍在且有气滞之征，故加萹蓄以清利下焦湿热，枳壳行气化浊除胀。

病案十一 李×，女，43 岁。2003 年 6 月 30 日初诊。

初诊 胃痛反复发作 10 年余，加重 2 周。10 年来反复发作胃痛，多于情绪变化而发作，服用中药及胃仙友，丹桂香等多种药物治疗，病情时好时坏。现胃痛，伴嗳气，右胁痛，纳呆食少，无烧心，无泛酸，二便调，月经规律。舌红少苔，脉弦弱。检查示：胃炎。

辨证：肝胃不和。

治法：舒肝解郁，健脾和胃止痛。

方药：逍遥散合四君子汤加减。处方：当归 9g，白芍（炒）9g，柴胡 6g，陈皮 9g，人参 10g，白术（炒）9g，香附 9g，佛手 6g，川楝子（炒）9g，瓦楞子（煅）12g，广木香 6g，砂仁 6g，甘草 3g。3 剂，水煎服，日 1 剂。

二诊　药后纳食好转，胃脘痛及右胁痛减，仍胃脘及右胁压痛。舌红少苔，脉弦弱。上方减煅瓦楞，加郁金 9g。3 剂，水煎服，日 1 剂。

三诊　自服上方 6 剂，药后胃脘及右胁痛明显减轻，余无不适。舌红少苔，脉弦，上方减炒川楝子、郁金，加青皮 6g，厚朴 6g。处方：当归 9g，白芍（炒）9g，柴胡 6g，陈皮 9g，人参 10g，白术（炒）9g，香附 9g，佛手 6g，广木香 6g，青皮 6g，厚朴 6g，砂仁 6g，甘草 3g。3 剂，水煎服，日 1 剂。

四诊　药后胃脘及右胁痛持续减轻，唯时胃痛，程度减，余无不适。舌红少苔，脉弦弱，上方加炒枳壳 6g。3 剂，水煎服，日 1 剂。

五诊　药后胃脘及右胁痛控制，唯轻微胃脘压痛。舌红少苔，脉弦弱。上方减青皮、炒枳壳。处方：当归 9g，白芍（炒）9g，柴胡 6g，陈皮 9g，人参 10g，白术（炒）9g，香附 9g，佛手 6g，广木香 6g，厚朴 6g，砂仁 6g，甘草 3g。3 剂，水煎服，日 1 剂。

六诊　药后诸症控制，自行停药 4 天，胃脘及右胁痛又反复，程度减，伴时恶心，纳可，情绪不稳，二便调。舌红少苔，脉弦弱，上方加炒川楝子 9g，郁金 9g。3 剂，水煎服，日 1 剂。

七诊　药后右胁及胃脘痛减，恶心亦减，纳食可，二便调。舌红少苔，脉弦弱，上方减陈皮、郁金、厚朴，加茯苓 9g。处方：当归 9g，白芍（炒）9g，柴胡 6g，人参 10g，白术（炒）9g，香附 9g，佛手 6g，广木香 6g，砂仁 6g，甘草 3g，川楝子（炒）9g，茯苓 9g。3 剂，水煎服，日 1 剂。

八诊　药后右胁及胃脘痛止，恶心未作，唯时有胃脘轻微压痛。舌红少苔，脉弦弱，上方加陈皮 6g。3 剂，水煎服，日 1 剂。

九诊　药后右胁及胃脘痛止，唯胃脘压痛时作，程度明显减轻。舌红少苔，脉弦弱，上方减茯苓、炒川楝子，加厚朴 6g。处方：当归 9g，白芍（炒）9g，柴胡 6g，人参 10g，白术（炒）9g，香附 9g，佛手 6g，广木香 6g，砂仁 6g，甘草 3g，川楝子（炒）9g，陈皮 6 克，厚朴 6g。3 剂，水煎服，日 1 剂。

十诊　药后右胁及胃脘痛未作，唯胃脘压痛感持续减轻，余无不适。舌红少苔，脉弦弱，上方加佩兰 6g。3 剂，水煎服，日 1 剂。

十一诊　药后症状消失，胃痛及右胁痛未作，胃脘压痛基本消失，唯近日时感辛辣感，纳眠可，二便调。舌红少苔，脉弦弱，上方减炒川楝子、陈皮、厚朴、佩兰，加茯苓 9g，郁金 6g。处方：当归 9g，白芍（炒）9g，柴胡 6g，茯苓 9g，人参 10g，白术（炒）9g，香附 9g，佛手 6g，郁金 6g，广木香 6g，砂仁 6g，甘草 3g。6 剂，水煎服，日 1 剂。

分析：肝气郁结，肝失疏泄，木不疏土，脾胃气机升降失常，气机郁滞则胃痛，脾胃纳运功能减退则纳呆食少，肝气郁结，肝经气血运行不利则右胁痛，舌红少苔为肝郁化热之症，脉弦细为肝郁气弱之象，故治以舒肝解郁，健脾和胃，方以逍遥散合四君子汤加减。加香附、佛手、炒川楝子、煅瓦楞子以助逍遥散疏肝理气和胃之功，川楝子又有疏肝清热之力，加陈皮、广木香、砂仁，加强理气和胃。二诊方药对证，诸症减轻，故诊断无需修改，治法仍以上方意加减，但胃脘及右胁压痛，提示肝经血分郁结，故加善治血积之血中之气药郁金，以加强活血散结，舒肝解郁之功。三诊、四诊胃脘及右胁痛明显减轻，说明肝经郁热已除，故减川楝子、郁金之疏散清热，脉弦和胃痛时作提示气滞仍在，故加青皮、厚朴、枳壳以加强疏肝行气和胃。五诊诸症基本消失，少有胃脘压痛，效不更方，治综上方意，故仍以舒肝解郁，健脾和胃为治，脉弱提示有气虚之征，但减青皮、炒枳壳疏肝行气之品，以防加重气虚。六诊方药对证，药后诸症减轻，但症状消失，并非意味功能完全恢复，自行停药，加之近日情绪波动症状又复，仍以舒肝解郁，健脾和胃为法，方以逍遥散合四君子汤加减，考虑其因情绪波动之症状反复，但加炒川楝子、郁金以疏肝行气清热清心安神。七诊方药对证，药后症状减轻，说明体内脾胃气机郁滞之症亦减，故诊治无需修改，仍以逍遥散合四君子汤加减以疏肝健脾和胃，但减陈皮、郁金、厚朴等行气降气之品，加茯苓与四君子相配以健脾益气治本。八诊、九诊，药后症状基本控制，唯胃脘轻微压痛，提示脾胃气滞之机仍在，故减茯苓、炒川楝子之寒，加陈皮、厚朴以加强行气和胃之力。十诊方药对证，药后症状基本控制，考虑病久脾胃气虚，水湿不化，但加佩兰芳香健脾化浊之品，以求清升浊降之功。十一诊方药对证，药后症状控制，效不更方，仍以疏肝健胃为法，方以逍遥散合四君子汤加减，以巩固疗效。

病案十二 王×，男，31岁。2003年9月12日初诊。

初诊 胃痛反复发作日久，加重3天。素有胃痛病史，3天前因劳累胃痛反复，未作治疗，现胃痛，伴胃痞闷，时嗳气，眠差，口干口苦，纳呆食少，无泛酸，无烧心，二便调。舌红苔薄白黏，脉弦弱。检查示：浅表性胃炎。

辨证：肝胃不和。

治法：舒肝解郁，健脾和胃止痛。

方药：逍遥散合四君子汤加减。处方：当归9g，白芍（炒）9g，柴胡6g，川芎9g，人参10g，白术（炒）9g，香附9g，佛手6g，厚朴6g，广木香6g，枳壳（炒）6g，砂仁6g，甘草3g。3剂，水煎服，日1剂。

二诊 药后胃痛未作，口苦口干减，睡眠好转，嗳气未作，唯纳呆食少，胃痞闷。舌质淡红，舌苔薄白黏，脉弦弱，上方加陈皮9g。3剂，水煎服，日1剂。

三诊 自服上方8剂，药后胃痛未作，口苦未作，仍纳呆食少，胃痞闷，时嗳气，眠差，口干，二便调。舌质淡红，舌苔薄白稍黏腻，脉弦弱。上方减川芎、厚朴。处方：当归9g，白芍（炒）9g，柴胡6g，陈皮9g，人参10g，白术（炒）9g，香附9g，佛手6g，广木香6g，枳壳（炒）6g，砂仁6g，甘草3g。3剂，水煎服，日1剂。

四诊 药后胃痛未作，睡眠好转，仍胃痞闷，纳少，近日时胸闷，口干。舌质淡红，舌苔薄白，中部稍厚，脉弦弱，上方加苏梗6g，厚朴6g。3剂，水煎服，日1剂。

五诊 药后胃痛止，纳食好转，睡眠持续好转，胃痞闷减，唯食不慎则胃痞闷，时口苦口干。舌质淡红，舌苔薄白，中部稍厚，脉弦弱，上方减炒枳壳。处方：当归9g，白芍（炒）9g，柴胡6g，陈皮9g，人参10g，白术（炒）9g，香附9g，佛手6g，广木香6g，砂仁6g，甘草3g，苏梗6g，厚朴6g。3剂，水煎服，日1剂。

六诊 药后胃痛止，纳眠正常，唯空腹胃痞闷感，口苦口干晨作甚，多食亦明显。舌质淡红，舌苔薄白黏，脉弦弱，上方加青竹茹6g。3剂，水煎服，日1剂。

七诊 药后诸症控制，唯精神紧张，致口苦口干反复，伴胸闷，纳食正常。舌质淡红，舌苔薄白黏腻，中部偏厚，脉弦弱，上方减佛手、厚朴、苏梗，加炒枳壳6g，姜半夏6g。处方：当归9g，白芍（炒）9g，柴胡6g，陈皮9g，人参10g，白术（炒）9g 香附9g，青竹茹6g，广木香6g，砂仁6g，甘草3g，枳壳（炒）6g，姜半夏6g。3剂，水煎服，日1剂。

八诊 药后诸症减，唯时胃胀满，自觉饭后肠蠕动慢，偶胸闷。舌质淡红，舌苔薄白稍厚，脉弦弱，上方减青竹茹，加厚朴6g。3剂，水煎服，日1剂。

九诊 自服上方6剂，药后诸症基本控制，唯食后时胃胀满，呕恶心，程度减，余无不适。舌质淡红，舌苔薄白稍厚，脉弦弱。上方减陈皮、炒枳壳、姜半夏，加茯苓9g，佛手6g，大腹皮6g。处方：当归9g，白芍（炒）9g，柴胡6g，茯苓9g，人参10g，白术（炒）9g，香附9g，佛手6g，厚朴6g，广木香6g，砂仁6g，甘草3g，大腹皮6g。6剂，水煎服，日1剂。

分析：肝气郁结，肝气机不畅，木不疏土，脾胃气机郁滞则胃痛胃痞满，肝气郁结，肝胃不和，胃失和降则嗳气，纳呆食少，气郁滞化热则口干口苦，气机郁滞津停化湿浊则苔白黏，舌红脉弦弱为肝气郁滞兼气虚化热之征，故治以舒肝解郁，健脾和胃。二诊药后胃痛未作，诸症减轻，唯纳呆食少，胃痞闷，提示中焦气滞明显，加陈皮加强理气和胃之功。三诊药后胃痛未作，病情稳定，仍纳呆食少，胃痞闷，时嗳气，眠差，口干，提示胃气上逆，郁热之症现，故效不更方，但减川芎、厚朴之燥。四诊药后诸症减轻，仍胃痞闷，纳少，近日时胸闷，口干，舌苔薄白，中部稍厚，提示中焦气滞湿阻，故加苏梗、厚朴，一方面芳香行气化浊，以调理中焦气机升降，另一方面又有宽胸理气之能，为胸闷而设。五诊药后胃痛止，纳食好转，睡眠持续好转，胃痞闷减，唯食不慎则胃痞闷，说明中焦气滞之机已复，故减枳壳以减理气之力。六诊方药对证，药后诸症基本控制，唯口苦口干晨作甚，提示郁热伤津，故加青竹茹以清肝解郁热生津。七诊药后诸症减轻，因精神紧张，致口苦口干反复，伴胸闷，舌苔薄白粘腻，中部偏厚，说明中焦湿浊阻滞伤津化热之症明显，故减佛手、厚朴、苏梗之燥防伤津液，加炒枳壳、姜半夏以降气化浊，以达气降火降，浊去气行津生之目的。八诊药后诸症减，湿浊渐化，唯时胃胀满，自觉饭后肠蠕动慢，偶胸闷，舌苔薄白稍厚，提示气滞湿阻仍在，故减青竹茹之寒，加厚朴以行气化浊除胀。九诊药后诸症基本控制，方药对证，效不更方，仍以舒肝解郁，健脾和胃为治，方以逍遥散合四君子汤加减，加茯苓、佛手、大腹皮，加强健脾疏肝之力以善其后。

病案十三 王×，女，40岁。2003年10月31日初诊。

初诊 胃脘疼痛反复发作2年余。2年前突发胃脘痛，经服用中药治疗症状时好时坏，现胃痛，伴胃痞闷，头胀痛，大便偏干夹不消化之物，时腹胀，时心悸，失眠，无泛酸，无烧心。舌淡红苔薄白，脉弦弱。检查示：慢性胃炎。

辨证：肝胃不和。

治法：舒肝解郁，健脾和胃止痛。

方药：逍遥散合四君子汤加减。处方：当归9g，白芍（炒）9g，柴胡6g，茯苓9g，人参10g，白术（炒）9g，香附9g，佛手6g，广木香6g，砂仁6g，枳壳（炒）6g，甘草3g。3剂，水煎服，日1剂。

二诊 药后胃痛痞闷及头胀均明显好转，睡眠好转，大便质干，仍大便难，近日腹胀明显，时心悸，纳可。舌质淡红，舌苔薄白，脉弦弱，上方减炒枳壳，加厚朴 6g。3 剂，水煎服，日 1 剂。

三诊 药后胃痛未作，头胀及胃痞闷持续减轻，腹胀减，心悸未作，仍时有眠差，大便质可，唯 2～3 天一行，时腹凉。舌质淡红，舌苔薄白，脉弦弱，上方减茯苓、厚朴，加川芎、炒莱菔子。处方：当归 9g，白芍（炒）9g，柴胡 6g，川芎 9g，人参 10g，白术（炒）9g，香附 9g，佛手 6g，广木香 6g，砂仁 6g，莱菔子（炒）6g，甘草 3g。3 剂，水煎服，日 1 剂。

四诊 药后胃痛未作，胃痞闷腹胀未作，唯时胃脘发凉，正值月经第 3 天，量少，色暗，有血块，时腹部发凉，纳、眠可，二便调。舌质淡红，舌苔薄白少黏腻，脉弦弱。上方加佩兰 6g。3 剂，水煎服，日 1 剂。

五诊 药后胃痛胃痞闷腹胀未作，纳、眠可，胃脘凉已止，余无不适。舌质淡红，舌苔薄白，脉弦弱，上方减炒莱菔子、佩兰，加厚朴 6g，茯苓 9g，改川芎 9g 为 6g。处方：当归 9g，白芍（炒）9g，柴胡 6g，川芎 6g，人参 10g，白术（炒）9g，香附 9g，佛手 6g，广木香 6g，砂仁 6g，厚朴 6g，甘草 3g，茯苓 9g。6 剂，水煎服，日 1 剂。

分析：肝气郁结，肝失疏泄，气机郁滞，脾胃气机升降失职则胃痛，气滞津停，湿浊困脾，脾升胃降失调则胃痞闷，肝胃不和，胃失和降则便干，腹胀，肝郁气机不畅，头面清窍气血不和则头胀痛，失眠，故治以舒肝解郁，健脾和胃。二诊方药对证，药后胃痛痞闷及头胀均明显好转，睡眠好转，仍大便质干，大便难，近日腹胀明显，说明胃气失降，大肠失于通降突出，故减偏上梳理胸膈之气的枳壳，加厚朴以加强行气通肠除胀。三诊药后胃痛未作，头胀及胃痞闷持续减轻，腹胀减，说明中焦脾胃气机郁滞已复，故减茯苓、厚朴。仍有眠差，大便质可，唯 2～3 天一行，提示清窍失养，大肠通降之机未复，故加川芎、炒莱菔子以达升清降气通肠之目的。四诊方药对证，药后诸症基本控制，但舌苔黏腻，提示中焦湿气郁结，故加佩兰芳香醒脾化浊。五诊方药对证，药后诸症控制，效不更方，治综上方意，减莱菔子、佩兰之祛邪以防伤正，仍以逍遥散合四君子汤加减，加厚朴、茯苓，改川芎 9g 为 6g，以疏肝健脾和胃善其后。

病案十四 董×，女，55 岁。2005 年 1 月 14 日初诊。

初诊 胃胀痛月余。1 个月前因情绪变化致胃痞闷渐至胃胀痛，经服用木香顺气丸等药病情稳定。现胃胀痛，伴泛酸，上症以食后甚，情绪急躁，只吃软食，吃硬食则觉胸骨后不适，夜间口干、口苦，大便正常。舌淡红苔薄黄稍腻，脉弦弱。

辨证：肝气犯胃。

治法：疏肝降气，健脾和胃止痛。

方药：柴胡疏肝散合四君子汤加减。处方：白芍 9g，柴胡 6g，川芎 6g，枳壳（炒）6g，人参 10g，白术（炒）9g，香附 9g，广木香 6g，佛手 6g，瓦楞子（煅）12g，砂仁 6g，甘草 3g。3 剂，水煎服，日 1 剂。

医嘱：忌辛辣；避免情绪急躁。

二诊 药后胃胀痛减轻，仍泛酸，口苦，情绪不稳。舌淡红苔薄白，脉沉弦。方药对证，效不更方，治综上方意，加厚朴 6g，佩兰 6g。3 剂，水煎服，日 1 剂。

三诊 药后胃痛未作，口苦止，仍胃胀，时泛酸，偶心烦不安，眠差。舌淡红苔薄白，脉弦数。方药对证，效不更方，治综上方意，减厚朴、佩兰，加青竹茹 6g。3 剂，水煎服，日1剂。

四诊　药后胃痛止，胃胀减，情绪渐趋稳定，大便质可，2～3日一行。舌淡红苔稍黄腻，脉沉弦。方药对证，效不更方，治综上方意。处方：生白芍9g，柴胡6g，川芎6g，枳壳（炒）6g，青竹茹6g，人参10g，白术（炒）9g，香附9g，广木香6g，佛手6g，瓦楞子（煅）12g，砂仁6g，甘草3g，厚朴6g，苏梗6g。6剂，水煎服，日1剂。

五诊　药后病愈，唯情绪易急，效不更方，治综上方意，减苏梗，加郁金9g。6剂，水煎服，日1剂。忌辛辣太过。避免情绪急躁。药后病愈。

分析：本案胃胀痛与泛酸并见为肝气犯胃的主要诊断要点。肝气疏泄太过，横逆犯胃，胃降失职，浊气不降，气机郁滞中焦则胃胀痛。肝失疏泄太过，情志失舒则情绪急躁。肝气逆犯胃，气机逆乱，化热伤津则泛酸、口干、口苦。舌淡红，苔薄黄稍腻，脉弦弱示气虚不畅，兼有化热停湿之象。诊为胃脘痛肝气犯胃证，方以柴胡疏肝散合四君子汤加减。治疗体现在理肝气基础上降肝气的治疗特点，参以健脾和胃以复胃之通降。方以柴胡理肝气，川芎调肝气之升降与降气之枳壳和敛肝之白芍以达降肝气之目的，肝复疏泄，则木不犯土。四君子汤加减，以益气和胃，以复清升浊降之机，土旺则防木乘，亦有土中泻木之义，佛手、煅瓦楞为肝气犯胃不和而设，伍砂仁、广木香行气以调脾胃，并防益气之品壅滞。二诊，仍泛酸、口苦，提示中焦气机郁结湿阻之机未减，故加厚朴、佩兰以加强行气除胀化浊之功。三诊胃痛控制，但数脉、心烦等症示郁热之征明显，减厚朴、佩兰防其燥，加青竹茹清肝胃郁热。四诊病情持续好转，但苔黄腻，大便虽质可，但2～3日一行，示气滞湿浊阻滞之机仍在，故加厚朴、苏梗以行气降气复脾胃气机升降，行气化湿。五诊药后唯情绪易急，效不更方，治综上方意，仍以疏肝降逆和胃为治，但减苏梗之行，加郁金以加强解郁清心之力，以善其后。随证加减灵活，药后病愈。

病案十五　张×，男，35岁。2003年10月17日初诊。

初诊　胃胀痛反复发作3年余，加重20天。3年来胃胀痛反复发作，经服用中药及斯达舒症状可缓解，近20天又加重，现胃胀痛，伴嗳气、烧心、恶心欲呕，牵及背胀，头胀痛，纳可，二便调。舌红苔薄白，脉弦数。

辨证：肝气犯胃。

治法：疏肝清热，健脾和胃止痛。

方药：柴胡疏肝散合四君子汤加减。处方：白芍9g，柴胡6g，川芎9g，枳壳（炒）6g，青竹茹6g，人参10g，白术（炒）9g，香附9g，佛手6g，厚朴6g，广木香6g，瓦楞子（煅）12g，砂仁6g，甘草3g。3剂，水煎服，日1剂。

医嘱：忌辛辣；避免情绪急躁。

二诊　药后胃痛未作，胃胀减，嗳气、烧心及恶心均未作，唯时背痛，近日时心慌，双目涩。舌淡红，苔薄白，脉弦弱。方药对证，效不更方，治综上方意，加当归9g，6剂，水煎服，日1剂。

三诊　服药6剂，药后诸症基本控制，胃痛未作，嗳气烧心及恶心未作，背胀头胀未作，心慌及双目涩亦止，胃胀止，停药4天，病情稳定，唯胃胀于晚饭前时作，程度减轻，食后缓解。舌淡红，舌苔薄白，脉弦弱。上方减生白芍、炒枳壳、青竹茹、厚朴加炒白芍9g，生黄芪25g，大腹皮6g。处方：当归9g，白芍（炒）9g，柴胡6g，川芎9g，人参10g，白术（炒）9g，香附9g，佛手6g，生黄芪25g，大腹皮6g，瓦楞（煅）12g，砂仁6g，广木香6g，甘草3g。6剂，水煎服，日1剂。

分析：本案胃胀痛与背胀、头胀痛并见为肝气犯胃的主要诊断要点。肝气逆乱，横逆犯胃，气机郁滞则胃胀痛；肝气犯胃则背胀；肝气犯胃，胃失和降，胃气上逆则嗳气，恶心欲呕；肝气上逆于头则头胀痛；烧心，舌红苔薄白，脉弦数，亦体现肝失疏泄，气机逆乱有化热之象，故治以疏肝清热，健脾和胃止痛。方以柴胡疏肝散合四君子汤加减。治疗体现在疏肝基础上降肝气清热的治疗特点，参以健脾和胃以复胃之通降。方以柴胡疏肝气，川芎调肝之升降与降气之枳壳和敛肝之白芍以达降肝气之目的，肝复疏泄，则木不犯土，青竹茹清胃腑之热。四君子汤加减，以益气和胃，以复清升浊降之机，土旺则防木乘，亦有土中泻木之义，佛手、煅瓦楞为肝气犯胃不和而设，伍砂仁、广木香行气以调脾胃，并防益气之品壅滞。二诊药后诸症减轻，故诊断无需修改，治法仍以疏肝清热，健脾和胃为治，出现心慌，目涩之症，提示血分不足之象。但加当归以养心润目，且养血柔肝之品，兼具养肝体助肝用之效，当归性温不碍调气之治。三诊方药对证，药后诸症控制，肝失疏泄、肝气犯胃之机已复常，唯晚饭前时胃胀，食后复，脾胃气弱之象未完全恢复，为防土虚木乘，治以疏肝行气、健脾和胃，方选逍遥散合四君子汤加减，以善其后。

病案十六 商×，女，38岁。2003年10月31日初诊。

初诊 胃胀痛反复发作2年余，加重3个月。2年来反复发作胃胀痛，经服用中西药（不详）症状时轻时重，近3个月来症状加重，现胃胀痛，伴嗳气，泛酸，无烧心，纳呆食少，时饮食后胸骨后阻塞感，嗳气后，胃胀痛缓，眠可，二便调。舌红苔薄白，脉弦弱。

辨证：肝气犯胃。

治法：疏肝清热，健脾和胃止痛。

方药：柴胡疏肝散合四君子汤加减。处方：生白芍9g，柴胡6g，川芎9g，枳壳（炒）6g，青竹茹6g，人参10g，白术（炒）9g，香附9g，佛手6g，瓦楞子（煅）12g，砂仁6g，甘草3g。3剂，水煎服，日1剂。

医嘱：忌辛辣、寒凉，避免情绪急躁。

二诊 药后症妥，仍胃胀痛，晚上发作甚，伴嗳气，泛酸，纳少，眠可，二便调。舌淡红苔薄白，脉弦弱。加厚朴6g，广木香6g。3剂，水煎服，日1剂。

三诊 药后胃胀痛及嗳气明显减轻，饮食好转，仍时泛酸，夜间时胃痛，近日时口中发凉，眠可，二便可。舌淡红苔薄白，脉弦弱。处方：当归9g，白芍（炒）9g，柴胡6g，川芎9g，人参10g，白术（炒）9g，香附9g，佛手6g，广木香6g，厚朴6g，苏梗6g，瓦楞子（煅）12g，砂仁6g，甘草3g。3剂，水煎服，日1剂。

四诊 药后胃痛未作，胃胀减，口中凉减，饮食好转，仍时胃胀，嗳气程度减，偶泛酸。舌淡红苔薄白，脉弦弱。上方加佩兰6g，陈皮9g。3剂，水煎服，日1剂。

五诊 药后胃痛未作，胃胀持续减，夜间显著减轻，唯时嗳气，二便可，时泛酸。舌淡红苔薄白，脉弦弱。处方：当归9g，白芍（炒）9g，柴胡6g，人参10g，白术（炒）9g，香附9g，佛手6g，广木香6g，苏梗6g，瓦楞子（煅）12g，砂仁6g，陈皮6g，甘草3g。3剂，水煎服，日1剂。

六诊 药后胃痛胃胀均未作，纳食正常，泛酸未作，唯食后嗳气，能自行缓解，余无异常。舌淡红苔薄白，脉弦弱。上方加郁金9g，以善其后。

分析：本案胃胀痛，嗳气并见为肝气犯胃主要诊断要点。肝之疏泄太过，肝气横逆犯胃，脾胃气机郁滞则胃胀痛；肝气犯胃，胃失和降则嗳气、泛酸、纳呆食少，舌红苔薄白，脉弦弱为肝失疏泄，气滞化热兼气虚之征，故治以疏肝降气，健脾和胃止痛，方以柴胡疏肝散合四君子汤加减。二诊因病程漫长，虽药至症状改善不明显，但辨证准确则诊断不改，治综上方意，但加厚朴、广木香加强行气除胀之药。三诊药后胃胀痛，嗳气明显减轻，则说明肝气犯胃，肝气亢逆之征已渐复，患者夜间胃痛时作，则说明气机郁滞之征明显，故诊断为肝胃不和，治疗由疏肝降气，改为舒肝解郁，健脾和胃，方以逍遥散合四君子汤加减。四诊药后症状控制，时泛酸，体现湿郁之征，效不更方，治综上方意，但加佩兰、陈皮加强健脾和胃祛湿之功。五诊、六诊药后诸症明显减轻，效不更方，治综上方意，舒肝解郁，健脾和胃为法，方宜逍遥散合四君子汤加减以善其后。

病案十七 赵×，男，52岁。2004年11月9日初诊。

初诊 胃胀痛反复发作日久，加重10个月。素有胃胀痛病史，近10个月来胃胀痛加重，伴右胁胀满隐痛，上症每因情绪及天气变化而加重，发作时伴泛酸，厌油腻，体力可，二便可。舌红少苔，脉弦弱。

辨证：肝气犯胃，肝胆不和。

治法：疏肝清热利胆，健脾和胃止痛。

方药：柴胡疏肝散合四君子汤加减。处方：白芍9g，柴胡6g，川芎9g，枳壳（炒）6g，青竹茹6g，人参10g，白术（炒）9g，香附9g，川楝子（炒）9g，川连（炒）6g，吴茱萸4g，砂仁6g，甘草3g。6剂，水煎服，日1剂。

医嘱：忌辛辣，避免情绪急躁。

二诊 药后胃胀痛及右胁胀满隐痛明显减轻，仍急躁易怒，纳呆，嗳气，泛酸。舌尖红苔白，脉弦。加青皮6g。6剂，水煎服，日1剂。

三诊 药后胃胀痛未作。嗳气，泛酸明显减轻，仍有右胁胀满隐痛，舌红赤苔薄白黏，脉弦数。处方：当归9g，白芍（炒）9g，柴胡6g，陈皮9g，人参10g，白术（炒）9g，香附9g，郁金9g，川楝子（炒）9g，醋鳖甲12g，青皮6g，瓦楞子（煅）12g，砂仁6g，甘草3g。6剂，水煎服，日1剂。

四诊 胃痛未作，泛酸止。唯时嗳气，右胁时胀满舌淡红苔薄白，脉弦弱。加广木香6g。6剂，水煎服，日1剂。

分析：本案胃胀痛，泛酸并见为肝气犯胃主要诊断要点。肝之疏泄太过，肝气横逆犯胃，脾胃气机郁滞则胃胀痛；肝气犯胃，胃失和降则泛酸；右胁胀满隐痛、厌油腻提示肝胆不和，舌红少苔，脉弦弱为肝失疏泄，气滞化热兼气虚之征，故治以疏肝降气，健脾和胃止痛，方以柴胡疏肝散合四君子汤加减。二诊药后胃胀痛及右胁胀满隐痛明显减轻，仍急躁易怒，纳呆，嗳气，泛酸。舌尖红苔白，脉弦。提示肝气郁结明显，故加青皮加强疏肝理气之功。三诊药后胃胀痛未作，嗳气，泛酸明显减轻，提示肝气疏泄太过之机已复，但仍有右胁胀满隐痛，舌红赤苔薄白黏，脉弦数。说明肝气郁结之征又现，故治疗由疏肝降气，改为舒肝解郁，健脾和胃，方以逍遥散合四君子汤加减，加香附、郁金、醋鳖甲、青皮加强疏肝散结之力。四诊胃痛未作，泛酸止。唯时嗳气，右胁时胀满，效不更方，治综上方意，舒肝解郁，健脾和胃为法，方宜逍遥散合四君子汤加减以善其后。

病案十八 宋×，女，64岁。2002年10月22日初诊。

初诊 胃痛反复发作5年余，加重4个月。5年来反复发作胃痛，多因饮食不慎或情

绪变化而诱发，经服用中药，丹桂香等药症状减轻，近 4 个月来病情反复，服用胃康宁、丹桂香等症状改善不明显。现胃痛，伴嗳气，烧心，离心，无泛酸，纳呆食少，矢气多，大便偏稀，日行 1～3 次，体倦乏力，眠可。舌淡红，苔薄白边有齿痕，脉沉弦弱。检查示：萎缩性胃炎。

辨证：肝胃不和、肝脾不和。

治法：健脾益气，舒肝和胃止痛。

方药：逍遥散合四君子汤加减。处方：当归 9g，白芍（炒）9g，柴胡 6g，陈皮 6g，人参 10g，白术（炒）9g，香附 9g，郁金 6g，青竹茹 6g，瓦楞子（煅）12g，砂仁 6g，佩兰 6g，甘草 3g。6 剂，水煎服，日 1 剂。

二诊　药后胃痛明显减轻，大便好转，仍不成形，伴嗳气，烧心，离心，纳呆食少，矢气多。舌质淡红，舌苔薄白，脉沉弦弱，上方加厚朴 6g，陈皮 6g 改 9g。6 剂，水煎服，日 1 剂。

三诊　药后胃痛未作，纳食好转，嗳气，烧心及矢气均减，唯大便偏稀，时离心。舌质淡红，舌苔薄白，脉沉弦，上方减郁金、佩兰、厚朴，加生黄芪 25g，佛手 6g，炒山药 9g，陈皮 9g 改 6g。处方：当归 9g，白芍（炒）9g，柴胡 6g，陈皮 6g，人参 10g，黄芪 25g，白术（炒）9g，香附 9g，佛手 6g，山药（炒）9g，瓦楞子（煅）12g，砂仁 6g，广木香 6g，甘草 3g。6 剂，水煎服，日 1 剂。

四诊　药后胃痛未作，纳食及体力好转，嗳气，烧心，离心及矢气基本控制，唯食后胃不适，大便偏稀，日 1 次。近日腰痛。舌质淡红，舌苔薄白，脉沉弦。上方加桑寄生 9g。6 剂，水煎服，日 1 剂。

五诊　药后胃痛未作，纳食及体力正常，嗳气，烧心，离心控制，大便渐成形，日 1 次，唯腰痛，矢气多。舌质淡红，舌苔薄白稍厚，脉沉弦，上方减生黄芪、山药（炒）、桑寄生，加郁金 9g。处方：当归 9g，白芍（炒）9g，柴胡 6g，陈皮 6g，人参 10g，白术（炒）9g，香附 9g，佛手 6g，瓦楞子（煅）12g，砂仁 6g，广木香 6g，郁金 9g，甘草 3g。6 剂，水煎服，日 1 剂。

六诊　药后胃痛未作，烧心，离心消失，唯矢气多，时嗳气，大便渐成形，日 1～2 次，纳少，腰痛。舌质淡红，舌苔薄白，脉沉弦弱，上方加生黄芪 25g。6 剂，水煎服，日 1 剂。

七诊　药后症状基本控制，胃痛止，烧心，离心及嗳气未作，矢气多改善，大便基本正常，唯纳少，腰痛。舌质淡红，舌苔薄白，脉沉细弱。处方：黄芪 25g，人参 10g，白术（炒）9g，茯苓 9g，白芍（炒）9g，柴胡 6g，香附 9g，广木香 6g，麦芽（炒）6g，砂仁 6g，佩兰 6g，甘草 3g。3 剂，水煎服，日 1 剂。

八诊　药后纳食好转，腰痛亦好转，唯时胃痞闷，余无不适。舌质淡红，舌苔薄白，脉沉弱。上方加枳壳（炒）6g。3 剂，水煎服，日 1 剂。

九诊　药后症状消失，唯时腰痛。舌质淡红，舌苔薄白，脉沉细弱，上方减枳壳（炒）、麦芽（炒）、佩兰，加郁金 25g，桑寄生 25g，煅瓦楞 40g，山药（炒）30g，佛手 20g 炼蜜为丸。

处方：黄芪 50g，人参 40g，白术（炒）30g，茯苓 30g，白芍（炒）30g，柴胡 20g，香附 30g，郁金 25g，佛手 20g，广木香 20g，桑寄生 25g，瓦楞（煅）40g，山药（炒）

30g，砂仁 25g，甘草 10g。制法：上药共为细末，炼蜜为丸，每丸重 9g，每服 1 丸，日 2 次，温开水送服。

十诊 药后症状控制，唯偶有多食则胃痞闷。舌质淡红，舌苔薄白，脉沉弦，上方减煅瓦楞、山药（炒），加茯苓 30g，女贞子 30g，枳壳（炒）20g，麦芽（炒）20g，炼蜜为丸。处方：黄芪 50g，人参 40g，白术（炒）30g，茯苓 30g，陈皮 20g，白芍（炒）30g，柴胡 20g，香附 30g，郁金 25g，佛手 20g，女贞子 30g，广木香 20g，桑寄生 25g，枳壳（炒）20g，麦芽（炒）20g，砂仁 25g，甘草 10g。制法：上药共为细末，炼蜜为丸，每丸重 9g，每服 1 丸，日 2 次，温开水送服。

分析：肝失疏泄，肝气郁结影响脾胃，气机升降失常，脾胃气滞则胃痛，肝胃不和，胃失和降则嗳气、烧心，离心提示肝胃郁热之征，肝脾不和，脾失健运则纳呆食少，脾湿下注则便稀，舌淡红苔薄白，脉沉弦弱，亦为肝郁气弱之象，故治以舒肝解郁，健脾和胃止痛。方以逍遥散合四君子汤加减，加香附、陈皮加强理气疏肝和胃之功，郁金、青竹茹、瓦楞子为肝胃郁热烧心而设，砂仁、佩兰芳香行气化湿浊为脾虚有湿而伍。二诊药后胃痛明显减轻，大便好转，仍不成形，伴嗳气、烧心、离心，纳呆食少，矢气多，方药对证，故诊治不变，法仍以疏肝和胃，健脾益气为治，但加厚朴，陈皮 6g 改 9g 以加强调理中焦，行气除胀之力。三诊药后诸症减轻，唯大便稀仍在，说明气机郁结之机渐复，脾虚有湿之机仍在，故陈皮减量并减去郁金、佩兰、厚朴等行气之品，加生黄芪、山药（炒）以健脾益气止泻，佛手调和肝脾，以达土中泻木。四诊药后诸症基本控制，效不更方，治综上方意，仍以疏肝健脾和胃为法，方以逍遥散合四君子汤加减，因近日腰痛，但加桑寄生补肝肾强腰膝之药。五诊药后诸症基本控制，效不更方，唯药后矢气多反复，苔渐厚，说明补益之剂偏重，有敛邪之弊，故治综上方意，但减生黄芪、山药（炒）、桑寄生健脾益气补益之品，加郁金以活血理气解郁。六诊药后诸症基本控制，唯矢气多，浊气降之太过，为体现清升浊降之理，治综上方意，仍以疏肝健脾和胃为法，方以逍遥散合四君子汤加减，但加生黄芪益气升清。七诊药后诸症基本控制，唯纳少，说明体内肝郁脾胃气滞之征已渐复，唯脾胃虚弱，纳运之职未复，故治疗由舒肝解郁，健脾和胃，转为健脾益气和胃为主，兼以疏肝行气，方以香砂六君子汤加减，加生黄芪加强健脾益气之力，佩兰易半夏，芳香醒脾化湿浊，为脾虚停湿而设，加白芍（炒）、柴胡、香附、麦芽（炒）疏肝理气以防脾虚木乘，麦芽（炒）又具消食之职，为脾虚运化失职而伍。八诊药后诸症基本改善，唯时胃痞闷，说明体内仍有脾升胃降失职之征，故治综上方意，仍以健脾益气和胃为治，但加枳壳配白术以健脾行气治胃痞满。九诊、十诊方药对证，症状消失，病情稳定，结合本病治疗过程，肝脾不调，肝胃不和之机均有，通过第一阶段的疏肝和胃为主，到第二阶段的健脾益气为主的治疗，肝郁脾胃气滞之征以渐复正常，脾胃气虚之象亦渐消，故取丸者缓也之义，方以健脾益气和胃兼以疏肝利气为治，兼顾患者身体素质，以丸药巩固疗效。

病案十九 李×，男，20 岁。2004 年 8 月 10 日初诊。

初诊 胃痛反复发作日久。素有胃痛病史。每因食凉而作，曾服用中药（具体不详）症状有所缓解。现胃痛不胀，时烧心，偶嗳气，偶泛酸，体倦乏力，晨精神不振，纳可，二便调，睡眠多梦，时梦遗。舌淡红苔薄白，脉弦弱。

辨证：肝脾不和。

治法：健脾益气，疏肝和胃止痛。

方药：四君子汤合黄芪补气汤、芍药甘草汤加减。处方：黄芪25g，人参10g，白术（炒）9g，茯苓9g，白芍（炒）9g，柴胡6g，香附9g，佛手6g，瓦楞子（煅）12g，广木香6g，砂仁6g，甘草3g。3剂，水煎服，日1剂。

医嘱：忌寒凉，避免劳累。

二诊　药后烧心、嗳气未作，仍胃痛，多于晨起作，泛酸阵作，体倦神疲，睡眠多梦，舌淡红苔薄白，脉弦弱。加郁金6g。3剂，水煎服，日1剂。

三诊　自行加服上方4剂，药后胃痛减，体力复，精神好转，眠可，烧心、嗳气及泛酸均减轻，仍晨起胃隐痛，食后缓解，近日口疮。舌淡红苔薄白，脉弦弱。治以舒肝解郁为主，兼以健脾益气。方以逍遥散合四君子汤加减。处方：当归9g，白芍（炒）9g，柴胡6g，陈皮9g，人参10g，白术（炒）9g，香附9g，佛手6g，瓦楞子（煅）12g，广木香6g，砂仁6g，郁金6g，甘草3g。6剂，水煎服，日1剂。嘱其忌寒凉、辛辣太过。

四诊　自行加服前方4剂，药后胃痛止，烧心、嗳气及泛酸未作，体力复，唯晨起胃脘不适，食后缓解，偶晨起恶心。舌红少苔，脉弦弱。加茯苓6g，黄芪25g。6剂，水煎服，日1剂。嘱其平素忌寒凉太过。药后病愈。

分析：脾气虚，食凉则伤脾，脾气虚，中焦升降之机弱，土虚木乘，中焦气机郁滞不通则胃脘痛。脾气虚，清气不升则体倦乏力，精神不振，睡眠多梦。脾气虚弱，清不升则影响浊不降，胃失和降则嗳气。烧心、泛酸示中焦时有郁热之征。脉弦弱，示气虚肝气郁滞之象。本案初诊胃痛与体倦乏力、精神不振、脉弱、多梦并见示中焦气机郁滞以清气不升为主，即胃脘痛偏脾气虚为主，肝主疏泄，调畅全身气机，促进脾胃气机升降，土虚木乘，故诊为肝脾不和，治以健脾益气，调和肝脾，方以四君子汤合黄芪补气汤、芍药甘草汤加减以健脾益气治脾气虚，脾气旺则一身之气足，肝气足则疏泄有度，并达土中泻木之效。芍药甘草汤加减柔肝缓急以止痛，调和肝脾，使木能疏土。柴胡、香附、郁金以疏肝理气，并助脾胃气机升降。佛手、煅瓦楞为调和肝与脾胃关系而伍。二诊药后烧心、嗳气未作，说明胃主通降之机渐复，胃痛与体倦、神疲、睡眠多梦、脉弱仍在，说明脾气虚，肝脾不和之机未复。虚则补之不能立即取效，故诊治无须修改。胃痛多于晨起作，则说明气郁之征显，故治综上方意，加郁金加强行气舒肝之力。三诊药后胃痛减，体力复，精神好转，眠可，烧心、嗳气及泛酸均减轻，仍晨起胃隐痛，食后缓解，近日口疮。脾气虚之机渐复，天人相应，一日分四时朝则为春，配五脏为肝，胃隐痛晨起作，说明肝郁之机突现，故治疗方案改为舒肝解郁为主，兼以健脾益气，方以逍遥散合四君子汤加减。加香附、郁金加强舒肝解郁之力。加佛手、煅瓦楞以调肝胃气滞。伍陈皮、砂仁、广木香为理气和胃，并防四君子汤益气之品壅滞之偏。四诊药后症状基本控制，虚则补之非一时之力，结合本病有脾气虚之机，故加茯苓、生黄芪以加强健脾益气之功以治本而善后。

本案治疗过程从健脾益气为主，兼以疏肝理气，到舒肝解郁为主，兼以健脾益气，最后以二者并重以善后，整个诊治过程，病机分析主次清晰，阶段性明确，体现了中医学辨证论治的优势，故治疗效果明显，药后病愈。肝脾不和是先生从肝论治胃脘痛常用辨证分型之一。张珍玉先生强调，从经典"见肝之病，知肝传脾，当先实脾"（《金匮要略·脏腑经络先后病脉证第一》）的论述，提示了肝与脾关系失常而病的常见发病途径有肝病传脾。但从胃脘痛肝脾不和证的临床表现看，肝脾不和，多是在脾气虚，一身之气不足，导致肝气虚疏泄不及，或脾气虚，血生化不足，血不养肝，而致肝疏泄不及，即土虚木乘。因此胃脘痛肝脾不和的病机在病变的不同发展阶段有肝脾不和以脾虚为主和肝脾不和以肝郁为主的主次之分，临床辨证论治必须主次清楚，方能疗效显著。本案胃脘痛肝脾不和证案即是对这一特点的体现。

病案二十 郑×，女，16 岁。2004 年 1 月 13 日初诊。

初诊 食后胃痛日久，加重 2 周。曾服用消食片、快胃片等药，症状改善不明显。现食后胃痛，晚饭后尤甚，伴恶心欲呕，睡中磨牙，纳少，时头痛，大便时干。舌淡红苔薄白，脉数弱。

辨证：脾胃虚弱。

治法：健脾益气和胃止痛。

方药：香砂六君子汤加减。处方：人参 10g，白术（炒）9g，茯苓 9g，陈皮 6g，白芍（炒）9g，香附 9g，广木香 6g，砂仁 6g，麦芽（炒）6g，甘草 3g。3 剂，水煎服，日 1 剂。

医嘱：忌寒凉。

二诊 药后食后胃痛减轻，恶心欲呕减，仍纳少，睡中磨牙，时头痛，大便时干。舌淡红苔薄白，脉弦弱。加焦山楂 6g。3 剂，水煎服，日 1 剂。嘱其忌寒凉太过。

三诊 药后胃痛消失，纳食好转，头痛未作，大便基本正常，仍睡中磨牙。舌淡红苔薄白，脉弦弱。效不更方，仍以健脾益气和胃为治。处方：人参 10g，白术（炒）9g，茯苓 9g，陈皮 6g，白芍（炒）9，香附 9g，苏梗 6g，广木香 6g，砂仁 6g，麦芽（炒）6g，甘草 3g。6 剂，水煎服，日 1 剂。药后续服香砂养胃丸，日 2 次，每次 1 包。药后诸症愈。

分析：从中医脏腑辨证角度而言，胃脘痛应分清偏脾和偏胃。一般而言，偏脾病以补气为主，偏胃病以理气为主。然脾胃相对而言，以脾为中心，脾胃同病，治胃为治标，治脾方为治本之举。再者肝主疏泄促进脾胃气机升降，因此治疗上可从疏肝理气入手，以促进脾胃气机之升降。

本案胃痛食后作，纳少，表现出明显的脾胃虚弱之征，且胃痛多于晚饭后作，提示天人相应，阳失阳助，脾胃虚弱以脾气虚为主的机制。恶心欲呕、时头痛、大便时干，提示脾胃虚弱，升清降浊失职，清不升则头痛，浊不降则便干，上逆则恶心欲呕，睡中磨牙亦为脾胃虚弱不和之征。因此治疗突出以健脾益气治脾为本，兼以理气和胃治肝的治疗理念。方香砂六君子汤加减。以人参、白术（炒）、茯苓、陈皮、砂仁健脾益气和胃，以复脾胃纳运之职，白芍（炒）调和肝脾，香附疏肝理气，以防土虚木乘，广木香行气，麦芽（炒）健脾消食且能疏肝行气。二诊药后胃痛减轻，恶心欲呕减，仍纳少，睡中磨牙，时头痛，大便时干。舌淡红苔薄白，脉弦弱。药后胃痛减轻，恶心欲呕减说明脾胃气机郁滞之机渐复，仍纳呆，示脾胃虚弱之机仍在，故加消食健脾之焦山楂，以助脾胃纳运之职。三诊药后胃痛消失，纳食好转，头痛未作，大便基本正常，仍睡中磨牙。舌淡红苔薄白，脉弦弱。药后胃痛消失，纳食好转，说明脾胃虚弱郁滞之机渐复，但睡中磨牙示脾胃不和之机仍在，且虚则补之需待时日，不能仅以临床症状消失为目的，故仍以健脾益气和胃为治。最后，取丸者缓也之义，以香砂养胃丸调养脾胃以善后。

病案二十一 付×，男，20 岁。2003 年 3 月 7 日初诊。

初诊 胃隐痛 3 个月余，加重 3 天。素有胃痛病史，经服用温胃舒颗粒剂中药等病情稳定，3天前因食不慎，胃痛又作，未作治疗，现胃隐痛，多于饭后及夜间尤甚，无嗳气，无反酸，纳食可，二便调，月经规律。舌淡红苔薄白，脉弦弱。

辨证：脾胃虚弱。

治法：健脾益气和胃止痛。

方药：香砂六君子汤加减。处方：人参10g，白术（炒）9g，茯苓9g，陈皮6g，白芍（炒）9g，柴胡6g，厚朴6g，佛手6g，香附9g，砂仁6g，广木香6g，甘草3g。3剂，水煎服，日1剂。

二诊 药后胃痛明显减轻，唯夜间时有胃痛，程度减，近日食后胃痞闷，能自行缓解。舌质淡红，舌苔薄白，脉弦弱，上方加佩兰6g。3剂，水煎服，日1剂。

三诊 自服上方6剂，药后胃痛未作，食后胃痞闷亦未作，余无不适。舌质淡红，舌苔薄白，脉弦弱，上方减厚朴、佩兰、佛手，加苏梗6g。处方：人参10g，白术（炒）9g，茯苓9g，陈皮6g，白芍（炒）9g，柴胡6g，香附9g，砂仁6g，广木香6g，苏梗6g，甘草3g。3剂，水煎服，日1剂。

分析：脾胃虚弱，气机升降失常，气机郁滞则胃痛，空腹气血虚弱，夜间阳气弱，阴气盛则脾胃之气郁甚，胃痛反复，舌淡红苔薄白，脉弦弱亦为脾胃虚弱兼气虚之征，故治以健脾益气和胃，方以香砂六君子汤加减。加白芍、柴胡、香附、佛手等加强疏肝理气，一则调肝以助脾胃气机升降，二则防土虚木乘。二诊药后胃痛明显减轻，唯夜间时有胃痛，程度减，近日食后胃痞闷，能自行缓解。方药对证，药后诸症减，故诊断无需修改，治综上方意，唯夜间时有胃痛，伴胃痞闷提示有湿气阻滞，加佩兰利湿化浊之品，以复脾胃升降之机。三诊药后胃痛未作，食后胃痞闷亦未作，余无不适。故减厚朴、佩兰、佛手之行以防破气，不利于脾胃虚弱之机恢复，加苏梗芳香醒脾理气，以防脾胃气滞复作，以善其后。

病案二十二 巩×，女，14岁。1996年11月8日初诊。

初诊 胃脘痛反复发作2个月余。2个月前，胃脘疼痛，当地医院诊为"胃扭转"。现胃脘灼痛，生气或情绪不好时加重，并有心烦易急，舌红苔薄白，脉沉弦弱。

辨证：脾胃虚弱，气机郁滞。

治法：健脾益气，理气止痛。

方药：香砂六君子汤加减。处方：人参10g，白术（炒）9g，香附9g，白芍（炒）9g，柴胡6g，枳壳（炒）6g，苏梗6g，麦芽（炒）12g，砂仁9g，甘草3g。6剂，水煎服，日1剂。

二诊 药后胃脘疼痛明显减轻，时感胃热。舌红苔薄白，脉弦数。效不更方，以原方酌情加减（加川楝子、厚朴、陈皮、佛手、西洋参、青竹茹等），继服20余剂，胃脘疼痛消失，病告痊愈。随访1年，未再复发。

分析：胃扭转，多为体质虚弱，脾胃气虚，升提无力所致。素脾胃虚弱，土虚木乘，气机郁滞不通则见胃脘痛。胃脘灼热，心烦易急，生气或情绪不好时加重，则示有胃弱肝气郁化热之征。舌红苔薄白，脉沉弦弱，亦为胃弱肝气郁滞之征。方选香砂六君子汤加减。方以人参、白术（炒）、甘草健脾益气；柴胡、白芍（炒）、香附、川楝子疏肝理气止痛；以枳壳、砂仁、苏梗、麦芽（炒）或川朴、陈皮、佛手理气除胀、和胃消食；加西洋参、竹茹清热养阴，诸药合用，共奏健脾益气、和胃消食、疏肝理气、清热止痛之功效。

病案二十三 吕×,男,10 岁。2003 年 4 月 15 日初诊。

初诊 胃痛 2 周。现胃痛阵作,无定时,伴恶心呕吐,纳呆食少,近 2 天大便稀。舌淡红少苔。脉沉弱。

辨证:脾胃虚弱,气机郁滞。

治法:健脾益气,理气止痛。

方药:香砂六君子汤加减。处方:人参 6g,白术(炒)4g,茯苓 4g,陈皮 5g,白芍(炒)5g,香附 5g,广木香 6g,砂仁 5g,甘草 3g。6 剂,水煎服,日 1 剂。

二诊 药后胃痛未作,纳食好转,大便基本正常,唯晨起恶心,近日鼻塞流涕。舌质淡红,舌苔薄白,脉沉弱,上方改广木香 6g 为 4g,加薄荷 4g(后入),青竹茹 4g。3 剂,水煎服,日 1 剂。

三诊 药后诸症控制,胃痛、嗳气及恶心未作,大便正常,鼻塞流涕止,唯纳食少。舌质淡红,舌苔薄白,脉沉弱。上方减香附、薄荷、青竹茹,加麦芽(炒)5g。处方:人参 6g,白术(炒)4g,茯苓 4g,陈皮 5g,白芍(炒)5g,广木香 4g,砂仁 5g,甘草 3g,麦芽(炒)5g。3 剂,水煎服,日 1 剂。

分析:脾胃虚弱,纳运功能减退,则纳呆食少;气机郁滞则胃痛;脾胃虚弱,升降失调,胃失和降则恶心呕吐;脾气虚湿浊下降则便稀。舌淡红苔薄白,脉沉弱为脾胃气弱之象。故治以健脾益气和胃,方以香砂六君子汤加减,加白芍(炒)、香附加强疏肝理气,以防土虚木乘。二诊药后胃痛未作,纳食好转,大便基本正常,脾胃气滞之机渐复,故广木香减量以防理气太过,不利于脾胃虚弱的恢复,唯晨起恶心提示肝经郁热犯胃,胃气上逆,加青竹茹以清热疏肝和胃,近日鼻塞流涕,加薄荷以疏散解表,且兼疏肝之职。三诊药后诸症控制,胃痛、嗳气及恶心未作,大便正常,鼻塞流涕止,唯纳食少。方药对证,效不更方,仍治以健脾益气和胃为法,唯纳食少,说明脾胃气虚未复,为防脾虚食积加麦芽健脾消食、疏肝和胃以善其后。

七、呃　逆

(一)理论述要

呃逆以气逆上冲,喉间呃呃连声,声短而频,令人不能自制为主症。《内经》称哕。金元时多称咳逆。又称吃逆、吃忒。俗称打咯忒。呃逆的基本病机是由胃气上逆动膈而成。引起胃失和降的病理因素有多种,如常见的寒气蕴蓄,燥热内盛,气郁痰阻,气血亏虚等。先生认为:在论治呃逆时,无论何种原因导致的胃气上逆,舒肝是很重要的一个方面,因肝主疏泄,调畅气机,促进脾升胃降。中焦脾胃气机升降是整个机体气机升降的枢纽,要和胃降逆,使胃主降浊,脾必然要升清。从舒肝解郁,降气止呃着手治疗呃逆,是先生的临证特点。

(二)病案举例

病案 顾×,女,39 岁。2003 年 3 月 25 日初诊。

初诊 喉间呃呃连声 1 个月余。1 个月前因生气致胸胁胀满,纳食减少,喉间呃呃连声。经服用西药治疗后(具体药不详),胸胁胀满,纳食减少症状减轻,仍喉间呃呃连声。

又经服用中药治疗后，效果不明显。现喉间呃呃连声，胸胁胀满，纳食减少，肠鸣矢气，病情常随情绪的波动而变化，睡眠可，小便可，大便干，2日一行，月经规律。舌质淡红，苔薄白，脉弦弱。

辨证：肝郁气滞。

治法：舒肝解郁，降气止呃。

方药：当归9g，白芍（炒）9g，柴胡6g，茯苓9g，人参10g，白术（炒）9g，香附9g，郁金6g，陈皮6g，枳壳（炒）6g，旋覆花9g（包煎），代赭石9g，砂仁6g，甘草3g。6剂，水煎服，日1剂。

医嘱：避免情志刺激。

二诊　喉间呃呃连声，胸胁胀满，纳食减少，肠鸣矢气症状均减轻。仍大便干。舌淡红，苔薄白，脉弦弱。药后病情减轻，说明方药对证，故治疗仍以舒肝解郁，降气止呃为治则。上方加大黄3g以泄热通便。

三诊　胸胁胀满，纳食减少，肠鸣矢气，大便干症状基本消失。喉间呃呃连声明显减轻。舌淡红，苔薄白，脉弦弱。表明脾胃气滞状态基本得以缓解。仍以舒肝解郁，降气止呃为治则。上方去大黄，以免苦寒伤胃。

四诊　喉间呃呃连声症状基本消失。余无明显不适。舌淡红，苔薄白，脉弦弱。表明患者肝郁气滞状态基本得以缓解。效不更方，上方继服6剂，以巩固疗效。处方：当归9g，白芍（炒）9g，柴胡6g，茯苓9g，人参10g，白术（炒）9g，香附9g，郁金6g，陈皮6g，枳壳（炒）6g，旋覆花9g（包煎），代赭石9g，砂仁6g，甘草3g。6剂，水煎服，日1剂。避免情志刺激。半年后随访，呃逆未再发作。

分析：本案系郁怒伤肝，肝失疏泄引起。木失条达，木不疏土，致胃失和降，胃气上逆，而引起呃逆。因此，肝郁气滞，胃气上逆是本病的基本病机。据此，先生以舒肝解郁，降气止呃为基本治则，方用逍遥散合四君子汤加减，方中柴胡舒肝解郁，当归、白芍养血柔肝。茯苓、白术健脾化湿，使运化有权。人参以益气。配香附、郁金、陈皮以增强行气之功。伍枳壳以宽胸理气。佐旋覆花、代赭石降逆止呃。砂仁和胃消食，甘草调和诸药。全方共奏舒肝解郁，降气止呃之效。二诊时，喉间呃呃连声，胸胁胀满，纳食减少，肠鸣矢气症状均减轻。仍大便干。舌淡红，苔薄白，脉弦弱。药后病情减轻，说明方药对证，故治疗仍以舒肝解郁，降气止呃为治则。上方加大黄以泄热通便。三诊时，胸胁胀满，纳食减少，肠鸣矢气，大便干症状基本消失，喉间呃呃连声明显减轻。表明脾胃气滞状态基本得以缓解。仍以舒肝解郁，降气止呃为治则。上方去大黄，以免苦寒伤胃。四诊时，喉间呃呃连声症状基本消失。余无明显不适。表明患者肝郁气滞状态基本得以缓解。效不更方，上方继服6剂，以巩固疗效。

八、嗳　气

（一）理论述要

嗳气乃口反食气之病。又名噫气。胃为水谷之海，无物不受，若因饮食不调，起居不时，致脾胃阴阳不和，脾之清阳不升，胃之浊阴不降，或胃中生痰生火，或脾胃虚衰，致使胃气上逆而为嗳气。属于"气机上逆"。嗳气之病机，主要是脾胃不和，胃气上逆所致。但先生认为，脾为脏，胃为腑。脏病多虚，腑病多实。若脾虚不运，升清受阻，则胃气不降，胃气上逆而致嗳气。从健脾益气入手，可使脾气升，胃气降，而嗳气自止。

（二）病案举例

病案　张×，女，55岁。1997年3月28日初诊。

初诊　触按腰腹则嗳气连声、大便费力1个月余。患者素有便秘病史，近来大便数日一行，便时费力，便出量少，时干时稀，便后有未尽感，伴脘腹胀满，触按腰腹则嗳气连声，声高气响，痛苦异常。胃肠钡餐透视显示：慢性胃炎，肠功能紊乱。先生诊其面容痛苦，舌红苔薄黄，脉沉弱。

辨证：脾虚气滞。

治法：健脾益气，理气除胀。

方药：黄芪25g，党参15g，白术（炒）9g，陈皮9g，香附9g，白芍（炒）9g，柴胡6g，肉苁蓉9g，砂仁9g，木香6g，甘草3g。6剂，水煎服，日1剂。

二诊　药后腹胀嗳气大减，大便通畅，便量增多，日一次，唯肛门处略有坠胀，触按腰腹时仍有嗳气，但嗳气次数明显减少。上方稍作加减，继服9剂，腹胀嗳气消失，大便正常，病告痊愈。随访1年未见复发。

分析：本案为气虚不运，脾虚不运，气血亏虚。气虚不运，传导受阻，故见大便秘结，腹脘胀满；"脾宜升则健，胃宜降则和"（《临证指南医案》），脾虚不升，胃失和降，胃气上逆，故嗳气频作，触按益甚。治之以黄芪、党参、白术补益脾气；土虚则木乘，故以柴胡、白芍、香附疏肝理气，木香、砂仁、陈皮理气和胃除胀；肉苁蓉为滋阴助阳之品，以之滋阴润肠，助阳通便。诸药合用共奏益气和胃，理气除胀之功效。

九、胃　鸣

（一）理论述要

胃中振水声，是临床比较少见的病症之一，水液是人体固有的组成部分。但津液的生成、输布和排泄，有赖于气的升降出入运动和气的气化、温煦、推动和固摄作用。津液的运行输布有赖于脾气的转输，肺气的宣降，肾中精气的蒸腾气化，才能使津液输布于全身。津液代谢后转变为汗液和尿液排出体外，也是通过气的气化作用来完成的。所谓"气行水亦行"（《血证论·阴阳水火气血论》）。先生认为，当气的推动和气化作用异常时，津液输布和排泄亦随之受阻，可出现水液停聚胃中而形成胃鸣。肝气不舒，克脾犯胃，脾失健运，水湿不化是形成胃鸣的重要病机。

（二）病案举例

病案　李×，男，23岁。1999年3月2日初诊。

初诊　胃中鸣响如振水声反复发作半年，多饮水则上述症状加重，多食则无不适，时有嗳气，偶有泛酸，大便先硬后溏。舌淡红苔薄白，脉弦弱。

辨证：肝脾不和。

治法：疏肝健脾。

方药：白芍（炒）9g，柴胡6g，川芎9g，枳壳（炒）6g，人参10g，白术（炒）9g，茯苓9g，郁金6g，瓦楞子（煅）12g，砂仁9g，苏梗6g，甘草3g。3剂，水煎服，日1剂。

二诊　药后胃中振水声减轻，嗳气、泛酸基本未作，唯大便偏稀，日一行。上方加薏米仁（炒）9g。3剂，水煎服，日1剂。

三诊　服药6剂，胃中振水声持续减轻，大便好转，每因受凉及多饮水后上述症状有反复之势。舌淡红苔薄白，脉弦弱。拟上方意：白芍（炒）9g，柴胡6g，川芎9g，枳壳（炒）6g，人参10g，白术（炒）9g，香附9g，薏米仁（炒）9g，广木香6g，砂仁6g，甘草3g。6剂，水煎服，日1剂。药后诸症愈。

分析：此案患者自觉胃中振动且有水声，是肝气疏泄太过，横逆犯脾胃之象。故治以柴胡疏肝，以复肝之疏泄之常，四君子加减健脾益气化湿以复脾运化之功，郁金、香附、木香、苏梗等行气之品，助肝脾恢复气之正常。煅瓦楞子以调肝胃不和而制酸。肝脾（胃）气机调则病愈。

十、泄　泻

（一）理论述要

泄泻，是张珍玉先生擅长治疗的病证之一。先生认为，泄泻之本，无不由于脾胃。脾胃运化失健，气机升降失常，水谷清浊不分，遂混杂而下，发为泄泻。然脏腑相连，五脏相关，脾胃的运纳还有赖于诸脏的协助配合尚能完成。临床所见，五脏之中，导致泄泻的主要因素是脾失健运，而肝失疏泄、肾失温煦也是影响脾运致发泄泻的常见原因。因此，泄泻的病位主要在脾，与肝、肾亦有密切关系。

1. 对泄泻基本证型及病机的分析

（1）脾虚湿盛证

脾虚运化失健，水谷不化精微，水酿为湿，谷反为浊，湿浊下注，故大便溏薄；清阳不升，反走大肠，故完谷不化；湿浊阻滞，气机不畅，故腹胀、腹泻、肠鸣；脾气虚弱，纳化失职，故纳呆食少；脾不散精，周身失养，故面色不华或萎黄，倦怠乏力；脾失健运，不耐饮食，故常因饮食过饱、过凉或饮酒、嗜食辛辣等因素，导致泄泻复发或加重。脾虚气血不足故舌淡，脉濡弱；湿浊内阻故舌胖有齿痕、苔白黏腻。

（2）肝脾不和证

肝失疏泄，克犯脾土，或脾气虚弱，土虚木乘，致肝脾不和。脾失健运，水谷不化，湿浊下注，故大便溏薄；肝失疏泄，气机不畅，大肠传导失常，故大便溏结不调或便下不畅；肝气不疏，脾运不健，气机阻滞，湿浊积滞结聚，故腹痛欲泻，泻后气机暂时畅通，故痛缓；由于肝经挟胃口、循胁肋、至巅顶，肝经不利故见脘腹胀满，胁痛头痛，《医碥·泄泻》云："有肝气滞，两胁痛而泻者，名肝泻。"肝调畅情志，肝气逆乱，情志不遂，故急躁易怒；情绪波动或精神紧张可加重肝失疏泄，故易引发肝脾不和而泄泻。肝脾不和之泄泻亦多见于黎明晨起之时,《张津青医案》记载:"肝病也有至晨而泄者,以寅卯属木,木气旺时,辄乘土位也。"黎明之时,在天为春,其应在肝,少阳之气开始萌动,引动体内湿浊阴邪借机而走,故见晨起泄泻。若肝气郁滞,血行不畅,则见暗红舌;肝病则脉弦,脾虚则脉弱。

（3）脾肾阳虚证

肾阳不足,命门火衰,脾失温煦,阴寒湿浊内盛故大便溏薄,清浊不分故完谷不化,阳虚不能化水故可见水样便。因为肾司开合,主约束二阴,为胃之关,若肾阳不足,关门不固,于子丑五更之后,阳气未复,阴气极盛之时,即令人洞泄,前人称之为"五更泄",又称"肾泄"。泻后大肠气机稍畅,故腹胀、腹痛、肠鸣稍安。

临床所见,肝泄与肾泄均可见于黎明时分,均有泻前腹胀、腹痛、肠鸣,泻后缓解的特点,二者的鉴别当在兼证。肝泄,一般有情志诱因,腹痛较重,胁痛脉弦;肾泄,由于阳虚阴盛,腰膝及四肢失于温养,则见腰膝酸软、畏寒肢冷;阳虚气化失职,则见尿少浮肿或夜尿频繁;阳虚鼓动无力,故阳痿;固摄无权,故早泄;阳虚无力鼓动气血,故脉沉弱。

（4）脾虚湿热证

脾虚日久,湿浊积滞,郁而化热,败血腐肉所致。由于脾失健运,传化失常,湿浊下注则发泄泻;久泻无火,命门火衰,胃关不固,故泻痢无度;湿热熏灼肠道,肠络受伤,气血瘀滞,败血腐肉,化为脓血,则大便带脓带血;气机不畅则腹痛,里急后重;肝气不疏,脾运不健,气机阻滞,湿浊积滞结聚,故腹痛欲泻,泻后气机暂时畅通,故痛缓;脾虚则纳呆食少;湿热下注则肛门灼热、尿黄、尿频。舌红示有热,苔白厚示湿盛,脉沉弱乃气虚之征。

上述四型,皆以脾虚为基础或由脾虚发展而来。若兼见头昏眼花,便意频频,脐腹坠胀者为脾虚气陷;兼见泻下不爽,肢体困重,浮肿呕恶者,为湿浊偏盛;若泻下腐臭,泻后痛减者为兼夹食积;若泻下急迫,夹有泡沫者为风邪偏盛;若泻下黄水,肠鸣绞痛者为肠道寒热不调。

2. 泄泻的论治规律

（1）以健脾为治泻之首务

虽然泄泻病证表现各异,具体病机有别,但其病机关键总归于脾虚,因此健脾是治疗泄泻的第一要务。《景岳全书·泄泻》指出"脾强者,滞去即愈,此强者之宜清宜利,可逐可攻也。脾弱者,因虚所以易泻,因泻所以愈虚,盖关门不固,则气随泻去……"可见,健脾益气是其他治泻方法的基础。

《素问·至真要大论》:"五味入胃,各归其所喜,故甘先入脾。"又,《素问·脏气法时论》曰:"脾欲缓,急食甘以缓之。"张介宾注:"脾贵充和温厚,其性欲缓,故宜食甘以缓之。"甘味属土,为脾所主,脾为湿土,甘能润土养土,故可补脾。《临证指南医案·脾胃》说:"太阴湿土,得阳始运。"脾喜燥恶湿,温性多燥,燥能胜湿;温能助阳,可顺脾用。所以,补脾当用甘温之品,如人参、白术、黄芪、扁豆、甘草等。

脾气主升,其健运散精全赖脾之升动之性,《脾胃论·天地阴阳生杀之理在升降浮沉之间论》中说:"盖胃为水谷之海,饮食入胃,而精气先输脾归肺,上行春夏之令,以滋养周身,乃精气为天者也;升已而下输膀胱,行秋冬之令,为传化糟粕,转味而出。乃浊阴为地者也。"以天地升降相因之理，阐释脾升与胃降的关系，并认为"或下泄而久不能升，是有秋冬而无春夏，乃生长之用。陷于殒杀之气，而百病皆起。"因此，选用清轻上浮之品升发脾之阳气，以助脾之生长之用，对健运脾气至关重要。黄芪兼具健脾益气及升发阳气双重功效，故为治泻之要药。脾气以升为健，病则易陷，张老治泻除习用黄芪外，还仿东垣之旨，善用柴胡、升麻等祛风药佐甘温之品，也可起到鼓舞清阳之气，升发脾胃之阳的疗效，如《脾胃论·随时用药加减法》所说："脾胃不足之证，须用升麻、柴胡苦平味之薄者，阴中之阳，引脾胃中阳气行于阳道及诸经，升发阴阳之气，以滋春气之和也；又引黄芪、人参、甘草甘温之气味上行，充实腠理，使阳气得卫外而为固也，凡治脾胃之药多以升阳补气名之者此也。"

湿浊是泄泻产生的病理因素之一，也是脾失健运的病理产物。苦温燥湿药可以除湿，甘温补脾药也可除湿，但二者机制不一。甘温补脾药通过振奋阳气，鼓动脾气的升动输转作用，使停聚之湿浊重新得以转运，使浊中之清升，浊中之浊降，水湿痰饮等自然运转消散。可见，甘温补脾药乃治本之剂，于脾虚湿胜之泄泻尤为切合，而用苦温燥湿药仅能祛邪治标。因此，燥湿药不一定健脾，而健脾药可以燥湿。所以，张珍玉先生一般选择"健脾"作为除湿的主要途径。

尤在泾《医学读书记·通一子杂论辨》中说："土具冲和之德，而为生物之本。冲和者，不燥不湿，不冷不热，乃能化生万物，是以湿土宜燥，燥土宜润，便归于平。"脾属土，乃中和之脏，虽以脾阳为用，然脾阴不可忽视。《医学衷中参西录·治泄泻方》说："滑利不止，尤易伤阴分……当此之际，欲滋其阴，而脾胃愈泥；欲健其脾，而真阴愈耗。"久泻易伤阴，出现湿胜与阴虚同见的复杂局面，治疗颇为棘手。张珍玉先生在久泻的治疗中时时注意固护阴液，临床上崇张锡纯经验，每每以山药治之，因"山药之性，能滋阴又能利湿，能滑润又能收涩"（《医学衷中参西录·治阴虚老热方》），"在上能清，在下能固，利小便而止大便"（《医学衷中参西录·治泄泻方》）。

（2）以疏肝为运脾之手段

肝主疏泄，促进脾胃的运化功能。肝失疏泄，木不疏土或木旺乘土，均可导致脾失健运而泄泻。《景岳全书·泄泻》云："凡遇怒气便作泻者，必先以怒时夹食，致伤脾胃，故但有所犯即随触而发，此肝脾两脏之病也，盖以肝木克土，脾之受伤使然。使脾气本强，即见肝邪未必能入，今既易伤则脾气非强可知矣。故治此者，当补脾之虚而顺肝之气，此故大法也。"刘草窗痛泻药方即为肝脾不和而设之调肝止泻方。可见，对肝失疏泄所致之泄泻，必须健脾、疏肝并投，肝气畅达不乘脾，则脾气健运泄泻自止。

张珍玉先生在治疗泄泻过程中，非常重视疏肝法的运用，认为，疏肝法不仅可以用于肝脾不和证型中，还可以广泛地应用于其他证型，理由如下：

第一，肝主升发，肝气舒畅条达可以促进脾气的升清。《素问·阴阳应象大论》说："清气在下，则生飧泄。"泄泻，尤其是久泻，大多存在脾气下陷。合理利用肝脾关系，通过疏肝，升发脾胃阳气，可达事半功倍的作用。

第二，肝主疏泄，调畅气机，可推动津液的输布环流。泄泻的基本病机存在着脾虚生湿与湿胜困脾的矛盾运动，除湿祛邪有助于恢复脾运，故为治疗泄泻的重要环节。从气与津液的关系而言，气能行津，气行则津行，气顺则一身之津液亦随之而顺。所以，寓除湿祛邪于疏肝理气之中，则三焦水道通畅，有利于湿浊的分利消散，湿浊去则脾运易复。

可见，即使没有肝郁或肝逆之象，同样可以运用疏肝之法。以疏肝促脾运，是张老治泻的特点之一。临床常用柴胡与白芍并投，疏肝开郁、柔肝缓急，二者伍用，以柴胡辛散顺肝之用，白芍酸敛养肝之体，刚柔相济，既达疏肝理气之效，又防柴胡劫伤肝阴。腹痛腹胀明显者，可配伍广木香、枳壳等行气除胀止痛。

（3）以温肾为健脾之羽翼

脾阳根于肾阳，肾阳不足，不能温脾，脾肾阳虚，清阳不化可致泄泻；久病及肾，久泻无火，泄泻日久必定导致命门火衰。因此，温补肾阳也是治疗泄泻的大法之一。《医宗必读·泄泻》在论治泻九法时，说："肾主二便，封藏之本，况虽属水，真阳寓焉，少火生气，火为土母，此火一衰，何以运行三焦，熟腐五谷乎？故积虚者必夹寒，脾虚者必补肾。"可见，温补肾阳能起如下作用：

第一，可达到振奋脾阳的目的。肾藏命门之火，一身之阳气非此不能发，脾以阳气为用，水谷的运化升清全赖脾阳的升动健运，而脾阳的充足需要命门之火的温煦与鼓动，因此，在甘温补脾治疗不效时，必须伍用温肾之品，尤如釜底加薪，使脾之阳气生生不息。

第二，可促进三焦水道的运行。《素问·灵兰秘典论》称："三焦者，决渎之官，水道出焉。"《难经》称其为"元气之别使"。三焦是水液运行的通道，通行元气，主持气化。《灵枢·本藏》谓："肾合三焦……"《类经·藏象类》亦说："三焦亦属乎肾也……惟三焦者，虽为水渎之府，然实总护诸阳，亦称相火，是又水中之火府。"可知，三焦相火亦根于肾阳，肾阳充足，则三焦水道得以温煦而通畅，使废液顺利下输膀胱，协助脾阳温化湿浊。

第三，可封固精微、约束大便。肾为封藏之本，藏精，开窍于二阴，二便的排泄也赖肾阳的气化。久泻往往与命门火衰，津液不化，下元不固有关。温补肾阳，一则激发命火，推动气化，使下焦之水升清降浊，循膀胱从小便而去；二则使下元封固有权，使大便有节制的排泄，同时防止水谷精微无故散失。

可见，温补肾阳可助脾之健运，使水谷化、水湿除而泄注止。张老治泻，常常在补脾的基础上，配伍补骨脂、骨碎补、五味子、益智仁、芡实、莲子等。此类补肾药温平不燥，补阳而不伤阴，固涩而不易恋邪，故于久泻肾虚，邪气不甚时使用，颇为贴切。张珍玉先生认为，泄泻病情复杂，常常虚实夹杂，运用收涩药必须慎重，非滑脱不禁，一般不可轻用诃子、罂粟壳之类。而补肾药是通过促进肾本身的封藏功能而产生固涩作用，主要是封固精气，而非邪气，因而使用较为安全。但遇明显腹胀腹痛者，说明湿浊积滞较重，当暂时不用，待邪气疏导后，再行补肾固涩。

（4）以淡渗为止泻之蹊径

淡渗，是用甘淡药物利水渗湿，使水湿从小便而去的方法。《景岳全书·泄泻》云："治泻不利小水，非其治也。"强调淡渗利尿在治疗泄泻过程中有重要作用。脾虚湿胜，小肠泌别失职，水湿不能渗入膀胱，而偏注于大肠，遂致泄泻。治疗上，湿邪不祛，泄泻难止。而祛湿之法，除健脾以治其本外，还可利用人体的自然生理通道，通过利小便，调节小肠的泌别清浊，使水液下渗于膀胱的量增加，而下注大肠的量减少，从而达到"利小便之所以实大便"的功效。

淡渗法，多用于泄泻初起或虽泄泻日久但津液未伤者。张老常用的淡渗利尿而实大便的药物有茯苓、薏苡仁、车前子、泽泻等。其中，茯苓与薏苡仁，既能利水渗湿，又能健脾补中，是淡渗止泻的理想药物。而车前子与泽泻之类，虽然也有良好的渗湿止泻作用，但其利水的同时，易伤气阴，故只能暂用，中病即止。

《素问·灵兰秘典论》说："膀胱者，州都之官，津液藏焉，气化则能出矣。"由于淡渗法是通过通利小便的方法排除既停之水湿，而小便乃津液经"气化"而成，去之过多必然伤阴耗阳。津能载气化血，是濡养一身以维持生命的物质基础，故有"存得一分津液，便有一分生机"之说。可见，湿宜去而津宜存，去湿不能伤津。因此，淡渗法，在久泻伤津或有明显的阴虚、阳虚、气虚、血虚的情况下，不可使用或谨慎使用。所以，《景岳全书·泄泻》在"治泻不利小水，非其治也"之后，又强调"若病久者不可利，阴不足者不可利，脉证多寒者不可利，形虚气弱者不可利，口干非渴而不喜冷者不可利。盖虚寒之泻，本非水有余，实因火不足；本非水不利，实因气不行；夫病不因水而利则亡阴，泻以火虚而利复伤气，倘不察其所病之本，则未有不愈利愈虚，而速其危者矣。"可见，淡渗法只能作为健脾、疏肝、温肾法的补充，不能单用以止泻。

张珍玉先生对泄泻的辨证论治，强调泄泻病机的共性与个性的统一，注重理法方药的一线贯通。临证时，以健脾疏肝作为处方用药的基本准则，再根据具体病情及证型，通过药物加减，调整全方的主攻方向。重视病情的动态变化，分阶段、分层次地调整用药，体现了辨病与辨证的有机结合。

3. 治疗泄泻的用药规律

（1）基本方

黄芪、人参、白术（炒）、茯苓、柴胡、白芍（炒）、山药（炒）、广木香、砂仁、甘草（炙）。

（2）方解

黄芪味甘性微温，入脾、肺经。补中益气，升阳固表，为君药。《本草求真》称黄芪"为补气诸药之最"。黄芪健脾益气升阳，脾气足则清阳上升，精微得布，湿浊遂除，泄泻自止。

人参味甘微苦，微温，不燥，性禀中和，有补脾益肺之功。《主治秘要》谓其"补元气，止泻，生津液"。白术苦甘性温，甘能补脾，苦能燥湿，"且其性最温，服则能以健食消谷，为脾脏补气第一要药也"（《本草求真》）；茯苓甘淡性平，能渗湿利水，健脾补中，《用药心法》称其为"除湿之圣药"。以上三味，人参善于补气，白术长于健脾，茯苓特于渗湿，三者伍用，一补一健一渗，共为臣药，助黄芪补中益气、健脾升阳。

柴胡微苦微辛，气平微寒，归肝、胆经。功主升举阳气，疏肝解郁。具有清轻上升，宣透疏达的特点。古方常取其升散之性，"提元气而左旋，升达参芪以补中气"（《药品化义》）。柴胡不仅能升阳以助脾运，还可通过疏肝作用，对脾胃功能产生影响，《本草经百种录》说："柴胡，肠胃之药也。观经中所言治效，皆主肠胃，以其气味清轻，能于顽土中疏理滞气，故其功如此。天下惟木能疏土。"柴胡功主疏肝，肝木疏泄，则脾土疏通畅达，健运无滞，故云其为"肠胃之药"。可见，柴胡虽入肝、胆经，但在调整脾胃功能方面有重要作用。

白芍苦酸微寒，入肝、脾经。功主养血柔肝、缓中止痛、敛阴平肝。为治疗肝脾不和腹痛泄泻之良药。其作用有三：一为养肝体而柔刚木。肝体阴而用阳，"禀刚强之性，非借阴液以涵濡之，则暴戾恣睢，一发而不可制"（《本草正义》）。白芍养血敛阴，主收主静，和柔肝木，与柴胡配伍，以白芍酸敛养肝之体，柴胡辛散顺肝之用，刚柔相济，抑短扬长，既达养肝疏肝之效，又防柴胡劫伤肝阴。二为益脾阴而敛耗气。《本草正义》云："芍药……白者苦而微酸，能益太阴之脾阴，而收涣散之大气。"久泻易伤阴耗气，白芍静敛，可收摄脾之气阴，防止脾之气阴的耗散。三为缓肝急而止腹痛。《本草正义》云："芍药专治腹痛……每谓腹痛是肝木凌脾，芍能助脾土而克肝木，故为腹痛之主药。"白芍味酸，能于土中泻木，与甘草并用，酸甘化阴，柔肝和脾，缓急止痛。

山药甘平，入肺、脾、肾经。能健脾、补肺、益肾、固精。本品作用和缓，既能补气，又能养阴，补而不滞，养阴不腻，为培补中气最和平之品。且兼涩性，能益肾固精，故为补虚止泻之佳品。常与黄芪配伍，黄芪甘温，偏于补脾阳，山药甘平，重于补脾阴。两药伍用，一阴一阳，阴阳相合，互用互化，起健脾固精止泻之效。

木香辛苦性温，入脾、肝、胃、大肠、三焦经。功主行气止痛，温中和胃。擅长宣通三焦气滞。方中用木香，一是行脾胃之滞以止腹痛；二是借其芳香宣通之性，防止补剂腻滞而致的胸闷食减。

砂仁辛温，入脾、胃经。能行气调中，醒脾和胃。用之既行气以防补剂腻滞，又可醒脾以斡旋升降之机，促进药物的吸收利用。

以上柴胡、白芍、山药、木香、砂仁均从不同角度对主药产生辅佐作用，故共为佐药。

甘草味甘气平，主要入脾、胃经。既能和中补脾，缓急止痛，又能调和诸药而为使药。

（3）其他常用药物

炮姜是干姜炮黑而成，通过炮制，性味变为苦温，辛散之力减弱，故专于温中，治中焦虚寒。先生认为，炮姜色黑入肾，兼温下焦，对于虚寒及寒热不调之泄泻尤为适宜。

黄连味苦性寒，治泻用其清热燥湿之功。常与木香或炮姜配伍，阴阳相济，以黄连苦燥之性去除肠胃湿热积滞，以木香或炮姜之温性减其苦寒败胃之弊，故《本草经疏》称黄连为"滞下之神药"，具有"厚肠胃"的作用。先生习用寒性较弱的炒黄连，且用量控制在6g。

薏苡仁甘淡微寒，入脾、肺、肾经。因能利湿，故可健脾益胃，常用于脾虚湿盛之腹泻。先生在基本方基础上用其炒品加强利湿健脾之效。

五味子酸咸甘温，入肺、肾经。具有滋肾敛气固精之功。用于邪气已去，气虚不固者。

补骨脂辛苦涩温，入肾、脾经，既能补肾壮阳，又可温脾止泻，且兼有收敛固涩作用，为治脾肾阳虚及下元不固的要药。用于泄泻日久，脾肾阳虚而邪气不甚者。

白扁豆味甘微温，入脾、胃经，具有健脾和中，消暑化湿的功效。其甘温补脾而不滋腻，芳香化湿而不燥烈，故为补脾止泻之佳品。该品常用于泄泻急性期，邪盛而兼有脾虚者。

车前子甘淡性寒，入肝、肾、肺、小肠经。淡能渗利，寒能清热，性专降泄，能清利湿热之邪下行，而从小便排出，用治泄泻，是取其利水道，分清浊的作用。常用于湿盛而气阴不虚者。

白头翁苦淡性寒，入胃、大肠经。能入血分清肠热，善除肠胃热毒蕴结，对治赤痢功效尤著。该品可用于脾虚湿滞，郁火败血腐肉而致之久泄赤白下利。

秦皮味苦气寒，其性滞涩，清热燥湿中兼有收敛作用，故可治热利下重。用于赤白下利而有气虚不摄之势者。

（4）加减

若脾虚气陷，则重用黄芪以益气升陷；湿邪偏重，则加薏苡仁、白扁豆（炒）以增强健脾利湿之力，或暂用车前子利小便以实大便；若脾胃气滞明显，见脘腹胀满痞闷者，加陈皮、枳壳、厚朴等以行气除滞；胃气上逆见恶心呕吐者，加姜半夏以降逆止呕；若脾阳不足，寒从中生，见泻下清水或完谷不化，脘腹冷痛者，加炮姜（或干姜）以温中散寒；若湿郁化热，泻下糜烂、肛门灼热、舌红者，加黄连配木香以清热燥湿，行气和中；若夹食积，泻下腐臭者，加麦芽（炒）、焦楂、鸡内金等消食导滞；若寒热不调，泻下黄水、肠鸣绞痛者，加姜连散（黄连、炮姜）以调理寒热。若大便夹有赤白脓血，加白头翁、秦皮以清热解毒、燥湿止痢；大便带血明显，加地榆以清热凉血；若泻下急迫，夹有白沫者为风胜，酌加荆芥、防风等；若肝郁明显，则加香附、川芎、郁金等以加强疏肝行气解郁之力；脾肾阳虚，久泻不止，但腹痛腹胀不显者，加补骨脂温肾固精，阳虚不甚，可加五味子、莲子敛气固涩；若邪气已衰，滑泄不固者，可加诃子涩肠止泻。

（二）病案举例

病案一 张×，男，55岁。2004年4月27日初诊。

初诊 腹泻伴消瘦1年余。素有胃疾。1年前，无明显原因出现腹泻，伴逐渐消瘦，遂去医院检查，诊为结肠炎，用西药治疗效果不显。目前大便不成形，每日4～5次，腹痛则泻，泻后痛减，晨起便急，便后里急后重，体重减轻近10公斤。纳呆食少，眠安，小便可。舌红，苔薄白，脉沉弦弱。

辨证：脾虚久泄。

治法：健脾疏肝，行气渗湿，调理寒热。

方药：黄芪（炙）25g，人参10g，白术（炒）9g，茯苓9g，柴胡6g，白芍（炒）9g，广木香6g，山药（炒）9g，黄连（炒）6g，炮姜6g，砂仁6g，甘草3g。3剂，水煎服，每日1剂。

医嘱：忌寒凉、忌饮酒。

二诊 服药20剂，腹泻明显减轻，大便已成形，日2次，体重有所增加，偶有腹痛，伴肠鸣，纳可，眠安，小便可。舌质红、舌苔薄白，脉沉弦。继续加强益气固肠之力。上方加五味子，继服6剂。

三诊 药后大便基本成形，每日2次，偶有腹部不适，食欲佳，眠安。舌质红、舌苔薄白，脉沉弱。上方去黄连，减茯苓用量，加大五味子用量。6剂，每日1剂。

四诊 大便基本成形，偶有大便偏稀，但自觉排便不畅，每日2次，偶有肠鸣及腹不适。舌质红、舌苔薄白，脉沉弦。上方加炒黄连以加强燥湿之力。

五诊 大便继续成形，每日2次，肠鸣消，纳食佳，里急后重亦消失。舌质红、舌苔薄白，脉沉弱。巩固疗效。上方去五味子，加茯苓量，加炒薏苡仁9g。6剂，日1剂。

随访一年停药后饮食体力皆佳，体重维持正常，仅偶有食凉后大便不成形，调整饮食即可缓解。

分析：本案素脾胃虚弱，湿浊内生，下注大肠，则大便泄泻；气机不畅则腹痛、里急后重；黎明之时，在天为春，其应在肝，少阳之气开始萌动，引动体内湿浊阴邪借机而走，故见晨起泄泻；脾虚生化乏源，则见纳呆食少，消瘦。舌红苔薄白示微有热象，乃湿郁气滞日久化热所致；脉沉弦弱，示体内气虚气滞之征。故治以健脾疏肝，行气渗湿，调理寒热。二诊腹泻腹痛明显减轻，酌加五味子。五味子酸咸甘温，具有滋肾敛气固精之功，宜于邪气渐去，气虚不固者。三诊，大便基本成形，恐苦寒久用伤脾及渗湿过用伤津，上方去黄连，减茯苓用量，加大五味子用量。四诊，偶有大便偏稀，排便不畅，说明尚有湿滞，上方再加炒黄连以加强燥湿之力。五诊，诸症皆消，恐五味子酸收恋邪，故去之，加茯苓量及薏苡仁，以平和之剂巩固疗效。全程以健脾为主，疏肝为助，补通结合，寒热并投，阴阳兼顾，共达治泻之效。

病案二 陈×，男，50岁。2004年6月4日初诊。

初诊 大便带脓带血3年，逐渐加重。3年前，无明显原因，出现大便质稀，夹带脓血，经肠镜检查示：肠黏膜充血、糜烂、脱落。西医诊断为溃疡性结肠炎，用西药效果不佳。现大便质稀，带脓血，每日10余次，肛门灼热，里急后重，腹痛则便，便后痛缓。纳呆食少，尿黄，尿频，睡眠尚安。舌红，苔白厚，脉沉弱。

辨证：脾虚湿热。

治法：健脾温肾，疏肝行气，兼清热利湿。

方药：黄芪25g，人参10g，白术（炒）9g，茯苓9g，山药（炒）9g，炮姜6g，白芍（炒）9g，柴胡6g，广木香6g，黄连（炒）6g，薏苡仁（炒）9g，地榆（炒）6g，砂仁6g，甘草3g。6剂，水煎服，日1剂。

医嘱：忌食寒凉及辛辣之品。

二诊 药后脓血减少，尿黄尿频减轻。仍大便稀，次数减少，肛门灼热，里急后重。舌质红、舌苔白略厚，脉沉弱。上方减地榆，加秦皮9g。6剂，水煎服，日1剂。嘱其忌食寒凉及辛辣之品，适量饮水。

三诊 药后大便明显好转，脓血基本消失，但仍偏稀，日行3～5次，肛门灼热及里急后重均减轻，尿黄尿频基本消失。舌质淡红、舌苔白略厚，脉弦弱。上方加郁金9g。6剂，日1剂。

四诊 药后大便基本成形，每日2、3次，灼热感不明显，但时有腹痛。舌质淡红、舌苔白略厚，脉沉弦。上方去秦皮，加乌药9g。

自行间断服药2个月，随访半年未复发。

分析：本案系《内经》之"肠澼"，由脾虚日久，湿浊积滞，郁而化热，败血腐肉所致。由于脾失健运，传化失常，湿浊下注则发泄泻；久泻无火，命门火衰，胃关不固，故泻痢无度；湿热熏灼肠道，肠络受伤，气血瘀滞，败血腐肉，化为脓血，则大便带脓带血；气机不畅则腹痛，里急后重；肝气不疏，脾运不健，气机阻滞，湿浊积滞结聚，故腹痛欲泻，泻后气机暂时畅通，故痛缓；脾虚则纳呆食少；湿热下注则肛门灼热、尿黄、尿频。舌红示有热，苔白厚示湿盛，脉沉弱乃气虚之征。故治以健脾温肾，疏肝行气，兼清热利湿。二诊，脓血减少，但仍肛门灼热、里急后重，说明湿热仍盛，故去地榆加秦皮以加强清热燥湿之力，兼敛气固涩疗下重；三诊，大便明显好转，脓血基本消失，效不更方，在前方基础上加郁金行气去瘀以助攻滞；四诊大便基本成形，唯时有腹痛。去秦皮，以乌药加强行气止痛之力。守方继服，巩固疗效。本案参酌泄泻用药规律，在健脾疏肝、行气渗湿的肠清汤基础上，根据脓血变化，加减清热凉血及燥湿止痢药物，并加强血分药的应用，取得良好的治疗效果。

病案三 姜×，男，29岁。2003年9月2日初诊。

初诊 腹泻反复发作4年，加重2周。经常因工作紧张、饮食失节致腹泻反复发作，近日因饮食不慎致腹泻复发且加重。现大便不成形，每日4～5次，便前腹痛，便后痛缓，晨起便急，腹坠胀，肠鸣，矢气多，纳食可，小便可，腰痛怕冷。舌质红，舌苔黄腻，脉沉弦弱。肠镜检查显示：结肠中下段黏膜充血水肿。

辨证： 脾肾阳虚。

治法： 健脾益气，温阳补肾。

方药： 黄芪25g，人参10g，白术（炒）9g，山药（炒）9g，茯苓9g，补骨脂9g，五味子9g，沉香6g，炮姜6g，砂仁9g，甘草3g。3剂，水煎服，每日1剂。

医嘱： 忌寒凉、饮酒。

二诊 药后大便次数减少，日2次，腹坠胀感减轻，仍便前腹痛，仍肠鸣，矢气多。舌质红，舌苔黄腻，脉沉弱。上方加白芍（炒）9g，柴胡6g。3剂，水煎服，日1剂。嘱其忌寒凉及饮酒。

三诊 腹痛基本消失，大便每日2次，仍不成形，夹有不消化的食物。舌质红，舌苔薄黄微腻，脉沉弱。上方去沉香，加陈皮9g，广木香6g。3剂，水煎服，日1剂。

四诊 大便不成形，夹有不消化的食物，肠鸣仍在。舌质红，舌苔薄黄腻，脉沉弱。上方去广木香，加台乌6g。6剂，水煎服，日1剂。

五诊 大便已成形，仍肠鸣，其他没有明显异常。舌质红，舌苔略黄腻，脉沉弦弱。上方去补骨脂、台乌，加广木香6g，炒薏米仁9g。3剂，水煎服，日1剂。

六诊 腹泻、腹痛、肠鸣、矢气多复发两天。纳可，小便可。舌质红，舌苔略黄腻，脉弦弱。上方去茯苓、炒薏米仁。3剂，水煎服，日1剂。

七诊 药后肠鸣减轻，大便成形，体倦乏力。舌质红，舌苔薄黄腻，脉沉弦弱。上方去陈皮、炮姜、广木香，加茯苓、炒薏米仁、补骨脂。3剂，水煎服，日1剂。

八诊 仍肠鸣、矢气多，大便日2次，成形，腹微胀。舌质红，舌苔薄黄腻，脉沉弦。上方加炮姜6g，广木香6g。3剂，水煎服，日1剂。

九诊 药后肠鸣、矢气减轻，劳累或生气后仍便稀，每日2次。舌质红，舌苔黄略腻，脉沉弦。上方去补骨脂、炒薏米仁。3剂，水煎服，日1剂。嘱忌寒凉、腥膻、饮酒。

十诊 药后大便成形，日2次，但进食辛辣及冷食后腹泻便稀，肠鸣、矢气，腹部有灼热感。舌质红，舌苔薄黄，脉沉弱。上方去广木香，加沉香6g，炒薏米仁9g。3剂，水煎服，日1剂。

十一诊 药后大便基本正常，日1次，余无明显不适。舌质红，舌苔薄黄，脉沉弱。药后诸症均消，以疏肝健脾巩固疗效。上方去茯苓、炒薏米仁、沉香、炮姜，加陈皮6g、广木香6g。3剂，水煎服，日1剂。

分析： 本案素饮食失节，湿浊内生，下注大肠，则大便泄泻；气机不畅则腹痛、胀满、肠鸣、矢气；腰痛怕冷说明脾虚及肾而成脾肾阳虚之证。舌红苔黄腻，脉沉弦弱，显示患者整体有上热下寒之象。临床所见，此类患者多因工作压力偏大或平素嗜食酒肉，一方面体内有湿热内郁；另一方面脾气受损，因虚生湿。对于此类患者，只要热象不甚严重，通常仿《素问·奇病论》治"脾瘅"之法，以治脾湿为主，湿去热自退。用方以四君子汤及四神丸化裁而来，其中黄芪、人参、白术（炒）、山药（炒）、茯苓等有健脾之功，补骨脂、五味子温养脾土，固肾涩肠，砂仁、炮姜、沉香温中行气，甘草调和诸药，以健脾益气，温阳补肾。二诊，药后病情减轻，说明方证相符。仍腹痛、肠鸣、矢气，说明气滞不减，故加白芍（炒）、柴胡兼以疏肝理气；三诊，腹痛基本消失，大便每日2次，仍不成形，夹有不消化的食物，故去沉香，加陈皮、广木香，维持原有治法。四诊，仍有飧泄肠鸣，说明脾肾阳虚仍在，上方去广木香，加台乌6g，加强温肾行气作用；五诊，大便已成形，仍肠鸣，其他没有明显异常，说明病情缓解但脾虚仍在，故去补骨脂、台乌，加广木香、炒薏米仁在健脾基础上行气祛湿。六诊，病情有所反复，腹痛、肠鸣、矢气，说明肝郁气滞，故去茯苓、炒薏米仁，仿四逆散疏肝理气，调和脾胃。七诊，药后肠鸣减轻，大便成形，体倦乏力，故去陈皮、炮姜、广木香，加茯苓、炒薏米仁，补骨脂加强健脾补肾之力。八诊，仍肠鸣，又矢气多、腹微胀，上方加炮姜6g、广木香6g以温中行气。九诊，药后病情减轻，劳累或生气后大便偏稀，故去补骨脂、炒薏米仁以突出健脾之用。十诊，大便基本正常，但进食辛辣及冷食后腹泻便稀、肠鸣、矢气，腹部有灼热感。舌质红，舌苔薄黄，脉沉弱。上方去广木香，加沉香6g，炒薏米仁9g行气祛湿、调理寒热；十一诊，药后大便基本正常，每日1次，余无明显不适，去茯苓、炒薏米仁、沉香、炮姜，加陈皮、广木香以疏肝健脾巩固疗效。全程以健脾益气为主，兼温阳固肾，佐以疏肝理气。全方补益为主，行气消滞为辅，补而不滞，通而不泄，阴阳兼顾，共奏治泄之效。

病案四 李×，男，51岁。2003年4月11日初诊。

初诊 腹泻腹痛反复发作日久，近日复发。每因饮食不慎而致发。现大便稀，每日2～3次，伴胃胀满，饮食后较甚，体倦乏力。便前腹痛，便后痛缓。纳食较少，睡眠安。素有胃疾。舌红，苔薄白，脉弦弱。

辨证：脾虚湿盛。

治法：健脾益气，疏肝理气。

方药：黄芪25g，人参10g，白术（炒）9g，茯苓9g，白芍（炒）9g，柴胡6g，薏米仁（炒）9g，山药（炒）9g，广木香6g，炮姜6g，砂仁6g，甘草3g。7剂，水煎服，每日1剂。

医嘱：忌寒凉、饮酒。

二诊 腹泻、腹痛减轻，大便逐渐成形，每日2次。仍胃胀满，轻度恶心，纳眠可。舌质红，舌苔薄白，脉弦弱。药后病情减轻，说明方证相符。上方加厚朴6g。7剂，水煎服，每日1剂。

三诊 大便已成形，每日2次，胃胀满及腹痛明显减轻。舌质红，舌苔薄白，脉弦弱。上方去厚朴，加大腹皮9g。水煎继服，7剂后症消。

分析：本案素来脾虚运化失健，水谷不化精微，水酿为湿，谷反为浊，湿浊下注，故大便溏薄；湿浊阻滞，气机不畅，故胃胀、腹痛；饭后胃胀较重说明胃脘有滞；脾气虚弱，纳化失职，故纳呆食少；脾不散精，周身失养，故倦怠乏力；脾失健运，不耐饮食，故常因饮食过饱、过凉或饮酒、嗜食辛辣等因素，导致泄泻复发或加重。脾运不健，肝木乘袭，气机愈加阻滞，故腹痛欲泻，泻后气机暂时畅通，故痛缓。肝气郁滞，有化热趋势，故见舌红；肝病则脉弦，脾虚则脉弱，示体内气虚气滞之征。处方由四君子汤合四逆散化裁而来，其中人参、白术（炒）、茯苓、生黄芪、山药（炒）、薏米仁（炒）益气健脾利湿，柴胡、白芍（炒）疏肝理气以助脾气健运，炮姜温中散寒以助脾阳，广木香、砂仁行气化滞，甘草调和诸药，全方健脾益气以除湿止泻，疏肝理气以助脾气健运。二诊，病情减轻，但出现恶心一症，说明气滞湿阻胃脘，故加川朴以加强行气燥湿消积之力；三诊，大便已成形，胃胀满及腹痛明显减轻，恶心已去，故去川朴、加大腹皮行气利水以实大便。本案以健脾益气为主，佐以疏肝行气之品，使补而不滞，以免闭门留寇，疗效显著。

病案五　张×，男，68 岁。2003 年 4 月 1 日就诊。

初诊　腹泻腹痛日久，近 1 个月加重。多由饮食凉物或受凉引起发作。现大便稀，日行 3 次，晨起便急，泻前腹痛，泻后痛缓，时有烧心，纳食可，眠安。舌红，少苔，脉沉弦。

辨证：脾虚湿盛。

治法：健脾祛湿，疏肝理气。

方药：人参 10g，白术（炒）9g，茯苓 9g，陈皮 6g，山药（炒）9g，薏米仁（炒）9g，广木香 6g，白芍（炒）9g，柴胡 6g，扁豆（炒）9g，砂仁 6g，甘草 3g。7 剂，水煎服，每日 1 剂。

医嘱：忌寒凉、饮酒。

二诊　服药后腹泻腹痛减轻，大便基本成形，但次数仍多，日行 3 次，近日烧心、口干明显，伴腰痛。舌质红，舌苔少，脉数弱。大便次数仍多，则加强益气升阳之力。上方加生黄芪 25g。7 剂，水煎服，日 1 剂。

三诊　药后大便次数减至日 1～2 次，成形。偶有腹痛，仍烧心，口干。舌质红，舌苔少，脉弦弱。仍有烧心，则加强收敛制酸之力。上方去炒扁豆，加煅瓦楞 12g。7 剂，水煎服，每日 1 剂。

四诊　药后腹痛腹泻缓解，烧心减轻。舌质红，舌苔薄白，脉沉弱。上方去瓦楞子（煅），加五味子 9g。7 剂，水煎服，每日 1 剂。

分析：本案证属脾虚湿盛，兼有土虚木乘、肝脾不和之象。脾失健运，水谷不化，湿浊下注，故大便溏薄。脾以阳气为用，故饮冷、受凉皆可伤及脾阳，导致泄泻复发或加重。脾胃升降失常，气机不畅，湿浊积滞结聚，故腹痛欲泻，泻后气机暂时畅通，故痛缓；肝胃不和，气滞郁热，故有烧心之感；黎明之时，其应在肝，少阳之气开始萌动，引动体内湿浊阴邪借机而走，故见晨起泄泻。治疗以健脾祛湿为主，兼以疏肝理气。仿参苓白术散及四逆散之意化裁，其中人参、白术（炒）、茯苓、山药（炒）、薏米仁（炒）、扁豆炒益气健脾利湿，柴胡、白芍（炒）疏肝理气，陈皮、木香、砂仁行气除滞，甘草调和诸药。二诊，药后病情减轻，说明方证相符，但大便次数仍多，故加生黄芪加强益气升阳之力以健脾；三诊，大便次数减少且成形，但仍有烧心，故去炒扁豆、加煅瓦楞以加强收敛制酸之力；四诊，腹痛腹泻缓解，烧心减轻，故去瓦楞子（煅）、加五味子继续益气固涩，以达到临床痊愈。全程以健脾益气，疏肝理气为主线，佐以渗湿之品，通补兼施，共奏健脾止泻之效。

病案六　李×，男，21 岁。2003 年 3 月 11 日初诊。

初诊　腹泻腹痛反复发作 4 年，复发 2 日。多由情绪变化而致。现大便稀，每日 4～5

次，时肠鸣，伴脘腹胀满疼痛，饮食后明显，晨起恶心欲呕吐，口臭，多汗出，活动后尤甚。咽部有异物感。舌淡红，苔薄白，脉弦弱。

辨证：肝郁脾虚。

治法：疏肝健脾，益气行气。

方药：当归9g，白芍（炒）9g，柴胡6g，茯苓9g，人参10g，黄芪25g，香附9g，佛手6g，广木香6g，山药（炒）9g，砂仁6g，大腹皮9g，甘草3g。3剂，水煎服，每日1剂。

医嘱：忌寒凉、饮酒。

二诊　药后腹泻基本控制，口臭减，现大便质正常，日1行，胃脘胀痛止。仍有痰及咽部异物阻塞感。上方去当归、大腹皮、香附、佛手，加白术（炒）9g，炮姜6g。3剂，水煎服，每日1剂。

分析：本案乃肝失疏泄，克犯脾土，或脾气虚弱，土虚木乘，致肝脾不和。脾失健运，水谷不化，湿浊下注，故大便溏薄；肝失疏泄，加之湿浊阻滞，气机不畅，故时肠鸣，伴脘腹胀满疼痛，饮食后阻滞更甚故症状明显；肝疏泄情志，故情绪波动或精神紧张可加重肝失疏泄，易引发泄泻。晨起少阳之气开始萌动，患者肝气郁结，当疏不疏，胃气当降不降，故见晨起恶心欲呕吐、口中异味。脾虚气弱则汗多动则加重。肝经不利则咽部异物感。脉弦弱为肝脾不和之征象。本案方仿逍遥散、四君子汤之意，方中人参、茯苓、生黄芪、山药（炒）益气健脾利湿，当归养血柔肝，柴胡、白芍（炒）、香附、佛手、疏肝行气解郁，广木香、大腹皮加强行气祛湿之力，砂仁行气调中、醒脾和胃，甘草和中补脾、缓急止痛、调和诸药，以疏肝健脾、益气行气。二诊，腹泻已基本控制，胃胀痛止，说明气滞已消，故去当归、大腹皮、香附、佛手，加白术（炒）炮姜，改方以健脾益气为主，兼以疏肝。临床痊愈。

病案七　林×，女，18岁。2003年1月21日初诊。

初诊　腹泻反复发作日久，近日加重。多因饮食不慎及精神紧张而诱发。现大便稀，夹泡沫，每日2~8次，时腹痛，偶肠鸣，体倦乏力，月经正常，经前腹泻加重。舌淡红，苔薄白，脉沉弱。

辨证：脾虚湿盛，兼有肝气郁滞。

治法：健脾益气，疏肝理气。

方药：黄芪25g，人参10g，白术（炒）9g，茯苓9g，白芍（炒）9g，柴胡6g，山药（炒）9g，广木香6g，炮姜6g，砂仁6g，甘草3g。6剂，水煎服，每日1剂。

医嘱：忌寒凉、饮酒。

二诊　药后大便稀明显好转，现每日2~3次，偶有腹痛，肠鸣，体力好转。舌质淡红，舌苔薄白，脉沉弱。上方加五味子9g。10剂，水煎服，每日1剂。

三诊　大便已成形，每日2次，偶有腹痛，纳食好，体力明显好转。舌质淡红，舌苔薄白，脉沉弱。上方加乌药6g。6剂，水煎服，每日1剂。

分析：本案乃脾虚运化失健，水谷不化精微，水酿为湿，谷反为浊，湿浊下注，故大便溏薄；湿浊阻滞，气机不畅，故腹胀、肠鸣；脾气虚弱，纳化失职，故纳呆食少；脾不散精，周身失养，故倦怠乏力；脾气虚弱，土虚木乘，致肝脾不和，故经前腹泻加重，且多因精神紧张而诱发；脾失健运，不耐饮食，故常因饮食过饱、过凉或饮酒、嗜食辛辣等因素，导致泄泻复发或加重。脾虚无力鼓动气血，故脉沉弱。本方仿四君子汤、四逆散、参苓白术散意，其中生黄芪、人参、白术（炒）、茯苓、山药（炒）益气健脾利湿，柴胡、白芍（炒）疏肝行气，广木香、砂仁行脾胃之气，炮姜温中散寒以助脾阳，甘草和中补脾、缓急止痛、调和诸药，全方以健脾益气为主，兼以疏肝理气。二诊，药后病情减轻，说明方证相符，加五味子以加强益气止泻之力；三诊，仍偶有腹痛，应加强行气止痛之力，故加乌药健脾益气兼以疏肝理气，攻补兼施，达到临床痊愈。

病案八　王×，男，60岁。2004年3月2日初诊。

初诊　腹痛腹泻反复发作3年，复发3日。素有慢性腹泻病史，多由进食生冷而诱发。现大便质稀，每日3~4次，泻前腹痛，泻后痛缓，腹部怕冷，肠鸣，外阴局部疼痛，小便不爽。有前列腺增生及冠心病史。舌淡有齿痕，苔薄白，脉沉弦。

辨证：脾虚湿盛。

治法：健脾益气，疏肝理气。

方药：黄芪25g，人参10g，白术（炒）9g，茯苓9g，桔梗6g，广木香6g，山药（炒）9g，白芍（炒）9g，柴胡6g，五味子6g，炮姜6g，砂仁9g，甘草3g。10剂，水煎服，每日1剂。

医嘱：忌寒凉及饮酒。

分析：本案乃脾虚运化失健，水谷不化精微，水酿为湿，谷反为浊，湿浊下注，故大便溏薄；湿浊阻滞，气机不畅，故腹痛、腹泻、肠鸣；脾气虚弱，纳化失职，脾失健运，故常因饮食过饱、过凉或饮酒、嗜食辛辣等因素，导致泄泻复发或加重。湿浊内阻故舌胖有齿痕，苔白黏腻，肝气不疏则脉弦，脾气虚弱则脉沉。本方仿参苓白术散、四逆散方意而拟，其中黄芪、人参、白术（炒）、茯苓、山药（炒）益气健脾利湿，柴胡、白芍（炒）、广木香、砂仁等疏肝理气，炮姜温中散寒，五味子敛气固涩，桔梗开宣肺气以利大肠气机，甘草和中补脾、缓急止痛、调和诸药，共奏健脾益气疏肝理气之效，以达临床痊愈。

病案九　周×，女，48岁。2003年12月2日初诊。

初诊　大便次数多1年余。多因食凉而加重，现大便日行3~5次，量不多，不成形。时有便前腹痛，便后痛减。每日晨起4时即行大便，腹痛，时肠鸣。舌红少苔，脉沉弱。

辨证：脾肾阳虚。

治法：温肾健脾，益气理气。

方药：黄芪25g，人参10g，白术（炒）9g，茯苓9g，山药（炒）9g，白芍（炒）9g，柴胡6g，广木香6g，补骨脂9g，五味子9g，砂仁9g，甘草3g。3剂，水煎服，每日1剂。

医嘱：忌寒凉、饮酒。

二诊　药后大便次数未减，仍肠鸣，便前腹痛，纳眠可。舌质红，舌苔少，脉沉弱。上方加炮姜6g。3剂，水煎服，日1剂。

三诊　药后大便次数多及大便质溏未改善，腹微胀，面浮睑肿。舌质暗红，舌苔薄白有剥脱，脉弦细。上方去炮姜、补骨脂，减砂仁用量为6g，加陈皮6g、薏米仁（炒）9g。3剂，水煎服，日1剂。

四诊　大便次数减至日3次，晨起2次，午后1次，仍不成形，右侧颜面浮肿。舌质暗红，舌苔薄白，脉弦弱。上方去薏米仁（炒）、陈皮、砂仁，加炮姜6g、白扁豆9g。3剂，水煎服，日1剂。

五诊 药后大便渐成形，每日2~3次，仍有面部浮肿。舌质红，舌苔薄白，脉沉弦。上方加车前子9g（包）。3剂，水煎服，日1剂。

六诊 面部浮肿减轻，大便成形，每日2次，偶有腹痛。舌质红，舌苔薄白，脉沉弦。上方去车前子，加薏米仁（炒）9g。3剂，水煎服，日1剂。

分析：本案乃肾阳不足，命门火衰，脾失温煦，阴寒湿浊内盛故大便溏薄。因为肾司开合，主约束二阴，为胃之关，若肾阳不足，关门不固，于子丑五更之后，阳气未复，阴气极盛之时，即令人洞泻，前人称之为"五更泻"，又称"肾泻"；泻后大肠气机稍畅，故腹胀、腹痛、肠鸣稍安；阳虚无力鼓动气血，故脉沉弱。本案方仿四君子汤、四逆散、四神丸之意，方中黄芪、人参、白术（炒）、山药（炒）、茯苓等健脾益气除湿，补骨脂、五味子温养脾土、固肾涩肠，柴胡、白芍（炒）疏肝理气以助脾气升清，广木香、砂仁理气和中，甘草调和诸药，全方温肾健脾，益气理气。二诊，药后大便次数未减，应加强温中散寒之力，故加炮姜温肾健脾兼以益气理气；三诊，腹胀、面浮睑肿乃气滞湿停，应加强理气去湿之力，故去炮姜、补骨脂，加陈皮、薏米仁（炒）；五诊，面部仍浮肿，加大利水渗湿药力，故用车前子利小便以退水肿、实大便；六诊，面部浮肿减轻，故去车前子以防利小便的同时过多耗散阳气，另加薏米仁（炒）继续健脾祛湿，以达临床痊愈。全程以温肾健脾为主，兼以益气、理气、疏肝、利水渗湿等法，温补为主，通利为辅，攻补兼施，以防闭门留寇之嫌，共奏温肾健脾止泻之功。

病案十 赵×，女，60岁。2003年4月8日初诊。

初诊 大便次数多、质偏软日久，加重1周。平素大便次数多，近日大便质稀，伴小腹疼痛，以右侧为甚，时有胃脘不适，素体较弱，纳食可，睡眠安。舌暗红，苔白厚有剥脱，脉沉弱。

辨证：脾虚湿盛。

治法：健脾和胃，理气除湿。

方药：黄芪25g，人参10g，白术（炒）9g，白芍（炒）9g，柴胡6g，陈皮6g，广木香6g，台乌6g，砂仁9g，山药（炒）9g，甘草3g。3剂，水煎服，每日1剂。

医嘱：忌寒凉、饮酒。

二诊 药后小腹痛减轻，仅觉右少腹隐痛，大便质可，日行2~3次，胃不适。舌质暗红，舌苔白有剥脱，脉沉弱。上方加香附9g。3剂，水煎服，每日1剂。

三诊 药后小腹痛止，偶有右少腹隐痛，大便日1~2次，质可，胃脘痞闷。舌质红，舌苔白有剥脱，脉沉弦弱。上方加枳壳（炒）6g。6剂，水煎服，每日1剂。

四诊 药后少腹痛止，胃脘痞闷减轻，大便可，日1行，纳眠可。舌质红，舌苔薄白有剥脱，脉沉弱。上方去陈皮，减砂仁用量为6g，加五味子9g。6剂，水煎服，每日1剂。

分析：本案乃脾虚运化失健，水谷不化精微，水酿为湿，湿浊下注，故大便溏薄、次数多；由于肝经挟胃口、循胁肋，肝经不利故见小腹及少腹疼痛；中焦气机不畅，胃气不降故胃脘不适或痞满；气滞血行不畅，则见舌暗红；湿浊内阻故见苔白厚，胃气虚弱故舌苔剥脱；脾虚无力鼓动气血，故脉沉弱。本案治法健脾和胃，理气除湿。仿四君子汤、四递散意，其中黄芪、人参、白术（炒）、山药（炒）益气健脾利湿，柴胡、白芍（炒）疏肝理气，广木香、砂仁、陈皮等行气理脾，台乌行气止痛，甘草和中补脾、缓急止痛、调和诸药。二诊，药后病情减轻，说明方证相符，加香附以助疏肝理气；三诊，有胃脘痞闷，则加枳壳（炒）以加强行气宽中除胀之力；四诊，舌苔仍有剥脱，故上方去陈皮、减砂仁用量以防香燥伤阴，加五味子酸甘收敛气阴，已达临床痊愈。

病案十一 文×，女，42 岁。2004 年 4 月 14 日初诊。

初诊 腹泻反复发作 17 年，复发并加重 1 周。经常腹泻，常由饮食不慎或情绪变化而诱发。现泻下脓血便、不成形，便前腹痛，便后痛缓。晨起便急，每日 1~2 次，甚者数十次。腹部怕凉，胃脘胀满，嗳气，纳少，眠可，小便少，经常头晕心悸。经西药治疗效不佳。既往体弱，有溃疡性结肠炎病史。舌淡苔白微厚腻，脉弦弱略数。

辨证：肝郁脾虚。

治法：健脾疏肝，行气通滞。

方药：黄芪 25g，白术（炒）9g，茯苓 9g，人参 10g，柴胡 6g，白芍（炒）9g，香附 9g，广木香 6g，川连（炒）9g，川朴 9g，山药（炒）9g，砂仁 6g，甘草 3g。3 剂，水煎服，每日 1 剂。

医嘱：忌寒凉、饮酒、辛辣之品。

二诊 药后腹泻、腹痛减轻，脓血减少。但腹凉明显，仍时有腹痛欲便，纳食尚可。舌质淡，舌苔薄白，脉弦弱。上方加炮姜 6g。3 剂，水煎服，每日 1 剂。

三诊 药后腹凉明显减轻，腹痛止。唯有大便偏稀，少量脓血，每日 2 次，均于晨作。嗳气，胃脘痞闷、胀满。舌质淡，舌苔薄白，脉弦弱。上方加枳壳（炒）6g。3 剂，水煎服，每日 1 剂。

四诊 药后脓血止，仍有大便不成形，每日 2 次，胃脘痞闷胀满大减，嗳气止，纳可。舌质淡，舌苔薄白，脉弦弱。上方加五味子 9g。6 剂，水煎服，每日 1 剂。

五诊 大便仍偏稀，每日 2 次，其余诸症明显好转，纳可，胃胀止。舌质淡，舌苔薄白，脉弦弱。上方去川连（炒）、川朴、炮姜，加薏米仁（炒）9g。6 剂，水煎服，每日 1 剂。

分析：本案乃肝郁脾虚证。肝失疏泄，克犯脾土，脾失健运，湿浊下注大肠，故大便溏薄；肝气失畅，脾运不健，气机阻滞，湿浊积滞结聚，故腹痛欲泻，泻后气机暂时畅通，故痛缓；湿浊阻滞，气机不通，胃气不降，故见胃脘胀满、嗳气、纳少；情绪波动或饮食不慎可加重肝郁或脾虚，故易引发泄泻；黎明少阳之气萌动，引动体内湿浊阴邪借机而走，故见晨起泄泻；腹泻日久，脾阳不振，故腹部怕凉；湿滞大肠，阻滞气血，日久则败血腐肉而见便下脓血；脾虚气血不足故舌淡，湿浊内阻故舌苔白黏腻；肝病则脉弦，脾虚则脉弱。治以健脾疏肝、行气通滞，拟方仿参苓白术散、四逆散、姜连丸意，其中生黄芪、人参、白术（炒）、茯苓、山药（炒）益气健脾以利湿，柴胡、白芍（炒）、香附等疏肝理气，黄连清热燥湿以厚肠胃，厚朴、广木香、砂仁行气除滞，甘草和中补脾、缓急止痛、调和诸药，全方健脾疏肝、行气通滞。二诊，药后病情减轻，说明方证相符，郁滞渐去，阳虚渐露，故加炮姜以加强温里之力；三诊，嗳气，胃脘痞闷、胀满则加枳壳（炒）降胃气，通畅气机；四诊，气虚仍在，在疏肝健脾基础上加五味子来加益气固摄；五诊，郁滞基本去除，去川连（炒）、川朴、炮姜，加薏米仁（炒）以健脾为主，继服 6 剂，临床痊愈。本案患者腹泻反复发作 17 年，脾气已虚，故全程以健脾为主，此次就诊，肝郁之征明显，故兼以疏肝行气，后程肝气得以疏解，再行健脾为主，达到理想疗效。

病案十二 肖×，男，19 岁。2004 年 1 月 6 日初诊。

初诊 腹泻纳呆 1 个月余。因饮食不慎引起腹泻，时轻时重，持续不愈。现大便不成形，每日 3 次，伴恶心，纳呆食少，身体逐渐消瘦，时肠鸣，偶有腹痛，眠可，小便可。舌红，苔白厚偏腻，脉沉弱。

辨证：脾气虚弱。

治法：健脾益气，疏肝理气。

方药：白芍（炒）9g，柴胡 6g，当归 9g，茯苓 9g，广木香 6g，人参 10g，白术（炒）9g，山药（炒）9g，砂仁 9g，甘草 3g。3 剂，水煎服，每日 1 剂。

医嘱：忌寒凉、饮酒。

二诊 药后大便成形，食欲增加，恶心止。舌质红，舌苔白厚偏腻，脉沉弱。上方加桔梗 6g。6 剂，水煎服，每日 1 剂。

分析：本案乃脾虚运化失健，水谷不化精微，水酿为湿，谷反为浊，湿浊下注，故大便溏薄；湿浊阻滞，气机不畅，故腹痛、肠鸣；脾气虚弱，纳化失职，故纳呆食少；脾失健运，不耐饮食，故常因饮食过饱、过凉或饮酒、嗜食辛辣等因素，导致泄泻复发或加重。湿浊内阻故苔白黏腻；脾虚无力鼓动气血，故脉沉弱。治疗以健脾益气为主，兼以疏肝理气。用药仿四君子汤、逍遥散之意，其中人参、白术（炒）、茯苓、山药（炒）益气健脾利湿，柴胡、白芍（炒）、当归养肝疏肝以助脾，广木香、砂仁理气调中，甘草和中补脾、缓急止痛、调和诸药。二诊，药后诸症减轻，说明方证相符，故加桔梗辅以升提中气。全程用药以补脾气为主，兼以疏肝、祛湿，补中有泄，相辅相成，以补益脾气，达止泻之功。

病案十三 王×，女，30 岁。2003 年 10 月 7 日初诊。

初诊 腹泻伴脘腹疼痛 1 年余。原因不明出现腹泻，多于情绪变化或经期加重，大便质稀，每日 2 ~ 3 次，小腹发凉，腹痛欲便，便后痛缓，纳少，睡眠欠佳，时心悸，月经前期、量多。素有胃疾。舌淡苔薄白，脉沉弦弱。

辨证：肝郁脾虚。

治法：健脾疏肝，和胃理气。

方药：当归 9g，白芍（炒）9g，柴胡 6g，陈皮 9g，黄芪 25g，人参 10g，白术（炒）9g，香附 9g，广木香 6g，山药（炒）9g，五味子 6g，砂仁 9g，甘草 3g。6 剂，水煎服，每日 1 剂。

医嘱：忌寒凉、辛辣及饮酒。

二诊 药后精神好转，心悸减轻，仍大便质稀，每日 2 ~ 3 次，仍有脘腹疼痛，纳少，眠差。舌质淡红，舌苔薄白，脉沉弦弱。上方加薏米仁（炒）9g，茯苓 9g。6 剂，水煎服，每日 1 剂。

三诊 药后大便次数减至每日 2 次，质稀亦有改善。纳食好转，仍时脘腹疼痛，眠差。舌质淡红，舌苔薄白，脉沉弦弱。上方去茯苓，加佛手 6g。6 剂，水煎服，每日 1 剂。

四诊　大便基本成形，脘腹疼痛减，仍腹凉眠差。舌质红，舌苔薄白，脉沉弦弱。上方去佛手，加炮姜6g。6剂，水煎服，每日1剂。

五诊　腹凉减，大便成形，每日2次，仍有脘腹时痛，纳可，眠差。舌质淡红，舌苔薄白，脉弦弱。上方减砂仁用量为6g，去薏米仁（炒），加炒小茴香6g。6剂，水煎服，每日1剂。

分析：本案平素脾胃虚弱，湿浊内生，下注大肠，则大便泄泻；气机不畅则脘腹疼痛；脾阳虚则腹凉；脾虚则纳少；胃不和则卧不安，故睡眠不安；脾虚气弱则可见心悸、月经量多。舌淡苔薄白，脉沉弦弱，示体内气虚肝郁之征。故治以健脾疏肝、和胃理气。仿逍遥散、四君子汤之意，其中人参、黄芪、山药（炒）健脾益气利湿，当归、柴胡、白芍（炒）、香附养肝疏肝、行气解郁，广木香、陈皮、砂仁行气调中、醒脾和胃，五味子固摄脾气，甘草和中缓急，诸药合用健脾疏肝、和胃理气。二诊，药后仍大便质稀、纳少、眠差，故加加薏米仁（炒）、茯苓加强健脾渗湿之力；三诊，脘腹仍时有疼痛，应加强行气止痛之力，故去茯苓，加佛手；四诊，仍有腹凉，需在健脾疏肝基础上，再添温里之力，故去佛手、加炮姜；五诊，腹凉减，仍时有脘腹疼痛，故减砂仁用量、去炒薏米仁、加炒小茴香以加强温经理气之效，以期消除腹痛。全程以疏肝为主，肝气疏则脾气健，寓补于泄，共奏疏肝健脾止泻之效。

病案十四　陈×，女，60岁。2003年9月9日初诊。

初诊　腹痛、腹泻反复发作25年，加重1个月。常因饮食不慎及天气变化而诱发或加重。现大便溏薄，持续性腹部隐痛，晨起便急，每日3次。午后胃脘胀满疼痛。心烦易怒，腰膝酸软。素有胃疾。小便可，纳食一般，睡眠安。舌淡，有裂纹，苔薄白润，脉沉弱。

辨证：脾肾阳虚。

治法：健脾温肾，益气固肠。

方药：黄芪25g，人参10g，白术（炒）9g，茯苓9g，陈皮6g，五味子9g，补骨脂6g，山药（炒）9g，沉香6g，炮姜6g，砂仁9g，甘草3g。6剂，水煎服，每日1剂。

医嘱：忌寒凉、饮酒。

二诊　药后体力好转，仍大便不成形，右少腹隐痛，胃脘不适，纳呆。舌质红，舌苔薄黄，脉沉弱。上方黄芪加量至30g，加佛手6g。3剂，水煎服，每日1剂。

三诊　仍大便不成形，小腹胀，药后汗出多。舌质红有裂纹，舌苔少，脉沉弦弱。上方去沉香、补骨脂、炮姜、佛手，加大陈皮用量为9g，加桔梗6g，薏米仁（炒）9g，广木香6g。6剂，水煎服，每日1剂。

四诊　大便成形，汗出减，口干，腹胀。上方加川朴6g。6剂，水煎服，每日1剂。

五诊　腹胀消失，大便成形，汗出止。上方去川朴。6剂，水煎服，每日1剂。

分析：本案乃脾肾阳虚，湿浊内生，下注大肠，则大便泄泻；脾胃气机不畅则腹痛、胃胀满；脾虚肝乘则心烦易怒；肾虚则腰膝酸软。舌淡有裂纹苔薄白润，脉沉弱，示体内气虚湿盛之征。故治以健脾温肾，益气固肠。处方仿四君子汤、四神丸意，其中黄芪、人参、白术（炒）、山药（炒）、茯苓等有健脾之功，补骨脂、五味子温补脾肾，固气涩肠，陈皮、砂仁、炮姜、沉香温中行气，甘草调和诸药，全方健脾温肾，益气固肠。二诊，仍右少腹隐痛，故黄芪加量、加佛手以加强行气之力；三诊，诸症以脾虚为主，去沉香、补骨脂、炮姜、佛手，加大陈皮用量，加桔梗、薏米仁（炒）、广木香来加强健脾升提之力；四诊，胃肠气滞仍在，加川朴以加强行气之力；五诊，腹胀消，说明气滞已去，故去川朴，仍以健脾温肾，益气固肠，以巩固疗效，达到临床痊愈。

病案十五 王×，女，42岁。2003年12月2日初诊。

初诊 腹泻3天。无明显原因，出现腹泻，伴发热。大便初如水样，现发热已退，仍大便偏稀，日行2~3次，头部沉闷，恶心欲呕，纳少，口淡无味，乏力。既往体虚。舌淡红，苔薄黄，脉沉弱。

辨证：脾虚湿盛。

治法：健脾益气祛湿。

方药：黄芪25g，人参10g，白术（炒）9g，茯苓9g，山药（炒）9g，广木香6g，薏米仁（炒）9g，砂仁9g，五味子6g，甘草3g。3剂，水煎服，每日1剂。

医嘱：忌寒凉、辛辣及饮酒。

二诊 药后大便成形，每日1次，微有恶心，纳少，口淡无味，乏力。舌质淡红，舌苔薄白，脉沉弱。上方加姜半夏6g。3剂，水煎服，每日1剂。

分析：本案乃脾胃虚弱，湿浊内生，下注大肠，则大便泄泻；湿郁而化热，则伴有发热；湿浊上蒙清窍则头部沉闷；湿浊阻滞，胃气不降则恶心欲呕，纳少，口淡无味；气虚则见乏力。舌淡红苔薄黄，脉沉弱，示体内气虚湿盛之征。故治以健脾益气祛湿。方药仿参苓白术散之意，其中人参、白术（炒）、茯苓、黄芪、山药（炒）、薏米仁（炒）益气健脾利湿，广木香、砂仁等疏肝理气健脾，五味子滋肾敛气固精，甘草和中补脾、调和诸药。二诊，仍有乏力、恶心，则在健脾基础上加姜半夏以加强降逆之力，以获临床痊愈。

病案十六 刘×，女，74岁。2003年6月27日初诊。

初诊 腹泻反复发作10余年，复发10天。多由饮食不慎而发作，现大便稀，夹泡沫，每日6~7次，伴矢气，体倦乏力，无腹痛腹胀。纳食可。素体强壮，有冠心病史。舌胖大淡红，苔薄白黏，脉沉弦。

辨证：脾虚湿盛。

治法：健脾益气渗湿。

方药：黄芪25g，人参10g，白术（炒）9g，茯苓9g，桔梗6g，白扁豆（炒）9g，陈皮6g，山药（炒）9g，五味子9g，广木香6g，砂仁6g，甘草3g。3剂，水煎服，每日1剂。

医嘱：忌寒凉、饮酒。

二诊 药后腹泻减轻。大便仍偏稀，矢气多，体倦乏力。舌质淡红，舌苔薄白，脉沉弦弱。上方加炮姜6g。6剂，水煎服，每日1剂。

三诊 大便基本成形，每日2次，乏力减轻，仍矢气多，纳食可。舌质淡红，舌苔薄白，脉沉弦弱。上方去桔梗、炒白扁豆、炮姜，加柴胡6g，白芍（炒）9g。6剂，水煎服，每日1剂。

四诊 大便基本正常，每日1~2次，体力好转，矢气亦减，腹微胀。舌质淡红，舌苔薄白，脉沉弦弱。上方加大腹皮9g。6剂，水煎服，每日1剂。

分析：本案乃饮食不慎，损伤脾胃，脾虚湿聚，下注大肠，则发生泄泻；气机不畅则伴有矢气；气虚则体倦乏力。舌胖大淡红苔薄白黏，脉沉弦，为体内气虚湿盛之征。故治以健脾益气渗湿，仿参苓白术散意，其中黄芪、人参、白术（炒）、茯苓、山药（炒）益气健脾利湿，陈皮、广木香、砂仁等理气和中，炒白扁豆健脾化湿，桔梗升提脾气，甘草和中补脾、调和诸药。二诊，药后病情减轻，但仍便稀失气，说明中焦有寒，故在健脾基础上加炮姜以加强温里之力；三诊，气滞仍在，去桔梗、炒白扁豆、炮姜，加柴胡、白芍（炒）以疏肝理气以助脾运；四诊，新添腹胀说明仍有气滞，加大腹皮以加强行气除湿之力。全程以健脾益气为主，兼以祛湿、行气等，使邪去不伤正，临床疗效良好。

病案十七 郑×，男，76岁。2003年9月9日初诊。

初诊 腹泻腹痛反复发作日久。通常由食凉或不易消化的食物而诱发。现大便稀，经常出现水样便，每日10余次，便前腹痛，泻后痛缓。纳食可，睡眠欠佳，小便少。有冠心病史。舌红，苔薄黄，脉沉弦。

辨证：脾虚湿盛。

治法：健脾益气，温中祛湿。

方药：黄芪25g，人参10g，白术（炒）9g，茯苓9g，白芍（炒）9g，柴胡6g，白扁豆（炒）9g，广木香6g，山药（炒）9g，炮姜6g，砂仁6g，甘草3g。6剂，水煎服，每日1剂。

医嘱：忌寒凉及饮酒。

二诊 药后大便基本成形，每日2~3次，腹痛止。纳少，眠欠安。舌质红，舌苔薄白，脉弦弱。上方去炒白扁豆，加五味子9g。6剂，水煎服，每日1剂。

三诊 药后大便成形，每日2次，唯纳食少，口淡无味。舌质红，舌苔薄白，脉弦弱。上方去炒山药、柴胡、五味子、炮姜，加焦楂9g，麦芽（炒）12g，莲子肉9g。6剂，水煎服，每日1剂。

四诊 纳食好转，大便2~3日一行，质可。舌质淡红，舌苔少，脉沉弦。上方继服。6剂，水煎服，每日1剂。

分析：本案乃饮食不慎，损伤脾胃，水湿不化，流注大肠，则发生泄泻，甚或气不化水而见水样便；气机不畅则腹痛，便后暂通故痛缓；胃不和则卧不安，故睡眠不安；泄泻不止伤及津液则小便少。舌红苔薄黄，脉沉弦，示肝郁气滞有化热之征。故治以健脾益气、温胃除湿，兼以疏肝理气。仿参苓白术散、四逆散方意，其中生黄芪、人参、白术（炒）、茯苓、山药（炒）益气健脾利湿，炒白扁豆健脾化湿，广木香、砂仁和中理气，炮姜温中散寒，柴胡、白芍（炒）疏肝理气以助健脾，甘草和中补脾、缓急止痛、调和诸药。二诊，药后病情减轻，腹痛消，说明气机阻滞已通，故去炒白扁豆、加五味子以加强收涩之力；三诊，仍纳食少，以健脾、消食为主，故去山药（炒）、柴胡、五味子、炮姜，加焦楂、麦芽（炒）、莲子肉；四诊，以焦楂、麦芽（炒）、莲子肉健脾消食效果明显，故再拟前方巩固疗效，达临床痊愈。

病案十八 高×，男，62岁。2004年9月2日初诊。

初诊 腹泻3个月。因饮食纳凉引起。大便不成形，每日3~4次，伴小腹隐痛，纳好，眠安，小便可。舌红，苔薄黄，脉沉弦。

辨证：脾气虚弱。

治法：健脾益气，疏肝理气。

方药：黄芪25g，人参10g，白术（炒）9g，茯苓9g，白芍（炒）9g，柴胡6g，广木香6g，山药（炒）9g，五味子6g，莲子肉9g，砂仁6g，甘草3g。6剂，水煎服，每日1剂。

医嘱：忌寒凉、饮酒。

二诊 药后病情无明显变化，仍腹泻，腹痛，每日3～4次。纳眠可。舌质红，舌苔少，脉弦。上方加炮姜6g。6剂，水煎服，每日1剂。

三诊 药后腹泻减，每2～3次，大便较前成形，仍便前腹痛。舌质红，舌苔少，脉弦弱。上方去莲子肉，加川连6g。6剂，水煎服，每日1剂。

四诊 药后大便成形，每日2次，腹痛减，微有腹胀。舌质红，舌苔薄白，脉弦。上方加大腹皮9g。6剂，水煎服，每日1剂。

分析：本案乃饮食不慎，损伤脾胃，升降失调，清阳不升则发生泄泻；肝经循行于小腹，肝气不畅则小腹痛。舌红苔薄黄，脉沉弦，示体内肝郁气滞有化热之征。故治以健脾益气，疏肝理气。仿参苓白术散及四逆散之意，其中黄芪、人参、白术（炒）、茯苓、山药（炒）益气健脾祛湿，柴胡、白芍（炒）疏肝理气，广木香、砂仁和中理气以去滞，五味子、莲子肉敛气固涩，甘草和中、调和诸药。二诊，药后病情无明显变化，在健脾疏肝基础上加炮姜行温肾暖脾之力。三诊，用炮姜温肾暖脾效显，去莲子肉，加川连燥湿兼制热象。四诊，有腹胀，则加大腹皮以行气除湿以收功。本案腹泻持续时间较长，虽有腹痛但不重，且无腹胀，说明以虚为主，虚中夹滞，故在健脾疏肝，行气祛湿的同时，加入收敛之品，泄中有收，攻补兼施，达到良好疗效。

病案十九 马×，女，58岁。2004年6月22日初诊。

初诊 腹泻反复日久，复发1周。无明显原因腹泻时作。现大便质稀，每日2～4次，便前腹痛，便后痛缓，时心悸、头晕，晨起口苦。纳食可，睡眠安。舌红，苔薄白黏，脉沉弦。

辨证：脾虚夹湿。

治法：健脾益气，疏肝理气。

方药：黄芪25g，人参10g，白术（炒）9g，茯苓9g，白芍（炒）9g，柴胡6g，广木香6g，香附9g，炮姜6g，砂仁6g，甘草3g。3剂，水煎服，每日1剂。

医嘱：忌寒凉及饮酒。

二诊 药后仍腹泻，每日2～4次，便前腹痛减轻，大便中夹有泡沫。舌质红，舌苔薄白，脉弦弱。上方加五味子9g。3剂，水煎服，每日1剂。

三诊 腹泻减轻，每日2～3次，大便稀好转，仍有腹痛。舌质红，舌苔薄白，脉弦弱。上方加黄连（炒）6g。3剂，水煎服，每日1剂。

四诊 大便成形，每日2次，腹痛未作，睡眠、饮食尚好。舌质红，舌苔薄白，脉弦弱。上方加薏米仁（炒）9g。3剂，水煎服，每日1剂。

五诊 大便基本成形，偶有腹痛，纳、眠可。舌质红，舌苔薄白，脉弦弱。上方去五味子、薏米仁（炒）、川连，加山药（炒）9g。3剂，水煎服，每日1剂。

分析：本案乃素脾气虚弱，湿浊内生，下注大肠，则大便泄泻；气机不畅则腹痛；湿浊积滞结聚，故腹痛欲泻，泻后气机暂时畅通，故痛缓；脾虚生化之源，不能上奉于心脑，则心悸头晕；脾虚肝乘，气郁化热则口苦、舌红；苔薄白黏，脉沉弦，是脾虚肝郁湿盛之征。故治以健脾益气，疏肝理气。方用四君子汤、四逆散意，其中生黄芪、人参、白术（炒）、茯苓益气健脾利湿，柴胡、白芍（炒）、香附等疏肝理气健脾，广木香、砂仁行气和中，炮姜温中散寒，甘草调和诸药。二诊，在健脾基础上加五味子以加强益气固摄之力；三诊，仍见腹痛，说明中焦仍有湿滞，故在健脾基础上加黄连（炒）以燥湿去滞；四诊，药后诸症减轻，说明方证相符，加薏米仁（炒）继续加强健脾渗湿之力；五诊，病情改善明显，宜巩固疗效，故去五味子、薏米仁（炒）、川连，加山药（炒）加强健脾益气之力。本案以补益为主，佐以疏通，使补而不滞，共奏止泻之功。

病案二十　闫×，男，50 岁。2004 年 7 月 6 日初诊。

初诊　腹泻反复发作 1 个月余。因饮食不慎致腹泻，经治疗病情缓解。现遇冷即腹泻，大便稀，每日 2 次，伴腹痛，肠鸣，矢气多，腹部凉，腰腿痛。纳食可，睡眠欠佳，小便黄。舌红，苔薄白，脉沉弱。

辨证：脾气虚弱。

治法：健脾益气，兼以疏肝温肾。

方药：人参 10g，白术（炒）9g，茯苓 9g，陈皮 6g，白芍（炒）9g，柴胡 6g，广木香 6g，山药（炒）9g，炮姜 6g，砂仁 6g，甘草 3g。3 剂，水煎服，每日 1 剂。

医嘱：忌寒凉及饮酒。

二诊　药后大便成形，每日 1 次，受凉后腹不适，腰腿痛，小便黄，纳可，眠安。舌质红，舌苔薄白，脉沉弱。上方加五味子 9g。6 剂，水煎服，每日 1 剂。

三诊　大便基本正常，但每食水果即不成形，时有肠鸣、腹痛，腰腿酸痛，纳食正常，小便正常。舌质红，舌苔薄白，脉沉弱。上方去山药（炒）、五味子，加生黄芪 25g，炒白扁豆 9g，香附 9g。3 剂，水煎服，每日 1 剂。

四诊　药后大便基本正常，每日 1 次，仍腰腿酸痛。舌质淡，舌苔薄白，脉沉弱。上方去炒白扁豆，加补骨脂 9g。3 剂，水煎服，每日 1 剂。

分析：本案乃饮食不慎，损伤脾胃，传导失职，升降失调，则发生泄泻；遇冷则脾阳不振，运化失职，则发生腹泻；气机不畅则腹痛，肠鸣，矢气；脾阳虚病及肾阳虚则腹凉腰腿痛。故治以健脾益气为主，兼以疏肝温肾。方仿参苓白术散、四逆散等，其中人参、白术（炒）、茯苓、山药（炒）益气健脾利湿，柴胡、白芍（炒）疏肝理气，广木香、砂仁、陈皮等理气和中，炮姜温中散寒，甘草和中补脾、缓急止痛、调和诸药，以健脾益气，疏肝理气。二诊，药后病情减轻，说明方证相符，加五味子以加强益气收敛之力；三诊，仍有肠鸣腹痛说明湿浊未尽，故去有收敛作用的山药（炒）、五味子，加生黄芪、炒白扁豆、香附以加强益气渗湿之力；四诊，仍有腰腿酸痛，故去炒白扁豆，加补骨脂补肾温阳以图收功。

病案二十一　李×，男，48 岁。2004 年 5 月 21 日初诊。

初诊　腹痛腹泻 2 个月余。因饮食不慎导致腹痛腹泻，现腹痛即腹泻，每日 4～5 次，大便质稀，多于晨作。伴肠鸣，矢气多，纳呆食少，胃脘胀满，腹部坠胀，轻度里急后重，小便可，眠安。舌红，苔白黏，脉数弱。

辨证：脾虚湿热。

治法：健脾疏肝，兼清湿热。

方药：人参 10g，白术（炒）9g，茯苓 9g，陈皮 9g，白芍（炒）9g，柴胡 6g，广木香 6g，厚朴 6g，白扁豆 9g，砂仁 6g，黄连（炒）6g，薏米仁（炒）6g，甘草 3g。3 剂，水煎服，每日1剂。

医嘱：忌寒凉、辛辣及饮酒。

二诊 药后腹痛未作，仍大便稀，每日1次，肠鸣、胃胀及腹坠胀减轻。舌质红，舌苔薄白，脉沉弦。上方加五味子9g。3剂，水煎服，每日1剂。

三诊 大便基本成形，每日1次，胃胀与腹坠胀消失。仍肠鸣，舌质红，苔薄白，脉沉弦。上方去白扁豆、厚朴，加大腹皮9g。6剂，水煎服，每日1剂。

四诊 大便正常，偶有肠鸣及脘腹胀痛，纳可。舌质红，舌苔薄白，脉沉弦。上方去川连、大腹皮、五味子，薏米仁（炒）加量至9g，加当归9g，香附9g，厚朴9g。6剂，水煎服，每日1剂。

五诊 药后脘腹胀痛消失，大便稍稀，每日1次，乏力。舌质红，舌苔薄白，脉弦弱。上方去当归，加生黄芪25g。6剂，水煎服，每日1剂。

分析：本案乃饮食不慎，损伤脾胃，传导失职，升降失调，则发生泄泻；清晨少阳之气开始萌动，引动体内湿浊阴邪借机而走，故见晨起泄泻；气机不畅则腹痛、胀满、肠鸣、矢气；肠中积滞则腹坠胀；湿郁化热，湿热下注则里急后重；舌红苔白黏，脉数弱，示体内气虚湿盛且有化热之征，故治以健脾疏肝，兼清湿热。方用参苓白术散加入清利湿热之品化裁，其中人参、白术（炒）、茯苓、山药（炒）、白扁豆健脾益气除湿，柴胡、白芍（炒）疏肝理气以助脾胃升降，厚朴、陈皮、广木香、砂仁行气除滞，黄连（炒）清热燥湿，薏米仁（炒）即可健脾又助黄连清热祛湿，甘草和中补脾、调和诸药。二诊，药后腹痛止，仍腹泻，故加五味子以益气固肠；三诊，大便成形，脘腹胀消，故减白扁豆、厚朴，加大腹皮巩固疗效；四诊，时有腹胀肠鸣，说明仍有湿滞，但热已不显，故去川连、大腹皮、五味子，薏米仁（炒）加量，加香附、厚朴继续理气除湿，当归则以养血促化气；五诊，有乏力，说明邪气渐去但气虚之象显露，故去当归，加生黄芪以补气升阳而收功。全程攻补兼施，根据病情波动耐心加减，使湿除热去，再行益气以治本。

病案二十二 徐×，女，47岁。2003年12月12日初诊。

初诊 腹泻半年，近日加重。因饮食不慎导致腹泻。现大便稀，每日4~5次，腹痛不甚，伴肠鸣，胃脘痞闷，恶心呕吐，体倦乏力，纳呆食少，小便可。素有胃疾。舌淡红，少苔，脉弦弱。

辨证：脾气虚弱。

治法：健脾益气，和胃理气。

方药：黄芪25g，人参10g，白术（炒）9g，茯苓9g，白芍（炒）9g，柴胡6g，山药（炒）9g，姜半夏6g，砂仁6g，甘草3g。3剂，水煎服，每日1剂。

医嘱：忌寒凉、饮酒。

二诊 药后腹泻止，仍恶心，胃脘痞闷，乏力。舌质淡红，舌苔薄白腻，脉沉弱。上方加佩兰6g。3剂，水煎服，每日1剂。

三诊 大便基本正常，每日2次，恶心及胃脘痞闷均减，体力好转。舌质淡红，舌苔薄白腻，脉沉弱。上方加厚朴6g。6剂，水煎服，每日1剂。

四诊 大便正常，唯胃脘痞闷及恶心变化不明显，体力好转。舌淡红，舌苔薄白腻，脉沉弱。上方加枳壳（炒）6g。3剂，水煎服，每日1剂。

五诊 药后诸症皆消，继续服上方3剂，以巩固疗效。

分析: 本案乃饮食不慎，损伤脾胃，升降失常，湿浊下注则发生泄泻；气机不畅则腹痛、肠鸣；胃气不降则胃脘痞闷；胃气上逆则恶心呕吐；脾虚则纳呆食少；气虚则体倦乏力。舌淡红少苔，脉弦弱，是脾胃虚弱且有气滞之征，故治以健脾益气，和胃理气。处方仿四君子汤、四逆散、参苓白术散之意，其中黄芪、人参、白术（炒）、茯苓、山药（炒）益气健脾利湿，柴胡、白芍（炒）疏肝理气以助脾胃升降，姜半夏降逆止呕，砂仁醒脾化湿，甘草和中补脾、缓急止痛、调和诸药。二诊，腹泻虽止，但仍恶心、胃脘痞闷，说明仍有湿浊阻滞胃气，则加佩兰以加强化湿之力；三诊，仍有胃脘痞闷及恶心，加厚朴以行气除湿；四诊，症状如前，在健脾基础上，仿枳术丸之意，加枳壳（炒）以行气消痞，达到临床痊愈。

病案二十三 王×，男，18岁。2004年7月7日初诊。

初诊 腹泻反复发作半年。多因食凉纳冷引起。现大便稀，每日2~3次，无腹痛，无腹胀，排便不畅，体力可，纳、眠基本正常。舌红，少苔，脉沉弦。

辨证: 脾气虚弱。

治法: 健脾益气，疏肝理气。

方药: 人参10g，白术（炒）9g，茯苓9g，陈皮6g，山药（炒）9g，白芍（炒）9g，柴胡6g，广木香6g，干姜6g，五味子6g，砂仁6g，甘草3g。3剂，水煎服，每日1剂。

医嘱: 忌寒凉、饮酒。

二诊 药后腹泻减轻，大便头部成形，后部稀，每日2次，仍排便不畅。舌质红，舌苔薄白，脉沉弦。上方加薏米仁9g。3剂，水煎服，每日1剂。

三诊 大便基本成形，每日2次，时有腹胀。舌质红，舌苔薄白，脉沉弦。上方去薏米仁，加大腹皮9g。10剂，水煎服，每日1剂。

四诊 药后大便基本正常，每日2次，腹胀减。舌质红，舌苔薄白，脉弦弱。上方加生黄芪25g。3剂，水煎服，每日1剂。

分析: 本案乃饮食不慎，损伤脾胃，升降失调，清浊不分，下注大肠则发生泄泻；气虚推动无力则排便不畅。无腹痛腹胀说明积滞不甚，腹泻以虚为主。舌红少苔，脉沉弦，示脾胃虚弱且有肝郁化热之征。故治以健脾益气除湿，兼疏肝理气。方仿四君子汤、四逆散、参苓白术散之意，其中人参、白术（炒）、茯苓、山药（炒）健脾益气利湿，柴胡、白芍（炒）疏肝理气以助脾胃升降，广木香、砂仁、陈皮等和中行气，五味子敛气固涩，干姜温中散寒，甘草和中补脾、调和诸药。二诊，药后病情减轻，仍大便稀，排便不畅，加薏米仁加强健脾益气除湿之力；三诊，大便虽渐正常，但见腹胀，故在健脾基础上去薏米仁，加大腹皮加强行气除湿之力；四诊，腹胀减轻，故加黄芪健脾益气以巩固疗效。

病案二十四 李×，男，39岁。2004年6月29日初诊。

初诊 腹泻反复发作3年。近20天因情绪变化引起复发，现大便稀，时夹黏液，每日3~4次，便前腹部不适，便后缓解。纳食可，失眠。舌红胖大，苔白厚黏腻，脉沉弦弱。

辨证: 脾虚肝郁。

治法: 健脾益气，疏肝理气。

方药: 黄芪25g，人参10g，白术（炒）9g，山药（炒）9g，茯苓9g，白芍（炒）9g，柴胡6g，广木香6g，炮姜6g，五味子9g，砂仁6g，甘草3g。6剂，水煎服，每日

1 剂。

医嘱：忌寒凉、辛辣及饮酒。

二诊　药后大便仍稀，夹黏液，大便次数减少，每日 2～3 次，睡眠欠佳。舌质淡红舌体胖大，舌苔白厚黏，脉弦弱。上方加黄连（炒）6g。6 剂，水煎服，每日 1 剂。

三诊　大便好转，黏液减少，每日 2～3 次，睡眠好转。舌质淡红，舌苔白厚黏，脉沉弱。上方去五味子。6 剂，水煎服，每日 1 剂。

四诊　大便成形，已无黏液，每日 2 次，腹不适减轻。舌质淡红，舌苔白厚黏，脉弦弱。上方加佩兰6g。6 剂，水煎服，每日 1 剂。

五诊　大便成形，每日 2 次，腹不适减轻，仍睡眠欠佳。舌质红，舌苔白略厚黏，脉弦弱。上方去黄连（炒）。6 剂，水煎服，每日 1 剂。

分析：本案乃情绪变化引起肝气郁结，横逆乘脾，运化失常，而成泄泻；气机不畅则腹部不适，泻后气机暂时通畅则缓解；胃不和则卧不安则失眠。舌红胖大舌白厚黏腻，脉沉弦弱，示体内气虚湿盛且有化热之征。故治以健脾益气，疏肝理气。方仿四君子汤、四逆散之意，其中生黄芪、人参、白术（炒）、茯苓、山药（炒）益气健脾利湿，柴胡、白芍（炒）疏肝理气，广木香、砂仁和中行气，五味子敛气固涩，炮姜温中散寒以温脾，甘草调和诸药。二诊，大便仍稀，夹黏液，故加黄连（炒）以增强燥湿之力；三诊，诸症减轻，去五味子继续健脾疏肝；四诊，在健脾基础上，加佩兰再行祛湿；五诊，大便已正常，去黄连（炒）继服以巩固疗效。

病案二十五　陈×，男，50 岁。2004 年 6 月 4 日初诊。

初诊　大便带脓血 3 年。无明显原因，出现大便质稀，带脓血，现每日 10 余次，肛门灼热，里急后重，腹痛则便，便后痛缓。纳少，眠安，小便黄，尿频。舌红，苔白厚，脉沉弱。

辨证：脾虚湿热。

治法：健脾疏肝，行气利湿除热。

方药：黄芪25g，人参10g，白术（炒）9g，茯苓9g，薏米仁（炒）9g，山药（炒）9g，白芍（炒）9g，柴胡6g，炮姜6g，黄连（炒）6g，地榆（炒）6g，广木香6g，砂仁6g，甘草3g。6 剂，水煎服，每日 1 剂。

医嘱：忌寒凉、辛辣及饮酒。

二诊　药后脓血减少，仍大便稀，次数减少，肛门灼热，里急后重。舌质红，舌苔白略厚，脉沉弱。上方减地榆（炒），加秦皮9g。6 剂，水煎服，每日 1 剂。

三诊　药后大便明显好转，脓血基本消失，但仍偏稀，日行 3～5 次，肛门灼热及里急后重均减轻。上方加郁金9g。6 剂，水煎服，每日 1 剂。

四诊　药后大便基本成形，每日 2～3 次，肛门灼热消除，但时有腹痛。舌质淡红，舌苔白略厚，脉沉弦。上方去秦皮，加乌药9g。6 剂，水煎服，每日 1 剂。

分析：本案由于脾失健运，传化失常，湿浊下注，则发泄泻；湿郁日久化热，酿成湿热，湿热熏灼肠络，气血瘀滞，败血腐肉，化为脓血，则大便带脓带血；气机不畅则腹痛，里急后重；湿浊积聚，气机阻滞，故腹痛欲泻，泻后气机暂时畅通，故痛缓；脾虚则纳少；湿热下注则肛门灼热、小便黄、尿频。舌红示有热，苔白厚示湿盛，脉沉弱乃气虚之征，故治以健脾疏肝，行气利湿除热。方中生黄芪、人参、白术（炒）、茯苓、山药

（炒）、薏米仁（炒）益气健脾利湿，柴胡、白芍（炒）疏肝理气以助气机通畅。炮姜温中散寒，黄连清热燥湿，两味寒热并用，去湿热而不伤脾。地榆（炒）清热凉血，广木香、砂仁行气去滞，甘草和中补脾、缓急止痛、调和诸药。二诊，脓血减少，但仍有肛门灼热，里急后重，故减地榆（炒），加秦皮以加强清热去湿之力；三诊，在健脾基础上加郁金意在活血行气以防留瘀；四诊，湿热已除，但时有腹痛，故去秦皮，加乌药行气止痛以善后。

病案二十六 刘×，女，34岁。2003年12月2日初诊。

初诊 脓血便反复发作10余年，加重1个月。多因饮食不慎致发。现大便质稀，夹有脓血，每日8~9次，便前腹痛，痛则腹泻，泻后痛减，肛门重坠，面色萎黄，体倦乏力，头晕，纳、眠可。素有胃肠疾病。舌红，苔薄白，脉沉弦弱。

辨证：脾虚湿热。

治法：健脾益气，清热利湿。

方药：人参10g，黄芪25g，白术（炒）9g，茯苓9g，白芍（炒）9g，广木香6g，黄连（炒）6g，山药（炒）9g，薏米仁（炒）9g，砂仁6g，甘草3g。3剂，水煎服，每日1剂。

医嘱：忌寒凉、辛辣及饮酒。

二诊 药后腹痛欲泻减轻，仍大便稀，夹脓血，色鲜红，肛门重坠，灼热，日行6~7次，腰腿痛，体倦。舌质淡，舌苔薄白，脉沉弱。上方加莲子肉9g。3剂，水煎服，每日1剂。

三诊 大便稍成形，仍有脓血，肛门灼热，腹痛减轻。舌质淡，舌苔薄白，脉沉弱。上方去莲子肉，加柴胡6g，秦皮9g。3剂，水煎服，每日1剂。

四诊 药后脓血减少，大便质地较前好转，肛门灼热止，时有腹痛。舌质红，舌苔薄白，脉沉弱。上方加白头翁9g。3剂，水煎服，每日1剂。

五诊 药后大便成形，脓血大减，时腹痛，倦怠乏力减轻，纳可。舌质淡，舌苔薄白，脉沉弦弱。上方加炒小茴香6g。3剂，水煎服，每日1剂。

六诊 药后腹痛减，大便成形，仅有少量脓血。舌质淡，舌苔薄白，脉沉弦弱。上方继服。3剂，水煎服，每日1剂。

七诊 药后大便基本成形，脓血基本消失，自觉身体有力，纳可。舌质淡，舌苔薄白，脉沉弦。上方去白头翁。3剂，水煎服，每日1剂。

分析：本案乃脾胃虚弱，湿浊内生，下注大肠则发腹泻；湿浊郁久化热，湿热熏灼肠络，气血败坏，化为脓血，故大便夹有脓血；气机不畅则腹痛；气机阻滞，湿浊积滞结聚，故腹痛欲泻，泻后气机暂时畅通，故痛缓；脾虚气弱则见体倦乏力，头晕，面色萎黄；气虚下陷则见肛门重坠。舌红苔薄白，脉沉弦弱，显示气虚湿盛且化热。证属脾虚湿热，故治以健脾益气，清热利湿。方用参苓白术散化裁，其中黄芪、人参、白术（炒）、茯苓等有健脾之功，黄连（炒）、薏米仁（炒）清热利湿，广木香、砂仁行气去滞，白芍、甘草缓急止痛兼益气血。二诊，加莲子肉以加强健脾益气之力；三诊，大便仍有脓血，肛门灼热，去莲子肉，加秦皮以清热燥湿、收涩止痢，用柴胡配白芍疏肝理气以利湿热祛除；四诊，病情减轻，综上方意加白头翁以加强清热祛湿、凉血止痛之功；五诊，时腹痛，在上方基础上加炒小茴香再行理气止痛；六诊，药后诸症均减，说明方证相符，再拟前方继服；七诊，病情缓解，去白头翁，以巩固疗效。

病案二十七 陈×，男，50岁。2004年6月4日初诊。

初诊 大便带脓带血3年，逐渐加重。3年前出现大便质稀，夹带脓血，经肠镜检查示：肠黏膜充血、糜烂、脱落。用西药效果不佳。现大便质稀，带脓血，每日10余次，肛门灼热，里急后重，腹痛则便，便后痛缓。纳呆食少，尿黄，尿频，睡眠尚安。舌红，苔白厚，脉沉弱。

辨证：脾虚湿热。

治法：健脾温肾，疏肝行气，兼清热利湿。

方药：黄芪25g，人参10g，白术（炒）9g，茯苓9g，山药（炒）9g，炮姜6g，白芍（炒）9g，柴胡6g，广木香6g，黄连（炒）6g，薏米仁（炒）9g，地榆（炒）6g，砂仁6g，甘草3g。6剂，水煎服，日1剂。

医嘱：忌食寒凉及辛辣之品。

二诊 药后脓血减少，尿黄尿频减轻。仍大便稀，次数减少，肛门灼热，里急后重。舌质红、舌苔白略厚，脉沉弱。上方减地榆，加秦皮9g以加强清热燥湿之力。3剂。

三诊 药后大便明显好转，脓血基本消失，但仍偏稀，日行3~5次，肛门灼热及里急后重均减轻，尿黄尿频基本消失。舌质淡红、舌苔白略厚，脉弦弱。上方加郁金9g以行气去瘀。3剂。

四诊 药后大便基本成形，每日2~3次，灼热感不明显，但时有腹痛。舌质淡红、舌苔白略厚，脉沉弦。上方去秦皮，加乌药9g加强行气止痛之力。3剂。

自行间断服药2个月，随访半年未复发。

分析：本案系《内经》之"肠澼"，由脾虚日久，湿浊积滞，郁而化热，败血腐肉所致。由于脾失健运，传化失常，湿浊下注则发泄泻；久泻无火，命门火衰，胃关不固，故泻痢无度；湿热熏灼肠道，肠络受伤，气血淤滞，败血腐肉，化为脓血，则大便带脓带血；气机不畅则腹痛，里急后重；肝气不疏，脾运不健，气机阻滞，湿浊积滞结聚，故腹痛欲泻，泻后气机暂时畅通，故痛缓；脾虚则纳呆食少；湿热下注则肛门灼热、尿黄、尿频。舌红示有热，苔白厚示湿盛，脉沉弱乃气虚之征。故治以健脾温肾，疏肝行气，兼清热利湿。自拟肠清汤加减。方中黄芪，味甘性微温，补中益气，升阳固表，为君药。人参微温不燥，性禀中和，大补元气，有补脾益肾之功；白术苦甘性温，健脾燥湿；茯苓甘淡性平，能渗湿利水，健脾补中，以上三味，人参善于补气，白术长于健脾，茯苓特于渗湿，三者伍用，一补一健一渗，共为臣药，助黄芪补中益气、健脾升阳。山药甘平，能健脾益肾、固精止泻，常与黄芪配伍，黄芪偏于补脾阳，山药重于补脾阴，两药伍用，阴阳相合，互用互化。炮姜苦温，色黑入肾，能温下焦肾元，以助脾阳。柴胡微苦微辛，气平微寒，主升举阳气，疏肝解郁。白芍苦酸微寒，主养血柔肝、缓中止痛。柴芍配伍，以柴胡辛散顺肝之用，白芍酸敛养肝之体，刚柔相济，达养肝疏肝，以木疏土之效；木香辛苦性温，主行气止痛，温中和胃，擅长宣通三焦气滞，一可行脾胃之滞以止腹痛，二可借其芳香宣通之性，防止补剂腻滞；黄连苦寒，清热燥湿，去除肠胃湿热积滞，具有"厚肠胃"的作用。薏米仁甘淡微寒，能利湿健脾益胃；地榆味苦微寒，沉降而涩，有凉血止血、消肿敛疮之功，善治下焦血热出血。砂仁醒脾化湿以利中焦斡旋，甘草健脾和中，调和诸药。二诊，脓血减少，但仍肛门灼热、里急后重，说明湿热仍盛，故去地榆加秦皮以加强清热燥湿之力，兼敛气固涩疗下重；三诊，大便明显好转，脓血基本消失，效不更方，在前方基础上加郁金行气去瘀以助攻滞；四诊大便基本成形，唯时有腹痛。去秦皮，以乌药加强行气止痛之力。守方继服，巩固疗效。本案参酌泄泻用药规律，在健脾疏肝、行气渗湿的肠清汤基础上，根据脓血变化，加减清热凉血及燥湿止痢药物，并加强血分药的应用，取得良好的治疗效果。

病案二十八　蔡×，女，36 岁。2004 年 5 月 28 日初诊。

初诊　大便稀反复发作 2 年。经常大便稀，每因饮食不慎而诱发，伴左上腹压痛，时胃脘不适，嗳气及肠鸣，偶尔腹胀。现大便每日 2～3 次，偏稀。舌淡红，苔薄白，脉弦弱。

辨证：肝郁脾虚。

治法：疏肝理气，健脾益气。

方药：当归 9g，白芍（炒）9g，柴胡 6g，茯苓 9g，人参 10g，白术（炒）9g，香附 9g，郁金 9g，乌药 6g，小茴香（炒）6g，砂仁 6g，甘草 3g。3 剂，水煎服，每日 1 剂。

医嘱：忌寒凉、饮酒。

二诊　药后大便仍稀，每日 2 次，左上腹压痛减轻，嗳气及肠鸣亦减轻，偶胃不适。舌质淡红，舌苔薄白，脉弦弱。上方加瓦楞子（煅）12g。3 剂，水煎服，每日 1 剂。

三诊　大便稀，日 2 次，近日腹痛明显，仍腹胀，纳可。舌质淡，舌苔白腻，脉弦弱。上方去当归、郁金、香附、乌药、炒小茴香、瓦楞子（煅），加广木香 6g，生黄芪 25g，黄连（炒）6g，炮姜 6g。3 剂，水煎服，每日 1 剂。

四诊　药后腹痛未作，唯少腹胀满，大便偏稀，日 1 次，纳食可。舌质淡红，舌苔白，脉沉弱。上方去生黄芪、黄连（炒）、炮姜，加香附 9g，当归 9g，乌药 6g，厚朴 6g，山药（炒）9g。3 剂，水煎服，每日 1 剂。

分析：本案乃饮食不慎，损伤脾胃，运化失司则大便稀；气机不畅则腹痛、嗳气、肠鸣、腹胀。舌淡红苔薄白，脉弦弱，示肝气郁滞之征。故治以疏肝健脾。方仿四君子汤、四逆散意，方中人参、茯苓、山药（炒）、白术（炒）益气健脾利湿，当归养血柔肝，柴胡、白芍（炒）、香附、郁金疏肝行气解郁，砂仁行气调中、醒脾和胃，炒小茴香、乌药温中散寒、行气止痛，甘草和中补脾、缓急止痛、调和诸药，以疏肝理气，健脾益气。二诊，药后病情减轻，在健脾基础上加瓦楞子（煅）加强收涩之力；三诊，去当归、郁金、香附、乌药、炒小茴香、瓦楞子（煅），加广木香、生黄芪、黄连（炒）、炮姜以健脾益气渗湿为主；四诊，腹泻已缓，去生黄芪、黄连（炒）、炮姜，加香附、当归、乌药、厚朴、山药（炒）疏肝理气。肝气得疏，故脾气以健，从而达到临床痊愈。

病案二十九　段×，男，36 岁。2003 年 9 月 9 日初诊。

初诊　反复腹泻 2～3 年。多因饮食不慎及精神刺激有关。现大便质黏，不成形，有泡沫，每日 4 次，便前小腹绞痛下坠，便后则缓，伴头昏乏力，汗出多，两胁胀满，头顶胀，纳可。舌红，苔薄白腻，脉沉弦弱。

辨证：脾肾虚弱。

治法：健脾益气，温肾固肠。

方药：黄芪 25g，人参 10g，白术（炒）9g，茯苓 9g，山药（炒）9g，白芍（炒）9g，柴胡 6g，五味子 9g，补骨脂 9g，干姜 6g，砂仁 9g，甘草 3g，广木香 6g。3 剂，水煎服，每日1剂。

医嘱：忌寒凉、饮酒。

二诊 药后腹泻减轻，日1~2次，仍不成形，上腹胀满，头顶胀，头晕，嗜睡，多汗，手足心汗甚，口疮反复发作。舌质红，舌苔薄白，脉弦弱。上方去补骨脂。3剂，水煎服，每日1剂。

三诊 大便日1次，初头成形，后仍便溏，脐腹疼痛胀满，矢气不爽，脐周喜暖畏寒，矢气后可缓，头昏，乏力，纳少。舌质红，舌苔薄白，脉弦弱。上方改干姜为炮姜6g。3剂，水煎服，每日1剂。

四诊 大便偶成形，时有泡沫，次数仍多，便前腹痛，便后痛缓，仍腹脐怕冷发凉，乏力，纳可。舌质红，舌苔薄白，脉弦弱。上方去五味子、人参，改白芍（炒）为生白芍，改炮姜为干姜，加黄连（炒）6g，桔梗6g，陈皮6g，党参15g。6剂，水煎服，每日1剂。

五诊 大便成形，腹痛减，怕冷减。舌质红，舌苔薄白，脉弦弱。上方加小茴香6g。6剂，水煎服，每日1剂。

六诊 大便成形，腹痛基本消失，仍乏力，纳少，头昏，汗多。舌质红，舌苔薄白，脉弦弱。上方去黄连（炒）、桔梗、小茴香，减砂仁用量为6g，加五味子9g。

分析：本案乃饮食不慎，损伤脾胃，或精神刺激，肝气不畅，横逆乘脾，脾运化失职，则发生腹泻；脾虚湿盛则大便质黏，气机不畅则腹痛、两胁胀满；气虚则见乏力，汗出多。舌红苔薄白腻，脉沉弦弱，示体内气虚湿盛之征，故治以健脾补肾。方仿四君子汤、四逆散、四神丸意，其中生黄芪、人参、白术（炒）、茯苓、白芍（炒）等有健脾之功，柴胡、白芍（炒）、广木香、砂仁等疏肝理气健脾，干姜温中散寒，补骨脂、五味子温养脾土、固肾涩肠，甘草调和诸药，以健脾益气，温肾固肠。二诊，去补骨脂以健脾益气为主；三诊，喜暖畏寒，改干姜为炮姜加强温肾之力；四诊，去五味子、人参，改白芍（炒）为生白芍，改炮姜为干姜，加黄连（炒）、桔梗、陈皮、党参以健脾疏肝为主；五诊，寒邪仍有，在温补脾肾基础上，加小茴香再行温经理气；六诊，大便已成形，仍有脾气虚，故去黄连（炒）、桔梗、小茴香，减砂仁用量、加五味子以健脾益气为主。健脾与温肾并用，疏肝与固肠并施，攻补兼施，共奏固肠止泻之功。

病案三十 赵×，女，58岁。2003年1月10日初诊。

初诊 腹泻腹痛3天。因饮食不慎导致腹泻，日行数10次，伴腹痛，恶心呕吐，纳呆食少，小便正常。未发热。有冠心病史。舌淡红，苔白厚，脉弦弱。

辨证：脾胃不和（脾虚胃滞）。

治法：健脾和胃，益气化湿。

方药：人参10g，白术（炒）9g，茯苓9g，陈皮6g，白扁豆（炒）9g，厚朴6g，广木香6g，姜半夏6g，砂仁6g，焦楂6g，山药（炒）9g，甘草3g。3剂，水煎服，每日1剂。

医嘱：忌寒凉、辛辣及饮酒。

二诊 药后腹泻止，恶心呕吐止，唯偶有胃不适。舌质淡红，舌苔白微厚，脉弦弱。上方去炒白扁豆，加柴胡6g，白芍（炒）9g。3剂，水煎服，每日1剂。

分析：本案乃饮食不慎，损伤脾胃，脾气不升，胃气不降，湿浊内生，下注大肠则泄泻；气机不畅则腹痛；胃气上逆则恶心呕吐；脾胃虚弱则纳呆食少。舌淡红苔白厚，脉弦弱，是气虚湿盛之征，故治以健脾和胃，益气化湿。处方仿六君子汤、参苓白术散之意，其中人参、白术（炒）、茯苓、山药（炒）益气健脾，陈皮、姜半夏和胃理气、降逆止呕，广木香、砂仁、厚朴等行气化湿以导滞，炒白扁豆健脾、和中、化湿，焦楂消食导滞促消化，甘草和中补脾、缓急止痛、调和诸药。二诊，病情减轻，腹泻止，恶心呕吐未作，但仍有胃不适，说明湿浊已除，胃气已降，但仍有气机不畅，则去化湿止泻之白扁豆，加柴胡、白芍（炒）等理气之品，以收全功。

十一、黄　疸

（一）理论述要

黄疸以身黄、目黄、小便黄为主症。其中尤以目睛黄染为主要特征。如《素问·平人气象论》说："溺黄赤安卧者，黄疸……目黄者曰黄疸。"先生认为，黄疸的病机关键为胆汁不循常道，泛溢肌肤而成。胆附于肝之短叶间，内储胆汁，胆汁由肝之精血所化，胆汁的分泌有赖于肝疏泄功能的调节，胆汁循常道而排泄有赖于肝疏泄功能的正常。若肝失疏泄，气机不利，胆汁不能正常分泌排泄而泛溢，则出现黄疸、口苦等。可见，胆汁的生成与正常排泄与肝之疏泄功能密切相关。因此，疏肝理气，使之正常疏泄胆汁，使胆汁循其常道而行，黄疸消退，是治疗黄疸的重要法则。

（二）病案举例

病案　范×，男，21岁。2003年7月25日初诊。

初诊　巩膜黄染4年余。4年前因生气致胸胁胀痛、纳呆，情绪缓解后，胸胁胀痛、纳呆症状消失，2～3后出现巩膜黄染。现巩膜黄染，伴纳少，时胸胁胀满，乏力，睡眠可，大便干，2～3天一行。舌淡红，苔薄白，脉弦弱。B超示：肝的大小、实质未见异常；胆囊内壁稍粗糙。生化检查示：肝功能正常，乙肝五项（—），胆红素偏高。

辨证：肝郁湿热内阻。

治法：舒肝解郁为主，兼以清热利湿退黄。

方药：当归9g，白芍9g，柴胡6g，茯苓9g，人参10g，白术（炒）9g，香附9g，郁金6g，黄芪25g，茵陈9g，大黄3g，砂仁6g，甘草3g。6剂，水煎服，日1剂。

医嘱：忌辛辣、炙煿、腥膻，避免情志刺激。

二诊　药后，大便基本正常，纳少，胸胁胀满，乏力症状均减轻，巩膜黄染亦减轻。近日睡眠不实，口渴心烦。舌淡红，苔薄白，脉弦弱。病情减轻，说明方药对证。出现睡眠不实，口渴心烦症状，说明化热现象加重。上方去大黄，加山栀子，以清热除烦。处方：当归9g，白芍9g，柴胡6g，茯苓9g，人参10g，白术（炒）9g，香附9g，郁金6g，黄芪25g，茵陈9g，栀子6g，砂仁6g，甘草3g。3剂，水煎服，日1剂。忌辛辣、炙煿、腥膻，避免情志刺激。

三诊　药后，纳少，胸胁胀满，乏力症状均基本控制。睡眠不实，口渴心烦症状减轻。巩膜黄染逐渐减轻。舌淡红，苔薄白，脉弦弱。药后病情减轻，说明方药对证。上方继服，3剂，水煎服，日1剂。忌辛辣、炙煿、腥膻，避免情志刺激。

四诊 药后，巩膜黄染基本消失。余无不适。舌淡红，苔薄白，脉弦弱。生化检查：胆红素正常。药后病情减轻，说明方药对证。治疗仍以疏肝解郁，清热利湿退黄为治则。上方去栀子。服6剂以巩固疗效。忌辛辣、炙煿、腥膻，避免情志刺激。半年后随访，黄疸未再发作。

分析：郁怒伤肝，肝失疏泄为引起本案的根本原因。肝失疏泄，一则影响胆汁的分泌和排泄，使胆汁不循常道，泛溢肌肤而形成黄疸；二则木不疏土，影响脾之运化，使湿邪内阻，而发生黄疸，如《金匮要略·黄疸病》指出"黄家所得，从湿得之"。湿阻日久，可化热生燥。因此，肝气郁结，湿热内阻是本案的基本病机。据此，先生以舒肝解郁，清热利湿退黄为基本治则，方用逍遥散合四君子汤加减，方中柴胡舒肝解郁，当归、白芍养血柔肝。茯苓、白术健脾化湿，使运化有权。人参、黄芪以益气，配香附增强行气之功。茵陈有清热、利湿、退黄之效，为治黄疸之要药。佐郁金以加强行气、利湿、退黄之能。大黄泄热通便，利胆退黄。砂仁和胃消食，甘草调和诸药。全方共奏舒肝解郁，清热利湿，退黄，通便之效。二诊时，大便基本正常，纳少，胸胁胀满，乏力症状均减轻，巩膜黄染亦减轻。说明治疗切中病机，方证相符，基本治则不应更改。但又出现睡眠不实，口渴心烦症状，表明化热现象有加重之势，火热上扰心神，可致心烦、不寐，火热灼伤津液则口渴，加山栀以清热除烦。三诊，睡眠不实、口渴心烦症状减轻，巩膜黄染逐渐减轻。示药证相符，效不更方，原方继服。四诊，巩膜黄染基本消失，余无不适。上方去栀子。服6剂以巩固疗效。

十二、头　晕

（一）理论述要

头晕是临床常见病证之一，因其与目眩常同时并见，故多合称眩晕。轻则闭目则止，重者视物旋转不定，或伴有恶心、呕吐、汗出，甚则昏倒等症状。对于本病发生的病因病机，丹溪有"无痰不作眩"之说；景岳有"无虚不作眩"之论。先生深研《内经》经旨，结合自己多年的临床实践经验，提出论治头晕必须落实到脏腑的辨证原则，同时，先生深得《素问·至真要大论》"诸风掉眩，皆属于肝"之旨，指出，头晕以内伤为主，"诸风掉眩，皆属于肝"，因此，头晕无论由何因引起，最终病位总要归于肝，治疗头晕从肝入手则起到执简御繁之效果。先生临床以柴胡疏肝散或逍遥散加减，从肝论治头晕每获良效。

（二）病案举例

病案　赵×，女，76岁。2004年2月17日初诊。

初诊 头晕史20年，发作2个月，甚则目眩，喜闭目，动则晕甚，眩晕欲仆，乏力，无头痛耳鸣，纳一般，面潮红。舌红苔白有裂纹，脉弦弱。

辨证：肝气郁滞。

治法：舒肝解郁。

方药：当归9g，白芍（炒）9g，柴胡6g，川芎9g，党参15g，白术（炒）9g，茯苓9g，明天麻9g，钩藤12g（后下），砂仁9g，甘草3g，生龙骨12g。3剂，水煎服，日1剂。

二诊 药后平妥，仍头晕乏力，低头加重，药后胃胀，测血压 85/65mmHg。脉弦弱，舌红苔白，有裂纹。拟方药：当归9g，白芍（炒）9g，生地9g，党参15g，川芎9g，明天麻9g，陈皮6g，钩藤12g（后下），砂仁9g，甘草3g。3 剂，水煎服，日 1 剂。

三诊 胃胀缓解，头晕减轻，身始觉有力，晨起口苦，纳眠可，二便调。舌红苔薄黄干，脉弦弱。上方加白术（炒）9g。3 剂，水煎服，日 1 剂。

四诊 已不胃胀，但仍头晕，且后项部紧痛不适，劳累后加重，余可。舌红苔薄而干，脉弦弱。拟方药：当归9g，白芍（炒）9g，柴胡6g，川芎9g，桑枝6g，明天麻9g，党参15g，钩藤12g（后下），砂仁9g，甘草3g。3 剂，水煎服，日 1 剂。

五诊 药后头晕、颈痛明显减轻，胃胀未再作，唯头晕，后项部微痛，舌红苔薄黄干，脉弦弱。上方减钩藤加白术（炒）9g。3 剂，水煎服，日 1 剂。

六诊 颈痛愈，头晕持续减轻，唯觉口干口苦，口臭，纳呆，又胃脘胀满，眠欠佳，余可。舌红苔薄黄，脉弦弱。拟方药：当归9g，白芍9g，柴胡6g，茯苓9g，人参10g，白术（炒）9g，青竹茹6g，栀子（炒）6g，明天麻9g，生龙骨12g，砂仁9g，甘草3g。3 剂，水煎服，日 1 剂。

七诊 诸症悉除，纳眠佳，舌暗红，苔薄黄干，脉弦弱。给予下方以收余功：当归9g，白芍（炒）9g，柴胡6g，茯苓6g，人参10g，白术（炒）9g，香附9g，青竹茹6g，明天麻9g，生龙骨12g，砂仁9g，甘草3g。3 剂，水煎服，日 1 剂。

现已痊愈。随访半年未复发。

分析： 本案初诊患者头晕，喜闭目，动则晕甚，面潮红，脉弦，舌红苔白有裂纹示肝气郁结，郁久化热亢逆生风，肝为罢极之本，肝气郁结，气失布达，筋失所养则乏力。治以逍遥散加减，养血舒肝解郁为治。方以柴胡舒肝解郁，当归、白芍养血柔肝，养肝体以助肝用，并防柴胡劫肝阴之弊。川芎，血中气药，上升头目，中开郁结，既疏利头目气血，又助柴胡舒肝解郁。台参、白术、茯苓、砂仁健脾益气，芳香醒脾，土中泻木，脾气旺以助肝气复。天麻、钩藤、生龙骨清热平肝息风。二诊药后头晕低头加重，并伴胃胀，示有中焦脾胃气机不畅、气郁不升之征。故减白术、茯苓、生龙骨，以防壅滞、渗下、潜降，不利于气行。加生地以助当归白芍养血柔肝，以助肝用。陈皮以理气和胃。三诊头晕胃胀减，体力渐复，效不更方。但加白术以加强健脾益气以助肝气之功。四诊、五诊后项部紧痛不适，示有肝胆经气不利之征。故减生地、钩藤防其寒，加桑枝，以苦平入肝通达经络。加减陈皮与白术，以调中焦脾胃气机枢纽，以利肝气之疏泄。六诊头晕减，但口干口苦，口臭，纳呆，又胃脘胀满，舌红苔薄黄示脾胃郁热之征明显，故加青竹茹、炒山栀以清脾胃郁热。七诊诸症悉除，仍以逍遥散加减治本以善其后。

十三、头 痛

（一）理论述要

头痛是临床常见病、多发病之一，可单独出现，也可见于多种急慢性疾病中。历代文献中，根据病因病机的不同，头痛有很多名称，如《内经》的"脑风"、"首风"、"真头痛"、"厥头痛"，以及后世的"头风"、"雷头风"、"大头风"等。中医辨证头痛多从外感和内伤两个方面治疗。头为元神所居，为"精明之府"（《素问·脉要精微论》）、"诸阳之会"（《灵枢·邪气藏府病形》），故头痛内与脏腑、气血，外与六淫邪气侵犯皆密切相关。正如《证治准绳·头痛》所云："头像天，三阳六腑清阳之气，皆会于此；三阴五脏精华之血亦皆注于此。于是天气所发，六淫之邪，人气所变，五脏之逆，皆能相害。"

张珍玉先生从临床实际出发，认为头痛的发生多与肝气失调有关，因肝气主升主动，最易气逆致头胀痛。肝经是唯一一条直达巅顶的阴经，肝阳亢逆常常引动内风，出现头胀痛。这也是历代医家以"风"命名头痛的主要原因。肝主疏泄，调畅气机，从肝论治偏于气分病变是张珍玉先生治疗头痛临床经验的总结。肝失疏泄包括疏泄太过和疏泄不及。疏泄不及导致肝气郁，主要影响血分；疏泄太过导致肝气逆，肝气横逆会犯及脾胃，肝气上逆就会产生头痛。故头痛的主要原因是肝气上逆。张珍玉先生常以柴胡疏肝散为主方加减治疗肝气逆所致头胀痛，每获良效。方用白芍敛肝、收肝、软肝，柴胡疏肝，两药相伍，既敛肝逆之气，不违其刚脏之性，同时，以白芍酸、敛、收之性防柴胡之疏散劫肝阴之弊，而柴胡之疏散又防白芍收敛碍肝用之偏。川芎辛温升散，能上行头目，祛风止痛，有"头痛不离川芎"之说，因其"味辛性阳，气善走窜而无阴凝黏滞之态，虽入血分，又能去一切风，调一切气"（《本草汇言》）。因脾胃是人体气机升降之枢，取枳壳、陈皮均为降胃气下行，泻脾土之壅滞，胃气下行则有助于理肝气之横逆，此亦是土中泻木思想在头胀痛治疗中的具体体现。香附疏肝理气，针对肝气逆之兼症不同，酌情配伍祛风热、散风寒、清肝热、降肝火、平肝潜阳及滋阴等药物，收到了明显的临床治疗效果。

（二）病案举例

病案　法×，女，49 岁。2004 年 5 月 11 日初诊。

初诊　头胀痛反复发作数月，伴有头晕，两目胀痛，时有恶心呕吐，晨起明显，入睡困难，梦多，偶有胃胀痛，食后明显。舌淡红苔薄白，脉沉弦。

辨证：肝气上逆。

治法：疏肝理气。

方药：白芍 9g，柴胡 6g，川芎 9g，枳壳（炒）6g，人参 10g，白术（炒）9g，明天麻 9g，菊花 6g，生龙骨 12g，砂仁 6g，甘草 3g。3 剂，水煎服，日 1 剂。

二诊　头胀痛明显减轻，目胀止，时有恶心欲呕，仍胃胀，上方加入姜半夏 6g。6 剂，水煎服，日 1 剂，头痛止，于门诊继服中药 1 个月，诸症痊愈。

分析： 此患者属肝气上逆，《素问·至真要大论》"诸风掉眩，皆属于肝"，肝失条达，肝阳偏亢，循经上扰清窍，故头痛目胀，肝气横逆脾胃，则胃失和降，出现恶心呕吐。肝阳亢逆，阴阳不能协调，阳不入于阴，则心神不安，入睡困难，治以疏肝理气。肝性喜条达恶抑郁，肝气虽亢，亦不能一味降气，降太过就违背了肝气升的本性，所谓"顺其性而治"，肝气逆也要用疏肝理气为主，方用柴胡疏肝散加减。白芍敛肝收肝，柴胡疏肝，两药一散一收，既敛肝之亢逆，又不违背肝之本性，相得益彰。川芎辛温升散，上行头目，祛风止痛。肝木亢逆易克伐脾土，故用人参、白术健脾益气，配合枳壳（炒）降胃气，恢复脾胃气机的升降，有利于治疗肝气的横逆。明天麻、菊花平肝潜阳、清利头目。生龙骨加强重镇潜阳之功。二诊时，脾胃运化失常，恶心欲呕，加入半夏止呕化痰，调和脾胃，使得标本兼治，头痛痊愈。

十四、郁　　证

（一）理论述要

郁证是由于情志不舒，气机郁滞引起的一类病证，主要表现心情抑郁，情绪不宁，易怒善哭，或咽中有物梗阻，失眠等多种症状。王安道《医经溯洄集》解释："郁者，滞而不通之义。"《丹溪心法》提出"气血冲和，万病不生，一有怫郁，诸病生焉，故人身诸病，多生于郁。"可见郁证的病机就是气血郁滞不通。从脏腑而言，肝具有调畅情志的作用，所以郁证的发生主要因七情所伤，导致肝失疏泄，又累及脾失健运，心神失常。张珍玉先生在继承前人经验的基础上，师古不泥，结合自己临床实践，认为疏泄不及，肝郁不舒，治当舒肝。肝气郁结病在气分，日久则化火生热，耗伤血分。治当疏肝解郁，养血健脾，方用逍遥散。肝气疏泄太过，肝气亢进，治当柔肝，肝气亢逆气血上犯，常常横逆脾胃，或导致胆汁外泄上逆，情绪易怒。方用柴胡疏肝散。肝用为病，调气为主。

（二）病案举例

病案　范×，女，34岁。2004年8月10日初诊。

初诊　情绪低落日久，伴有心烦、焦虑，眠差，精神易紧张，易悲伤，体倦，纳少，月经周期正常，有痛经史。舌淡红苔白，脉弦。

辨证：肝气郁结。

治法：舒肝解郁。

方药：当归9g，白芍（炒）9g，柴胡6g，茯苓9g，人参10g，白术（炒）9g，香附9g，郁金6g，川朴6g，广木香6g，砂仁6g，甘草3g。5剂，水煎服，日1剂。

医嘱：畅情志，多休息，禁辛辣刺激食物。

二诊　情绪好转，入睡困难，梦多，舌淡红，苔薄白，脉弦弱。上方加入生龙骨12g，夜交藤12g。6剂，水煎服，日1剂。

三诊　情绪稳定，睡眠改善，体力恢复。跟随门诊继服中药1个月，诸症痊愈。

分析：此患者因情绪异常来就诊，病因十分明确，又加之心烦、焦虑、易悲等症状，可以诊断为郁证。由于肝气郁结，气机不畅所以产生诸多情绪异常，肝气郁结证病始在气，日久可累积到血分，影响脾的运化，脾气不足，气血生化无源，又可见体倦纳少等脾虚之症。"女子以肝为先天"，肝气不舒，疏泄不利，则冲任失常导致痛经。所以肝气郁结，脾气虚弱是该病的病机。治以舒肝解郁，养血健脾。方用逍遥散加减。柴胡舒肝解郁是当务之急，又加当归、白芍养血柔肝。尤其是柴胡和白芍，一为调气，一为养血，一为辛散，一为酸收，配伍得当，既调肝用又补肝体。又加入人参，增强了白术、茯苓健脾利湿的作用，郁金清心除烦，痛经则加入香附，疏肝理气止痛。加入川朴，调理脾胃之气，脾胃的升降有助于气机的恢复，间接的调理情绪。

十五、虚　劳

（一）理论述要

虚劳，又称虚损，是由多种原因所致的，以脏腑亏损，气血阴阳不足为主要病机的多种慢性衰弱证候的总称。现代医学的一些慢性病、消耗性疾病，表现为抗病能力低下、功机能衰弱的，一般都属这个范畴。《内经》中，就提出许多虚损的治疗大法。《素问·五常政大论》"虚则补之"；《素问·阴阳应象大论》"形不足者，温之以气，精不足者，补之以味"；《难经》"损其肺者，益其气；损其心者，调其营卫；损其脾者，调其饮食，适其寒温；损其肝者，缓其中；损其肾者，益其精"。凡人体脏腑阴阳气血不足，就可以用补法。张珍玉先生在经典理论的指导下，认为治疗虚损的关键是确定虚的情况，而选择正确的治疗方法。一种是全身的严重的虚损，以补为主；二是暂时局部的虚损，治疗就要"补中寓通，虚实兼顾"。因为正虚与邪实往往互相影响，正虚容易招致邪实，邪实更易损伤正气，正虚为邪恋创造了条件，而邪恋后又进一步损伤着正气。《理虚元鉴·治虚有三本》指出"治虚有三本，肺、脾、肾是也。肺为五脏之天，脾为百骸之母，肾为性命之根。"中医理论认为，引起脾虚的原因多为饮食不节损伤脾胃，烦劳过度伤及五脏，思虑过度损伤心脾等。故治疗多注重健脾益气。张珍玉先生认为脾胃为后天之本，是气血生化之源，脾胃损伤就会导致气血阴阳不足，产生各种疾病，脾虚是导致虚劳的一个重要原因，故治虚劳非常重视调补中焦脾胃。

（二）病案举例

病案一　刘×，男，56 岁。2003 年 4 月 22 日初诊。

初诊　体倦乏力半年余。半年前因与同事发生纠纷，致心情不舒，纳呆，食后胃脘不适。经服用中药治疗（具体处方不详）后，症状有所缓解。后又因不顺心的事情，出现烦躁，饮食少，食后胃脘不适。经服用中药治疗（具体处方不详）后，病情变化不明显。现体倦乏力，饮食少，食后胃脘不适，大便稀，日 2～3 次，伴时嗳气，心情烦躁，睡眠可，舌淡，苔薄白，脉弦弱。

辨证：脾虚肝郁。

治法：舒肝解郁，健脾益气。

方药：人参 10g，黄芪 25g，当归 9g，茯苓 9g，白术（炒）9g，白芍（炒）9g，柴胡 6g，香附 6g，栀子（炒）6g，砂仁 6g，甘草 3g。6 剂，水煎服，日 1 剂。

医嘱：保持心情舒畅，避免劳累过度。

二诊　饮食稍有好转。食后胃脘不适、嗳气、心情烦躁减轻。仍体倦乏力，大便稀，日 2～3 次。睡眠可，舌淡，苔薄白，脉弦弱。上方继服 6 剂，水煎服，日 1 剂。

三诊　服用 9 剂药后，饮食基本正常。心情烦躁消失。食后胃脘不适、嗳气继续减轻。体倦乏力，大便稀减轻。睡眠可，舌淡，苔薄白，脉弦弱。上方去栀子，以防止寒凉伤阴，加佩兰，以加强化湿之力。3 剂，水煎服，日 1 剂。

四诊　药后，食后胃脘不适、嗳气基本消失。体倦乏力、大便稀症状逐渐减轻。上方去黄芪、佩兰。6 剂，水煎服，日 1 剂。

分析：本案系由郁怒伤肝，肝气不舒，木不疏土，脾之运化失常而引起。脾失健运，饮食水谷不得有效运化，则出现饮食少，食后胃脘不适，有时嗳气等症状。脾主肌肉四肢，日久四肢百骸不得养，则出现体倦乏力，面色萎黄。肝郁日久化火，则情绪烦躁。因此，肝郁脾虚，兼有化热之象是本病的基本病机。先生根据此病机，以舒肝解郁，健脾益气为基本治则。方用逍遥散合四君子汤加减。方中人参、茯苓、白术健脾益气；黄芪加强益气之功；柴胡舒肝解郁；配香附加强理气之功；当归、白芍滋阴血以柔肝阴，以防止肝气疏散太过；栀子性凉以清心除烦；砂仁健胃消食；甘草调和诸药。全方共奏舒肝解郁，健脾益气之效。二诊时，饮食稍有好转，食后胃脘不适、嗳气、心情烦躁减轻。说明肝郁状态有所缓解，脾失健运有好转之势，肝郁化火现象有所减轻。仍体倦乏力，大便稀，日2~3次。表明脾之运化功能仍不正常，水湿不得有效运化，四肢百骸不得养。效不更方，仍以舒肝解郁，健脾益气为基本治则。三诊时，饮食基本正常，食后胃脘不适、嗳气、体倦乏力、大便稀等症状减轻。表明脾气运化功能基本恢复。心情烦躁消失，说明肝郁化火病机基本缓解。方药对证，故先生仍以舒肝解郁，健脾益气为基本治则。上方去栀子，以防止寒凉伤阴，加佩兰，以加强化湿之力。四诊时，食后胃脘不适、嗳气基本消失，体倦乏力、大便稀症状逐渐减轻。表明脾之运化功能逐渐得到恢复。上方去黄芪、佩兰。继服以巩固疗效。半年后随访，体力基本恢复，未再复发。

病案二　黄×，男，20岁。2004年9月14日初诊。

初诊　神疲体倦日久，经西医院检查各项指标无异常，伴有胸闷、气短、心悸、自汗、时头晕，心烦，入睡难，纳少，偶有腹胀，舌淡红，苔白黏，脉数弱。

辨证：心脾气虚。

治法：益气养心健脾。

方药：黄芪25 g，人参10g，白术（炒）9g，当归9g，五味子9g，广木香6g，川芎6g，生龙骨12g，砂仁6g，甘草3g。3剂，水煎服，日1剂。

二诊　体力渐复，腹胀减轻，睡眠好转，时有胸闷气短心悸。舌红，苔薄黄。上方加入煅瓦楞12g，3剂，水煎服，日1剂。

三诊　体力恢复，胸闷气短止，时有腹胀，食后尤甚，舌淡红，苔薄白，脉沉弱。上方去当归、川芎、龙骨、瓦楞，加茯苓9g，枳壳（炒）6g。3剂，水煎服，日1剂，诸症痊愈。

分析：患者为一名学生，因学习任务较重，经常睡眠不足、饮食无规律，心神失养，脾胃受损，日久则出现神疲体倦，心脾气虚是其主要病机。治以益气养心健脾。方剂选用举元煎加减。方中以黄芪益气为君，人参、白术（炒）健脾益气为臣，共收补气之功。佐以当归补心血，五味子酸敛心气。气血互相影响，补气勿忘补血，补血定要调气，方中广木香行气，助气血运行，龙骨安神定志，砂仁、甘草醒脾和中。二诊中加入煅瓦楞调和肝胃气滞。此患者为青壮年，正值正气旺盛之时，所以心脾虽虚却属暂时之虚，治疗不宜补益太过，三诊故去当归、川芎，以及收涩之品龙骨、瓦楞，加入茯苓、枳壳（炒）调脾胃之气，补中寓通，标本兼治，常获奇效。

十六、汗 证

（一）理论述要

《素问·阴阳别论》："阳加于阴谓之汗。"汗是阳气蒸化津液，出于体表而成。正常出汗是机体功能活动的表现，凡异常出汗者皆属于中医的"汗证"。汗证可分为自汗、盗汗、绝汗、战汗、黄汗等，自汗、盗汗比较常见。自汗、盗汗是由于阴阳失调，腠理不固，而致汗液外泄失常的病证。不因外界环境因素的影响，而白昼时时汗出，动辄益甚者称为自汗；寐中汗出，醒来自止者称为盗汗。中医学认为，自汗多属阳虚，盗汗多属阴虚。如《丹溪心法·盗汗》说："盗汗属血虚、阴虚。"阴津亏耗，虚火内生，阴液被扰，不能自藏而外泄作汗。但是汗液的生成排泄与人体的多个脏腑相关，如汗为心之液；肺宣发卫气，主司汗孔的开合；脾运化，是生成汗之源；肾主水，为阴阳之根本等。治疗汗证时应立足脏腑辨证、八纲辨证，结合病因、病机从多层次、多角度剖析，才能取得应有的疗效。历代医家对汗证大多从心、肾、肺、脾论治。汗液的来源与脾胃相关，脾气不足，固摄失常就会导致自汗。除此之外津液的代谢需要三焦的参与，三焦对水液气化作用依赖于气机的升降。肝具有调畅气机的作用，所以与汗液的排泄有间接的关系。肝胆疏泄失调，以致水道不畅，阳郁不能宣达于全身，而反蒸腾于上部。唐容川说："阳遏于内，不能回散，但能上冒，为头汗出。"《灵枢·营卫生会》云："营卫者，精气也；血者，神气也……故夺血者无汗，夺汗者无血。"肝藏血功能正常，汗液才化生有源。肝主疏泄对气机的影响是最主要的，气机调畅，气化功能正常，津液才能正常输布。故张珍玉先生认为肝亦影响人体汗的代谢，治汗证不可忽视调肝。

（二）病案举例

病案一 李×，男，6岁。2004年8月5日初诊。

初诊 盗汗半年余，伴有纳差、眠差、消瘦、神疲、舌淡苔薄白，脉沉弱。

辨证：脾胃不和。

治法：健脾和胃。

方药：人参6g，白术（炒）4g，茯苓4g，陈皮5g，白芍（炒）5g，香附4g，广木香4g，麦芽（炒）5g，焦楂5g，砂仁4g，甘草3g。3剂，水煎服，日1剂。

二诊 盗汗减轻，纳食增，时有腹胀。舌淡红，苔薄白，脉沉弱。上方加入川朴4g。3剂，水煎服，日1剂。1周后诸症痊愈。

分析：此患儿盗汗伴有纳差、消瘦、神疲都证明了脾胃不和是主要病机。小儿的生理特点是脾常不足，汗液的产生来源于津。脾能运化水液，水液运化正常，则湿有出路，汗液排泄正常。如果饮食停滞阳明，郁而化热，迫津外出而致汗。另外，汗液的排泄与营卫有关，营卫俱出自中焦脾胃，脾胃失调就可使得营卫失调，出汗异常。头面部为手足阳明经汇聚之处，故汗出多为头面部。治以健脾和胃。方用四君子汤加减。人参、白术、茯苓健脾益气，陈皮理脾胃之气，白芍（炒）酸苦收敛肝气，防止肝气克伐脾土。香附调节肝胃之气，促进二者和谐。麦芽、焦楂消食化滞，与木香配伍行气导滞。砂仁、甘草调和诸药。二诊加入川朴，加强理脾胃之气，恢复升降，运行水液，盗汗自止。

病案二 李×，女，56 岁。2003 年 8 月 12 日初诊。

初诊 盗汗 3 个月余，3 个月前出现反复感冒发热 1 个月，感冒愈后随出现盗汗，伴有低热。经服用中、西药治疗后（具体方药不详），低热退，仍盗汗，多发生在前半夜。饮食正常，二便调，睡眠可，绝经 10 年，有时胸闷，胁胀，头晕，鼻腔干燥，手足心热。舌质暗红，少苔，脉细弱。

辨证：肾虚肝郁。

治法：滋补肾阴，舒肝解郁。

方药：生地 9g，山药（炒）9g，丹皮 6g，茯苓 9g，山萸肉 9g，泽泻 6g，龟板 12g，白芍 9g，柴胡 6g，青蒿 9g，地骨皮 9g，砂仁 6g，甘草 3g。3 剂，水煎服，日 1 剂。

医嘱：忌辛辣、寒凉，避免劳累过度。

二诊 服用上方 3 剂后，盗汗程度减轻，仍前半夜盗汗，有时胸闷，胁胀，头晕，鼻腔干燥，手足心热。近日口渴。舌质暗红，少苔，脉细弱。效不更方，上方继服 3 剂，水煎服。

三诊 手足心热症状消失。盗汗程度继续减轻，鼻腔干燥，口渴症状减轻。仍胸闷，胁胀，头晕。舌质暗红，少苔，脉细弱。上方去青蒿、地骨皮，加郁金 6g。3 剂，水煎服，日 1 剂。

四诊 盗汗程度继续减轻。鼻腔干燥，口渴，胸闷，胁胀，头晕症状减轻。舌质暗红，少苔，脉细弱。效不更方，上方继服 3 剂，水煎服，日 1 剂。

五诊 盗汗基本消失。鼻腔干燥，口渴，头晕症状基本消失。唯时胸闷，胁胀，乏力。舌质暗红，少苔，脉细弱。上方去龟板，加人参 10g。3 剂，水煎服，日 1 剂。

六诊 患者无明显不适。舌质暗红，少苔，脉细弱。方药对证，上方继服 3 剂以巩固疗效。

2 个月后，患者又因感冒就诊，盗汗未再发作。

分析：本案患者反复感冒发热，消耗机体正气，气阴不足，日久耗伤肾阴，阴虚火旺，阴液被扰，不能自藏而外泄引起。气虚运行无力，气机不畅，影响肝之疏泄功能，使肝气不舒。因此，肾虚肝郁是本病的基本病机。据此，先生以滋补肾阴，舒肝解郁为基本治则，方用六味地黄汤加减，方中生地滋补肾阴，山药滋肾补脾，山萸肉滋肾益肝，三阴并补以求"壮水之主，以制阳光"。泽泻配生地以泄肾降浊，丹皮配山萸肉以泄肝火，茯苓配山药而渗湿，使补中有泄，补而不腻。柴胡舒肝解郁，龟板、白芍滋阴，青蒿、地骨皮清退虚热。全方共奏滋补肾阴，疏肝解郁之效。二诊时，盗汗程度减轻，说明方药对证。仍前半夜盗汗，有时胸闷，胁胀，头晕，手足心热。又有口渴现象。说明机体肾虚肝郁病机仍较重。治疗以滋补肾阴，舒肝解郁为基本治则。三诊时，手足心热症状消失。盗汗程度继续减轻，鼻腔干燥，口渴症状减轻。说明机体阴虚病机得以缓解，虚热现象不明显。仍胸闷，胁胀，头晕，说明肝郁病机仍然较重。故上方去青蒿、地骨皮，加郁金，以加强疏肝理气之功。四诊诸症减轻，说明方药对证，切中病机。效不更方，上方继服。五诊时，盗汗基本消失。时有胸闷，胁胀表明仍有肝气不舒的现象。乏力说明有气虚之象。上方去龟板，以免寒凉太过，加人参以加强益气之功。六诊时，患者无明显不适。舌质暗红，少苔，脉细弱。病情明显减轻，继服 3 剂以巩固疗效。

病案三 吴×，女，56 岁。2003 年 8 月 24 日初诊。

初诊 自汗 3 年余，伴有情绪不稳定，阵发性周身烘热，手足心热，心烦，耳鸣，视

物模糊，梦多，腰痛，舌淡苔薄白，脉数弱。

辨证：脾虚肝郁。

治法：健脾疏肝。

方药：黄芪25g，白术（炒）9g，人参10g，茯苓9g，白芍（炒）9g，当归6g，川芎9g，桑椹9g，砂仁6g，甘草3g。6剂，水煎服，日1剂。

二诊 自汗减少，仍感周身烘热，视物迷糊。上方加麦冬9g。6剂，水煎服，日1剂。药后自汗好转。

分析：此患者自汗的主要原因是年老脾虚和情志失调相互影响。汗液的来源与脾胃相关，脾气不足，固摄失常就会导致自汗。除此之外津液的代谢需要三焦的参与，三焦对水液气化作用依赖于气机的升降。肝具有调畅气机的作用，所以与汗液的排泄也有间接的关系。肝胆疏泄失调，以致水道不畅，阳郁不能宣达于全身，而反蒸腾于上部。唐容川说："阳过于内，不能回散，但能上冒，为头汗出。"此患者脾虚则自汗，同时伴有心烦，为肝气郁结，肝郁脾虚互相影响，加重了自汗的症状。患者年迈，脏腑功能渐衰，手足心热、耳鸣、视物模糊均是阴虚之象。治以健脾疏肝为主。人参、黄芪甘温补益脾气，当归补益肝血，白芍（炒）酸苦收敛肝气，川芎为血中气药，通达上下，疏理肝气，活血行气。桑椹滋阴补血。砂仁、甘草调和诸药。二诊加入麦冬加强了滋阴清心除烦的功能。

病案四 杜×，男，48岁。2000年10月6日初诊。

初诊 自汗日久，加重伴头汗多3个月。现动则周身大汗，头汗尤甚，无明显乏力，大便偏稀，时有白痰，纳、眠可，二便调。舌红苔薄白，脉数弱。

辨证：表虚不固。

治法：益气固表止汗。

方药：黄芪25g，五味子9g，当归9g，白芍（炒）9g，柴胡6g，牡蛎（煅）12g，砂仁9g，甘草3g。3剂，水煎服，日1剂。

医嘱：忌寒凉太过。

二诊 药后汗出明显减轻，唯动则汗出，量亦减少，偶咳少量白痰。舌红苔薄白，脉沉弱。上方加桔梗6g，枳壳（炒）6g。3剂，水煎服，日1剂。

三诊 药后汗出异常基本已止，唯活动后稍伴汗出，大便质不稀，但日行2~3次，空腹时胃脘隐痛。余无不适。舌红苔薄白，脉沉弱。处方：黄芪25g，人参10g，五味子9g，白术（炒）9g，陈皮6g，香附9g，砂仁9g，佛手6g，甘草3g。3剂，水煎服，日1剂。药后汗出正常，诸症愈。

分析：本案表气虚不能卫外为固，故汗出，劳则气耗，故汗出甚，气属阳，头为阳位，气虚明显，故汗出亦明显。大便偏稀及时有白痰亦示气虚湿阻之象，舌红苔薄白，脉数弱，示气虚，虚阳上浮之征。治以益气固表止汗，初诊以黄芪益气固表，头汗出明显，故配柴胡升举阳气，二者配伍以达在上之气虚，需"气虚宜掣引之"（《素问·阴阳应象大论》）之意，以补在上阳位不足之气；五味子、白芍（炒）既敛阴和血，以补充阴液之不足，又能防柴胡之升散太过；当归和血补血以助汗源；砂仁芳香醒脾，以调中州，培补气血生化之源；煅牡蛎收敛固涩以治标，甘草调和诸药。二诊由于有痰湿之象，故加桔梗、枳壳（炒），一升一降，升降相因，调中州气机之枢纽，以利于气行痰消。三诊多汗症治已收效，胃脘隐痛示气滞气虚之象显，但减散敛治标之品。在行气基础上，加强补气之功以治本。故去柴胡之散，去煅牡蛎之敛，加香附、陈皮、佛手，以加强行气理气之功，加人参、白术（炒）以健脾和胃，培补后天气血生化之源，以收治本之功。诸药合用，气虚得补，气血得和，滞得通，汗得止。

十七、淋　证

（一）理论述要

淋证之名，始见于《内经》，有"淋"、"淋溲"等名称的记载。汉代张仲景《金匮要略》："淋之为病，小便如粟状，小腹弦急，痛引脐中。"淋证相当于现代的男性前列腺疾病或者尿路感染疾病。前列腺炎是困扰成年男性的常见病，急性者表现为尿频、尿急、尿痛，会阴部痛等症；慢性者表现为少腹、会阴、睾丸不适，尿出白浊等。属中医"热淋"、"劳淋"或"精浊"的范畴。

津液的代谢主要与脾、肺、肾三脏的关系最密切，小便的形成除了直接由膀胱主司之外，还依赖于肾的蒸腾气化，正如《素问·逆调论》曰："肾者，水藏，主津液"、"肾主水，司前后二阴"。除了肾和膀胱的直接关系外，肝在小便的代谢过程中也发挥了重要的作用。王肯堂的《女科证治准绳》和孙一奎《赤水玄珠》都提出"肝主小便"。张珍玉先生以此为根据，结合长期临床实践，总结出治疗淋证，不论虚实，治疗均可责之于肝。依据主要有以下几个方面：一则前阴是足厥阴肝经循行所经之处，《灵枢·经脉》篇说："肝足厥阴之脉……过阴器，抵少腹。"肝气不舒，病必循经而发；二是肝主筋，而前阴为宗筋之所聚，日·丹波元简在《灵枢识》中说："筋者聚于阴器。"故宗筋病本之于肝；三是肝主疏泄，调畅气机，肝气不舒，一方面可气郁化热，另一方面又可气滞湿停，使湿热聚于下焦；四是虽肾主二阴，司二便，但功能表现以闭藏为主，而阴窍之开合，精溺之所出，又依赖于肝主疏泄的调节作用，疏泄正常，则精溺以时出，反之，则出现遗精、阳痿早泄、尿出白浊、小便淋漓不尽等症。而肝失疏泄则会引起气机失调，水液代谢障碍，导致癃闭、水肿、小便不利及遗溺等症。

辨证当分虚实。实者之病机为肝郁气滞，在此基础上又致湿热内生，流注于下焦，表现为尿频、尿急、尿痛等症，有时又可进而导致痰、瘀血等病理产物内生，出现睾丸肿胀疼痛，疏肝理气为其常法；虚者乃是由于肝病日久，肝肾同源，子盗母气，从而导致肾虚，成为虚实夹杂之证，临床表现为在原有症状基础上，又兼见腰膝酸软或性功能障碍等，治疗可采用肝肾同治之法，然孰重孰轻，以谁为主，当视具体情况而定。故而本病不论虚实，总以疏肝理气为第一要务。正如《景岳全书》所说："病之生也，不离乎气；而医之治病也，亦不离乎气。"治疗以逍遥散为基本方加减，药用：当归、白芍（炒）、柴胡、茯苓、人参、白术（炒）、香附、郁金、川楝子、砂仁、甘草。分析本方，可见以理气为主的宗旨。气病及血，因此加入当归、郁金之血分药，郁金既可解郁，又能活血清热，于本病尤宜。以人参、白术、砂仁培补脾土，扶养后天，更有"先安未受邪之地"之义，以防肝气克犯脾胃。

前列腺炎的症状表现不一，变化多端，因此需在谨守病机的基础上各司其属，灵活变通，方能取得满意效果。常用加减如下：伴有小便灼热、疼痛、尿频、色黄赤、口干、舌红苔黄、脉弦数者，可将白芍（炒）改为生白芍，加丹皮、炒栀子、萹蓄、瞿麦等清热利尿之品；伴少腹胀痛，下焦虚寒，便溏者，可加沉香、乌药、炒小茴香，以行气散寒止痛；肝失疏泄，气不行水，或肝木乘脾致其运化失职而见有阴部潮湿者，可加泽泻，山药（炒）；肝气郁滞，痰瘀内生，睾丸肿胀疼痛者，加川芎、陈皮、山楂核、荔枝核、以活血化瘀，理气化痰散结；伴有腰膝酸软、遗精或阳痿，脉沉弱等肾虚症状者，可配伍补肾之方药，以基本方配伍六味地黄丸加怀牛膝。但在补肾时特别是补肾阴时，应考虑到患者是否有气滞湿停的情况，以防产生养阴反助湿的弊端，可适当配伍利湿之剂。

（二）病案举例

病案一 陈×，男，38岁。2005年8月5日初诊。

初诊 会阴部疼痛不适1年余，加重1个月，伴有尿频，尿急，尿痛，小便黄赤，心烦眠差，舌质红，苔薄黄，脉弦数。

辨证：肝气不舒，湿热下注。

治法：疏肝理气，利尿通淋。

方药：当归9g，白芍9g，柴胡6g，茯苓9g，郁金9g，台参15g，白术（炒）9g，山栀（炒）9g，丹皮9g，川楝子（炒）9g，萹蓄9g，瞿麦9g，砂仁9g，甘草3g。5剂，水煎服，日1剂。

二诊 尿路刺激症状缓解，会阴疼痛减轻，舌红苔薄白，脉弦，减去利尿之品继服，1个月后诸症尽除。

分析：肝气不舒，气郁化热，湿热下注，瘀血、痰湿阻滞于前阴是此证的基本病机，故治以疏肝为主，佐以利尿通淋。方药选用当归、白芍、柴胡、茯苓、白术（逍遥散）为主舒肝解郁，萹蓄、瞿麦、山栀（八正散）清热利湿通淋，川楝子、郁金行气活血止痛，诸药标本兼治，配伍得当，效果满意。

病案二 王×，男，36岁。1997年9月10日初诊。

初诊 少腹痛2年，加重伴尿灼热2个月。诊为前列腺炎。症见少腹胀痛，小便灼热、混浊、淋漓不尽，阴部潮湿感，心烦易怒，伴腰背酸痛，盗汗，舌体瘦小，舌质红，苔薄黄，脉沉弦弱。

辨证：肾虚肝郁。

治法：补肾为主，兼以舒肝。

方药：生地9g，山药（炒）9g，丹皮6g，茯苓9g，怀牛膝6g，泽泻6g，山萸肉9g，人参10g，白芍9g，柴胡6g，砂仁9g，甘草3g。3剂，水煎服，日1剂。

二诊 腰背酸痛症消，余症同前但均减，舌质红，苔薄黄稍腻，脉弦数，证属肝郁湿热，方药：当归9g，白芍（炒）9g，柴胡6g，茯苓9g，丹皮6g，人参10g，白术（炒）9g，栀子（炒）6g，泽泻6g，郁金6g，砂仁9g，萹蓄9g，甘草3g。3剂，水煎服，日1剂。

三诊 诸症大减，觉小便无力而茎中作胀，阴部潮湿，舌红苔薄黄，脉弦。上方去丹皮、炒栀子、萹蓄，改人参为西洋参6g，加川楝子（炒）9g。3剂，水煎服，日1剂。

四诊 小便不适及少腹痛基本消失，久坐及劳累后稍觉不适，仍有外阴部潮湿，舌红苔薄白，脉弦，上方加陈皮9g，山药（炒）9g。6剂，水煎服，日1剂。

先生认为病情已基本得到控制，嘱其可停药观察。随访至今未发作。

分析：本案患者有少腹胀痛，小便灼热、混浊、淋漓不尽，阴部潮湿感，心烦易怒之症，当属肝郁，伴有腰背酸痛，盗汗，应为肾虚，故肝郁肾虚为主要病机。方药选用六味地黄合逍遥散加减。生地、山药、丹皮、茯苓、怀牛膝、泽泻、山萸肉滋补肝肾，白芍、柴胡舒肝解郁。二诊腰背酸痛症消，说明肾虚好转，主要矛盾为肝郁，故更换方药，以逍遥散加减，又酌情加入利湿通淋、活血化瘀、行气止痛之品。标本兼治，诸症痊愈。

妇 科 病 案

一、经 期 延 长

（一）理论述要

经期延长虽然临床辨证有虚实寒热之别。但先生认为，冲为血海，任主胞胎，冲任之本在肾，胞脉者系于肾；脾气主升，统摄诸血，提携诸气。但冲为血海隶属于肝，任主胞胎归主于肾，且肝肾同源，"主封藏者，肾也，主疏泄者，肝也"（《格致余论·阳有余阴不足论》），脾主统血。肝肾藏泄有度，脾统摄有权是维持妇女经行有常度的关键所在；若肝不藏血、肝失疏泄、肾封藏不及、脾失统摄，元气不足，中州虚陷，脾肾双亏，而冲任不固，致经血失统，从而导致妇女经期延长。因此，肝气郁滞，脾肾虚弱，冲任不固是导致经期延长的根本病机。临证从疏肝健脾，调补冲任着手，可取良效。

（二）病案举例

病案　刘×，女，32岁。1999年3月30日初诊。

初诊　经期延长日久。阴道流血10天未净。现阴道流血，血量偏少，色偏暗，小腹时痛，体倦。舌红苔薄白，脉沉弱。

辨证：冲脉不固。

治法：疏肝健脾，益气滋阴止血。

方药：当归9g，白芍（炒）9g，柴胡6g，茯苓9g，人参10g，黄芪25g，白术（炒）9g，阿胶9g（烊化），女贞子9g，旱莲草9g，甘草3g。3剂，水煎服，日1剂。

医嘱：忌寒凉太过，避免劳累。

二诊　服用前方3剂，药后阴道流血基本已止。全身乏力及小腹痛亦明显减轻。舌淡红苔薄白，脉沉弱。药后病情明显好转，效不更方，诊治无须修改，但减其动血之品，加强益气止血之力以善后。上方减旱莲草，加三七粉3g（分2次冲服），山药（炒）9g。6剂，水煎服，日1剂。嘱其忌寒凉太过，避免劳累。药后血止，病愈。

分析：本案体倦乏力，脉沉弱示有气虚之征，从而加重肝不藏血、脾失统摄。诊为冲脉不固，治以疏肝健脾，益气滋阴止血。其中以逍遥散舒肝解郁，以复肝之疏泄之常；二至丸配阿胶以补肝肾之阴，肝肾藏泄有度则血止；配以四君子汤加减，益气健脾，既培补肝肾精血之源，使肝肾得养以复其藏泄之功，又能益气以复脾气固摄止血之职。

阴道流血过多时间过长之病，虽然为出血病，但对于止血药的选用必须注意两点：一是不能一味用止血药，应以调节自身固血机制以止血。前者为治标之法，后者方为治本之举。肝藏血，脾统血，肾主封藏，是人体维持血行脉中而不逸出的主要脏腑。考虑到女子的生理特点，临床治疗阴道流血应以肝脾肾同治，以治肝为主，这样既体现了女子以血为本，以肝为先天之生理特点，又调动了自身统血固血摄血之生理机制，以达治本止血之目的。二是出血止血是为常法，止血药并非不可用，但止血药都有收敛之性，过早过多应用止血之品，有留瘀之弊。因此运用止血药关键是把握好运用的阶段性。但是出血则又意味着体内血行的瘀滞，因此，排除临床上崩漏大失血危及生命的症状外，止血药应在适当调理自身维持血行机制的前提下运用，才能收效。故临床治疗阴道流血，止血药应在阴道流血量较少且无瘀滞的情况下应用，以助自身收敛之性，否则易于闭门留寇，以致瘀血不去而出血不止。故先生应用止血药多选三七，因本品既有止血又有活血之性，而且多在治疗后期及血少无滞时应用以收止血之功。

更值得一提的是，治疗本病，以二至丸配阿胶以补血滋阴而止血，通过补血达到滋阴之目的，而非单用收敛之品。对此，先生强调，阴虚不等于血虚，血虚亦不等于阴虚；补血药都有滋阴作用，但滋阴药不一定补血。此阴虚从失血而致，故以补血药配补肝肾之阴药，以补血滋阴，是顺其生理而复其常。同时，血得寒则凝，得温则行，先生强调应用止血药不可过寒，即使血分有热，选药亦不能过于苦寒，否则不利于血行，应以选用辛寒药为主，寒则清热，辛则行散，既清热，又不碍血行，如丹皮之类。

二、痛　经

（一）理论述要

痛经是妇科常见病证。历代医家论述较多，《景岳全书·妇人规》云："经行腹痛，证有虚实。实者，或因寒滞，或因血滞，或因气滞，或因热滞；虚者，有因血虚，有因气虚。然实痛者，多痛于未行之前，经通而痛自减；虚痛者，于既行之后，血去而痛未止，或血去而痛益甚。大都可按可揉者为虚，拒按拒揉者为实。有滞无滞，于此可察。但实中有虚，虚中亦有实，此当于形气禀质兼而辨之，当以意察，言不能悉也。"张氏之论可谓详矣。但先生结合临证指出，痛经的发生是内因与外因相互作用的结果，其外因多见于情志刺激、受凉饮冷及劳倦过度等，内因则责之于肝的调节失常，冲任气血不畅。肝主藏血与疏泄，以血为体，以气为用，肝和则气血调畅，冲任盈通；肝不和则气血失调，冲任阻闭。先生认为，叶天士的"女子以肝为先天"之说，其义有二：一是指肝与冲任、胞宫密切相关；二是强调女子之病由情志过用伤肝者最多。肝主疏泄，调畅情志，情志不遂，必伤肝气，尤其是在工作学习及其他精神压力骤增的今日，痛经患者中由情志所伤而表现为肝郁气滞证者最为多见，病机特点为肝气郁滞，气病及血，血海瘀滞，冲任闭阻，不通则痛。

从气血关系而言，气行则血行，气旺则血充，气血调和充沛方能运行正常。因此，痛经的治疗，应以调理气血为主。从肝脏本身而言，女子月经既行，以肝为先天。而肝之疏泄不及，肝气郁结不通则痛，是痛经之脏腑归属。肝体阴而用阳，疏泄、藏血互协，功能才能维持。从脏腑关系言，肝属木，脾属土，木能疏土，土能养木，清·罗美《古今名医方论》说："肝木之所以郁者，其说有二：一为土虚不能升木也；一为血少不能养肝也。盖肝为木气，全赖土以滋培，水以灌溉。若中气虚，则九地（脾气）不升，而木因之郁；阴血少，则木无水润，而肝遂以枯。"因此，治疗痛经必须兼顾气与血、肝与脾及肝的疏泄与藏血的关系，以疏肝理气为主，健脾养血为辅，如此气顺血和，痛经自愈。

先生临床以逍遥散合四君子汤为主方，根据患者疼痛发生的时间、部位、性质及程度，再结合月经周期、量、色、质及兼症、舌脉、体质状态等适当加减每获良效。同时，先生根据自己多年的临床经验提出了痛经按时用药的治疗思路，先生认为，痛经为病，既痛治疗为治标，未痛调理是治本。因此，对于痛经患者先生主张分期调理，不论何种性质的痛经，每于行经前3～5天服药3～5剂，经至停药。3个月为一疗程。共服药9～15剂。先生常用配伍药物有：偏于调血加川芎、香附、延胡索等，偏于调气配以广木香、香附、陈皮、茯苓、延胡索、桔梗等，偏寒配台乌、炒小茴香等，偏热配栀子（炒）、川楝子（炒），经量偏少配菟丝子、坤草等，经量偏多配女贞子、旱莲草、生阿胶等。

（二）病案举例

病案 李×，女，26岁。**1999年4月30日初诊。**

初诊 痛经7年。患者13岁初潮，7年前无明显原因出现痛经。现月经周期正常，量中，色暗红，有血块。每于行经第1～2天，少腹疼痛难忍，痛甚则手足汗出、恶心，血块排出后疼痛可暂时缓解，怕冷喜暖，经前乳房胀痛，头晕乏力，纳眠可，二便调。舌淡红，苔薄白，脉弦弱。

辨证：肝郁气滞。

治法：疏肝理气，健脾养血。

方药：当归9g，白芍（炒）9g，柴胡6g，茯苓9g，人参10g，白术（炒）9g，香附9g，郁金6g，延胡索6g，茺蔚子6g，砂仁9g，甘草3g。3剂，水煎服，日1剂。忌寒凉。

嘱患者每于经前3天开始服药，连服3～5剂，经至停药。随后2个月服法如前。患者3个月共服10剂，痛经消失，未再复发。

分析：方中柴胡舒肝解郁，配白芍养血敛阴，二者一散一收，一刚一柔，抑短扬长，顺肝性而养肝体；当归伍白芍，动静相宜，荣血养肝；人参、白术、茯苓健脾益气，以资化源；香附、郁金、延胡索均为血中之气药，皆入肝经，以调肝经气血；香附善于理气，郁金长于活血，延胡索止痛效佳，三药共奏行气活血之功；茺蔚子为妇科要药，能活血调经，且辛温升散，于下焦血瘀证中使用可起提壶揭盖之效；砂仁、甘草醒脾和中，调和诸药。本方疏肝健脾，补中有行，行中寓通，用药看似平淡无奇，但平淡之中有良效。

三、经期头痛

（一）理论述要

经期头痛是临床常见妇科杂证。行经是女性在一定年龄阶段的正常生理现象，素体气血调和之人，行经期不会有不适感觉。行经是机体向体外施泄血的生命现象，行经期出现的不适症状，首先必须从血考虑，经血下行，血不上荣，进而血虚致瘀不通，补血活血是目前常见的治法。但气为血之帅，血为气之母，生理状态下二者可分不可离。因此，机体行经向体外施泄血的同时，亦存在耗气现象，且气能行血，离开气的推动作用，经血无以正常施泄。人体作为一个有机整体，虽然经血的施泄正常与否，与诸多脏腑都有关系，但因为人体肝主疏泄调畅一身气机，且肝藏血为经血之源，因此，经血施泄正常与否，从脏腑关系而言，主要与肝之功能正常与否有关。肝体阴用阳，肝主疏泄又主藏血的关系，体现于经血方面更明确了经血为病应从气血两方面考虑的治疗理念。

通过分析人体气血可分不可离和经血施泄正常与否与肝的密切关系，结合女子的生理特点，先生认为，经期头痛应从肝之气血两方面考虑的整体思路。同时提出气血分阴阳，气为阳，血为阴，而气血的特点是气动血静。经期头痛病位在上，结合气血的生理特点，气属阳偏主上位，而肝气的生理特性更是主动主升。基于上述分析，结合患者经期头痛多为胀痛为主的特点，先生提出，经期头痛应是肝之气血同病以肝气逆为其基本病机的新观点，并以此指导临床取得了显著的效果。

（二）病案举例

病案　陈×，女，38 岁。2004 年 11 月 19 日初诊。

初诊　经期头痛 3～4 年，每于经期第 1 天始头痛，1～3 天缓解，月经先期 1 周左右，行经 7 天，经量多，色可，有块。现月经将至，乳房发胀。舌红苔薄白，脉弦数。

辨证：肝气上逆。

治法：疏肝理气养血。

方药：白芍 9g，柴胡 6g，川芎 9g，枳壳（炒）6g，香附 9g，人参 10g，白术（炒）9g，郁金 9g，阿胶 9g（烊化），砂仁 9g，甘草 3g。3 剂，水煎服，日 1 剂。

二诊　已行经第 3 天，经期第 1 天稍觉头痛，现无不适，经量偏多，色质可，稍觉乏力，大便偏稀。舌淡红苔薄白，脉弦数。上方加山药（炒）9g。3 剂，水煎服，日 1 剂。

三诊　现月经基本已净，无明显不适。舌淡红苔薄白，脉弦数。拟方药：白芍（炒）9g，柴胡 6g，川芎 9g，枳壳（炒）6g，人参 10g，白术（炒）9g，郁金 9g，香附 9g，当归 9g，阿胶 9g（烊化），砂仁 9g，甘草 3g。3 剂，水煎服，日 1 剂。

分析：本案患者之所以出现经期头痛，多是患者素体气血关系中，虽能维持气为血帅，血为气母的生理状态，但肝气偏胜。肝气本身主升为特点，当行经之时血行于下，血对气的凝敛作用降低，则肝气相对更胜而行于上。即经期头痛是人体气血关系不调和，以肝气逆为主的表现。妇女行经以肝为先天，因此，经期头痛肝气逆是关键。在此理论指导下应用柴胡疏肝散以平肝之气逆太过为主，同时，佐以养血益气理气以调整人体气血关系使之恢复正常。

四、黄　带

（一）理论述要

带下属妇女正常生理现象，是润于阴户内的一种无色、质黏、无臭的阴液，其量不多。若带下量明显增多，色、质、臭气异常，或伴局部或全身症状者，则称为带下病。带下病虽然有白带、赤带、黄带之表现。但先生提出，带下属湿，而脾主湿，故带下之根在脾虚生湿。正如《傅青主女科》云："夫带下俱是湿证。而以带名者，因带脉不能约束，而有此病，故以名之。"从脏腑关系言，肝木克脾土，脾虚生湿则肝木易乘，故带下以肝郁脾虚为本。正如《傅青主女科》所言："脾气之虚，肝气之郁，湿气之侵……安得不成带下之病哉……乃湿盛而火衰，肝郁而气弱，则脾气受伤，湿土之气下陷，是以脾精不守，不能化荣血以为经水，反变为白滑之物，由阴门直下，欲自禁而不可得也。"对于黄带之机《女科证治约旨》云："因思虑伤脾，脾土不旺，湿热停蓄，郁而化黄，其气臭秽，致成黄带"。对此先生强调，黄为脾之色，黄带虽示有热象，但以脾虚湿停为本，此热为湿所化，虽湿热并见，但以湿为本。因此带下病治疗以疏肝健脾为治本，利湿清热为治标。

（二）病案举例

病案 张×，女，28岁。2001年2月27日初诊。

初诊 带下色黄反复发作半年余。近半年来带下量多，色黄，曾外用药洗，效不显。素月经周期规律，经量色正常，有少量血块。未次月经2月10日。现带下量多，色黄有味，质稍黏。无腰痛，食不慎，特别是食凉易胃痛。舌红苔薄黄，脉弦弱。

辨证：肝郁脾虚。

治法：疏肝健脾，清利湿热止带。

方药：当归9g，白芍（炒）9g，柴胡6g，茯苓9g，人参10g，白术（炒）9g，苍术6g，山药（炒）9g，芥穗6g，香附6g，砂仁6g，甘草3g。3剂，水煎服，日1剂。

二诊 药后带下量减少，仍色黄有味。近日胃脘不适明显，晨起恶心欲呕，纳可，二便调，舌红苔薄白，脉弦弱。效不更方，治综上方意，但加强清热祛湿之力，上方加半夏（姜制）6g，栀子（炒）6g。6剂，水煎服，日1剂。

三诊 药后带下量持续减少，带下色转白，仍质稠有异味，余无不适。异味明显示湿浊之气重，治综上方意，但加强燥湿止带之品。拟方药：当归9g，白芍（炒）9g，柴胡6g，茯苓9g，人参10g，白术（炒）9g，香附9g，苍术6g，白芷6g，栀子（炒）6g，芥穗6g，山药（炒）9g，甘草3g。6剂，水煎服，日1剂。

四诊 带下基本正常。唯时胃不适。治综上方意，但加薏米仁（炒）9g，加强健脾胜湿之力，以善其后。

分析：本案为黄带案，病属肝郁脾虚，湿热下注。方中以四君子汤加减以健脾，脾气健运，气行湿化，脾气健运又防生湿。以逍遥散加减疏肝，肝主疏泄，调畅气机，肝气旺则气机畅达，湿浊易祛，肝木得舒，木能疏土，亦助脾气之健运。虽然带下色黄示有热象，但此热由湿所化，故初诊以治湿为主，加苍术、炒芥穗加强燥湿止带之功以治标，暂不用苦寒清热之品。二诊带下仍色黄有异味，但加半夏（姜制）、栀子（炒）以加强清热祛湿之力。三诊带下异味示湿浊之气明显，治综上方意，但加白芷等燥湿止带之品。四诊病基本已愈，但加薏米仁（炒）以加强健脾胜湿之力，以善其后。

五、恶露不尽

（一）理论述要

胎儿娩出后，胞宫内遗留的余血和浊液，称为"恶露"。正常情况下，一般在产后20

天以内，恶露即可排除干净。但如果超过这段时间仍淋漓不绝者，即为"恶露不尽"。如不及时治疗，迁延日久，则可影响产妇的身体健康并引发其他疾病。恶露不尽是妇女产后多发病之一。

中医学认为，该病主要是气血运行失常，血瘀气滞，或气虚不能摄血，以及阴虚血热，均可导致恶露不尽。血瘀：新产之后，胞脉正虚，寒邪乘虚而入与血相搏，形成瘀结，故恶露淋漓不畅，日久不止。气虚：多由体质虚弱，正气不足，产时失血伤气，正气愈虚，或因产后过早操劳，劳倦伤脾，气虚下陷，以致冲任不固，不能摄血。血热：产妇阴血素虚，又因产时失血，阴液更亏，阴虚则血热；或因产后过服温药，或肝有郁热，以致热伏冲任，迫血下行而致恶露不止。故临床辨证有气虚、血热、血瘀之区别。

先生指出，恶露为血所化，而血源于脏腑，注于冲任。若脏腑受病，冲任不固，而导致恶露不尽。从冲任与脏腑关系而言，冲为血海，由肝所主，任虽主于肾，而肝肾同源，且女子以肝为先天，冲任不固可由肝不藏血，肾失封藏所致；从脏腑关系而言，五行肝属木，脾属土，脾虚摄血无权，则土虚木郁，影响肝之疏泄失职，藏血失度；或肝木失于疏泄之用，藏血无权，则木不疏土，致脾主统血失常。而肝肾同源，精血互化，恶露不尽，肝血不藏，血不化精，则肾精受损，肾精不足，封藏失职则加重肝不藏血之机。可见，恶露之为病关乎肝、肾、脾，但以肝郁为本。先生立足于脏腑经脉生理特性分析恶露不尽之病机，可谓抓住了本病的关键所在。先生临床以逍遥散为主方，舒肝解郁以复肝之疏泄之能，藏血之职。临床再根据恶露之量、色、质及其他兼症配伍用药疗效显著。

（二）病案举例

病案一 孙×，女，28岁。1999年3月2日初诊。

初诊 恶露不尽2月，1月4日剖宫产后至今恶露不尽。现白带中带血丝，腹微坠痛，汗多，时腰痛，乳汁充足。舌红苔薄黄，脉沉弱。

辨证：肝郁脾虚。

治法：疏肝健脾。

方药：当归9g，白芍（炒）9g，柴胡6g，茯苓9g，人参10g，白术（炒）9g，山药（炒）9g，生阿胶6g（烊化），香附9g，栀子（炒）6g，砂仁9g，甘草3g。3剂，水煎服，日1剂。

二诊 服药3剂，恶露明显减少，停药后又有反复，仍白带夹血，色鲜红，右少腹时痛，时腰痛，大便偏干。舌红苔薄黄，脉沉数。拟上方意。处方：当归9g，白芍（炒）9g，柴胡6g，茯苓9g，人参10g，白术（炒）9g，黄芪25g，山药（炒）9g，生阿胶6g（烊化），女贞子9g，旱莲草6g，砂仁9g，小茴香（炒）6g，甘草3g。3剂，水煎服，日1剂。

三诊 药后白带夹血基本缓解，右少腹痛减，时腰痛，大便偏干。舌红苔薄白，脉沉数弱。上方加三七粉3g（分2次冲服），生地9g。3剂，水煎服，日1剂。药后诸症愈。

病案二 巩×，女，28岁。1999年9月21日初诊。

初诊 恶露不尽40天，量少，劳则多，色紫暗，伴腰痛，乏力，乳汁少。舌淡红苔薄白，脉弦弱。

辨证：肝郁肾虚。

治法：舒肝益肾。

方药：当归9g，白芍（炒）9g，柴胡6g，茯苓9g，人参10g，白术（炒）9g，香附9g，生地9g，生阿胶9g（烊化），女贞子9g，龟板（炙）12g，甘草3g。3剂，水煎服，日1剂。

二诊　服药6剂，药后恶露基本已净，唯时有腰痛，乏力，乳汁少。舌淡红苔薄白，脉弦弱。上方加山药（炒）6g。3剂，水煎服，日1剂。药后诸症愈。

分析：案例一属肝郁脾虚证，肝经布两胁，抵小腹，肝经气血不利，故腹微坠痛。木旺乘土，脾虚运化无权，则气血不足，气虚失摄，故恶露不尽。案例二为肝郁肾虚证，肝郁犯脾土，则脾失健运，气血乏源，气虚不能统摄血液，故恶露不尽40天，量少，色紫暗，乏力，乳汁少。劳则耗气，故劳则多。精血同源，血不生精，肾精亏虚，肾府失充，则腰痛。可见，两案例皆以肝郁为病机之本，皆以逍遥散为主方加减，伴以腰痛肾虚明显，则酌配补肾之品，如女贞子、旱莲草、龟板、生地等；乏力明显，则配以四君子汤以益气健脾固摄；色暗多配以温通之品，色明或夹以鲜血，则配以清热凉血之药，日久且量少时可酌配止血之品。皆取得良效。

六、阴　肿

（一）理论述要

阴肿是临床常见妇科杂症，是外阴局部的实证。临床表现为外阴局部肿起，常伴有局部发红、发热及疼痛等症状。"肿"是望诊所见，有形所见则提示局部有有形之邪停滞，因此，本病治疗临床多以祛邪为首务。但是中医学强调"正气存内，邪不可干"，"邪之所凑，其气必虚"，"邪之所在，皆为不足"。因此，对于本病在看到邪实一面的同时，不能忘记其正虚一面的存在。标本兼治方为全面。

先生认为，本病病位在外阴，是足厥阴肝经走行之处，因此本病从脏腑辨证而言，病位在肝。肝经湿热为病是邪实一面，但湿热之生则是由于肝失疏泄，气机失于调畅，而后者才是本病更本质的一面。湿热之所以停滞是由于气机不畅，肝气郁结失于调畅，多由于肝血虚，血不养肝，由体及用，肝气郁结，亦可由于肝气虚动力不足而郁滞，因此考虑肝脏正虚一面，主要应从气血两方面入手，权衡轻重主次以治疗。况且邪越盛，祛邪药物的作用越强，但祛邪药都有伤正的不良反应，故治疗时必须考虑正虚的一面。如本病，肝经湿热之邪而言，应用清热利湿药，这类药苦寒，苦燥渗利，易耗气伤阴，而肝脏本身体阴用阳，性喜条达而恶抑郁，大剂苦寒降泄之品，又易于抑肝之升发之性。肝之生理特性受挫，则更不利于邪气的祛除。因此，本病治疗关键是祛邪与扶正运用的主次，扶正则要分清调气与调血的先后主次。只有攻补先后主次运用合理，才能达到扶正不留邪，祛邪不伤正。

（二）病案举例

病案　巩×，女，28岁。1999年4月13日初诊。

初诊　阴唇外翻红肿疼痛2天，伴尿痛，白带多，腰痛。舌红苔薄白而干，脉数弱。

辨证：湿热下注。

治法：清利肝经湿热。

方药：龙胆草 6g，栀子（炒）6g，黄柏 6g，柴胡 6g，白芍 9g，当归 9g，瞿麦 9g，萹蓄 9g，琥珀粉 3g（分 2 次冲服），砂仁 9g，茅根 9g，甘草 3g。3 剂，水煎服，日 1 剂。

医嘱：避免情志刺激，忌劳累。

二诊 药后阴唇外翻肿痛明显减轻，唯腰痛，下腹痛伴下坠。舌红苔薄白，脉弦数弱。上方加人参 10g，白术（炒）9g。3 剂，水煎服，日 1 剂。诸症愈。

分析：本案先生以龙胆泻肝汤加减以治肝经湿热之标，逍遥散加减以顾肝主疏泄之本，湿热壅滞于下焦，故配以萹蓄、瞿麦、琥珀、茅根亦为治标所设，加强渗湿泄热作用，导湿热下行，使邪有出路。二诊，阴肿明显减轻，邪祛大半，加人参、白术（炒）健运脾气，既绝湿热内生之源，又缓苦寒伤脾胃，一诊邪重恐其敛邪故未用。诸药配伍，既标本兼顾，又先后主次分明，而达祛邪而不伤正，诸症相应而愈之治疗目的。

七、乳 泣

（一）理论述要

乳泣之名，首见于《济阴纲目》，曰："未产前，乳汁自出者，谓之乳泣。"本是指妊娠期乳汁自行流出（产后未经婴儿吸吮而自行流出，甚至终日不断的，叫"乳汁自出"）。现代医学病名为溢乳症。妇女绝经期后乳头出水，甚至出血，临床较为罕见，根据临床辨证，亦属于中医学乳泣、乳癖的范畴。中医学认为，乳房为足阳明胃经所过之处，乳头则属肝，即如《灵枢·经脉》所言："胃足阳明之脉……其直者，从缺盆下乳内廉"，"肝足厥阴之脉……属肝，络胆，上贯膈，布胁肋"。清·林佩琴在《类证治裁》中云："乳证多主肝、胃、心、脾，以乳头属肝经，乳房属胃经而心脾郁结，多见乳核、乳岩诸症。"因此，乳泣与肝心脾胃关系最为密切。肝气疏泄不利，气机郁滞，乳汁不循常道而外溢。乳汁乃是气血所化，气血来源于脾胃。脾胃虚弱，气血乏源，气虚不固，统摄无权，营阴不能内守，则乳汁随化随溢。据此，先生指出肝郁脾虚是乳泣发生的基本病机，从疏肝健脾着手治疗乳泣，可获良效。

（二）病案举例

病案 张×，女，53 岁。1998 年 5 月 8 日初诊。

初诊 左乳头出清水 1 年，时流血水月余。1 年来左侧乳头肿胀疼痛，晨起出清水，伴胸闷热身胀，咽干口糜，胃脘胀痛。B 超示：左侧乳腺小叶增生，左乳腺导管局限性扩张。诊其左侧乳房皮色不变，触之外上方有一小结，活动度良好，轻度压痛，舌边尖有瘀点，苔薄白，脉弦细弱。

辨证：肝郁脾虚湿阻。

治法：舒肝解郁，健脾利湿。

方药：当归 9g，白芍（炒）9g，川芎 9g，枳壳（炒）6g，茯苓 9g，郁金 9g，党参 15g，白术（炒）9g，香附 9g，砂仁 9g，半夏（姜制）6g，甘草 3g。6 剂，水煎服，日 1 剂。

二诊 服药 6 剂后，左乳胀痛、出水较前明显减轻，唯胸闷背凉，身倦肢软，舌红苔薄白，脉弦细。治综上方意，上方去党参、川芎、枳壳（炒）、香附，加人参 10g，黄芪

25g，柴胡6g，薏米仁9g，陈皮9g，山药（炒）9g。6剂，水煎服，日1剂。

三诊 药后左乳出水基本缓解，胸闷头晕减，身觉有力，唯挤压时左乳可出少量液体，乳头周围皮肤增厚。舌淡红苔薄白，脉弦细。治综上方意。处方：当归9g，白芍（炒）9g，柴胡6g，茯苓9g，郁金9g，人参10g，黄芪25g，白术（炒）9g，砂仁9g，半夏（姜制）6g，薏米仁9g，桔梗6g，夏枯草9g，浙贝6g，甘草3g。6剂，水煎服，日1剂。

四诊 上方再服6剂后，左乳出水停止，乳房肿块消失，余症好转，继服上方以巩固之。随访半年，未见复发。

分析：本案病证，西医诊断为乳腺小叶增生，中医根据临床辨证诊断为乳泣、乳癖。患者左侧乳头肿胀疼痛，乳头属于肝经，示有肝气郁结，肝郁之后，木不疏土，脾失健运，水湿内阻。水湿循胃经上至于乳，故致出水不已；气机郁滞，闭阻于内，故见胸闷乳胀，脘腹胀痛；肝郁气滞，津停为痰，痰阻于乳，则致乳肿压痛；脾虚失摄，血随外溢，故见乳衄。故肝郁脾虚是本病的基本病机。先生紧扣此病机，治以舒肝解郁，健脾利湿为法，方用柴胡疏肝散合四君子汤加减。方中柴胡疏肝理气，芍药养肝敛阴，与柴胡相伍一散一收，相反相成，助柴胡疏肝，配枳壳调中焦之运动与柴胡同用一升一降，加强疏肝理气之功，以达郁邪，川芎行气开郁，香附宽胸畅通宣泄郁气，以党参、白术、甘草、砂仁、半夏以健脾化痰、理气和胃；辅以山药、薏米仁健脾化湿，桔梗开肺化痰，夏枯草、浙贝化痰散结。诸药合用，共奏疏肝健脾，化痰散结之效。

儿 科 病 案

小儿生理的基本特点是脏腑娇嫩，形气未充，是指小儿时期的各器官的形态发育和生理功能是不成熟不完善的，五脏六腑的形气相对不足，尤其是肺、脾、肾三脏更为突出。《灵枢·逆顺肥瘦》指出"婴儿者，其肉脆、血少、气弱。"《诸病源候论》："小儿脏腑之气软弱。"《小儿药证直决》："五脏六腑，成而未全，全而未充。"清代吴鞠通运用阴阳理论，将小儿的气血不足、脾胃薄弱、肾气未充、腠理疏松、神气怯弱、筋骨未坚等特点概括为"稚阳稚阴"。说明了小儿无论是形体还是生理功能方面，都处于不足的状态。小儿生理的另一个特点是生机蓬勃，生长迅速。由于脏腑娇嫩，形气未充，所以在生长发育的过程中，形体、智力、脏腑发育速度较快，古代医家把小儿的这种生理特点称为"纯阳之体"。《颅囟经》："凡三岁以下，呼为纯阳，元气未散。"说明了小儿在生长的过程中，生机旺盛，蓬勃发展的状态。

鉴于小儿脏腑薄弱形气未充，病理上具有发病容易，传变迅速，抵抗力低下，寒热不自知，饥饱无常，外易受到六淫的侵袭，内易为饮食所伤等特点。感冒、咳嗽、积滞、泄泻是小儿常见病症。

张珍玉先生根据多年临床经验总结出儿科疾病的特点：

一是小儿"脾常不足"（《育婴家秘》），《景岳全书·小儿则》说："小儿饮食有任意偏好者，无不致病，所谓爽口味多终作疾也，极宜慎之。"脾胃为后天之本，气血生化之源，小儿形气未充，满足自身生长发育的需要，对于饮食比成人更迫切，所以饮食不节是小儿脾胃不足的主要原因。又加之现代人们生活水平提高，对子女的溺爱过度，常常饮食失调，损及脾胃，脾气不足则升降失常，胃纳失司则出现纳呆、腹胀、便秘等症。脾胃是人体气机升降之枢，损伤脾胃，百病由生，继而会导致厌食、积滞、疳积等病症，严重影响小儿的生长发育。脾胃化生的水谷精微是其发挥作用的物质基础。药食入口，依赖脾胃纳化输转，升降斡旋，上至心肺，下达肝肾，一旦脾胃受损，不仅化源不足，抗病、愈病能力低下，而且中土闭塞，药物难达病所，所以古人有"胃气一败，百药难使"之箴言。无论外感、内伤，临证用药应当处处注意顾护胃气。

二是小儿"肝常有余"（《丹溪心法》），小儿为纯阳之体，阳气生长旺盛，肝具有升发之性，以鼓舞脏腑功能，促进小儿发育，但肝为刚脏，易升动太过，阳气亢动，成惊厥之证。另肝主疏泄，能调畅全身气机，且能促进脾胃的运化功能，肝木盛则克乘脾胃，影响小儿的消化功能。如果脾胃虚弱，也往往导致土虚而肝木过度克伐，进一步影响气机的调畅加重脾胃虚损的程度。所以治疗小儿疾病时应重在调节肝脾二脏，健脾为主，疏肝为辅。

一、小 儿 腹 泻

（一）理论述要

泄泻是大便次数增多，粪质稀薄如水的病证。是小儿常见病之一，年龄越小发病率越高，发病季节以夏秋较多。小儿脾胃虚弱，无论感受六淫，内伤饮食或者先天禀赋不足，均可导致脾胃运化功能失调发生腹泻。《景岳全书》："泄泻之本，无不由于脾胃，盖胃为水谷之海，而脾主运化，使脾健胃和，则水谷腐熟，而化气化血，以行营卫，若饮食失节，起居不时，以致脾胃受伤，则水反为湿，谷反为滞，精华之气，不能输化，乃致合污下降，而泻利作矣。"临床常见腹泻患儿，虽经西医抗生素治疗，仍有病情不减者，究其原因，盖与脾胃受损，正气不复，药力难使有关，此时必须健脾养胃，恢复正气，单以攻伐不能奏效。

张珍玉先生认为虽然泄泻病因不同，表现各异，但其病机关键总归于脾虚，脾胃运化失职，气机升降异常，水谷清浊不分，遂混杂而下，发为泄泻。因此健脾是治疗泄泻的首务。《古今医统·幼幼汇集》："泄泻乃脾胃专病，凡饮食、寒热三者不调，此为内因，必致泄泻"。健脾益气也就是治疗泄泻的主要方法。《素问·至真要大论》："五味入胃，各归所喜，故……甘先入脾。"甘味五行属土，为脾所喜之味，能够入脾健脾补脾。《临证指南医案》说："太阴湿土，得阳始运。"脾喜燥恶湿，温性多燥，燥能胜湿。所以，补脾当用甘温之品，如人参、白术、黄芪等。治疗小儿腹泻常以六君子汤加味，健脾益气，生发阳气，效果颇佳。

（二）病案举例

病案 支×，女，10 个月。1999 年 11 月 16 日初诊。

初诊 不明原因腹泻 6 天。初起 2 天伴有发热，经西药抗生素治疗，热退，但腹泻未见减轻。现患儿大便色黄呈水样，夹有不消化的食物，日行 7～8 次，舌淡苔薄白，双手指纹淡紫至气关，脉数弱。

辨证：脾胃虚弱。

治法：健脾和胃，燥湿消积。

方药：人参 6g，白术（炒）4g，茯苓 4g，陈皮 4g，半夏 4g，山药（炒）5g，鸡内金

（炒）4g，砂仁5g，甘草3g。水煎，每次服2匙，每日3次，2剂愈。

分析：本案患儿泄泻的病机是脾胃虚弱，湿浊下注。清气在下则大便色黄呈水样，日行多次；清浊不分则大便夹有不消化的食物；舌淡苔薄白、脉数弱，双手指纹淡紫至气关示脾虚气弱兼有化热之势。湿浊既是泄泻产生的原因，也是脾失健运的病理产物。除湿可直接用苦温燥湿之品，也可以用甘温补脾药，通过振奋脾阳，鼓动其运化升动输转作用达到去除湿浊的目的。可见，甘温健脾药乃治本之剂，苦温燥湿药仅能祛邪治标。燥湿药不一定健脾，而健脾药可以燥湿。因此，治以健脾养胃，燥湿消积。六君子汤加味。方中人参、白术、茯苓、甘草甘温益气，健脾和胃；合陈皮、半夏二陈燥湿化痰，疏涤脾土之湿气；山药甘平，健脾止泻；鸡内金既消食积，又健脾胃；砂仁醒脾化浊，升降斡旋，促使药力四达。全方补中寓通，相得益彰，小方轻剂，取效速捷。

二、小儿纳呆

（一）理论述要

小儿纳呆是指小儿食欲不振，甚则拒食的常见病症。发病原因是由于饮食喂养不当，而脾胃不和，纳运失常所致。脾胃功能失常，影响了气机的运行，患儿常常伴有腹胀腹痛，病程长者，还可出现面色少华，形体消瘦，精神委靡。张珍玉先生认为，治疗小儿纳呆，当以健脾和胃为主，脾和胃互为表里，相互关联，相互为用。脾主运化，输布营养，胃主收纳，腐熟水谷，二者升清降浊，纳运相得，共同化生气血营养全身。饮食失调，必伤脾胃，脾阳不运，精微不化，脏腑失养，清气在下则生飧泄。胃阴不足，则收纳失司，不思进食，浊气不降，则生胀满。治疗纳呆，调理脾胃是关键，脾为阴土，得阳自安，胃为阳土，得阴自安。同时要考虑肝木与脾胃的关系，因中土虚弱极易招致肝木的乘袭，进而加重脾胃虚衰和气机郁滞。消食化滞药物需借助肝气的疏泄，才能发挥作用，气机的运行是消化功能的关键。必须在补中的基础上加以使用行气法。

（二）病案举例

病案 杜×，女，7岁。2004年10月19日初诊。

初诊 纳呆食少，伴腹胀腹痛1个月，患儿1个月前因食生冷出现纳呆食少，时有腹胀疼痛，夜间哭闹，易醒，面色无华，神疲消瘦，大便干，小便黄，舌尖红苔白厚，脉数。

辨证：脾胃不和。

治法：健脾和胃。

方药：人参6g，白术（炒）4g，茯苓4g，陈皮4g，白芍（炒）4g，香附5g，麦芽（炒）5g，焦山楂5g，砂仁5g，甘草3g。3剂，水煎服，日1剂。

医嘱：少食多餐，宜清淡之食。

二诊 腹痛未作，纳食好转，大便正常，舌淡红，苔薄黄，脉数弱，上方加青竹茹4g，继服3剂，诸症消。

分析：本案患儿纳呆食少，说明脾胃运化失常，因升降气机不利，往往伴有饮食停滞，故见腹胀腹痛，舌苔厚腻。因胃气不降则便干。患儿同时伴有面色无华，消瘦神疲，说明脾胃虚弱，气血生化无源，神失所养。此类病例当以健脾和胃消食导滞为主，同时要考虑肝木与脾土的关系，方用四君子汤加味，方中人参、白术、茯苓、甘草益气补中；陈皮理气和中；白芍一味，用之既可柔筋缓中止腹痛，又能养血敛肝抑肝木；麦芽、焦山楂消食化滞，与陈皮、香附同伍以去积滞；砂仁醒脾和中，运行诸药。二诊加青竹茹意在清理胃热，恢复胃气。全方廖廖几味，但脏腑兼顾，标本同治，攻补兼施，简练全面。

三、小儿痢疾

（一）理论述要

痢疾，《内经》谓之"肠澼"。肠澼，言其肠内积滞，便下脓血，僻僻有声。《伤寒论》称为"热利下重"、"热利便脓血"，《诸病源候论》中有"赤白痢"、"脓血痢"的记载，在临床上痢疾是以大便次数增多，夹杂黏液脓血、腹痛、里急后重为主证的疾病。多因外感邪毒，内伤饮食，蕴滞肠胃，损伤肠络，气血壅滞，化为脓血下痢。《证治汇补》"饮食不节，起居不时……闭塞滞下，为飧泄肠澼。"《丹溪心法》则有"时疫作痢"之说。《类证治裁》"症由胃腑湿蒸热蕴，致气血凝结，夹糟粕积滞，并入大小腑，倾刮脂液，化脓血下注"而成。其发病以夏秋季节多见，老幼均可染患，小儿肌肤嫩薄，肠胃嫩弱，最易受病，因此发病率较高。而且一旦暴感时疫，极易化火内陷，出现高热、神昏、惊厥等危重证候，若不及时救治，往往导致严重后果。

（二）病案举例

病案 张×，男，4岁。1997年1月10日初诊。

初诊 腹痛、便脓血2天。患儿2天前因饮食不洁而致发热，腹痛，腹泻，大便脓血。医院检查示：有大量红细胞、脓细胞；大便培养：痢疾杆菌（+），诊为急性细菌性痢疾，给予静脉滴注庆大霉素、头孢菌素等抗生素及对症处理，发热稍退，仍痢下不止，前来求治。症见：患儿腹痛频作，大便脓血，日泻50余次，伴里急后重，身热，肛门灼热，小便短赤，面色红赤，舌红苔黄腻，脉数。

辨证：大肠湿热。

治法：清热化湿，行气导滞。

方药：白头翁6g，黄连4g，木香5g，白芍4g，白术4g，甘草3g。2剂，水煎服，日1剂。

医嘱：忌寒凉。

二诊 其父代述，患者服药2剂后，发热退，里急后重大减，腹泻次数明显减少，日泻10余次，泻下量增多，脓血明显减少，能进少量流质饮食。继服上方2剂，日1剂。

三诊 患儿再服2剂后，腹痛止，腹泻缓，已能进食，大便日2~3次，泻下物为黄色稀便，脓血消失。化验检查：血象恢复正常，大便培养痢疾杆菌阴性。诊患儿面黄神倦，气短懒言，纳少乏力，舌淡红，苔薄黄，脉数弱。辨证：脾胃虚弱，气血不足。治法：健脾益气，佐以行气燥湿。处方：人参6g，白术（炒）5g，茯苓6g，白芍（炒）5g，当归4g，黄连（炒）4g，广木香4g，砂仁5g，甘草3g。2剂，水煎服，日1剂。

四诊 上方服2剂后，腹痛腹泻止，大便正常，无脓血，日1次，饮食转佳，身觉有力。继用2剂，诸症消失，病告痊愈。

分析： 本证因患儿误食不洁之品，加之素体蕴热，遂致湿热之邪蕴结大肠，热壅湿阻，肠道气滞，故见发热、腹痛、腹泻、里急后重；热盛肉腐，肉腐为脓，故致下痢脓血。虽时值冬季，因证属大肠湿热，遵"有是证用是药"之旨，处方仍用仲景"热利下重者，白头翁汤主之"。以白头翁、黄连清热燥湿、凉血止痢。因小儿为稚阴稚阳之体，故去黄柏、秦皮之苦寒，防其克伐脾阳太过。加白术健脾化湿，木香行气导滞，生白芍敛阴止痛，甘草缓和药性。木香与黄连相伍清热燥湿、行气导滞；白芍与甘草相合，则酸甘化阴、缓急止痛。诸药合用，清热凉血、行气导滞，即如刘完素所说"调气则后重自除，行血则便脓自愈"，故4剂而获良效。因患儿湿热困阻，加之泻痢频数，耗伤正气，致脾胃虚弱、气血不足，故随后以香砂六君子汤健脾益气、和胃化滞；白芍、当归养血敛阴；脾虚易生湿，湿积易化热，故少佐黄连清热燥湿，以使湿去热清。诸药相伍，益气养血，健脾和胃，清热燥湿，使邪祛正复，诸症自除。

四、小儿惊风

（一）理论述要

惊风是小儿时期常见的以抽搐伴有神昏为特征的证候。以1~5岁小儿多见，年龄越小发病率越高。因其症状凶险，变化迅速，古代医家认为是恶候。《太平圣惠方》将惊风分为急惊风和慢惊风。前者往往由于感受时邪，痰热积滞或者暴受惊恐，热极生痰，痰热生惊，惊盛化风导致。病变在心、肝二脏。慢惊风多见于大病之后，正气损伤，邪气留恋，虚风内动，筋脉拘急，病变主要在脾、肾、肝。小儿生长发育过程中，乃纯阳之体，阳气旺盛，生机蓬勃，阳盛则生热，热极则动风。《丹溪心法》说小儿"肝常有余"。所以，内风的发生和肝的关系最密切，《素问·至真要大论》："诸风掉眩，皆属于肝。"此证患儿常常伴有夜间哭闹，情绪变化较大。由于心为五脏六腑之大主，主藏神，子病及母，肝风内动往往导致心神不安，夜寐易惊。小儿脾胃虚弱，肝木的亢动影响脾胃运化，化生痰湿，易加重病情，对于小儿，其病机主要脏腑在心肝脾。

（二）病案举例

病案 李×，女，3岁。**1998年10月6日初诊。**

初诊 身强直阵作2年余。患儿之母自述怀孕期间曾受精神刺激。患儿自出生后6~7月开始发作上述症状，性情易急躁哭闹，难以哄劝，稍大后每次发作后常自觉羞愧。现每晚发作强直，似角弓反张样，发时呼之不应，但无口吐白沫，无怪叫声，情志刺激则加重，痰多，常咳嗽，睡眠不沉，纳少，面黄，舌淡苔白，脉数弱。

辨证：心脾两虚，痰浊化风。

治法：健脾化痰，养心安神，养血息风。

方药：当归5g，丹参4g，远志（炙）4g，人参6g，白术（炒）5g，胆南星4g，陈皮5g，砂仁5g，郁金5g，甘草3g。2剂，水煎服，日1剂。

二诊 服上方2剂后，身强直基本未再发作，唯于哭闹时稍身体后挺，后半夜眠不实，不咳，但咽中有痰，纳食好转，舌红苔白厚，脉数弱。上方去白术，加茯苓4g、生龟板 6g，陈皮减量至 4g。随后又加减服用四剂，患儿强直之症已不再发，性情亦是大为改善。

分析：患儿在母腹时曾受情志刺激，致稚嫩之心神受损，其母思虑过度，气结生痰，母婴同气，亦影响至胎儿。患儿幼小，脾胃虚弱，气血不足，心脾两虚则见纳少，面黄，舌淡苔白，脉数弱。心神失养则睡眠不安，血虚不能养肝，引动肝阳，亢而成风，故见身强直，脾虚失于运化，痰湿内停，郁而化热则扰乱心神，故见急躁哭闹。正如《素问·至真要大论》所云："诸躁狂越，皆属于火。"治以柔筋息风，健脾化痰，养心安神。方中当归补血养肝柔筋，治风之本，丹参活血祛瘀，远志养心安神，且振奋心阳，三味皆入心脉，养中寓通，养心血而安心神；人参、白术、南星、陈皮健脾化痰；郁金既可入心活血，又可化痰开窍。砂仁、甘草斡旋中焦，以利行药。二诊时，考虑水液成痰，无以化阴，筋失所养，加之火大生风，故伴发身强直。根据《素问·至真要大论》所论："诸暴强直，皆属于风。"故加入生龟板养阴以柔肝，如是则筋自舒。小儿稚阴稚阳之体，温燥之品不宜久用，故去白术，减陈皮。诸药共用，标本兼治，攻补兼施，疗效甚佳。

五、小儿便秘

（一）理论述要

便秘是以排便次数减少，排便困难或粪质过硬为主要症状的一类病证。小儿如果出现大便减少、干结、大便间隔时间长、排便困难、食欲不振、排便哭闹等现象，就需考虑是否出现便秘。便秘是儿科消化系统疾病中的常见病，也是儿童多种疾病常见伴随症状。便秘的形成往往和日常生活习惯有关，例如，许多小儿不喜欢吃蔬菜，在平时的饮食中摄取的纤维素较少，又加上平时很少喝水，体内缺少水分，大肠津液不足，容易引起便秘。有的孩子排便时间不定，没有形成良好的习惯，或不习惯在幼儿园或学校的卫生间排便，长久如此，也会形成便秘。

便秘的病因有寒热、食积、阴亏、血虚等不同，大便正常与否，与大肠中的津液含量多少和大肠传导能力直接相关。但就其基本病机来说，不外乎气结与津亏两方面，一般来说，津液含量适中，传导功能正常，则大便正常。若实热搏结，阴虚火旺，或血虚生燥，则往往易使津亏而致便秘。大肠的传导功能有赖于肺、脾气的支持。肺主气，司呼吸，调节气机升降。脾主运化，为气血生化之源，与全身气机通畅与否密切相关。尤其肺与大肠相表里，肺气的下降与大肠传导功能关系更为密切。若痰浊阻肺，实热犯肺或肺气亏虚日久，皆可使大肠气机不利，或气滞或气虚，无法推动糟粕下行，传导失常而便秘。故便秘的基本病机是气结津亏，正如《黄帝内经》所言"大肠主津所生病"、"肺与大肠相表里"。

张珍玉先生根据多年临床经验认为小儿便秘虚多实少。"大肠者，传导之官，变化出焉"（《素问·灵兰秘典论》）。大便的正常与否直接取决于大肠中的津液含量和大肠的传导能力的强弱。因此，就其病机而言，小儿便秘主要是大肠动力不足和津液亏少，而这两方面相互影响共同导致气机阻滞大肠传导障碍。治疗小儿便秘常标本兼治，补益脾气以治本的同时，合理运用理气法治标。理气是治疗便秘的重要措施。肺主宣降，肝主疏泄都有助于大肠的传导功能。因此，治疗便秘，配合行气等各种调气方法。其目的旨在调气散结，从而解除气结这一便秘的基本因素。

内伤便秘，常缘于气血阴阳的不足或气机异常，如肺脾气虚、肝气郁结等，在治疗上就必须求本而治，不一定非通便泻下。如因气血不足或肺气不足、肠道津亏所致者，用大黄及行气之品，虽收一时之效，终难以达到便通正常之目的，且大黄过用久用不但伤津，同时对气机不利，致使脾肺益虚，贻害无穷。此种情况当以补益肺气为主，可用党参、黄芪等，佐以滋润之品。通过补益肺气兼生津而助大肠传导，若佐以杏仁以通肺气下达大肠，则效果更佳。

（二）病案举例

病案 吴×，男，4岁。2004年8月10日初诊。

初诊 患儿形体略胖，面白少华。大便干结反复发作月余，自服清热泻火类药物效不显。大便4日一行，头干，便出粪质尚可，伴有腹胀、食欲不振、夜寐不安，舌质淡红、舌苔薄白腻，脉数。

辨证：脾气虚（气机运行不畅，大肠传导障碍）。

治法：健脾和胃，行气通便。

方药：人参6g，白术（炒）4g，茯苓4g，陈皮4g，生地5g，白芍4g，香附4g，广木香4g，当归4g，砂仁4g，荷叶5g，甘草3g。3剂，水煎服，日1剂。

医嘱：调理饮食，增加纤维素粗粮饮食，多饮水，忌冷饮食。

二诊 患儿排便较前通畅，2日一行。头稍干，质可，腹胀、盗汗减，纳食可，舌质淡红、舌苔薄白，继上方加入青竹茹4g，水煎服，日1剂。6剂愈。

分析：本案患者面白无华，形体略胖说明素体脾虚，气血生化无源。气虚则大肠动力不足，推动无力可见大便干结，头干后面粪质尚可也说明了这一点。由于糟粕不能正常排出，影响了气机的正常运行，胃气不降脾气不升导致了食欲不振、腹胀，"胃不和则卧不安"（《素问·逆调论》），则出现夜寐不安。治以健脾和胃，行气通便。方药以四君子汤为主，人参、白术、茯苓甘温益气健脾，陈皮理气燥湿和胃。同时要考虑脾胃与肝木的关系，中土虚弱极易招致肝木的乘袭，故用当归、白芍养血柔肝润肠，香附辛平疏理肝气，广木香通行脾胃之滞气，又有"补气防壅"之职，砂仁理气行气，醒脾化浊。生地甘寒滋阴养血，防止气虚进一步导致阴虚津亏。荷叶一味独具匠心，清热利湿，升阳降浊。二诊加青竹茹清利胃中郁热。全方补中寓通，脏腑兼顾，相得益彰，取效速捷。小儿的消化系统发育不成熟，又需要较多的营养物质来维持其较快的生长发育，因此加重胃肠的负担。治疗便秘，日常饮食调养十分重要，应重视小儿的饮食习惯，多吃蔬菜和水果，养成良好的生活习惯，避免不及时排便形成恶性循环。

六、小儿卧不安

（一）理论述要

《素问·逆调论》："阳明者，胃脉也，胃者，六府之海，其气亦下行，阳明逆，不得从其道，故不得卧也。《下经》曰：胃不和则卧不安，此之谓也。"《素问·太阴阳明论》：

"入六府则身热，不时卧。"脾胃的功能失常是导致心神不安、夜卧不宁的重要原因，由于脾主运化，其气宜升，胃主受纳，其气宜降，脾胃是人体气机升降的枢纽，神的功能也要依靠气机上升下达。若饮食不节，内伤脾胃，清气不升，清窍失养，则心神不安。胃失和降，宿食停滞，积湿生痰，痰浊上扰心神则发为不寐。

（二）病案举例

病案　王×，男，5岁。2005年7月2日初诊。

初诊　睡眠不安1周，患儿平素饮食偏嗜，1周前因食海鲜出现夜间哭闹、纳差、腹胀、大便偏干，舌淡红、苔薄白。

辨证：脾胃不和。

治法：健脾和胃。

方药：人参6g，白术（炒）4g，陈皮4g，茯苓4g，白芍5g，荷叶5g，郁金4g，砂仁5g，甘草3g。3剂，水煎服，日1剂。

二诊　纳食好转，继服3剂，睡眠得安。

分析：患儿因偏食，伤及脾胃，加之食用不易消化的海鲜后，导致饮食停滞，脾失健运，胃失和降，脾胃失常，营卫之气不足甚至运行不畅，影响心神出现睡眠不安。治疗以健脾益气为主，方剂选用四君子汤扶正健脾。人参大补元气，白术、茯苓健脾益气，加入荷叶、陈皮清热和胃，郁金清心安神。此证型的不寐因发病原因单纯，治疗也比较容易，只要使得脾胃功能正常协调，不寐也迎刃而解。

五官科病案

一、右目胬肉

（一）理论述要

中医学认为，肝开窍于目，目疾从肝论治是中医临证治疗之常法，但先生指出，中医学的发病思想是"正气存内，邪不可干"，"邪之所凑，其气必虚"，因此，临床分析病情不能忘记任何疾病都必须有邪正两面。对于右目胬肉这一类确有"有形之物"存在的病变，亦不能只把目光盯在此有形之物上，而应该分析这一有形之物产生之内在机制。因此，对于本病的治疗不能一味劫夺，扶正祛邪方为要法。

（二）病案举例

病案　袁×，男，57岁。1997年7月8日初诊。

初诊　右目胬肉3天，现右目胬肉攀睛，伴目红不痛，目干涩，眵多。舌红苔薄黄，脉弦数。

辨证：肝经郁热。

治法：疏肝理气，解郁清热。

方药：当归9g，白芍（炒）9g，柴胡6g，郁金6g，菊花6g，木贼草6g（包煎），生地 9g，密蒙花 6g，炒车前子 9g（包煎），砂仁 6g，甘草 3g。3 剂，水煎服，日 1 剂。

医嘱：忌食辛辣。

二诊　服药 9 剂，右目翳肉明显减轻，唯感目眵多，时有视物模糊感，眠少。舌红苔薄黄，脉数弱。亦拟上方意，上方去炒车前子、郁金，加丹皮 6g，黄芩 6g。3 剂，水煎服，日 1 剂。

三诊　药后右目翳肉基本已退，目眵多减少，眠好转，唯时头晕。舌红苔薄微黄，脉弦数。拟疏肝益气养阴为法，处方：当归 9g，白芍（炒）9g，柴胡 6g，黄芪 25g，党参 15g，白术（炒）9g，生地 9g，木贼草 6g（包煎），丹皮 6g，砂仁 9g，甘草 3g。3 剂，水煎服，日 1 剂。药后诸症愈。

分析：本案依据临证表现，审症求因，为肝经郁热证。目属肝，"肝受血而能视"（《素问·五藏生成》），"肝气通于目，肝和则目能辨五色矣"（《灵枢·脉度》），肝气郁结，肝血不足，肝经郁热，故见目生翳肉。故先生以逍遥散舒肝解郁以治病之本，生地、丹皮、密蒙花、木贼草、车前子之类以清热祛邪治标；由于白睛属肺，色红赤为肺热犯肝，故加黄芩以清泻肺热。邪祛大半之后，以四君子汤加减，以培补后天之源，从而使肝目得养，以防再发。本病治疗，扶正祛邪为原则，但主次先后分明，用药有的放矢，从而达到邪祛正复，病愈。

二、舌体热辣痛

（一）理论述要

正常的舌体运动自如，柔软灵活，颜色淡红而鲜明润泽，不胖不瘦，不老不嫩，大小适中，无异常形态。舌质主要反映人体脏腑的虚实、气血的盛衰。从舌与五脏的关系看，则舌尖属心，舌体两侧属肝胆，舌体中央属脾胃，舌根属肾。中医学又有"心开窍于舌"之说，故舌体病变与五脏皆相关，尤其与心的关系密切，舌体热辣疼痛多属于心火上炎。先生指出，从五行来说，木生火，"实则泻其子，虚则补其母"，心火亢盛，在泻心火的同时，注重清泄肝火，疗效显著。

（二）病案举例

病案　申×，女，57 岁。2000 年 11 月 21 日初诊。

初诊　舌体热辣痛感周余，1 周前出现舌体热辣痛，自服三黄片等治疗效不显，现仍舌体热辣痛，以舌尖及舌体两侧为甚，口渴欲饮，小便色黄有异味。舌淡边有齿痕苔薄白腻，脉数弱。

辨证：心肝火旺。

治法：清泻心肝之火。

方药：黄连 6g，白芍 9g，柴胡 6g，郁金 9g，黄芩 6g，淡竹叶 3g，花粉 9g，石斛 9g，甘草 3g。3 剂，水煎服，日 1 剂。

二诊　药后舌体热辣痛感明显减轻，近日伴有体倦乏力，双足踝浮肿，午后甚，纳少。舌淡边有齿痕苔薄白腻，脉数弱。上方加黄芪 25g，白术（炒）9g。3 剂，水煎服，日 1 剂。

三诊 药后舌体热辣痛感消失，体力渐增，双足踝浮肿亦减，自述近两日腹泻，现已止。舌淡边有齿痕苔薄白，脉数弱。健脾疏肝以善后。拟方药：人参 10g，白术（炒）9g，茯苓 9g，陈皮 6g，郁金 6g，当归 9g，白芍（炒）9g，柴胡 6g，黄芪 25g，砂仁 6g，甘草 3g。3 剂，水煎服，日 1 剂。

分析：本病以舌尖及舌体两侧热痛明显，则是心肝火旺之征。关键是先生对于本病的治疗应用了实则泻其子之法，以黄连、黄芩、淡竹叶以清泻心火；配生白芍、柴胡以抑肝旺，郁金散郁行气。为何不直接泻肝之热而泻心，先生指出心为阳中之阳脏，较耐苦寒所攻；而肝喜条达，过于苦寒降泄，则不利于肝升发条达之性；况且患者舌象之征表示有脾胃虚弱存在，过于苦寒则伤脾败胃。故方中配花粉、石斛以清热生胃津。二诊患者脾虚之象已现，故加黄芪、白术（炒）以健脾益气；三诊郁火已消，以健脾疏肝善其后。防郁热再生。

三、黑 苔

（一）理论述要

现代中医学教材及其临床著作中，多数认为黑苔主阳虚证（特别是肾阳虚证）、肾气虚证、水湿、痰凝之证。《医门棒喝》中有："凡黑色苔垢，大有虚、实、寒、热之异。滑者，仍是痰热，而黑苔薄滑，此阳虚之极，黑苔干燥者，此水枯也，当大剂凉润滋补。"张珍玉先生认为，黑苔临床意义有二：一为热盛，见于温热病中，多由黄苔发展而来，黑而干燥；二为湿盛，见于内伤杂病，苔黑润或腻，由脾胃功能失调，湿浊内生，上泛而成。张老认为，脾胃与肝关系密切，脾胃属土，肝属木，肝木与中土，生中有克，克中有生。肝主疏泄，调畅气血，可促进脾胃升降，使运化功能正常；若肝失疏泄，必然影响脾胃升降，导致运化失常，倘如脾胃虚弱，更易招致肝木的乘袭。临床所见之脾胃病变，多为肝木与脾胃关系失调而致。其病机关键有二：一为肝郁或肝逆；二为脾胃虚弱或气滞。因此，治疗上以疏肝理气与健脾和胃并投为主，依具体病机有所侧重。一般而言，肝逆者用柴胡疏肝散加减，肝郁者予逍遥散化裁。

（二）病案举例

病案 左×，女，50 岁。2000 年 3 月 14 日初诊。

初诊 舌苔色黑厚腻半年。患者素有胃疾，近半年舌苔逐渐变黑，胃疾随之加重，经中西医多方治疗，无效。现舌苔黑厚腻，胃脘痞闷，嘈杂，泛酸，嗳气，时有恶心，背部撑胀不舒，饭后加重，目涩，口干、口苦，喜冷饮，下肢轻度浮肿，多梦少寐，平素食凉即大便溏薄，上述诸症情绪激动或不畅时加重。纳食尚好，舌红，脉弦弱。

辨证：肝气乘土，湿浊内生。

治法：疏肝和胃，健脾燥湿。

方药：白芍 9g，柴胡 6g，川芎 6g，枳壳（炒）6g，人参 10g，白术（炒）9g，香附 9g，黄连 6g，吴茱萸 4g，半夏（姜制）6g，砂仁 9g，甘草 3g。3 剂，水煎服，日 1 剂。

医嘱：慎辛辣及寒凉。

二诊 药后胃脘痞闷、嘈杂，背胀，肢肿消失，舌苔变为灰黄色，仍有泛酸，嗳气，

口干，目涩。又出现大便不成形，日2~3次。舌淡红，脉弦弱。湿浊已去大半，当加强养肝健脾之力，上方去枳壳、姜半夏，加当归9g，茯苓9g。3剂，水煎服，日1剂。

三诊　舌苔转为黄白相兼，微腻。泛酸明显减轻，偶有嗳气，大便已成形。时有胃脘隐痛，舌淡红，脉弦弱。上方加佛手9g。3剂，水煎服，日1剂。仍嘱其慎辛辣及寒凉。

四诊　诸症皆消，唯偶有嗳气，舌淡红，苔薄白微腻，脉弦弱。上方去黄连、淡吴茱萸，加煅瓦楞12g。处方：当归9g，白芍9g，柴胡6g，川芎6g，人参10g，白术（炒）9g，香附9g，茯苓9g，佛手9g，瓦楞子（煅）12g，砂仁9g，甘草3g。继服3剂，水煎服，日1剂。

随访1年，黑厚腻苔未复发。

分析：本案虽以黑苔为主诉，但其病之本在于脾胃运化失常。肝气乘脾犯胃，湿浊内生则舌苔黑厚腻；胃失和降则胃脘痞闷，嘈杂，泛酸，嗳气，时有恶心；气机不畅则背部撑胀不舒，饭后饮食暂阻气机故撑胀加重；脾虚湿盛故平素食凉即大便溏薄、下肢浮肿；津液不布故目涩、口干；气有余便是火，故见口苦、喜冷饮，舌红；胃不和则卧不安，故多梦少寐，上述诸症情绪激动或不畅时加重，脉弦弱皆为肝逆脾虚之象。初诊所见，证属肝气乘脾犯胃，湿浊内生，拟柴胡疏肝散化裁，方中柴胡疏肝开郁，白芍养血柔肝，二者配伍，取柴胡辛散顺肝之用、白芍酸敛养肝之体，刚柔相济，既达疏肝之效，又防柴胡劫伤肝阴之弊；以人参、白术（炒）扶助脾胃，巩固中土，防止肝木进一步乘袭；川芎辛温，为血中气药，通上达下，活血行气且入肝；香附辛平，为气中血药，疏理肝气以调肝血；枳壳辛苦下气，一能降浊化滞，二能与白术相伍健脾消痞；吴茱萸、黄连相配，取佐金之意，辛开苦降，以热佐寒，清泻肝火，降逆止酸；半夏降逆燥湿，砂仁醒脾化浊，除湿浊而益脾胃；甘草和中益气，调和诸药，全方以疏肝健脾和胃治其本，燥湿化浊治其标。服药3剂，病情大减，黑苔变为灰黄，表明肝胃气逆势缓，湿浊渐退，因仍有口干、目涩，恐半夏温燥伤阴故去之，又缘患者大便不成形日2~3次，有脾虚气陷之虞，故去枳壳下气，加当归、茯苓，改方为逍遥之意，治疗重点转向疏肝健脾，以升清促降浊。继服3剂，舌苔灰黑已去，大便成形，因胃隐痛，加佛手行气和胃以止痛。3剂后，舌淡红苔薄白微腻，泛酸症消，故去黄连、吴茱萸，改用煅瓦楞燥湿消积、制酸止痛，以祛除余邪，巩固疗效。

四、口　臭

（一）理论述要

中医学认为，体质强壮、神清气爽、口舌生香是人体正常脏腑功能活动的外在表现。反之则可能是病态的现象。出现口臭是体内脏腑功能失调的表现，如清代沈金鳌在《杂病源流犀烛》中说："虚火郁热，蕴于胸胃之间则口臭，或劳心味厚之人亦口臭，或肺为火灼亦口臭。"即胸腹不畅，浊气上逆，胃阴耗伤，虚热内生，或胃阴受损，津液不足，虚火上蒸；或肺阴受损，气逆上冲；或精气血受损，虚火郁热内结，阴虚津亏，胃肠肝胆虚火郁热上蒸，肝火犯胃，火气上炎，脾虚气滞，寒热互结，升降失司等皆可致口臭。先生认为，口臭，是体内秽浊湿热之气上泛之象，且多伴有口干、口苦，火多责之于胃郁热，湿多由脾而致。

（二）病案举例

病案 刘×，女，42 岁。1997 年 7 月 18 日初诊。

初诊 口臭数年，现口臭，口干，口苦，齿龈时出血，胃脘时痛，心烦易怒，白带多，时夹血丝，有腥臭味，月经规律，色偏暗，有血块。舌红苔厚微黄，脉弦数。

辨证：肝胃郁热脾湿。

治法：疏肝理气，清热除湿。

方药：当归 9g，白芍（炒）9g，柴胡 6g，茯苓 9g，香附 9g，党参 15g，白术（炒）9g，山药（炒）9g，川楝子（炒）9g，砂仁 9g，甘草 3g。3 剂，水煎服，日 1 剂。

二诊 药后口苦稍缓，仍口臭，白带多，有腥臭味。舌红苔厚微黄腻。上方加苍术 6g，栀子（炒）6g，青竹茹 9g。3 剂，水煎服，日 1 剂。

三诊 药后口臭、口苦均明显减轻，仍白带多，有腥味，时夹血丝。拟方药：当归 9g，白芍（炒）9g，柴胡 6g，茯苓 9g，香附 9g，党参 15g，白术（炒）9g，山药（炒）9g，川楝子（炒）9g，砂仁 9g，甘草 3g，苍术 6g，栀子（炒）6g，青竹茹 9g，炒芥穗 6g，炒车前子 9g（包煎）。3 剂，水煎服，日 1 剂。

四诊 药后口臭、口苦持续减轻，白带减少。拟上方意：当归 9g，白芍（炒）9g，柴胡 6g，茯苓 9g，党参 15g，白术（炒）9g，山药（炒）9g，栀子（炒）6g，香附 9g，广木香 6g，薏米仁（炒）9g，砂仁 9g，甘草 3g。3 剂，水煎服，日 1 剂，以善其后。

分析：本案患者出现口臭，并伴有口干、口苦及白带多，是肝胃郁热脾湿之象，以肝郁为主。故治疗以逍遥散舒肝解郁为主，加香附加强疏肝理气之力，炒川楝以散郁清肝，党参、白术（炒）、砂仁以健脾益气化湿止带，山药（炒）既能健脾补肾，又能固带脉。二诊加苍术、栀子（炒）、青竹茹以加强清热利湿化浊之力。三诊加车前子以利湿清热，使湿浊从小便而利，炒芥穗之辛散以胜湿止带。郁热得清，湿浊得以分化，则诸症得除。四诊仍以疏肝健脾利湿，以防湿浊及湿热之再生以收功。

五、口　苦

（一）理论述要

《尚书·洪范》曰："火曰炎上……炎上作苦。"口苦示有热象，如《素问·阴阳应象大论》曰："南方生热，热生火，火生苦。"先生认为，口腔出现苦味，多属肝胆热证和肠胃热证。注重清泻肝胃郁热是治疗口苦的有效法则。

（二）病案举例

病案 沈×，男，32 岁。1998 年 10 月 2 日初诊。

初诊 口苦 4 个月，伴口涩不适，时纳呆，情绪变化时上述症状明显，二便调。舌红苔薄白，脉弦数。

辨证：肝胃郁热。

治法：舒肝郁清胃热。

方药：当归9g，白芍（炒）9g，柴胡6g，陈皮6g，人参10g，白术（炒）9g，郁金6g，青竹茹6g，栀子（炒）6g，砂仁6g，淡竹叶3g，甘草3g。3剂，水煎服，日1剂。

二诊　服药6剂，药后口苦明显减轻，纳食好转，唯时觉口中黏涩不适。舌淡红苔薄白。上方去淡竹叶，加薏米仁（炒）9g，茯苓6g。3剂，水煎服，日1剂。药后诸症愈。

分析：本案从脉象及患者发病的诱发因素则明示，此热乃肝郁胃热。故以当归、白芍（炒）、柴胡以舒肝解郁；郁金以加强散郁之力，且性凉入心肝兼有清热之功；青竹茹、栀子（炒）以清泻肝胃之热，实则泻其子，佐以淡竹叶泻心火；人参、白术（炒）、陈皮、砂仁以健脾和胃，以断郁热生成之源。上药合用以达清郁热，健脾胃之作用。二诊热减，但患者口中黏涩有湿象，去淡竹叶之寒，加薏米（炒）仁、茯苓，以加强祛湿之力，将湿热分化瓦解而病愈。

六、口　疮

（一）理论述要

口腔溃疡为口腔黏膜出现浅表性溃疡，局部灼热疼痛，常反复发作而，妨碍饮食及说话，成为临床顽证。中医称为口疮。历代医家对于口疮已有深刻的认识，《医贯》云："口疮，上焦实热，中焦虚寒，下焦阴火"；《寿世保元》谓："上焦虚热，发热作渴，饮食劳役则体倦，内伤气血，而口舌作疮也"；《景岳全书》："口舌生疮，固多由上焦之热，治宜清火，然有酒色劳倦过度，脉虚而中气不足者，又非寒凉可治，故虽久用清凉，终不见效，此当察其所由，或补心脾，或滋肾水"。口疮是临床上的常见多发性病证，形成机制非常复杂，尤其是复发性口腔溃疡，目前尚无有效临床治疗方法。先生在长期的临床实践中，按照病变部位和临床表现，提出了自己的见解，并制定了有效的方药，常取得满意的效果。口腔溃疡的发病部位，或在舌，或在唇颊。心开窍于舌，脾开窍于口。病变部位在口腔，与心脾两脏直接相关，基本病机为湿热相结。热为心火上炎，湿为脾不运化。湿热相结，如油裹面，难分难离，热易清，而湿难除。湿性黏滞，故本病缠绵难愈，常易复发。在治疗上，张珍玉先生主张清心泻火，健脾祛湿。选方用药，紧扣病机。常用的药物有：黄连苦寒，清心火，除湿热，苍术苦温，燥湿健脾；银花、连翘辛凉，清散热邪；佩兰、薄荷，芳香化湿。诸药融燥湿、利湿、化湿于一体组成，取透风于热外，渗湿于热下之意，使湿祛热清，湿热分离，临床应用每每取得满意的疗效。

（二）病案举例

病案　李×，女，21岁。2004年10月5日初诊。

初诊　口疮反复发作半个月余，位于舌两侧、双颊内黏膜，色红，疼痛明显，口干，舌淡苔白腻，脉数弱。

辨证：湿热蕴结。

治法：清热利湿。

方药：银花12g，连翘9g，薄荷6g，郁金9g，白术（炒）9g，茯苓9g，苦参9g，蒲公英9g，砂仁6g，甘草3g，6剂。水煎服，日1剂。

医嘱：饮食清淡，注意休息。

二诊　口疮减少，但时有疼痛，色红，口干，舌淡红苔白，上方加入川连（炒）9g，淡竹叶3g。6剂，水煎服，日1剂，药后口疮愈。

分析：本案口疮位于双颊内及舌体两侧，舌为心之苗，舌体两侧为肝胆所主，双颊由脾所主，且口疮色白是有湿之象。《圣济总录》言："口疮者，由心脾有热，气冲上焦，熏发口舌，故作疮也。"所以此患者的口疮涉及肝心脾胃。症状为疼痛，灼热，苔黄腻，说明病因以湿热为主。治以清热利湿。"火郁发之"，方药以银翘散加减。银花、连翘、薄荷辛散风热之邪，苦参、蒲公英清热利湿，白术（炒）健脾加强利湿功能，郁金清心热。二诊加入川连（炒）和淡竹叶，加强了清泻心肝之火功效。诸药合用，共奏清热祛湿止痛之功，而口疮向愈。

七、梅 核 气

（一）理论述要

梅核气是临床常见病证之一。是患者自觉有梅核大的东西贴在咽中，吞之不下，吐之不出，但不影响吞咽饮食，此证包括西医学咽喉炎在内。由于本病是患者的一种自觉症状，自觉咽部有物阻塞，但检查局部没有异物存在。所以临床所见这类患者多有较重的思想负担，而思想负担越重，就会加重局部不适感，从而形成恶性循环。因此，本病临床多表现为见效快，但易复发的特点。

张珍玉先生强调，本病见效快而易复发的特点，要从中医理论对本病的发生发展和治疗问题作一分析，从而为本病临床治疗提供更多理论上的支持。梅核气是中医病名，从病名可知本病的发生与气在体内的运行失常关系密切。中医理论强调人体一身之气的运行虽然与诸多脏腑有关，但与肝关系最密切。因为五脏中肝气主升、主动，肝主疏泄，对全身气机起到了调畅的作用。因此，肝失疏泄，不仅影响肝本身的功能失常，还会通过影响一身之气的运行进而对全身功能产生影响。导致人体肝主疏泄失常的原因虽然很复杂，但因肝主疏泄调畅情志，情志异常是影响肝主疏泄的最常见原因，尤其现在生活节奏日益加快，工作压力日趋加重，导致人们精神负担过重，情志因素是导致多种疾病的主要原因之一。因此，本病的发生从本质而言是气郁，通过气郁进而导致津停痰结或血瘀等病变机制的发生。

（二）病案举例

病案　女，56岁。1999年5月18日初诊。

初诊　咽部物阻感20余天，服消炎药效不显，现仍咽部物阻感，吐之不出，咽之不下，无咽痛，时有痰色白质黏，大便偏稀。舌淡红苔黄腻，脉弦弱。

辨证：肝郁痰结。

治法：疏肝理气化痰。

方药：当归9g，白芍（炒）9g，柴胡6g，陈皮9g，郁金9g，人参10g，白术（炒）9g，苏梗6g，厚朴6g，半夏（姜制）6g，砂仁9g，甘草3g。3剂，水煎服，日1剂。

二诊　药后咽部物阻感明显减轻，仍大便偏稀，日行2次。上方加山药（炒）9g。3剂，水煎服，日1剂。药后诸症愈。

分析：本患者从病位而言，是由痰气互结于咽喉，喉为肺系，咽为肺之门户，与肺之宣降失常有关。但从肝主疏泄调畅全身气机，本病多由情志不畅而发作，且本病发病人群多见性格内向，情绪抑郁，而肝性喜条达而恶抑郁，主调畅情志，情绪抑郁则肝气不畅，气机阻滞必然影响水液代谢，气滞而水停。且足厥阴肝经"布两胁，循喉咙之后，上入颃颡"。肝失疏泄，则进一步影响肺胃之宣降，聚津液成痰，痰气交阻于咽部，吐之不出，咽之不下而成梅核气。因此，梅核气病本在肝，标在肺胃。治疗梅核气从肝入手方是治本之法。本案以逍遥散疏肝理气治其本；佐以半夏、厚朴、苏梗等以加强理气化痰之力；郁金散郁行气，以助逍遥散疏肝理气；人参、白术（炒）、陈皮、砂仁等健脾和胃，以断生痰之源。诸药合用，气行痰消，则病告愈。

八、耳　　鸣

（一）理论述要

耳鸣，以患者自觉耳内鸣响为主症。临床较为常见。"肾开窍于耳"是中医学理论的重要观点，因此，耳病从肾治成为临床常法。但是，先生认为，耳鸣由肾致者多为虚，而此虚多由先天禀赋不足，人体肾脏象功能衰退而致，此种耳鸣多病程较长，治疗效果亦不甚理想。结合自己多年临床治疗实践，先生提出，耳鸣病程较短或突发性耳鸣多由肝逆而致，每因情绪变化而诱发的新观点；强调治疗耳鸣以肝为主兼以治肾的治疗思想。临床以柴胡疏肝散加减治疗耳鸣效果明显。

（二）病案举例

病案　张×，男，45 岁。1999 年 4 月 2 日初诊。

初诊　双耳鸣半年，上午甚，晨伴右上肢不适，时胃脘不适，大便偏稀。舌红苔薄黄，脉弦数。

辨证：肝气上逆。

治法：疏肝降逆。

方药：白芍 9g，柴胡 6g，川芎 9g，枳壳（炒）6g，生龙牡各 12g，夏枯草 9g，怀牛膝 6g，当归 9g，生龟板 12g，砂仁 9g，甘草 3g。3 剂，水煎服，日 1 剂。

二诊　服药 6 剂，药后双耳鸣明显减轻，仍大便偏稀，余无明显不适。舌淡红苔薄白，脉弦弱。治以前法，上方加薏米仁（炒）9g，山药（炒）9g。3 剂，水煎服，日 1 剂。

三诊　药后耳鸣持续减轻，大便基本成形，仍次数偏多，日行 2~3 次。舌淡红苔薄白，脉弦弱。治以前法，上方加黄芪 25g。3 剂，水煎服，日 1 剂。药后诸症愈。

分析：本案以柴胡疏肝散以疏肝降逆；佐以生龙牡、生龟板、牛膝以滋水涵木，达潜阳之目的；加砂仁、薏米（炒）仁、黄芪、山药（炒）等以健脾升清，达土中泻木；夏枯草辛寒，既清肝火又散郁结，且其性辛散，顺肝木升发条达之性以补肝。诸药合用，以达疏肝潜阳降逆止耳鸣之治疗效果。

其他病案

一、夜半子时手足不适

（一）理论述要

夜半子时手足不适，是临床较少见的病证。中医学整体思想认为，人与天地相应，表现出人体自身对于自然界的影响具有调节适应的功能，特定时间状态下人体的不适现象，主要是人体顺应自然的这一调节机制减退或障碍而造成的。人体阴阳适应自然阴阳的消长有一个生理限度的盛衰现象，昼则阳盛阴消，夜则阴盛阳消，这是人体生理所必须，违背这一规律，则出现不适。

昼夜分阴阳，昼为阳，夜为阴；而阴中有阳，阳中有阴，夜为阴，而上半夜为阴中之阴，下半夜为阴中之阳，子时是阴阳交接之时，是人体阳始盛，阴始衰之际，阳气虚不能盛，故出现子时不适。脾主四肢，四肢手足木乱不适，正是脾气虚的表现。先生正是抓住这一病机，临证治疗此病症，获得了良效。

（二）病案举例

病案 马×，男，57 岁。1999 年 4 月 20 日初诊。

初诊 夜半子时手足不适、木乱 5 年。经服用中药治疗症状改善不明显（具体诊治过程及药物不详）。现症见夜半子时手足不适、木乱，发作时持续 10 分钟左右，子时后则自行缓解，大便偏稀，春季易上火。舌淡红苔薄白，脉沉弱。

辨证：脾气虚弱。

治法：健脾益气。

方药：黄芪 25g，人参 10g，白术（炒）9g，当归 9g，郁金 9g，茯苓 9g，丹参 9g，砂仁 9g，甘草 3g。3 剂，水煎服，日 1 剂。

医嘱：忌寒凉太过。

二诊 服用前方 3 剂，药后症状减轻，自行加服上方 3 剂。近 3 日夜半子时手足木乱及不适程度减轻，发作持续时间亦缩短，大便仍偏稀。舌淡红苔薄白，脉沉弱。此乃脾气虚，阴阳不和渐复之征。效不更方，治综上方意，加山药（炒）9g。6 剂，水煎服，日 1 剂。嘱其忌寒凉太过。药后病愈。

分析：本案夜半子时出现手足不适，属脾之病变，脾气虚，运化无力，清浊不分，混杂而下，则大便稀。土虚木乘，肝主升发，肝应春季，故春季易上火。临证属于脾气虚证。故治以健脾益气为主。方中黄芪、人参、白术（炒）、茯苓均为健脾益气所设；血为气母，无血之载，则所补之气为易浮散，故当归、丹参为气血相和而伍；郁金行气活血散结为气血虚而有滞所用；砂仁芳香醒脾，以利于脾气之复。二诊加山药（炒），既助于健脾，且山药有涩性，加强脾气既补又固的需要。方中诸药合用，既补脾虚，又顺应了人体自身阴阳气血的关系，顺性补虚，疗效显著。

二、咬　牙

（一）理论述要

咬牙，又名齘齿、齿齘，其病名最早见于《杂病源流犀烛》。清·徐灵胎在《徐氏医书六种》中云："齿齘者，睡眠而齿相磨切也……"其因多由心胃火热或气血亏虚，小儿睡中齘齿常为虫积。对于成人咬牙，先生认为，多与肝脾关系密切，《灵枢·经脉》曰："胃足阳明之脉……入上齿中，还出挟口。"故齿动多由胃疾所致。另《素问·至真要大论》曰："诸风掉眩，皆属于肝。"肝主风、主动，故齿动不已又与肝关系密切。

（二）病案举例

病案　刘×，女，27 岁。1998 年 3 月 24 日初诊。

初诊　咬牙不止十余年，多方医治，花费万余元罔效，反而日渐加重。现患者夜间咬牙不止，略略作响，难以入眠，每晚仅睡 2 小时左右，甚至彻夜难眠，白天亦时时咬牙，难以控制，痛苦异常。诊其精神委靡，面容苦楚，头痛昏沉，精力分散，胸闷气短，烦躁恶心，时时叹息，腰酸耳鸣，舌红苔薄白，脉沉弦。

辨证：肝脾不和。

治法：疏肝健脾和胃。

方药：白芍（炒）9g，柴胡 6g，川芎 6g，枳壳（炒）6g，香附 6g，党参 15g，白术（炒）9g，陈皮 9g，砂仁 9g，甘草 3g。3 剂，水煎服，日 1 剂。

医嘱：避免劳累。

二诊　服药 1 剂后咬牙大减，3 剂服毕咬牙即止。停药后又复发作，但发作程度及时间均皆较前大大减轻，且感头晕昏沉，肩背胀痛，神疲易困。药已中的，二诊效不更方，上方再服 6 剂，日 1 剂。

三诊　服药后，咬牙缓解，睡眠好转，每晚能睡 5～6 小时，唯时有胸闷心悸，食少乏力。原方加郁金 9g，麦芽（炒）9g，生龙骨 12g，6 剂，水煎服，日 1 剂。随访 1 年，未见复发。

分析：此例患者齘齿不已，审证求因，其病机为肝脾不和。患者由于过度劳累及精神紧张，而致脾胃虚弱。脾胃虚弱，则肝气乘之，故致咬牙不已；脾虚气弱，形神失养，则见神疲面憔，失眠多梦，头昏耳鸣，腰酸气短；胃弱气逆，则见纳呆恶心；肝郁气滞，则心烦胸闷，时时叹息。先生慧眼独具，抓住病机，以柴胡疏肝散合四君子汤以疏肝理气、健脾和胃，加砂仁、郁金、麦芽等以增强理气和胃、醒脾消食之功。三诊诸症皆愈。

三、皮　疹

（一）理论述要

皮肤为一身之表，皮肤疾病的产生不仅与外感六淫有关，也常常受到情志、饮食、外来伤害等因素的影响。有关皮肤疾病的病因病机相关论述，早在《内经》中就有不少记载。如《素问·至真要大论》："诸痛疮疡，皆属于心。"《素问·生气通天论》："膏粱之变，足生大疔"，"营气不从，逆于肉理，乃生痈肿"。人体是一个内外紧密联系的整体，所谓"有诸内，必形诸外"，机体整体性的变化常常以局部皮肤的改变为主要表现，某一局部皮肤的病变，也可以影响其他局部甚至整体的变化，所以在皮肤病的治疗上，一定要立足于整体，重视局部与全身整体的联系，对于正确诊治皮肤病具有十分重要的意义。

张珍玉先生治疗皮肤病症主要有以下特点：①以脏腑辨证为主，并注重标本兼治。皮肤疾病的产生主要与肺、脾有关。从皮肤病的发病部位而言，累及皮毛与肌肉，由于肺主皮毛、脾主肌肉，辨证时首先要分清病变在皮毛还是在肌肉。除此之外，亦和心肝有重要的联系，"心部于表，肾治于里"（《素问·刺禁论》），肝具有调畅气机的作用，气机不畅气血不行，营卫不和就可产生皮肤类疾病。②结合气血辨证。患者常常伴有瘙痒症状，这就是由于疾病影响血分，血动则生风，风气通于肝，而"治风先治血，血行风自灭"，所以养血调肝是治疗皮肤病的根本。③根据部位辨别病在气分还是血分，病在皮毛者，多表露于皮肤之上；病在肌肉者，常隐伏于皮肤之下。病在皮毛者，与肺关系密切，涉及气分为主；病在肌肉者，多属脾脏受累，病涉血分居多。④"无风不作痒"，风为百病之长，止痒必须祛风，风为阳邪，其性温，用药不宜过于苦寒。⑤皮肤疾病病程较长，风邪易夹寒湿或湿热共同致病，而燥湿同源，治疗多采用疏风、清热、利湿、养血与宣肺、健脾、疏肝诸法结合应用。

皮疹首先要辨斑疹色泽及部位，颜色发红者，偏于热；色泽偏淡者，属于湿；局部湿烂流水者，是湿邪为甚；皮肤干燥脱屑是血燥生风；位于上半身者，属风邪上受；居于下半身者，为湿邪下注。另外，还要结合全身症状及舌脉来辨证。

（二）病案举例

病案一 赵×，男，40 岁。2004 年 4 月 13 日初诊。

初诊 周身散在红斑 2 周。2 周前出现周身红斑，初起呈点状，慢慢扩大，现成环状或豹点状。用激素类药物效不显，色红，略高于皮肤，局部灼热。瘙痒，心烦。舌红，苔薄黄，脉数弱。

辨证：风热疹。

治法：疏风清热。

方药：金银花 12g，连翘 6g，薄荷 6g，荆芥 6g，当归 9g，牛蒡子 9g，苦参 6g，地肤子 9g，淡竹叶 3g，甘草 3g。6 剂，水煎服，日 1 剂。

医嘱：忌辛辣、腥膻等。

二诊 斑疹减少，局部红热，舌红，苔薄白，脉数弱。上方加蒲公英 9g。6 剂，水煎服，日 1 剂。

三诊 药后皮疹渐消，时有手足心热，舌红苔薄白，脉数弱。上方加入炒栀子 9g，知母 9g。6 剂，水煎服，日 1 剂。

四诊 斑疹未起，跟随门诊继服中药 2 周，诸症痊愈。

分析：此患者初诊表现皮疹痒、红，病因以风、燥为主，苔薄黄见湿热之象，故辨为"风热疹"，治以疏风清热，配以清热利湿，方用银翘散加减，金银花、连翘、薄荷、牛蒡子疏风清热，苦参、地肤子清热利湿，淡竹叶引热下行，当归养血活血以润燥，甘草调和诸药。二诊，斑疹热甚，加入蒲公英清热解毒。三诊痒甚，夜间明显，故加入炒山栀加强清热之效，知母清热又养阴。全方共奏表里同治，标本兼备，气血同调之功。

病案二 吴×，女，66 岁。1999 年 6 月 22 日初诊。

初诊　因感冒后出现周身红色斑疹 3 个月就诊，曾经西医诊断为过敏性皮疹，进行脱敏治疗，无效。现见双乳下、双前臂、双股、双膝、双小腿均有对称性斑疹，呈点块状，色红，略高于皮肤，表面干燥，瘙痒，下肢多见，纳食好，二便调，夜眠欠安。舌暗红，苔薄白，脉数弱。

辨证：血燥疹。

治法：养血润燥，配以清热利湿，兼顾疏肝健脾。

方药：当归9g，白芍（炒）9g，苦参9g，白鲜皮9g，地肤子9g，柴胡6g，茯苓9g，薏米仁9g，砂仁9g，甘草3g。3 剂，水煎服，日 1 剂。

医嘱：忌辛辣、腥膻。

二诊　药后斑疹色泽渐退，部分结痂，双肘后有皮屑脱落。舌暗红，苔薄白，脉沉数弱。此乃好转之象，前方加金银花12g，连翘9g以加强疏风清热之力。3 剂，水煎服，日 1 剂。

三诊　疹块随消随起，瘙痒重，夜不能眠。舌暗红，苔白微厚腻，脉数弱。辨证：风热湿疹。治法：疏风清热利湿为主，兼以养血润燥。方药：金银花12g，连翘6g，薄荷6g，苦参9g，白鲜皮9g，地肤子12g，茯苓9g，薏米仁9g，淡竹叶3g，当归9g，丹皮6g，甘草3g。3 剂，水煎服，日 1 剂。

四诊　周身斑疹颜色变浅，且新起者减少，仍瘙痒不堪，夜间为甚，双下肢轻度浮肿，尿量少。舌暗红，苔薄白，脉数。此为诸邪欲去，当乘胜追击，上方去淡竹叶，加蒲公英9g。3 剂，水煎服，日 1 剂。

五诊　新起斑疹极少，色泽变浅，仍苦于瘙痒，夜不能眠，下肢浮肿减轻，尿量可。舌暗红，苔薄白，脉沉数。加强除湿之力，上方加苍术9g。3 剂，水煎服，日 1 剂。

六诊　周身斑疹颜色继续变淡，双足又有新疹出现，色不甚红，双手、双足脱屑，仍瘙痒不堪，下肢浮肿消失，小便可，大便次数较少。舌淡红，苔薄白稍干，脉沉弱。辨证：热邪渐退，病情转为血燥为主。治法：养血润燥为主，兼以清热利湿。方药：当归9g，白芍（炒）9g，丹皮6g，苦参6g，白鲜皮6g，地肤子9g，苍术9g，茯苓9g，薏米仁9g，薄荷6g，甘草3g。3 剂，水煎服，日 1 剂。

七诊　药后皮疹瘙痒减轻，呈阵发性，旧疹逐渐脱屑，仅有少量新疹出现，纳食可，二便正常。舌淡红，苔薄白中部微黄，脉沉弱。上方加连翘9g以解余毒。3 剂，水煎服，日 1 剂。

八诊　仅有极少新发皮疹，但能很快自行好转，皮疹渐淡，但受热后可转红，仍有阵发性瘙痒。舌淡红，苔白微腻，脉数弱。病情明显减轻，但尚有余热，上方减丹皮，加金银花12g。3 剂，水煎服，日 1 剂。

九诊　局部体征无明显变化，仍阵发性瘙痒，阴雨天则瘙痒加重，且呈持续性，未见新疹出现。舌暗红，苔薄白微腻，脉数弱。是湿邪偏重，再拟方加强祛湿力度。方药：苦参9g，白鲜皮6g，地肤子9g，薏米仁9g，苍术9g，荆芥6g，金银花12g，连翘9g，当归9g，丹皮6g，郁金9g，砂仁9g，甘草3g。3 剂，水煎服，日一剂。

十诊　仅有局部性阵发瘙痒，以背部、下肢明显。舌暗红，苔薄黄，脉数弱。效不更方，但恐芳香耗血，上方减郁金，继服3剂。

十一诊　瘙痒减轻，仍呈阵发性，以下肢为重，午后明显。舌淡红，苔薄白，脉数。守方微调。去荆芥，酌加桔梗、薄荷加强清透之力。3剂，水煎服。

十二诊　仅留下肢阵发性轻度瘙痒，纳少厌油，大便可。舌暗红，苔薄白，脉数弱。去苦参，稍加郁金6g以善后。3剂后停药。

分析：本案病情复杂，涉及面广，临床所见，风、燥、湿、热兼杂，气分、血分俱伤，肺、脾、肝同时受累。风热湿邪蕴结肌肤，气血不和，故现红色斑疹；邪阻脉络，肌肤失养而化燥生风，故皮肤干燥，痒甚；血不养神故夜寐不安；斑疹下肢多见，说明湿邪偏重；舌暗红示血行不畅，有热故脉数，湿阻血亏故脉弱。初诊表现以风、燥为主，兼见湿、热之象，辨为"血燥疹"，治以养血润燥，配以清热利湿，兼顾疏肝健脾。方中当归、白芍动静相宜，养血润燥为主，苦参、白鲜皮、地肤子清热利湿为辅，另以柴胡疏散肝气以利消风，茯苓、薏米仁健脾利湿而除生湿之源，砂仁、甘草调中以助药行。二诊，加金银花、连翘增疏风清热之力。三诊，根据皮疹随消随起，瘙痒重，脉数弱的特点，改为疏风清热利湿为主，兼以养血润燥，方中金银花、连翘、薄荷疏风清热，宣散肺气，苦参、白鲜皮、地肤子清热利湿，茯苓、薏米仁加强利湿之力，淡竹叶引热下行，当归、丹皮养血活血以润燥，甘草调和诸药。四诊、五诊根据全身情况稍加调整。六诊，疹色持续变淡，示热渐退，病情转为血燥为主，再拟方仿一诊方义稍加改动，全方仍以养血润燥为主，兼以清热利湿，当归、白芍养血润燥，合丹皮于养血中加强活血之力；苦参、白鲜皮、地肤子清热利湿，以苍术配茯苓、薏米仁着重祛除在表之湿邪；薄荷清宣透达以疏风，甘草调和诸药。七诊、八诊，患者病情明显改善，用药仅作少量调整；九诊，患者瘙痒阴雨天加重，是湿邪偏重，改方减白芍，突出祛湿力度，方中苦参、白鲜皮、地肤子、茯苓、薏米仁、苍术利湿为主；另加荆芥以风胜湿；金银花、连翘疏风清热；当归、丹皮养血活血，合郁金疏肝行气以促血行湿去；砂仁、甘草调中以助药行。十诊、十一诊，症状明显好转，但仍苦于局部阵发性瘙痒，加桔梗开宣肺气，合薄荷促使邪从肌肉透达皮毛。十二诊血燥疹将愈，纳少厌油示肝胆气滞，故去苦参，稍加郁金6g行气利胆以善后。守方继服至病愈。从治疗全程来看，用药思路清晰，处方简练但全面，根据病情变化，收放自如，虽几经更方，但始终遵循"一法为主，兼顾其他"的原则。所选药物虽平淡无奇，但通过配伍及各阶段主攻方向的调整，取得疗效，特别是当归、白芍等养血润燥之品与苦参、白鲜皮、地肤子等清热燥湿药相反相成的配伍应用，颇具特色。

四、手足胀麻

（一）理论述要

脾主肌肉四肢，手足为病从脾考虑是为正法。但关键在于营气虚则不仁，卫气虚则不用，营卫俱虚则不仁且不用；胀则病在气分；营者血也，卫者气也，故脾虚气血不足是手足麻胀的根本病机。治疗当健运脾气，促进气血化生为主。

（二）病案举例

病案　李×，女，45 岁。1998 年 8 月 17 日初诊。

初诊　手足胀麻 4 个月余。现手足胀麻木，时有下肢浮肿，失眠，多汗，大便偏稀，日行 1～2 次。舌红苔薄黄，脉沉弱。

辨证：脾虚停湿。

治法：健脾化湿。

方药：黄芪 25g，人参 10g，白术（炒）9g，茯苓 9g，薏米仁（炒）9g，桂枝 6g，泽泻 6g，当归 9g，砂仁 9g，甘草 3g。3 剂，水煎服，日 1 剂。

二诊　药后手足胀麻减轻，眠好转，仍多汗，大便偏稀。上方加山药（炒）9g，白扁豆（炒）6g。3 剂，水煎服，日 1 剂。

三诊　药后手足胀麻明显减轻，大便好转，汗出减少，眠尚可。舌淡红苔少，脉沉弱。上方加白芍（炒）9g，柴胡 6g。3 剂，水煎服，日 1 剂。

四诊　药后手足胀麻基本已愈，其余诸症明显好转。舌淡红苔薄白，脉沉弱。拟上方意：黄芪 25g，人参 10g，白术（炒）9g，茯苓 9g，薏米仁（炒）9g，桂枝 6g，山药（炒）9g，当归 9g，白芍（炒）9g，柴胡 6g，砂仁 9g，甘草 3g。3 剂，水煎服，日 1 剂。药后诸症愈。

分析：本案手足胀麻兼见多汗，则表示以气虚为主；大便偏稀及下肢浮肿是气虚兼有湿之象。故治疗以健脾化湿为治。方用黄芪、人参、白术（炒）以益气健脾，当归补血，茯苓、薏米仁（炒）健脾化湿，泽泻淡渗利湿，均为有湿而伍，下肢浮肿，则是湿偏于下，故用泽泻渗湿于下，桂枝温通血脉以利气血运行，砂仁芳香醒脾以助脾运湿化。二诊加山药（炒）、炒白扁豆以加强补气健脾祛湿的作用，且山药（炒）有涩性，对脾虚所致多汗便稀者更为适宜。三诊加白芍（炒）、柴胡以敛肝和营，又防脾虚肝乘之变。

本病诊断较易于掌握，但分清楚轻重缓急，针对病情分先后用药却是先生治疗本病取效快之关键所在。先生常说，扶正药不等于祛邪药，祛邪药亦不能等于扶正药；但在一定条件下扶正可达祛邪之目的，祛邪亦可起扶正的效果；在一定条件下又有邪不先祛则扶正无益，正不先扶则祛邪无以助。因此，临床上必须以分清邪正主次，掌握应用扶正祛邪药的先后主次方能起到明显的治疗效果。针对本病是脾虚与湿邪并存的病机，先生指出，健脾药都有祛湿作用，但祛湿药不一定健脾，有的还能耗伤脾气。因此，把握好益气健脾与祛湿化湿的轻重先后是先生治疗本病取效的关键。这一点更值得我们去细心体会、理解、把握。

五、面部烘热

（一）理论述要

头面是诸阳之会，《灵枢·邪气藏府病形》曰："十二经脉，三百六十五络，其血气皆上于面而走空窍。"人体阴阳协调，气血充盛，则面部荣润而无异常感觉。若肝胃蕴热，或肝肾阴虚，火气上扰，则见面部烘热、潮红等。治当辨清病机，从火热论治。

（二）病案举例

病案 苏×，女，35 岁。2000 年 10 月 17 日初诊。

初诊 面部烘热阵作 10 余日。现面部烘热，午后为甚，伴手足心热，手足心多汗出，睡眠多梦，大便偏干，2~3 日一行。舌淡红苔薄白，脉弦弱。

辨证：肝郁胃热。

治法：疏肝清热和胃。

方药：当归 9g，白芍 9g，柴胡 6g，茯苓 9g，人参 10g，白术（炒）9g，香附 9g，郁金 9g，青竹茹 6g，栀子（炒）6g，砂仁 6g，甘草 3g。3 剂，水煎服，日 1 剂。

二诊 药后面部烘热减轻，大便好转，仍手足心汗，手足心热，时头晕，多梦，舌淡红苔薄白，脉沉弦。上方加生地 9g。3 剂，水煎服，日 1 剂。

三诊 药后面部烘热明显减轻，手足心热及汗出症状减轻不明显，头晕时头胀，有痰，色黄质黏，易咯，晨起甚，舌淡红苔薄白，脉沉数。疏肝和胃为治，以柴胡疏肝散加减。方用：白芍 9g，柴胡 6g，川芎 9g，枳壳（炒）6g，青竹茹 6g，人参 10g，白术（炒）9g，女贞子 9g，生龙骨 12g，生地 9g，砂仁 6g，甘草 3g。3 剂，水煎服，日 1 剂。

四诊 药后面烘热基本已愈，手足心热及汗出亦明显减轻，唯近日头晕仍阵作，有痰，舌淡红苔薄白，脉弦弱。上方加明天麻 9g。3 剂，水煎服，日 1 剂。

五诊 药后面烘热已止，手足心热及汗出已基本缓解，头晕未再发作，唯时有晨起鼻出血丝，舌淡红苔薄白，脉数弱。疏肝益肾健运脾胃，以善后。方用：白芍 9g，柴胡 6g，川芎 9g，枳壳（炒）6g，党参 15g，白术（炒）9g，栀子（炒）6g，女贞子 9g，枸杞子 6g，天麻 9g，砂仁 6g，生龟板 12g，甘草 3g。3 剂，水煎服，日 1 剂。药后病愈，至今未再复发。

分析：初诊先生诊断为肝郁胃热，故以逍遥散以舒肝解郁；加香附、郁金以加强理气散郁之力；青竹茹、栀子（炒）以清肝胃郁热；加人参、砂仁健脾和胃，又防苦寒伤脾败胃，以达土中泻木；甘草既调和诸药，又培补后天。二诊肝体阴用阳，肝为藏血之脏，且肝肾同源，加生地，以滋阴清热凉血。三诊肝郁之象已缓，肝逆之象明显，故用疏肝降逆为主，方改用柴胡疏肝散为主疏肝降逆；仍以青竹茹清泻肝胃郁热；加女贞子、生地滋阴，以滋水涵木；生龙骨潜阳；人参、白术（炒）、砂仁均为后天脾胃而设；四诊加天麻，以加强平肝潜阳之目的；五诊仍以疏肝健脾和胃益肾以收其功。治疗环环相扣，主次有别，疗效显著。

六、左颊疼痛

（一）理论述要

《素问·太阴阳明论》指出"伤于风者，上先受之。"面颊疼痛多由风热侵犯，结聚于上所致。在上在表之热应采用"火郁发之"之法以因势祛邪，而不能苦寒直折，风热并见应透风于热外，故选用银翘散加减为主，以达清热解表疏风之治。

（二）病案举例

病案 丁×，女，27 岁。2000 年 10 月 3 日初诊。

初诊 左颊疼痛周余。1 周前不明原因出现左颊疼痛，经服抗生素无效。现仍左颊疼痛，张口痛甚，压痛明显，局部灼热感，有痰，偶咳，咽痒，咽干，左颊局部无红肿。舌淡红苔薄白，脉数。

辨证：风热上犯。

治法：清热疏风解表。

方药：银花 12g，连翘 6g，薄荷 6g，板蓝根 6g，桔梗 6g，芦根 6g，淡竹叶 3g，麦冬 6g，紫菀 6g，川贝 6g，白芍 6g，甘草 3g。3 剂，水煎服，日 1 剂。

二诊 药后左颊疼痛、灼热明显减轻，仍偶咳，咽痒，咽干。舌淡红苔薄白，脉数。上方加枳壳（炒）6g。3 剂，水煎服，日 1 剂。药后病愈。

分析：先生抓住本病之病程短且病位在上、局部热痛的发病特点，做出了外感风热结于左颊的诊断。故选用银翘散加减为主，以达清热解表疏风之治，加麦冬、紫菀、川贝、生白芍为偶咳，咽痒，咽干，肺失宣降而设；二诊热痛减，加枳壳（炒）以加强调理肺之宣降，肺宣降正常，亦助疏风解表。此病辨证准确，用药得当，故治疗效果明显。

七、会阴胀麻

（一）理论述要

会阴部胀麻是临床较少见的病症，先生以中医学理论为指导，指出，足厥阴肝经绕阴器，会阴病则病变在肝；同时，先生指出，患者自觉胀、麻，胀感表明病在气分，伤于湿者，下先受之，肝气郁滞，经气不利，影响津液不化，则停滞为湿；"营气虚则不仁"，麻则说明病已影响营血，并兼湿气存在。故当从肝论治，肝气疏泄有度则会阴部经脉气血调畅以治本。

（二）病案举例

病案 刘×，男，21 岁。1998 年 8 月 4 日初诊。

初诊 会阴部胀麻 1 年余。现会阴部胀麻，遇凉则甚，小便时黄。舌红苔白，脉弦弱。

辨证：肝气不舒。

治法：疏肝理气。

方药：当归 9g，白芍（炒）9g，柴胡 6g，茯苓 9g，香附 9g，党参 15g，白术（炒）9g，广木香 6g，薏米仁（炒）9g，砂仁 9g，甘草 3g。3 剂，水煎服，日 1 剂。

二诊 服药 6 剂，药后会阴部胀麻大减，但仍有感觉，小便时黄。舌红苔薄白，脉弦弱。上方去香附，加郁金 6g，台乌 6g。3 剂，水煎服，日 1 剂。

三诊 服药 3 剂，停药 3 天，药后会阴部胀麻持续减轻，小便时黄。舌淡红苔薄白，脉弦弱。拟上方意：当归 9g，白芍（炒）9g，柴胡 6g，茯苓 9g，党参 15g，白术（炒）9g，丹皮 6g，薏米仁（炒）9g，佩兰 6g，砂仁 9g，甘草 3g。3 剂，水煎服，日 1 剂。

　　四诊　药后会阴部胀麻感消失，时小便不适。8月18日查：卵磷脂（++），WBC（++），脓细胞（0~1）。舌淡红苔薄白，脉沉弦弱。上方加泽泻6g，萹蓄9g。3剂，水煎服，日1剂。并以上方去萹蓄，加郁金以配丸药善其后。方用当归30g，白芍（炒）30g，柴胡10g，茯苓20g，党参50g，白术（炒）30g，丹皮20g，薏米仁（炒）20g，泽泻20g，郁金30g，砂仁20g，甘草10g。炼蜜为丸，每丸重9g，每服1丸，早晚各1次。

　　分析： 本病辨证为肝气不舒，以逍遥散加减以舒肝解郁。方中党参、白术（炒）、茯苓、薏米仁（炒）以健脾益气，一则培土扶木，助舒肝；二则气旺绝生湿之源；三则助行气。茯苓、薏米仁（炒）有利湿渗湿之功，为湿停于下而伍。木香、砂仁、香附芳香醒脾化湿理气。二诊、三诊、四诊根据湿停及郁热程度灵活加减取得了明显的治疗效果。

第五部分　医论医话

一、谈谈"从脉舍证"、"从证舍脉"的意义

（一）前言

"脉"、"证"是中医临床上的重要治疗依据，根据"脉"、"证"始能处方用药，因此，分析病理，确定诊断，进行治疗，都以"脉"、"证"为根据。但是，"脉"与"证"是变化多端的，必须掌握了它的规律性以后，才能在临床上不致发生错误。一般地说，有是"证"当有是"脉"，但在某些情况下，"证"与"脉"不相符，这样就产生了"从脉舍证"、"从证舍脉"的治疗法则，这是我们应当特别注意的地方。因此，"脉"、"证"的探讨是必要的，不但我们是这样，就是古人对"脉"、"证"的研究也是非常重视的。如仲景《伤寒论》、《金匮要略》两书数十篇，没有一篇不贯以"病脉证并治"或"病脉证治"的题目。由此可知"脉"与"证"在临床上的重要性。兹将"从脉舍证"、"从证舍脉"的意义，简介于下。

（二）脉证的形成和它们的关系

"脉"是气血循行的动力表现，由于气血的盛衰而形成不同的脉象。"证"是气血障碍或亏损而反映出来的病变。所以"脉"的变象与"证"的出现都是人体受到异物刺激和侵袭，以致气血发生异常变化而形成的。中医的治疗根据，是以"脉"、"证"合参，以求得治疗目标。"脉"是从切诊得来的，它是气血动力的表现，所以气血盛则脉盛；气血衰则脉衰；气血热则脉数；气血寒则脉迟；气血微则脉弱；气血平则脉和。这是"脉"的表现。"证"是机体的异常表现，是从望、闻、问得来的，也就是机体受病邪的侵袭所发生异常变化的现象——证候和症状，它是包括病因和病状的。

所谓证候，系指每一种疾病都有它一定的现象。如《伤寒论》说："太阳之为病，脉浮，头项强痛而恶寒。"这就是太阳病所具备的一定证候。当然太阳病的现象是很多的，不止以上几种，但其他现象是可有可无的症状，而不能作为证候。实际上证候包括症状，症状中也显示证候，二者是不能严格分开的。

我们在临床上对"脉"、"证"的认识，是根据诊断所得来的情况，也就是我们掌握所谓病理八纲的规律，每一种病必具有一定的证候，也必具有一定的脉象，如表证，有发热、恶寒、头痛、身痛等现象，同时，脉必浮；里证，有腹痛、下利等现象，其脉必沉；

热证，有口渴、便秘、溺赤等现象，其脉必数；寒证，有下利清谷、手足逆冷等现象，其脉必迟。这是一般的规律。假若热病而有寒证现象，其脉或盛或微；或寒病有热证现象，其脉或微或盛。那就是阴盛格阳的真寒假热，或阳盛格阴的真热假寒。这些寒热错杂的现象，必须仔细的参求脉证，才能不为疑似所惑。在治疗上，或从证，或从脉，都必须要"伏其所主，先其所因"，才能得到应有的效果。"真寒假热"，如《伤寒论》："少阴病，下利清谷，里寒外热，手足厥逆，脉微欲绝，身反不恶寒，其人面色赤，或腹痛，或干呕，或咽痛，或利止，脉不出者，通脉四逆汤主之。"身反不恶寒、面色赤、干呕、咽痛等症状，似是热证，但有下利清谷、手足厥逆、脉微欲绝等现象，就可以断定是寒证。"真热假寒"，如《伤寒论》："病人……身大寒，反不欲近衣者，寒在皮肤热在骨髓也。"身大寒表现了寒的现象，但是反不欲近衣，寒乃假象，热是真热。这都是祖国医学的所谓"阳极似阴"，或"阴极似阳"的理论。我们掌握这些规律，就能在临床上对"脉"、"证"的关系，以及对所表现的寒热真假的现象，有进一步的认识和分析。

（三）古人对"脉"、"证"不相适应的认识

每一种疾病固然有它一定的证候，但因每人有体质的不同，情志的变化，以及宿疾的存在，感邪的轻重等，在这些复杂的情况下，就可能在一定的证候中，同时出现各种不同的症状，因而脉象也就不能完全与症状相合，这就是所谓"证同脉异"、"证异脉同"的情况。如《伤寒论》："太阳病……服桂枝汤，大汗出，脉洪大者，与桂枝汤。"又"服桂枝汤，大汗出后，大烦渴不解，脉洪大者，白虎加人参汤主之。"同是洪大脉象，一则无大烦渴症状，而知其表证未罢；一则由于大烦渴不解症状，而知邪在阳明。故在治疗上，就采取不同的措施。一则仍用桂枝解表；一则用白虎清里。这是"脉同证异"的例子。又如《伤寒论》："脉浮者病在表，可发汗，宜麻黄汤"，"伤寒脉浮紧，不发汗因致衄者，麻黄汤主之"，"脉浮而数者，可发汗宜麻黄汤"。这三条都是太阳病表证未解的麻黄汤证，但所表现的脉象，就有浮、浮数、浮紧的不同。因为它同属可汗证，故都采用麻黄汤来治疗。这是"证同而脉异"的例子。

古人面对这些复杂的现象，主要是从脉证中推求其病机所在。症状的产生，有时是因为宿疾的存在，不一定都是新病机的透露。脉象的出现，有时因情志的变化，也不一定都与病情相合，所以在临床上必须脉证合参，详细观察患者的形气，从整体出发，而不是孤立看问题。所以或虚或实的证，或浮或沉的脉，都要通过整体观察，进而分析研究，才能得出真实的病情。从此可见，古人对"脉"、"证"的分析是非常详慎的。

（四）"从脉舍证"、"从证舍脉"的临床应用

"脉"、"证"的表现情况既如上述，那么在临床上对"脉"、"证"的从舍问题，以什么做根据呢？当然是以整体诊断得出的情况做依据。盖"脉"、"证"是祖国医学在诊断上的重要目标，所以仲景的《伤寒杂病论》中，首先以"脉"、"证"并治为纲领，这就说明"脉"与"证"在临床上的重要性。凡人之患病，不外乎七情六淫，而病情的深浅轻重死生之别，都可通过四诊而得出。但是"脉"与"证"各有宜与不宜的表现，有的脉象明显，证候不符；或有现证极明，而脉象不符。因此，在治疗上有宜从证的，有宜从脉的。必须追本求源，深悉病情，这样既不为证所误，又不为脉所惑。宜从证者，虽

然脉象很好，但症状危险，则可断定其愈后不良；宜从脉者，虽然症状危险，而六脉有神，则可决断其病有转机。如失血之人，形如死状，危险已极，但六脉有根，亦可不死；痰厥之人，脉象或促或绝，但痰降气利，即可痊愈。如《伤寒论》："病发热头痛，脉反沉，若不差，身体疼痛，当救其里，宜四逆汤。"发热头痛，是邪在太阳治当解表，但是脉不浮而反沉，沉则为里，这就测知发热身痛，不是表邪，而是阳虚所致。所以用舍证从脉的办法，急当救里，而主以四逆汤。如"结胸证其脉浮大者，不可下，下之则死。"结胸证，当用下法，以开其结，但是脉见浮大，乃知其表邪未解，若下之则表邪内陷，不但结胸不能解，反伤其津液气血，造成阴阳俱伤，所以不可下。这就是从脉不从证的道理，也是治疗上的先后缓急问题。

又如《伤寒论》："脉虽沉紧不得为少阴病，所以然者，阴不得有汗，今头汗出，故知非少阴也，可与小柴胡汤。"脉沉紧颇似少阴证，但少阴证，不得有汗，今头汗出，故知不是少阴证。如"伤寒脉浮而缓，手足自温者，是为系在太阴，太阴者当发身黄，若小便自下利者，不能发黄，至七、八日，大便硬者，为阳明病也。"脉浮而缓，是太阳中风表证的脉象，但手足自温，而无头痛、发热、恶寒症状，所以知邪不在太阳之表，而在太阴之里。又如"病人无表里证，发热七、八日，虽脉浮数者可下之。"脉浮数是病邪在表，但在表应有表证，今言无表里证，则无太阳之表证可知，但发热七、八日，确知为热入阳明，所以治宜当下。以上都是从证舍脉的例子。

总之，从脉从证问题，就是要找它的真假问题。脉证的虚实真假，必须作详细的分析，实证虚证都有它一定的现象和规律。如症状烦热，若实而在表，必有恶寒之表征，在里必有便秘或谵语等里证；反之，若烦热而无表里实证相兼，则可知其烦热为虚。若无烦热大渴的实证，而有洪数之脉，即可知其脉为假。这就是虚证似阳之脉，脉虽洪数，必兼弱象；反之，若有腹满便秘之大实证，而脉沉涩，这是脉为邪闭的现象，即可知其沉涩为假，但沉涩之中，亦必沉实有力。同时，我们在临床上常见到的邪聚热结脉反迟，久寒痼冷脉反数等现象，若按脉法言，"迟则为寒，数则为热"，这很显然是"脉"、"证"不符。邪聚热结是实证，它所表现的症状，一定有腹满而硬，有潮热、谵语、便闭、烦渴等，因此，可知其脉之迟为邪闭经络所致。如虚损之证，阴阳俱困、气血俱虚，往往见数脉，所以虚甚者，脉必数甚。至于久寒痼冷的脉数，也无非是久病体虚所致。由此可知"脉"与"证"在临床上的从舍问题，从表面看来似乎有从此舍彼的现象，但是详细分析起来，还是从整体观察，掌握表、里、寒、热、虚、实的病理变化，来推求病的真实情况。也就是说，"脉"与"证"相反的现象，正是我们用来作比较的准则，然后确定真假。所说的"真"即是我们的治疗目标。因此，"脉"与"证"的从舍问题，就是脉证合参下的灵活运用。

（五）小结

总之，"从脉舍证"、"从证舍脉"，是我们在病理八纲的基础上进一步作比类分析，深刻了解疾病的发生和发展规律，不致被真假迷乱，而达到预期的疗效。以上所介绍的，是我们在学习中结合临床所得出的点滴体会。不当之处在所难免，希望医界同仁指正。

二、谈谈辨证

辨证施治是祖国医学的特点。证就是证候，是对疾病所表现的各种现象和体征的概括。辨证就是辨别证候，审明病因、病位，从而抓住主要矛盾，为施治提供依据。《内经》曰"有则求之，无则求之"，"盛者责之，虚者责之"就是指此而言的。

例如，外感风邪则易自汗，这是由于风性开泄，易伤人之卫阳。《内经》曰："卫气者，所以温分肉，充皮肤，肥腠理，司开阖者也。"卫阳被伤，开多合少，腠理不固，故易汗出。若外感寒邪，则不出汗，但发热恶寒。这是由于寒为阴邪，其性收引，侵犯体表，卫阳则合多开少，腠理固密，故不易汗出。寒邪侵表，卫阳不能温养肌表，故恶寒；寒邪束表，卫阳郁于肌表故发热。恶寒发热就是寒邪与卫气斗争的表现。因为外感邪气不同，其病机、症状亦不同，故治疗亦随之而异。"有则求之，无则求之"就是说，有此症状是为什么有的，无此症状是为什么没有的，都要找出它的道理来。恶寒与畏寒病机亦不同，畏寒为阳虚所致，得衣被而解，属虚证；恶寒是为寒邪所伤，虽得衣被而不解，属实证；恶寒治当辛温发散，畏寒治当助阳。

辨证不但要注意病因、病机和病位，同时还要因时、因地、因人制宜。如有些疾病具有一定的季节性，《内经》曰："冬伤于寒，春必温病"，"先夏至日者为病温，后夏至日者为病暑"。说明了暑病的季节性，同时也指出了治暑病不能与一般热病相同。地区、气候条件对发病有很大影响，治疗也应因之而异，《内经》曰："东方之域……其民皆黑色疏理，其病皆为痈疡，其治宜砭石"，"西方之域……其民陵居而多风，水土刚强，其民不衣而褐荐，其民华食而脂肥，故邪不能伤其形体，其病生于内，其治宜毒药"。南方气温，人腠理开疏，外邪袭表，用药宜轻；而北方气寒，人之腠理致密，不易受寒邪侵袭，但一旦为风寒侵袭致病，则病势较重，非重剂不解。另有城市脑力劳动者一般胃肠娇弱，大黄三钱足以泻下；农村劳动人民胃肠坚厚，若欲泻下用量要较前为重。

分析某一病证要从整体观着眼。如发热恶寒之症，外感表证、里证，以及外科、妇科病都可出现。要结合其他证候，判断属于哪种情况。在辨证过程中还要注意辨证与辨病相结合。不同的病可以出现相同的证，相同的病也往往会出现不同的证。这就要从证中求病，从病中认证。

辨证可分为八纲辨证、病因辨证、脏腑辨证、六经辨证、卫气营血辨证、三焦辨证等。现将临床常用的八纲辨证和脏腑辨证简要介绍如下：

（一）八纲辨证

八纲，即阴阳、表里、寒热、虚实。这是辨证理论之一。它是用以分析病情、辨证治疗的纲领，它既是病理的概括，又是症状的表现。阴阳为八纲中的总纲，表、里、寒、热、虚、实这六纲都可分别归属到阴阳两纲中去。如表、热、实为阳；里、寒、虚为阴。八纲辨证是辨证的基础，任何一种证或一种病都离不开八纲。

1. 表里

表里是识别疾病轻重、部位深浅的两纲。表里是指邪侵的部位而言的。凡属外感病证，病变部位为肌表者称为表证；表邪未解，内传脏腑时，便为里证。此外，七情冲动、饮食劳倦等，病自内发，脏腑受病，亦为里证。在表里辨证时应注意表里的相兼、转化和错杂。有的既有表证，又有里证，有的表证未罢里证又起。有一分表证，就应治一分表邪，这是一般原则。但也要看主要矛盾，若里证急当先治里，表证急当先治表，这就是张仲景所说的"急当救表，急当救里"的意思。辨证时更要注意舌苔的变化，有一分白苔，则有一分表证，表证初转入里，亦见白苔，但有干润的不同，表证舌苔薄白而润，未伤津也，里证苔薄白而干，以其伤津也。

"营行脉中，卫行脉外"。风邪侵袭肌表，易自汗发热，汗出而邪不退，此为营卫不和的表虚证，当用桂枝汤调和营卫。暑证易自汗、身热、脉虚，如《内经》云："脉虚身热，得之伤暑。"暑为阳邪，与人之阳气同气相求，最易伤阳，故脉虚、身热、自汗。人身之阳气，冬趋于内，而夏趋于外，故夏日多汗出，既易得暑证，又易中寒邪，出现消化系统的疾病，因此夏季多腹痛、腹泻病，其内在因素就在于此。

"风邪易去，湿邪独留"，所以风湿病难以速愈。湿系阴邪属寒，性重浊黏腻；寒性收引，故寒湿之邪易阻经脉而伤阳气，除关节疼痛外还有麻木感，现代医学所说的"末梢神经炎"出现湿邪伤阳症状者，可以按治湿之法而收效。风、寒、湿三种痹证及皮疹，都可有表证的表现，辨证时应抓住风、寒、湿三种邪气何者为胜。荨麻疹病属肺脾，发于肌表，其疹红者多属风燥；而色白高起连片者则多属风湿。疹发于阴面者，多为阴邪；发于阳面者，多为阳邪。因为人的经脉，阴经行于内，阳经行于外。病变部位的左右也应注意，左主血，右主气。"左右者，阴阳之道路也"。如左半身不遂和右半身不遂，当分气血而治之。

里证的成因大致有三个方面：①表邪失治或误治，传化入里；②外邪直中于里；③因七情所伤、房室、饮食劳倦等而致。

外邪传化入里，多为热证，故刘完素提出"六气皆从火化"，但这是不全面的。六气之所以入里化火，必须有一定的条件，与脏腑的性质有关。如表证内传阳明，易化燥化热，因为阳明属胃，主燥土；外邪入脾，则化湿化寒，因为脾属太阴，为湿土。外邪传入阳明，化燥化热，即可出现高热等症状，属于六经辨证中的阳明证，卫气营血辨证的气分证。就六经辨证来说，根据热邪的部位不同，可分为经证、腑证。经证特点，其热散漫，充斥于皮肉肌肤，出现大汗、大渴、大热、脉洪大的主证，应用清散漫之热的法则治疗，药用辛寒。因为，辛能散，寒能清，辛寒能使散漫之热由肌肤而解，以白虎汤为主方。石膏辛寒，入肺胃经，肌表、皮毛为肺胃之外合，故可使散漫之热由肌表、皮毛而解，再配合知母、甘草、粳米以养阴，即可达清热、除烦、止渴之目的。正如柯韵伯所云："虽内外大热而未实，终非苦寒之药所宜也。"阳明腑证则是热邪与燥屎相结，出现痞、满、燥、实、坚的症状，就要用承气汤荡涤燥屎、峻下热结。

外邪直中于里，一般指寒邪直中于里。直中，就是不顺经传变，直接入里而中脏腑。脾为太阴湿土，属阴，寒为阴邪，所以外寒直中首先犯脾，而伤脾阳。脾阳既伤，运化无权，出现腹痛、泄泻等症；寒性收引，凝滞不通，气机不畅，故腹痛；运化失权则泄泻。腹痛特点为绞痛拒按，治应温中散寒。暴痛多实，久痛多虚，若日久阳气大伤，寒邪也渐退，变为虚寒性腹痛，绵绵作痛，仍伴有消化不良的症状，治宜温中助阳。

七情是指人的喜、怒、忧、思、悲、惊、恐七种情志。这些情志变化，是机体在正常调节下，随着外界环境的刺激而产生的反应性活动。一般情况下不致病，但若刺激过甚，或持续时间过久，则不免影响正常的生理活动而致病。不同的情志变化，对内脏有不同的影响。根据前人论述，怒伤肝、恐伤肾、忧思伤脾、悲伤肺、喜伤心。七情所伤，首先伤的是气机，而气机变化，影响最大的脏腑是心、肝、脾，最常见的是肝。治疗七情所伤的疾病，一方面疏利气机；另一方面可根据五行的关系，调整脏腑间的关系。以精神疗法治疗七情病也是很有效的，古书中有很多这样的病例记载，如张从正就有用精神疗法治疗疾病的案例。同时，应排除致病因素，如果引起疾病的七情不排除，是不容易治愈疾病的。

气有余便是火，是指气机不正常，易郁而化火。就五脏来说，五志皆可化火。如肝火，心火，肺火等。如肺火引起肺热咳嗽，可用泻白散治之；肝火则用龙胆泻肝汤；心火则用导赤散。

关于饮食劳倦致病，古今多有论述。李东垣曾说："夫饮食不节则胃病，胃病则气短，精神少而生大热，有时而显火上行独燎其面"，"形体劳役则脾病，脾病则怠惰嗜卧，四肢不收，大便泄泻"。这就是补中益气汤所治的病证。《内经》中也论述了偏食偏嗜"味有偏嗜，脏有偏胜"及饮食不洁产生疾病的问题。

2. 寒热

寒热是识别疾病性质的两纲，即辨别阴阳偏盛偏衰的两纲。"阴阳不可见，寒热见之"，说明阴阳主要表现在寒热上。辨清寒热，就确立了治疗的方向。《素问·调经论》说："阳虚则外寒，阴虚则内热，阳盛则外热，阴盛则内寒。"是病理总纲。根据阴阳互根的关系，"善治者，以阴治阳病，以阳治阴病"，当然要抓主要矛盾。对寒热的治疗，有"正治"、"反治"之分。

"寒者热之，热者寒之"，叫作"正治"，又称"逆治"。即逆其病情而治。即症状热者，用寒药治之，症状寒者，用热药治之。这是临床上最常用的治疗方法，适用于病机与症象一致的疾病。

"热因热用，寒因寒用"称为"反治"。即寒的症象用寒凉药物，热的症象用温热药，即从其症象而治，所以也叫"从治"。从字义上看是从其病情而治，但此针对"真寒假热"与"真热假寒"而言，以其假，故"从治"，就实质而言仍然是逆病情而治。另外煎药和服药都有按"从治"的做法。

分析"真热假寒"与"真寒假热"，必须透过现象抓住本质，不要被表面现象所迷惑。寒热的真假是由于阴阳格拒，不相维系的结果。《伤寒论》中说："病人身大热，反欲得衣者，热在皮肤，寒在骨髓也。"又说："身大寒，反不欲近衣者，寒在皮肤，热在骨髓也。"这是鉴别寒热真假的标志。我从前治一病人，外感后高热，延迟多日，就诊时，已昏迷不醒，呼吸微弱，脉沉细微弱，呈现一派虚寒征象，但进一步检查发现病人双目白珠赤红，苔黄黑而燥，大便数日未行，一派热盛伤津征象，诊为真热假寒，治以四逆散之平剂，一剂眼睁，后调理而愈。

3. 虚实

虚实是判断病邪的盛衰与人体抗病能力强弱的两纲，即邪正消长的两纲。虚，是指正气不足；实，是指邪气有余。正如《素问·通评虚实论》所谓："邪气盛则实，精气夺则虚。"虚实在临床表现上，固然有全身的、长久的虚实，但不可忽视局部的和暂时的虚实。如手指因外伤而瘀血，属实，是局部的实证，而非全身的实证。又如有的青年人，体素壮实，而易外感，是暂时的虚，非本身固虚。所以辨虚实，应与气血、脏腑联系起来，才能确定虚实之所在。

虚和实在一定条件下可以互相转化。如外感表实证，发汗太过，则可转为表虚证。一般说，临床上虚证转实为向愈；而实证转虚是向恶。如慢性肠炎，若属脾虚，当健脾为主，或佐以固涩剂以治标，治疗一个时期后，若出现腹痛，排气则减，是转实向愈的表现。又如虚寒泄泻腹痛，泄泻治愈而腹痛不止，为气机阻滞，当予导滞，而导滞时不能忘记原属虚寒，用药不当，虚寒又会复生。所以治阳当顾阴，治阴当护阳。

有的病，虚实夹杂，辨证困难，要抓主要矛盾。虚实难分者，以治实为主；寒热难分者，以治热为主，称为治疗诊断。正如张介宾所说："探病之法，不可不知。如当局临证，或虚实有难明，寒热有难辨，病在疑似之间，补泻之意未定者，即当先用此法……但用探之法，极宜精简，不可杂乱。精简则真伪立辨，杂乱则是非难凭。此疑似中之活法，必不得已而用之可也。"若五脏皆病者，以调后天（脾胃）为主。要注意虚实夹杂的情况。如高血压的末期和中期，肝阳上亢，是由于阴虚于下，阴不敛阳，阳盛于上，病理特点是上实下虚，治疗要看虚实哪一项为主。阴虚为主者，治当滋阴为主；阳亢为主者，治当以潜阳为主。不能一见高血压就潜降浮阳（降压），这种不讲辨证一味用潜降的疗法是难以收效的。

虚实有真假，辨证应分清。"大实有羸状，至虚有盛候"，"羸状"、"盛候"即为假象。如人之将亡，元气将绝，忽然呈现亢奋状态，这就是平常所说的"回光返照"、"残烛复明"，这是元气最后的挣扎，切不可作病情恢复来认识。如干血痨一证，是由于妇女经期，因感外邪而经行骤止，血积胞中，进而食少形羸，实非本虚，决不可单纯补虚，应祛瘀为主，瘀祛而新血自生。

4. 阴阳

阴阳是八纲的总纲，用来总结前六纲。表、热、实属阳，里、寒、虚属阴。在治病时，必须以其他六纲来分析阴阳。如扬手掷足、面色赤红、口渴引饮、登高而歌、弃衣而走、骂詈不避亲疏、大便秘结、小便黄赤、身热苔黄燥、脉洪数、目红赤、呼吸气促、声高气扬，都属阳证；而阴性则相反。阴主静，阳主动。如常见面瘫一证，为风、寒、湿三气侵袭所致，与内因有密切关系，三气为病症状不同。风胜于寒湿者，跳动比较明显；寒胜于风湿者，有疼痛现象；湿重者有沉重麻木感。偏胜不同，治疗亦异。

阴阳，大之可概括病情，小则可分析一个症状。任何疾病都是阴阳偏盛偏衰的结果，但是，一般不能直接用阴阳命名疾病。若病至垂危，或本元受伤，可以用阴阳直接命名，如亡阴、亡阳等。亡阴，是阴虚的进一步发展，多由大吐、大下、高热所致；亡阳，是阳虚的进一步发展，多由汗、吐、下过度所致。此二者变化急速，应及时抢救。临床常见者多为亡阳，如张介宾说："难得者亦阳，易失者亦阳。"亡阳病情多急，似现代西医所说的休克，若抢救不及时，则急剧恶化。如张介宾说："阳之将亡其死速。"治疗亡阳应该回阳救逆兼以敛阴，可用四逆汤加龙骨、牡蛎。亡阳首先影响到气，故可以用参附汤益气回阳，酌加敛阴药龙骨、牡蛎之类。亡阴多见于慢性消耗性疾病，与亡阳比病情较缓，即所谓"阴之将亡其死缓"。治疗亡阴应该益气养阴，可用生脉散加龙骨、牡蛎。

总之，八纲辨证各纲要联系起来看，辨证不能离开整体观念。

（二）五脏辨证

五脏辨证是根据脏腑病理变化所呈现的证候，来推断疾病的本质，并以此作为治疗的依据。它是运用中医基础理论指导临床实践的重要环节，是辨证的核心。所以，王清任说："著书不明脏腑，岂不是痴人说梦；治病不明脏腑，何异于盲子夜行。"

脏腑病证，是脏腑功能因某种因素导致失常的见证。所以，脏腑辨证首先要了解脏腑的正常生理功能，可以做到知其常，进而可知其变，执简驭繁，不需死记硬背症状。脏腑功能表现在阴、阳、气、血四个方面。具体地说，有的脏腑四个方面都具备，如心，有心阴、心阳、心气、心血。有的脏腑并非四个方面都具备，如肺，一般称肺气、肺阴，习惯上无肺血、肺阳之称。脏腑发生病变时，自然要表现出虚实寒热不同的证候。因此，脏腑辨证必须以八纲为基础，与卫气营血辨证及三焦辨证结合起来进行。

脏腑是一个对立统一的整体，因而在病变过程中每多互相影响。"有一脏为病，而不兼别脏之病者，单治一脏而愈；有一脏为病，而兼别脏之病者，兼治别脏而愈"（唐宗海《血证论》）。在辨证时，必须注意局部与整体的关系，以及病情的演变和发展，既要掌握某一脏腑的本病，又要注意脏腑之间的影响，不能孤立静止地看待疾病，必须分清主次先后，抓住主要矛盾。下面谈谈五脏辨证。

1. 心病辨证

心为一身之主，其功能主要是藏神和主血脉。《灵枢·邪客》说："心者，五藏六府之大主也，精神之所舍也。"即指藏神而言。所谓神，就是神志，即人的精神意识及思维活动。所谓主血脉，是指脉是血行的通道，心气是血行的动力。心脏和血脉互相联系，在一定条件下，共同维持血液的正常运行，心脏是起主要作用的。所以，《素问·痿论》说："心主身之血脉。"因此，心的病理反应也主要表现在神志和血脉方面的异常。"心者……其华在面"就是说心脏的生理功能可以从面色表现出来。心气通于舌，汗为心之液。因此，面色、舌和汗又成为心病辨证的依据。

心的病证分阴、阳、气、血四个方面，归纳起来可分血脉和神志两方面，属于血脉方面的证候有心阳虚、心阴虚、心血瘀阻等；属于神志方面的有痰火扰心、痰迷心窍等。

（1）**虚证**

心的虚证表现在阴阳气血四个方面。

心阳虚与心气虚：心阳虚亦称心阳不振（可以波及肾阳虚），它包括心气虚和心阳虚脱，是功能的不足。主证是心悸，特点是空旷感；气短，活动时加重，因为动则耗气；自汗，汗为心液，阳虚不摄，故自汗，越出汗，心悸越甚。我曾治一无汗症患者，除无汗外，劳动后兼有烦躁、面赤舌红，服养心汤而愈。说明"汗为心液"的理论是具有一定临床指导价值的。心阳虚除上述症状外，兼有心前区憋闷、心痛、形寒肢冷、脉细弱或结代，这是阳虚影响到血，使血行迟滞所致。临床上心力衰竭属阳虚的为多。

心气虚除心悸外，兼见面色㿠白、喜出长气、舌胖嫩、体倦乏力、脉虚。临床上，心神经官能症属心气虚的为多。心阳虚脱是心阳虚的进一步发展。除有心气虚和心阳虚的症状外，兼见大汗淋漓、四肢厥冷、脉微欲绝的特征，以及口唇青紫、呼吸微弱，甚至晕厥昏迷。临床上的休克及心力衰竭严重者属心阳虚脱。

那么，怎样区分心阳虚与心气虚呢？心阳表示心脏的功能，心气也表示心脏的功能，二者有共同点，但又有不同。心阳是对心阴而言；心气是对心血而言。气虚包括阴阳俱虚。如"金匮肾气丸"内有六味丸和肉桂、附子。六味丸是补肾阴的方子，肉桂、附子是补肾阳的药物。所以肾气丸是在补肾阴的基础上补肾阳的。心气虚是心阴、心阳皆不足出现的功能不足的病变。"阳虚则外寒"，心阳虚有寒象，心气虚没有寒象。心气虚可导致心阳虚。心阳虚衰严重时可造成虚脱。

心阴虚与心血虚：心阴虚包括心血虚。二者之症状是：心悸、心烦、易惊、失眠、健忘等。心阴虚除上述症状外，兼有低热、盗汗、口干、舌尖红、苔薄白或无苔、脉细数。心血虚除上述症状外，兼有面色萎黄、舌淡苔薄、脉细弱。

心血虚与心阴虚既有联系又有区别。血属阴，但血虚不等于阴虚。阴虚相对地说阳亢，有热象。心血虚多因血的供养不足，无热象。心血虚到一定程度可以导致心阴虚。唐宗海云："火者心之所主，化生血液，以濡周身。火为阳，而生血之阴，即赖阴血以养火，故火不上炎。"说明心失血养是可以导致虚火上炎的。

《难经·十四难》说："损其心者，调其荣卫"，《素问·三部九候论》："虚则补之"，可谓治心病虚证之大纲。气与卫，血与营关系密切，在一定意义上讲，气以通为补，血以和为补，治疗心病虚证不应脱离这个原则。具体治疗，心气虚宜补心气，安心神，用养心汤；心阳虚宜振奋心阳，安心神，用瓜蒌薤白桂枝汤；心阳虚脱宜回阳救逆，用四逆汤加人参；心阴虚宜养心阴，安心神，用补心丹；心血虚宜补心血，安心神，用四物汤加阿胶、炙甘草、柏子仁。

（2）实证

心病实证有心火炽盛、痰火扰心、心血瘀阻等，由于邪气郁滞，致使心的功能异常而致。

心火炽盛：戴思恭说："常者为气，变者为火。"所谓火，即是气的异常，也可以说是功能亢奋。火性上炎，故多见上部症状，如口舌生疮、口渴、心烦等；心与小肠相表里，心热移于小肠，故可见小便黄赤、刺痛、尿血等下部症状，舌尖红，苔黄或白，脉数等。治当清泻心火，方用导赤散加减。

痰火扰心：属心的神志方面的病变。多因情志不遂，以致肝火内炽，火热化痰，或素有痰湿与热相结，上扰心神，神志受痰火干扰，因而症见神志错乱，狂躁妄动，胡言乱语，哭笑无常，甚至打人骂人，苔黄腻，脉滑数。治以礞石滚痰丸或生铁落饮，涤痰泻火开窍。现代医学中，精神分裂症、癔症等若见上述症状者，多属于痰火扰心。

痰迷心窍：本证亦属心神方面的病变。上证属阳，本证偏阴，故虽有神志的异常，但多偏静。本证亦称痰阻心包，表现为神志痴呆，意识朦胧，呕吐痰涎，或昏迷不醒，喉有痰声，舌强不语，苔白腻，脉滑。若属热痰，则舌红苔黄，脉滑而数。治以导痰汤加减除痰开窍。临床上脑血管病意外昏迷或抑郁性精神病有的属于痰迷心窍。

心血瘀阻：本证多因平素体胖气虚，心气不宣所形成，但也有因心阴不足导致心气不宣所致者。心脉阻滞，血行障碍，出现心悸，心痛，时作时止，严重时则绞痛不安；由于心血瘀阻，心气不宣，全身血行不畅，故血色暗而不鲜，舌有瘀斑，指甲青紫；心阳不振，肢体失养，故四肢冷；阳气不能卫外固表，故汗出。若属心阴不足所致者，除心痛外，兼有烦躁面赤，身热，舌红，少苔等症。《灵枢·厥病》记载的"真心痛，手足青至节。心痛甚，旦发夕死，夕发旦死"，即属于本证的范畴。治则为宣通心阳，活血化瘀，方剂可用瓜蒌薤白汤加味，严重者可用血府逐瘀汤加减。若属阴虚所致者，当滋心阴，补心气，活血化瘀为治。临床上冠心病及心肌梗死之心血瘀阻，多与心阳不振有关。若兼有气虚证，如气短脉虚，舌胖嫩等，宜兼补气行气。

以上举出了心病辨证的纲要，便于掌握。在临床上要根据疾病的发展变化辨证施治。有的总结出治疗心肌梗死的基本步骤：开始以芳香开窍急救，脱离险境后，用活血化瘀缓图，以上两法为治标而设；继则宣通心阳以治本，最后以扶正养阴善终，可供参考。

2. 肝病辨证

肝的生理功能首先是主藏血，即具有调节血量的作用。唐宗海说："……血液下注，内藏于肝，寄居血海，由冲、任、带三脉行达周身，以温养肢体。"因此，肝有病要影响到血，"设木郁为火，则血不和；火发为怒，则血横决，吐血错经血痛诸证作焉"（《血证论·脏腑病机论》）；而血病也可影响到肝，"如或血虚，则肝失所藏，木旺而欲动火"。

肝主疏泄，疏即疏通，泄即宣泄，含有舒发畅达的意思。肝喜条达而恶抑郁，当情志不遂致肝气抑郁时，则疏泄受到影响，因而气血的运行，饮食的消化、吸收、排泄都会出现异常，如气滞血瘀等。暴怒过甚时，又常常导致气血冲逆于上而出现头目眩晕，甚或猝然昏倒等症。肝的疏泄作用，有助于脾胃的升降和胆汁的分泌，以保持消化和吸收功能的正常进行。若肝失疏泄而抑郁时，则可影响脾胃的升降活动和胆汁的分泌。胃气不降则饮食物不能及时腐熟和传送；脾气不升，则饮食物中的精气不能及时吸收和输布，胆汁不能正常分泌，消化功能也受到一定的影响。这样，就会出现食欲不振，脘闷腹胀，或大便溏泄等症状。

肝的生理功能还表现在主筋和目方面。筋赖肝血以滋养，当肝脏的功能失调或肝血不足时，筋脉失养，筋的活动就会发生改变，或表现为疲惫无力，或表现为拘急抽搐。肝开窍于目，目之能视，须赖肝血滋养。若肝血不足，目失所养，就会出现目干涩，视物不清或夜盲等症。正如《灵枢·天年》所说："五十岁，肝气始衰，肝叶始薄，胆汁始灭，目始不明。"若肝热亢盛，热邪上炎时，也会出现目赤肿痛的病变。

从脏腑的关系看，肝为风木之脏，主动主升，其性刚暴，故有赖于肾水的滋养，营血的濡润，肺金的制约，脾土的栽培。若四者失其一，皆足以变生疾病。肝病包括阴阳气血四个方面，所以肝病，常较他脏为多。现代医学中，消化系统、心血管系统、神经系统、生殖系统、内分泌系统等疾病都可出现肝病症状。因此，掌握肝病辨证是非常重要的。

历代医家对肝病的论述很多，较全面地可以说是王旭高了。王氏将肝病分为肝气、肝风、肝火三方面，抓住了肝病的要领。肝气证有的是因为郁怒伤肝，有的是因为土不荣木，有的是因为心火气盛，有的是因为金不制木，有的是因为饮食不节，有的是因为冷热失调。王氏制订了疏肝理气、疏肝通络、柔肝、缓肝、培土泄木、泄肝和胃、泄肝、抑肝八法。肝风一证多由于阳亢，出现上部症状；又可由于血虚，出现四肢的症状，如震颤、撮空理线之类。有的由于脾胃阳气虚弱，外则容易遭受风寒之邪的侵袭，内则容易为肝肾浊阴上犯（李东垣称之为阴火上乘）引起头重眩晕，都属于虚风范围。故立凉肝、滋肝、缓肝、养肝、补中等法，各随虚实寒热而治。肝火为病，火热游行于三焦之间，一身上下内外无所不至，故形证不一。施治大法，清肝（在上在外）、泻肝（在下在里）、清金制木（肺失肃降而致者）、泻子（兼挟心火）、补母（水亏木旺而发者）、化肝（郁怒伤肝者）、温肝（因肝脾虚衰而外现虚火者）等。另外，王氏又立通用的补肝、镇肝、平肝、散肝、搜肝等法，以适应不同的肝病。现简述如下：

（1）实证

多为疏泄方面的病变。

肝气与肝郁：肝郁又称肝气郁结或肝气不舒。临床上二者容易混淆。肝郁症见精神抑郁，善太息，急躁心烦，头晕，两胁胀痛或窜痛，嗳气，食欲不振，口苦或腹痛，腹泻；在妇女则有月经不调，痛经或经前乳房胀痛；或咽部有异物感，舌苔白润，脉弦。治疗原则：舒肝理气，解郁和胃，方剂可选用逍遥散、半夏厚朴汤等加减。

顺便谈一下肝气和肝郁的区别与联系。肝气（此处指病名）和肝郁都是肝经常见的疾病。二者既有区别又有联系。肝气称肝气横逆，肝郁称肝气郁结。从病理上说，肝气横逆为疏泄太过，肝气郁结则为疏泄不及。肝气的形成，多由于精神上受到刺激，肝脏气机不和，因而横逆或上逆。它的主要症状为急躁易怒，胸胁胀满作痛，在妇女则经前乳房胀痛；若上逆则头晕痛而胀，其中以胀为特点。它的发病多从本脏本经开始，以两胁及少腹最为明显，然后循经扩散，上及胸膺头目，下及前阴等处。横逆犯胃，影响胃的和降，出现纳呆、嗳噫、呕恶、吐酸吞酸等症。肝郁是由于情志郁结，导致气机郁滞，它的主要表现为闷闷不乐，意志消沉，胸胁苦满，饮食呆钝。肝气郁结也多影响到胃，引起食少腹满等症。肝郁日久可以化热，郁伏于内则出现性情急躁，忧愤，小便黄赤等症。气郁日久可致血瘀，出现胁肋刺痛，痛处不移。肝气和肝郁都能导致月经不调。

在治疗上，肝气当以疏肝理气为主，方剂可选用柴胡疏肝散。方中柴胡疏肝、清热、升阳；芍药味酸可以敛肝、养肝、柔肝，柴芍合用疏肝而不劫阴，敛肝而不碍邪；芍药甘草以调理肝脾，则土木得和而气机流畅；再加香附更增强理气之功；柴胡与枳壳同用，升清降浊。总之，本方以气分药为主。肝气可影响到血分而出现出血症，本着缪仲醇"补肝不宜伐肝"、"宜降气不宜降火"的原则平肝、柔肝、养肝、理气，气机不逆，血藏于肝，则出血即可治愈。肝郁则以舒肝解郁为主，方剂选用逍遥散。方中归芍养血柔肝；柴胡疏肝解郁，加薄荷以增强其疏散条达之功；茯苓、白术、甘草培补脾土。本方以血分药为主，顺其条达之性，发其郁遏之气，即《内经》"木郁达之"的意思。肝郁病可出现血瘀症，故当加养血活血药物。从应用方剂的不同亦可看出肝气和肝郁的联系及其区别。

肝经湿热：本证主要为肝热与脾湿下注所形成。主要症状是睾丸肿痛，局部红肿，灼热，小便短赤或混浊；在妇女则带下色黄腥臭，外阴瘙痒，糜烂等；或小便黄而混浊，苔黄腻，脉弦数。治当泻肝火，利湿热，方用龙胆泻肝汤加减。现代医学中，急性睾丸炎、亚急性盆腔炎、阴囊湿疹及外阴炎等多表现为肝经湿热证。

肝火上炎：戴思恭说："常者为气，变者为火。"所以说火即是气的变异。引起肝火的原因多为肝经蕴热或由于肝气转变而来。既有肝气的症状，又有肝火上炎、火热内炽的症状。故症有急躁易怒，耳暴鸣暴聋，头痛眩晕，面红目赤，胁内灼痛，口干而苦，甚则呕血、衄血，舌边尖红，苔黄干，脉弦数。治当清肝泻火，方剂可用龙胆泻肝汤加减。现代医学中之高血压、更年期综合征、肝胆系统炎症、上消化道出血及目疾等病，都可出现肝火证。急性充血性青光眼也有属肝火上炎的。

肝风内动：有虚实两种，首先介绍实证，即①肝阳化风：叶天士说："内风，身中阳气之变动也。"是指肝热而阳浮动于上，阳热日久化风。风性善动而数变，阳性向上向外。所以其症为头部抽引作痛，头昏眼花，肢麻或震颤，舌强，舌体偏斜抖动，舌红，脉弦，甚则卒然昏倒，手足拘急或抽搐。治当平肝息风，方剂可用天麻钩藤饮加减。现代医学中，高血压、脑血管意外及其他神经系统疾患，常见有肝阳化风的症状。②热极生风：多为外邪入里化热而致，温热病尤为常见。高热生风，风火相煽，筋脉失养，热扰神明，所以出现高热，肢体抽搐，项强，两眼上翻，甚则角弓反张，神志昏迷，舌红，脉弦数。治当清热息风，方可选用羚角钩藤汤加减。假如热极伤阴，特别是肝肾之阴被耗，可出现斑疹昏迷，动风痉厥，宜用吴鞠通大定风珠、三甲复脉汤等方，大剂壮水之主以制阳光，配以"三宝"，庶可挽回其濒危之势。

（2）虚证

肝阳上亢：由于肾阴虚不能滋养肝，导致肝阴虚衰，肝阴虚则阴不敛阳，因而肝阳上亢，其症为头痛，眩晕，耳鸣耳聋，口燥咽干，两目干涩，失眠健忘，四肢麻木，肌肉跳动，舌红少津，脉弦而有力。治当滋阴潜阳，养血柔肝。方可选用六味地黄丸以治本，酌加镇潜之品以治标。现代医学中，高血压日久、神经衰弱及更年期综合征等有上述见症者，可依肝阳上亢进行辨证论治。

血燥生风：肌肤也要依靠血液的滋养润泽，血热而燥则生风，风则伤卫，卫伤不能润养肌肤故皮肤干燥，粗糙，风胜则瘙痒，脱屑，毛发脱落，舌红绛，脉细数。治宜养血润燥祛风，方可选用滋燥养营汤加减。

血虚生风：大失血后，如产后大出血，可致筋脉失养，出现麻木，甚或痉厥抽搐等。治当养血息风，方剂可用四物汤加息风解痉之品。

肝病辨证时，还要注意肝血与肝阴，肝阳与肝气的区别。肝主筋，开窍于目，因此，无论肝阴和肝血的疾病都可影响到筋和目。血属阴，但肝血虚不等于肝阴虚。肝血虚多由于慢性病消耗，或失血过多等产生，出现血虚现象，但无热象。肝阴虚是与肝阳相对而言的，可出现热象。肝血虚治以补血为主，一般说，补肝血的药物可以养肝阴，而养肝阴的药物不一定都补肝血。当然有的药物既可养肝阴又可补肝血，熟地即是一例。肝血虚和肝阴虚有密切联系，肝血虚可以发展到肝阴虚。气属阳，但肝气不等于肝阳。肝气疏泄太过，损阴，阳亦受伤，但以气为主，无热象。肝阳是对肝阴而言，证分虚实，有热象。

古人有"乙癸同源，肾肝同治"的说法。肝属乙木，肾属癸水，"乙癸同源"即肝肾同源。肝阴根于肾阴，肝阴不足，固然可以导致肝阳上亢，肾阴不足，水不涵木，亦可导致肝阳上亢等。在治疗上，"东方之木，无虚不可补，补肾即所以补肝；北方之水，无实不可泻，泻肝即所以泻肾"，故曰"肾肝同治"。这是治疗上应注意的一个原则。

3. 脾病辨证

脾属湿土，性喜燥而恶湿，其体阴而用阳，以升为主。脾主运化，包括运化水谷精微和运化水湿两方面，与胃为表里，共同完成饮食物的消化吸收，是升清降浊的枢纽，气血化生之源泉，五脏六腑皆赖以营养，故有"后天之本"之称。李东垣提出："内伤脾胃，百病由生。"脾主统血，脾主肌肉与四肢，开窍于口，其华在唇。脾病表现在运化方面，以虚证为多，实证多为湿邪困脾。

（1）虚证

脾阳不振：又称脾阳虚，是脾功能低下的病证。由于运化力弱，可见面色苍白，食欲不振，大便稀薄，脘腹胀痛，喜热喜按等症状；脾主肌肉、四肢，脾阳不足，可见四肢不温，倦怠无力，肌肉消瘦。表现在运化水湿失常方面，可见小便清长，甚则出现浮肿，舌淡苔白润，脉缓弱。治当温振脾阳，方可选用理中汤加减。临床常见之胃神经官能症、慢性胃炎、溃疡病、胃肠功能紊乱、慢性肠炎、慢性痢疾、营养不良性水肿等都可出现脾阳虚的证候。

脾气下陷：是脾阳虚的进一步发展。既可出现脾阳虚的证候如倦怠、食少、脘痛喜按、大便稀薄、脉虚等，又可出现下陷的特征，如内脏下垂、子宫脱垂等症。治当补中益气，方可选用补中益气汤加减。

中气不足，脾气下陷而致发热的称为"内伤发热"，各家论证不一。李东垣认为，脾胃元气与阴火具有相互制约的关系，他所说的阴火是"相火"，即肝肾之火。相火与元气是相对立的，元气充沛则相火戢敛而发挥正常的生理作用；元气不足则相火妄动而发生病变。内伤发热就是由于"脾胃气虚，则下流于肾，阴火得以乘其土位"形成的，治当以补脾为本，泻阴火以治标，方剂用甘温为主药的补中益气汤，称为"甘温除大热"。临床实践证明，现在所谓原因不明的低热，有一种情况是患者既有脾气不足的症状，又有发热的症状（一般在37.5℃左右），辨证准确，用补中益气汤收效甚显。现代医学中胃下垂、脱肛、子宫下垂和消化性溃疡等多见有脾气下陷的证候。

脾不统血：脾统摄血液，首先表现在脾胃是血液化生之源。《灵枢·决气》说："中焦受气取汁，变化而赤是谓血。"脾有统摄（控制）血液正常运行，使之不溢于脉道之外的作用。若脾气虚弱，则可有失血症的出现，所以脾不统血，既有脾虚血亏的症状，如面色苍白、饮食减少、倦怠无力、舌淡、脉沉细弱，又有出血的症状，如尿血、便血及皮下出血等，在妇女则月经过多，或崩漏。应当注意的是出血不独由于脾，他脏也可发生。"究其所脱之源，或缘脏气之逆，或缘腑气之乖，皆能致病"（《张氏医通·卷五·诸血门》）。治疗时"先当审其血气生始出入之源流，分别表里受病之因证，或补或清，以各经所主之药治之，未有不中于窍隙者矣"（《侣山堂类辨》）。脾不统血治当健脾摄血，方可选用归脾汤加减。临床上常见到某些血液病、月经过多、功能性子宫出血等，若出现上述症状，可按脾不统血辨证论治。

（2）实证

寒湿蕴脾：脾属湿而恶湿，寒湿之邪最易伤脾。究其原因，有内外之别。寒湿盛而困脾，或脾虚而湿停，皆可形成内湿过盛而困脾。外受湿邪常与季节气候有关。湿为阴邪，性黏腻重着，所以，湿困于上则头重，口黏不渴；湿阻于中则饮食不香，泛恶欲吐，胀饱不饥；湿浊下流，则大便稀软；湿邪溢于肌表，则身体困重，苔白腻，脉濡弱。治当健脾化湿为主，方可选胃苓汤加减。临床上常见的慢性胃炎、慢性肠炎、慢性痢疾等病，若见上述症状者，可按寒湿蕴脾辨证施治。慢性肝炎，浮肿病多见有脾虚不能化湿，为湿邪所困者，亦可按此辨证施治。

湿热蕴脾：由于湿邪郁久化热，湿热蕴蒸，所以出现湿邪内热为患的证候，如四肢酸重无力，食欲不振，胸闷腹胀，恶心欲吐，口干发苦，大便黏而稀薄，有秽臭，或有低热，小便赤，苔黄腻，脉濡数。若湿热蕴胆，影响肝胆的疏泄，则可发生黄疸，治当清利湿热，方可选胃苓汤加减。现代医学中，某些肠炎、胃炎、溃疡病、胃神经官能症等有上述症状者，可按湿热蕴脾辨证施治。

4. 肺病辨证

肺为五脏六腑之华盖，最易感受外邪，既畏寒，又畏热，素有"娇脏"之称。肺主气，司呼吸，主通调水道，有"肺为水之上源"之说，肺外合皮毛，开窍于鼻。

肺脏的生理功能概括起来是宣和降。所谓宣就是"宣五谷味，熏肤，充身，泽毛，若雾露之溉"。外感病及肺，主要影响肺宣的功能，出现肺气失宣的症状。当然肺气失宣也会影响肺的肃降功能，但这是次要的。治疗以宣肺为主，宣发正常，肺卫郁闭得解，症状则很快消失。所谓降，是指肺的肃降功能。内伤病及肺而形成的喘咳，主要影响肺降的功能。当然也可以影响到肺气宣的功能，是次要的。治疗时抓住矛盾主要方面，就会迎刃而解。

肺病有虚实两方面：由邪气侵袭多为实证；肺本身虚弱不足为虚证。

（1）实证

风寒束肺：肺合皮毛，风寒之邪最易犯肺。肺气失宣，故咳嗽频而较剧，痰稀白；鼻为肺之外窍，风寒袭肺，故鼻塞流清涕；卫阳被困，故发热恶寒，头身作痛，苔白，脉浮紧，治当宣肺解表，方可用杏苏散加减。本证相当于现代医学的急性支气管炎初期。

风热犯肺：风为阳邪，热亦属阳。"风挟温热而燥生，清窍必干，谓水主之气，不能上荣，两阳相劫也"（《外感温热篇》）。风热犯肺，致使肺燥津亏而失宣发，初起咳嗽咽干，继则咳吐黄痰；风邪善开肌腠，风热居表，故白汗，身热，怕风，鼻塞流浊涕；风热结于咽喉则咽喉肿痛。若肺热过甚，痰热内结，肺失宣降，则喘息而鼻翼煽动，口唇青紫；若风热日久不解，痰热交结，热壅血瘀，郁结成痈则咳吐黄脓痰，而有腥臭气，甚则吐脓血，为血败肉腐的表现，苔黄腻，脉滑数。

对于风热犯肺，叶桂提出"透风于热外"的原则，这是分化瓦解，各个击破的方法，治当疏风清肺。以热为主者，可用银翘散加减；咳嗽明显者，可用桑菊饮加减；肺热气喘，则清肺定喘，方用麻杏石甘汤加减；肺痈成脓，则清热排脓，用苇茎汤加减。现代医学中，急、慢性支气管炎，支气管哮喘及肺炎初、中期，支气管扩张，肺脓疡等病，凡见上述症状的，可按此辨证施治。

燥邪犯肺：本证由于外邪化燥，或气候干燥，燥气伤肺。肺津被伤，则咳嗽少痰，咽喉干痛，唇燥裂，或鼻出血，舌尖红，脉数。治当清宣润燥，方可选用桑杏汤加减。现代医学中，急性支气管炎，每多有肺燥证出现。

痰湿阻肺：由于肺气长期失宣，咳嗽日久，时愈时发，以致肺津化为痰湿，痰湿阻遏肺气，肺失肃降，则胸闷咳嗽，痰多，气短，苔白腻，脉濡弱。治当燥湿化痰，方用二陈汤加减。现代医学中，慢性支气管炎、肺气肿、结核性胸膜炎等病，常可出现上述证候，可按痰湿阻肺辨证施治。

痰饮阻肺：由于脾肺阳虚，水气不化，津液不行，聚而为痰为饮。饮邪过盛，阻遏肺气肃降，则咳嗽喘促，遇冷受凉加甚。肺气虚损，故活动时喘咳加重，苔白滑腻，脉弦紧。治当宣降并用，温肺化痰逐饮，方可选用小青龙汤加减。现代医学中，急、慢性支气管炎，支气管哮喘等症，如有上述症状者，可按痰饮阻肺辨证施治。

内伤咳嗽若痰多者，前人有"见痰休治痰"之论，这是治病求本之意。脾为生痰之源，肺为贮痰之器。痰湿阻肺或痰饮阻肺，多系肺脾阳虚复感外邪而发病。因此，根据"急则治标，缓则治本"的原则，发病时以治肺祛邪为主，平素可健脾益气扶正为要，体弱痰盛者则标本兼治。

肺病水肿：肺为水之上源，通调水道。由于外感风邪水湿或疮毒入内，致使肺气不宣，通调水道功能降低，进而影响脾气健运，肾失蒸化。因此，水液排泄障碍，潴留肌肤，形成水肿。风为阳邪，善行数变，风水相搏，始则面目浮肿，很快遍及全身。另外，尚见小便短少，恶风发热，或咳嗽气急等症，苔白滑，脉浮滑。治当疏风宣肺利水，方选越婢加术汤合五皮饮加减。若兼热证者可用麻黄连翘赤小豆汤加减。

唐宗海说："气与水本属一家，治气即是治水，治水即是治气。"因此，在治疗水肿的方药中可适当佐以通利三焦气机的药物，加强利水作用。现代医学中，急性肾炎，或慢性肾炎急性发作，每多见有肺病水肿的证候。

（2）虚证

虚证系肺的宣降功能不足所致，分阴虚、气虚二证。阴虚有热象；气虚无热象，活动时加重。

肺阴虚：肺阴不足，津液亏乏，则咳嗽无痰或痰少而黏；津液亏损则生热，肺失润养，肺络受损，使痰中带血；阴虚生内热，故手足心热，口干咽燥；内火扰动，迫津液外泄则盗汗，内扰心神则失眠；舌嫩红，少苔，脉细数或浮大空虚。治当滋阴清肺，方可选百合固金汤加减。

《理虚元鉴》是论述虚证治疗的专书。书中说："阴虚为本者，其治之有统，统于肺也。"把治疗肺阴虚列为治阴虚的关键，取补肺滋源，金水相生的意思，是有道理的。现代医学中，慢性支气管炎、肺结核及支气管扩张等病，在一定的过程中都可出现肺阴虚的证候。

肺气虚：前人说，气通于肺脏，凡脏腑经络之气皆肺气之所宣。肺气虚，则周身之气不足，故出现乏力气短，声音低怯而痰咳；气虚则痰生，故痰多清稀；肺气不足，卫阳不固，故畏寒，自汗；气虚不能上荣，故面色㿠白，舌淡嫩，脉虚弱。治当补益肺气，方可用补肺汤加减。现代医学中，慢性支气管炎、肺结核、肺气肿等病，有上述见症者，可按肺气虚辨证。

5. 肾病辨证

肾为先天之本，主藏精，主水，并主骨生髓，外荣在发，开窍于耳及二阴。肾内藏有元阴元阳，只宜固藏，不宜耗泄。肾是阴精和阳气的根本，与人体生殖及水液代谢有密切关系。其病理变化多为虚证，一般分为肾阴虚和肾阳虚两大类。不论何种疾病，凡是阳气或者说阴精耗伤到一定程度，都可影响到肾，故有"久病及肾"之说。

（1）虚证

肾阳虚：肾阳即元阳，是人身活动的根本动力。肾阳与心脾肺关系密切。肾阳虚会影响到心脾肺等脏的功能，反之其他脏腑之阳虚影响肾阳也虚。"阳虚则寒"，所以肾阳虚腰脊酸痛，两膝有冷感，手足发凉，自汗，畏寒，面色㿠白或暗淡，阳痿，早泄，或周身浮肿，下肢更为明显，尿少或增多，舌质胖嫩，色淡苔白，脉沉细。治当温补肾阳，方可选用金匮肾气丸加减。现代医学中，慢性肾上腺功能减退、性神经官能症、慢性肾炎、甲状腺功能减退等可见此证。

肾气不固：是肾阳虚而无寒象的病证。表现在泌尿方面，可见遗尿、尿频不禁；表现在生殖功能方面，则见阳痿、滑精（注：无梦自遗叫滑精，病在肾；有梦而遗叫遗精，重点在心）、早泄等症。治当固摄肾气，表现在泌尿方面宜缩尿丸加减；表现在生殖功能方面，宜固精丸加减。现代医学中，糖尿病、尿崩症、慢性肾炎、遗尿及性神经衰弱等多有此证。

肾不纳气：肾为气之根，肺为气之用。肺主出气，肾主纳气。病在肺多为咳，病在肾多为喘，肾气虚则摄纳无权，下虚上盛，则短气喘促，呼多吸少，活动易耗肾气，故动后喘促尤甚。肾为水之下源，肾气虚不能化水，则面部浮肿，舌淡，脉虚浮。治当温肾纳气，方可用都气丸加减。现代医学中，肺气肿、支气管哮喘等病，如有上述见症者，可按肾不纳气辨证施治。

肾虚泄泻：一般说慢性泄泻病变着重在脾。《沈氏尊生书》说："泄泻，脾病也。脾受湿而不能渗泄，致伤阑门，元气不能分别水谷，并入大肠而成泻"，"风、寒、热、虚虽皆能为病，苟脾强无湿，四者均不得而干之，何自成泻"。脾阳虚是慢性泄泻的主要原因。脾阳根于肾阳，大便泄泻，日久不愈，"久病及肾"，肾阳虚衰，不能温脾化湿而致腹泻，故称肾虚泄泻。其特点是晨起则泻，泻下清水或稀软便，泻后寒湿暂去，故泻后则安。又称"鸡鸣泻"、"五更泻"。由于阳虚不能温煦，还可见下肢畏寒，腹部不耐寒冷，舌淡胖嫩，脉沉细无力。治当温肾止泻，方可选四神丸合理中汤加减。现代医学中，慢性肠炎、肠结核、过敏性肠炎每多见此证。

肾阴虚：肾阴虚有热象，可见五心烦热，傍晚口干。阴虚阳亢，阳性向上，可出现上部的症状，如头晕目眩、耳鸣耳聋、失眠等。腰为肾之府，肾主骨，故可出现腰膝酸痛或跟骨痛；齿为骨之余，骨髓不充，故牙齿松动；肾阴虚，精津不固，故见盗汗、遗精；阴虚火旺，故颧红唇赤、性欲亢进、小便赤短、夜半口干甚，舌绛，脉细数。治当"壮水之主，以制阳光"，滋补肾阴，方可选六味地黄丸（汤）加减。现代医学中，神经衰弱、肺结核、糖尿病、无排卵型功能性子宫出血等病，多表现肾阴虚证候。

（2）虚实夹杂证

虚实夹杂证临证多见阳虚水泛。水液的代谢与肾有密切关系。由于肾阳虚不能蒸化水液，水液排泄失常而停留，形成本虚标实证。水湿停留于肌表，则周身浮肿，水性向下，故下肢为甚；水气凌心，故心悸气短；水湿犯肺，肃降失常，故喘咳、舌淡、苔白、脉沉。治当温肾利水，方可选济生肾气丸（汤）加减。现代医学中，慢性肾炎、营养不良性水肿、糖尿病浮肿等病可见有阳虚水泛的证候。

6. 关于五脏兼证的问题

前面分别谈了五脏的辨证，为临床辨证打下了基础。临床上可以单独出现某一脏的病证，同时，五脏兼证也不少见。就以下几个方面加以分析：

（1）从五脏整体功能方面

人身水液代谢主要靠肺气的宣化、肃降，脾气的升降、转输，肾气的温化、蒸腾共同完成。如果肺气之宣化、脾气之运化、肾气之温化功能失常，或其中一脏或两脏的功能失常，都会导致三焦决渎功能的失职，影响膀胱的气化，造成水湿停留过多而发生水肿。水湿聚集在局部则为痰饮，因此，水肿、痰饮病常有三脏中的两脏兼证者。

肺脾两虚：肺脾两虚是既见有肺气虚的症状，又有脾气虚的症状，如久咳、痰多稀薄、食少、腹胀、便溏、气短乏力、浮肿、苔白、舌淡。治当补脾益肺，方可选六君子汤加减。据报道，肺结核用抗痨药物治疗日久不愈者，应考虑是否肺脾两虚。肺结核空洞久不愈合，用补脾益肺药物，结合抗痨药物，往往可提高疗效。

脾肾阳虚：脾阳根于肾阳，脾阳虚可以影响到肾阳，肾阳虚也可影响到脾阳。因此，脾肾阳虚是脾阳不振的进一步发展，除有脾阳虚的气弱懒言、四肢乏力、肢冷、便溏等症外，又有肾阳虚的精神疲乏、腰冷、畏寒等症。脾虚则生痰，肾不纳气则气喘。共同症状为周身浮肿或腹水，苔白润，脉细弱。治当温补脾肾，方可选真武汤加减。现代医学中，肺源性心脏病、心脏病水肿、肾病综合征等见有脾肾阳虚者，可按此辨证论治。

（2）从脏腑间的生克关系方面

心脾两虚：心属火，脾属土，火生土。脾为血的化生提供物质基础，心是化生和运行血的动力，两脏可以互相影响。本证既可见心悸、失眠、健忘等心气虚的证候，又有食欲减退、腹胀、大便稀薄、倦怠无力、浮肿等脾虚证候。在妇女则月经不调，色淡量多，面色萎黄等，苔白润，脉细弱。治当温补心脾，方可选归脾汤加减。

肺肾阴虚：肺属金，肾属水，金水相生，关系密切。一脏之虚，可影响到另一脏，出现两脏的症状，如既有咳嗽气逆、动则气喘、反复咯血、失声等肺阴虚的见证，又有潮热、盗汗、遗精、腰膝酸软等肾阴虚的证候。治当滋肾补肺，方可选百合固金汤加减。

肝肾阴虚：肝为木，肾为水。水涵木，肝阴根于肾阴。肝阴虚进一步发展可影响到肾阴，肾阴虚也可影响到肝阴。补肾阴即是补肝阴。肝肾阴亏也常兼见，其症为眩晕，头痛缠绵，耳鸣，耳聋，视蒙夜盲，失眠多梦，或手足麻木，震颤，腰酸腿软，五心烦热，口燥咽干，或遗精，盗汗，舌红少津，脉细数或弦细。治当滋肾养肝，方可选杞菊地黄丸加减。现代医学中，高血压、慢性肝炎或迁延性肝炎、中心性视网膜炎等，如有上述症状，可按肝肾阴虚辨证施治。

肝脾不和：肝属木，脾属土，肝木克脾土。若肝失疏泄条达，影响脾的运化功能，而致肝脾不和，这是脾胃病的主要成因，脾胃病也可影响到肝。根据临床实践，诊脉对于诊断肝脾（胃）不和有特别重要的意义。若左手脉大于右手脉，是肝旺累及脾，治当以疏肝为主，健脾胃为辅，方用柴胡疏肝散合四君子汤加减。若右手脉大于左手脉，是脾胃虚弱肝乘之，治当以健脾为主，疏肝为辅，方可用六君子汤合柴胡疏肝散加减。现代医学中，某些慢性肝炎、消化性溃疡、慢性胃炎、胃神经官能症等，表现为肝脾不和的证候，可按肝脾不和辨证施治。

心肾不交：心主火，肾主水。在正常情况下，心之阳要下蛰于肾，温养肾阳。肾阴上升至心，涵养心阴。心火和肾水之间升降协调，互相制约，相辅相承，称为"水火既济"、"水火相济"或"心肾相交"。若心肾关系失调，则称为"水火不济"或"心肾不交"，出现肾阴不足，心火妄动的证候，如心悸、心烦、头晕、失眠、健忘、耳鸣、耳聋、腰膝酸软、舌嫩红、脉细或细数。治当交通心肾，方可选黄连阿胶汤加减。现代医学中，神经官能症若见上述症状者，可按心肾不交辨证施治。

总之，八纲辨证是辨证的基础，五脏辨证是辨证的核心。能充分理解和运用八纲辨证和五脏辨证，可为辨证施治打下良好基础。当然辨证是在四诊基础上进行的，临证时，首先要通过中医的望、闻、问、切，参考现代医学的检查诊断，将取得的材料，运用八纲辨证和脏腑辨证，进行分析归纳，去粗取精，去伪存真，做出正确判断，理法方药，井然有序。除以上两项辨证外，还要掌握病因辨证、六经辨证、卫气营血辨证及三焦辨证等，把握疾病发生和发展规律，互相结合，相得益彰。做到处常应变，辨证施治，运用自如，提高疗效。

三、病机十九条临床应用

（一）什么是病机十九条

病机学说是祖国医学的重要组成部分，散见于《灵枢》、《素问》诸篇中。《素问·至真要大论》集中谈病机，共十九条，故称病机十九条。张景岳说："机者，要也，变也，病机所由出也。"由此可知，病机不是单纯的病理，而是包括病因、病位、病理、辨证四个方面。历代医家都非常重视病机的研究，他们从不同的方面丰富和发展了病机学说。其中贡献较大的有王冰、刘河间、张景岳三家。

王冰是唐代医学家，以巨大精力对《素问》加以整理注释，写成《素问释文》。王氏根据虚实盛衰阐发病机，发明颇多。刘河间以五运六气为基础，在"六气皆从火化"的思想指导下，研究病机，扩大了病机十九条火热病证的范围，强调火热与风湿燥诸气的关系。另外，他提出燥邪为病"诸涩枯涸，干劲皴揭"，补充了《内经》病机十九条燥的病证。后世喻嘉言明确提出秋燥论，创制名方"清燥救肺汤"，针对六气中的燥邪为病，臻于完善。但刘河间只重寒热而忽略虚实，偏于火热，略于其他，这是他的不足。张景岳对病机的研究重视了虚实与运气，发明颇中肯綮，但未能结合临床，终不免有顺文释义，以经解经之嫌。我们对古人应给予历史性的评价，取其长而舍其短。

现在从中西医结合的临床实践方面，研究病机十九条，古为今用，必将取得卓越的成果。

（二）怎样学习和理解病机十九条

病机十九条是两千多年前的文化遗产，文字艰深难懂。我们应以历史唯物主义观点分析它、理解它。

首先，要正确理解"诸"、"皆"的含义。我们不能简单地从字面上认为"诸"就是"所有的"、"凡是"；"皆"就是"都"、"全"的意思。而是根据实际情况，"诸"就是"多种"的意思；"皆"就是"一般"的意思。试以"诸风掉眩，皆属于肝"为例，"风掉眩"属肝者多，但亦有不属肝者，故病机十九条说："审察病机，无失气宜。"临证时，应不离乎病机，亦不止乎病机，即勿忘病机十九条，亦勿拘于病机十九条。

其次，要以整体观点理解病机十九条。十九条中，有属于五脏者，有属于火者，有属于热者等。但人体是一个整体，五脏六腑，上下内外，是有机地联系在一起的。如十九条说："诸气膹郁，皆属于肺"，但《内经》中又提出："五藏六府皆令人咳"。只要联系到脏腑间的关系，是不难理解的。又如"诸湿肿满，皆属于脾"，"诸痉项强，皆属于湿"两条，都与湿有关，但表现症状有所不同。

另外，要与八纲辨证、卫气营血辨证、六经辨证结合起来理解分析十九条。疾病有虚实表里之不同，病变有在卫、气、营、血之差异。辨证得当，才可治疗有方。

病机十九条说："谨守病机，各司其属，有者求之，无者求之，盛者责之，虚者责之。"这可谓是学习十九条的纲领。所谓"求"、"责"就是研究、分析、探讨的意思。也就是说，对疾病要分析矛盾，抓住本质。在此，举一个例子，供同志们参考。我曾治两例舌面溃疡患者，一例是青年男性，舌面溃疡一个多月。经用抗生素、消炎等药治疗无效，求治于余。症见舌侧、舌尖溃疡，疼痛，舌尖红，苔薄黄，脉洪数，诊断为心火上炎（舌面溃疡），投与导赤散加味，三剂而愈。另一例是青年女性，舌面溃疡四年多，久治不愈，某医院认为与先天有关。症见舌面有多处溃疡，舌中、舌边裂纹很深，花斑苔，舌体胖大、舌疼痛、发胀，脉数弱，诊断为气阴两虚（舌面溃疡），方用养心汤合补心丹加减，服药五剂，舌即不痛不胀，裂纹消失。虽同属舌面溃疡，辨证不同，治疗亦异。若一概简单地把西医的"炎"看作中医的两"火"相加，是得不到预想结果的。

（三）病机十九条的内容及临床应用

下面谈谈我学习和运用病机十九条的体会，分五脏、上下部位、六淫等几方面来谈。病机十九条六淫中没有燥，此后刘河间作了补充，提出"诸涩枯涸，干劲皲揭，皆属于燥"，也附带谈一下。

1. 五脏

（1）诸风掉眩，皆属于肝

张景岳说："掉，摇也。眩，运也。"掉，就是摇动，震颤；眩，是目眩；晕，是头晕，眩、晕常并见。因风引起掉摇、眩晕的病多属于肝。风是病因，掉眩是症状，病位在肝。

风性善行而数变，为肝木之化，故掉眩属肝。但肝风有内外，证候有虚实。

风气通于肝，外风亦可引起掉眩，外感头痛头晕的也不少。治外风亦用肝药（当然重点不从肝论治），风药一般入肝，也有个别风药不入肝。如薄荷有疏肝作用，防风、羌活、独活都入肝。

内风主要见症是抽搐、头目眩晕，或肢体震颤等，常由肝肾阴虚，风阳上扰清窍，或高热不解，耗伤津液，而致筋脉失养等所引起。肝主筋，故上述症状与肝有密切关系，临床上常称"肝风"。肝风多由肝火和肝阳转化而来。由肝火转化的，多为实证；由肝阳转化的，多为虚证。肝火、肝阳、肝风，既有联系，又有区别。

肝火，即五志之火。"气有余便是火"，肝属木，怒气伤肝，情志不遂，木郁化火，属《内经》所说的"壮火"。

肝阳，可由肝火日久热浮阳越而致；另外也可由阴虚阳亢，阴不敛阳，阳气浮越于上所致。阳性向上向外，故可出现头晕胀痛、两目干涩、口舌干燥等上部症状。临床所见，高血压初期，血压不稳定，常属肝火为病，治宜平肝潜阳，方用羚羊钩藤汤。高血压中期多表现为肝阳上亢，治宜滋阴，佐以潜阳息风，方用地黄丸加味。

肝风，是肝火和肝阳的进一步发展。既有头眩晕胀痛等，又有震颤、掉摇症状。这是阴亏进一步发展，筋脉失养的结果。肝火、肝阳、肝风三者既可单独出现，也可合并出现，但以合并出现为多，临床辨证应注意。

在温热病中，热极生风，风火相煽，两阳合邪，耗液伤津，阴亏至极，筋脉失养，也会出现拘急抽搐，甚则角弓反张等症状，治宜清热息风，方用羚羊钩藤汤。若病情危笃，肝肾之阴耗伤太甚，则应该使用大定风珠、三甲复脉汤等，挽回濒危之势。

肝血虚衰，血不养肝，亦可出现头目眩晕，或手足突然抽搐等症状，叫血虚生风，如产后大失血，治宜养血息风，方用四物汤加减。

眩晕一般属于肝的病证，但不属于肝的也不少。有属痰者，朱丹溪认为"无痰不作眩"，并提出"治痰为先"的方法；有属虚者，张景岳说："余则曰无虚不能作眩，当以治虚为主，而酌兼其标。"

痰湿中阻，升清降浊作用失常，不能维持正常的"清阳出上窍，浊阴走下窍"状态。痰湿上扰清窍，清阳之气不得舒展，故可出现眩晕等症状。1975年3月，我曾治一高血压病患者，女，50岁。发现高血压两年，某医院诊断为高血压Ⅱ期。症见体胖，眩晕甚，不能活动，手发麻，夜尿多，恶心，口黏腻，苔厚腻，脉弦滑，血压210/130mmHg，诊断为眩晕（痰湿壅盛）。治以化湿消痰，兼以潜阳。方用十味温胆汤加减。服六剂后，头晕大减，已能活动，舌苔退，血压170/100mmHg。以后回原籍，嘱其继续服药，巩固疗效。

头为"诸阳之会"、"精明之府"，赖五脏六腑之精以濡养。如果肾精亏损，生髓不充，不能上荣于脑，髓海不足，则发生头晕。正如《灵枢·海论》说："髓海不足，则脑转耳鸣。"另外，气血亏虚而致清阳不升，脑失所养，亦可发生头晕，治宜补养气血，方用归脾汤。

以上谈了掉眩的病机，其病因有多种，这些病因往往不是孤立存在的，而是互相影响、互相联系的，不可执一而论。

（2）诸湿肿满，皆属于脾

人体水液的正常代谢赖肺之宣化、脾之运化、肾之蒸化始能完成。脾病则运化失职，转输失常，可形成水湿停留，出现肿满，因湿而致的肿满大都属于脾。

肿与满不同，应当鉴别，肿包括满，满不一定肿。脾主四肢，故脾湿的肿满，首先表现在四肢上，其次是脐腹胀满。《金匮要略·水气病脉证并治》说："脾水者，其腹大，四肢苦重，津液不生，但苦少气，小便难。"在妇女，脾湿为病，往往兼有白带多，古人有"无湿不作带"之说，傅青主说："夫带下，俱是湿证。"治带下病首先要治脾，脾健湿消则病愈。健脾的药物都有利湿的功效，但利湿的药物不一定都有健脾的作用，选方遣药时应予注意。

《素问·异法方宜论》说："藏寒生满病。"《金匮要略·腹满寒疝宿食病脉证治》说："腹满时减，复如故，此为寒，当与温药。"即腹满由于脾胃虚寒，运化功能减退，升清降浊作用失常所致。暑天人身阳气趋于体表，体内阳衰，抗病力差，易中寒邪，损伤脾胃，产生腹满等症状，治当以温药祛除寒邪，方剂可用附子理中汤。

《金匮要略·腹满寒疝宿食病脉证治》说："腹满不减，减不足言，当须下之，宜大承气汤。"即属实热性腹满。热为阳邪，易伤阴耗气，脾的运化功能降低，湿热互结，腹满，小便不利，苔黄腻，大便不实，治疗重点在脾，方用中满分消丸。

虚性肿满为脾阳衰所致，与寒湿性肿满既有联系，又有不同。有因寒伤阳而致脾阳虚的，也有不是寒伤阳而致脾阳虚的，治当健脾助阳为主，方用温脾汤合五皮饮加减。

气、血、痰、水、食、湿郁滞可致肿满。唐宗海说："气生于水，即能化水……气之所至，水无不至焉。"又指出："病气即病水矣。"气郁不能化水，故可形成肿满，治应以理气为主，方用香砂六君子汤加石斛。

《素问·调经论》说："人之所有者，血与气耳。"气为血帅，血为气母，气行则血行，气滞则血瘀，血瘀则气滞。气的功能降低，不能运化水湿，形成水液潴留，出现肿满。所以唐宗海说："瘀血化水，亦发水肿。"现代医学所说的肝硬化腹水即属血瘀化水所致，治疗应活血祛瘀逐水，方用膈下逐瘀汤配以逐水药。

痰郁亦可形成肿满，痰是脾阳不振，水湿停留的产物，古人有"脾为生痰之源，肺为贮痰之器"的说法。痰停则影响气化，脾胃升清降浊失常，水湿停留，出现腹胀，饮食不消，四肢沉重，气短促等，治应健脾祛痰，方用四君子汤合导痰汤加减。

食郁肿满有伤食史，脘腹胀满，嗳腐吞酸，不欲食，治应健脾消食，方用保和丸加减。

虫积亦可形成肿满。如蛔虫所致肿满的特点是胀痛时发时减，甚则有嗜食异物现象。古人认为"湿则虫生"，治应健脾祛虫，方用化虫丸。

水湿停留部位不同，治疗亦异。在上焦者，用化湿法；在中焦者，用燥湿法；在下焦者，用利湿法。这是治湿的三大原则。李东垣说："治湿不利小便非其治也。"利小便当适宜于中下焦之水湿，所以说，利小便不分三焦，亦非其治也。三焦用药上也应有所区别，吴鞠通治湿温，提出："治上焦如羽，中焦如衡，下焦如权。"治其他病，亦可参考这条原则。如治上焦湿，一般在化湿的基础上酌用淡竹叶以利之；治中下焦湿一般在燥湿、利湿的基础上渗利之，用木通、泽泻之类。

《内经》中提出治水湿三法："开鬼门，洁净府"，"去菀陈莝"。"开鬼门"就是发汗，汗法也离不开健脾的药物，如越婢加术汤中加白术就是要照顾到脾；"洁净府"就是利小便；"去菀陈莝"即逐水法，水湿过盛可用之，如肝硬化腹水等。特别要注意的是，消水不要强求速效。大量利水，要使水从小便而出，排小便需要阳气的作用，通利过甚要伤阳，水已去而阳已伤，水肿消的快，而复发亦快，只能求一时之快，不能解决根本问题。正如张景岳说："温补即所以化气，气化而痊愈者，愈出自然。消伐所以逐邪，逐邪而暂愈者，愈出勉强。此其一为真愈，一为假愈。亦岂有假愈而果愈者哉！"我曾治一例老年性前列腺增生症患者，某医院动员其手术，本人不同意，后尿闭，一直用导尿管，后来求余用中医治疗。症见尿闭，下腹坠，苔腻，脉数而弱。治以通阳利水，用桂枝去桂加茯苓白术汤意拟方，服三剂后去导尿管，后将上方加减继服，若徒以利尿逐水为快，岂不殆哉！

腹满，亦要分清虚实，也不要只用通利。如只求一时之快，祸不旋踵。

肿满亦有不直接属于脾湿的。如现代医学所说的百日咳、肺气肿，日久可出现面部浮肿，主要原因是肺气虚，与脾也有关系。治肺气肿也要健脾，如果累及肾阳时，亦应助肾阳。

（3）诸气膹郁，皆属于肺

张景岳说："膹，喘急也。郁，痞闷也。"膹，就是喘满；郁，就是气机不舒。肺主气，司呼吸，"气通于肺脏，凡脏腑经络之气皆肺气之所宣"（陈修园《医学实在录》）。肺的功能可归纳为宣和降两个方面，所谓宣就是"宣五谷味，熏肤，充身，泽毛，若雾露之溉"；所谓降，就是以脾胃为枢纽，使"水精四布，五经并行"，脏腑及全身得到营养。肺为娇脏，最易感受外邪，既不堪热，亦不耐寒，无论是外感内伤，都会影响到宣和降的功能。

外感主要影响肺的宣发功能，内伤主要影响肺的肃降功能，这是治疗邪气袭肺的纲领。

外感属风寒者宜辛温宣肺；属风热者宜辛凉宣肺；属风燥者宜清润宣肺。总之，治外邪侵肺，以宣散药物为主，酌情配以降的药物；内伤主要影响肺的肃降功能，治应以降为主，酌情配以宣散药物。试以麻杏石甘汤与泻白散为例，看外感与内伤用药的不同。两方都是治肺热喘咳的，什么情况下用麻杏石甘汤，什么情况下用泻白散呢？麻杏石甘汤治外邪入里化热而致的喘咳，用的是宣散药物，麻黄辛温，石膏辛寒。若五志化火而致的喘咳，用之不但无效，反而加重。五志化火的内伤咳嗽当用泻白散。江笔花称桑白皮为泻肺猛将。内伤咳嗽日久肺气被伤，湿痰壅肺，常因外感而诱发，用药时就要既宣又降，小青龙汤就是宣降并用的方剂，当然要抓主要矛盾辨证施治。内伤咳喘主要以降为主，可用二脉汤加减治疗。

呼吸运动与五脏关系密切。古人认为，呼气属心肺，吸入属肝肾。肺为气之主，肾为气之根，运上下者脾也。呼气困难的，病变在肺；吸气困难的，病变在肝肾，选用方药应不同。咳喘发病时，治在肺，以祛邪为主；病不发时，治在脾，扶正为主。另外暴喘治肺，久喘治肾。

《素问·咳论》说："五藏六府皆令人咳，非独肺也。"指出不仅肺脏有病出现咳嗽，其他脏腑有病累及肺时也可发生咳嗽，本条指的是内伤咳嗽。《内经》中列举了五脏六腑之咳。肝火犯肺而咳者，以咳而两胁痛为特点，如肋膜炎即属此证。是因为肝气郁结，气郁化火，肝火犯肺，肺失肃降，因而咳嗽，治疗时应佐以平肝。我曾治一患者，女，50多岁，咳则尿出，已三年，至冬则犯。治以补中益气汤，咳、尿皆愈。

五脏六腑皆令人咳，但咳终为肺脏病变。所以，《医学三字经》说："肺为气之主，诸气上逆于肺则咳，是咳嗽不止于肺，而不离乎肺也。"

（4）诸寒收引，皆属于肾

张景岳说："收，敛也。引，急也。肾属水，其化寒，凡阳气不达，则营卫凝聚，形体拘挛，皆收引之谓。"肾中元阳虚损，不能温养筋脉，则筋脉拘急疼痛。肾主骨，肝主筋，肾病及肝，骨筋变异，出现收引。寒性收引，所以收引属寒者多。如《伤寒论》说："少阴病，恶寒而蜷。"肾阳虚所以畏寒，畏寒甚所以蜷卧。除寒证外，流行性热病后期及血虚者也可出现收引。但热病及血虚收引属于内风的范畴，有抽动现象，无抽动的不可辨为内风，因阳主动，阴主静故也。

寒性收引的病较多。试举一例：一患者，男，50多岁，阴茎勃起上弯而痛，患病多年。阴器为外肾，肝脉环阴器，此病与肝肾有关。投与肾着汤加胡芦巴，获得良效。另外，阳痿、阴茎内缩而疼者，亦可按"诸寒收引，皆属于肾"论治。

（5）诸痛痒疮，皆属于心

《难经·十四难》说："损其心者，调其营卫。"王维德说："痛疽二毒，由于心生。盖心主血而行气，气血凝而发毒，毒借部位而名。"痒疮和疼痛都是营卫的病变，心主血脉，营行脉中，卫行脉外，故营卫是属心统帅的。

不通则痛。疼痛的发生，总不外乎经络闭阻，营卫凝涩，气滞血瘀等几方面的原因所致。不论外感，还是内伤，只要营卫通行受阻，就会出现疼痛。但有虚实寒热之不同，有部位之差异。实证痛发病急暴，痛无休止，治以祛邪为主；虚证痛发病缓，疼痛轻，时痛时止，治以调营卫为主，以营卫正常通行为原则。气以通为补，血以和为贵，气血流通，营卫运行正常，疼痛也就消除，即通则不痛。例如，感冒，外邪阻塞了营卫的正常运行，出现头痛、身痛，就要用麻黄汤或桂枝汤祛除外邪，使营卫调和。麻黄汤中大都属卫分药，配以营分药桂枝；桂枝汤中以营分药为主，调营助卫。麻黄汤用于风寒表实证，桂枝汤用于太阳中风证。

疮疡，也是由于营卫通行受阻而致的。《灵枢·痈疽》说："营卫稽留于经脉之中，则血泣而不行，不行则卫气从之而不通，壅遏而不得行，故热。大热不止，热胜则肉腐，肉腐则为脓……故命曰痈"，"热气淳盛，下陷肌肤，筋髓枯，内连五脏，血气竭，当其痈下，筋骨良肉皆无余，故命曰疽"。张景岳也说："凡疮疡之患所因虽多……至其为病，则无非血气壅滞，营卫稽留之所致。"心火炽盛，血分有热，皮肤可出现疮疡而疼痛瘙痒。因此，治疗疮疡也离不开调营卫。如阳和汤，是治疗阴疽的名方，就有调和营卫的作用。

痒是营卫受阻的病变。病因有内外之分，外因主要是风热之邪侵犯肌表；内伤主要是血虚生风。刘河间说："风胜则痒。"风为百病之长，常挟寒湿或湿热之邪侵犯肌表而致痒。例如，荨麻疹就是明显的例子，偏于寒湿的，痒较轻，搔抓后呈黄白色；偏于湿热的，痒较甚，搔抓后呈红色。前者治宜祛风除湿，方用荆防败毒散；后者治宜祛风清热除湿，方用银翘散加减。单纯湿邪侵犯肌表，则痒如虫行。血虚生风所致的痒，治宜养血祛风，方用四物汤加祛风药。

痒和痛都是营卫病变，但病变部位不同。痒的病变部位偏于肌表，疼痛的病变部位则偏于里。

2. 部位

（1）诸痿喘呕，皆属于上

痿、喘、呕是三种病变，多属上部肺胃的病变。

痿，是痿废不用，多出现于下肢，有"痿躄"之称。"痿"是泛指肢体痿弱不用，"躄"是指下肢软弱无力，不能行走。很多热性传染病，如流行性乙型脑炎、流行性脑脊髓膜炎、脊髓灰质炎等后遗症常出现此症。《素问·痿论》认为本病是"肺热叶焦，则皮毛虚弱急薄，著则生痿躄也"，并列举五脏之痿证。肺"宣五谷味，熏肤，充身，泽毛，若雾露之溉"，肺燥则不能输精于五脏，于是出现痿躄症状。后世医家张景岳对痿证的病因病机有所阐发。《景岳全书·杂证谟》说："观所列五脏之证，皆言为热，而五脏之证又总于肺热叶焦，以致金燥水亏，乃成痿证……又曰，悲哀太甚，则胞络绝，传为脉痿；思想无穷，所愿不得，发为筋痿；有渐于湿，以水为事，发为肉痿之类，则又非尽为火证……因此而生火者有之，因此而败伤元气者亦有之。元气败伤则精虚不能灌溉，血虚不能营养者，亦不少矣。"临床上确有脾胃虚弱，津液气血生化之源不足，肌肉筋脉失养，而生痿证者。也有肝肾亏虚，筋骨失养，经脉失于濡润，而生痿证者。

《内经》中提出"治痿独取阳明"之说。"阳明者，五藏六府之海，主润宗筋，宗筋主束骨而利机关也。"脾胃主受纳运化，通过肺之宣降布散，使五脏六腑得到营养。脏腑功能正常，筋脉得到充养，就有利于痿证的恢复，至今仍是治疗痿证的基本原则。

为什么现在治疗重症肌无力，多不用凉药，而应用大剂量黄芪附子（简称"芪附"）获效呢？《内经》说，荣气虚则不仁，卫气虚则不用，营卫俱虚则不仁且不用。痿证从基本上说是营卫病变，营出中焦，卫出下焦，治本则应治脾胃，治标则可调营卫，用大剂量芪附故可获效。当然并非所有痿证都一律用大剂芪附，应辨证论治。肺热伤津者，宜清热润燥，养肺益胃，方用麦门冬汤加减；湿热为患者，宜清热利湿，方用二妙散加味；脾胃虚弱而致者，当健脾胃，方用六君子汤加减；属肝肾亏虚者，宜补益肝肾，方用虎潜丸。

喘有虚实两方面。实为邪气盛，病在肺，多为风寒或风热之邪外袭致气逆而喘，或痰湿内盛，肺失肃降，气机不利，呼吸急促而成喘，治以祛邪为主，热者宜清，寒者宜温，痰浊壅盛者则祛痰降气平喘；虚为正气虚，病本在肾，其末在肺，《仁斋直指方》说："真元耗损，喘生于肾气之上奔"，属肾不纳气而致喘，一般无热证，治宜温肾为主，兼以肃气。

呕吐细分之，有声有物曰呕，有物无声曰吐，有声无物曰哕，都是胃气上逆的病变。

胃体阳而用阴，以降为顺。无论外感或内伤，使胃的功能发生障碍，就会导致胃气上逆而引起呕吐。《伤寒论》中有"鼻鸣干呕"、"体痛呕逆"、"心烦喜呕"、"食谷欲呕"、"腹满而吐"等，分虚实两类。《景岳全书·杂证谟》说："呕吐一证，最当详辨虚实。实者有邪，去其邪则愈；虚者无邪，则由胃气之虚也。"实证多为外邪所致，伤于饮食，发病急，病程较短；虚证多为脾胃运化功能减弱所致，发病慢，病程长。呕吐有胃本身的病变，有他脏及胃引起的病变。其中与肝关系最为密切，因肝气犯胃，胃气上逆，可致呕吐。

痿、喘、呕是肺胃的病变，从三焦分，肺属上焦，胃居中焦。若以身半上下分，中上二焦皆属于上，所以说"诸痿喘呕，皆属于上"。

（2）诸厥固泄，皆属于下

厥、固、泄是三种病证。

厥，是指突然昏倒，不省人事，四肢厥冷为主症的病证。其病机多由气机逆乱，升降失常所致。张景岳说："厥者，逆也，气逆则乱，故忽为眩仆脱绝，是名为厥。"《内经》中对厥的论述很多，以实证为多见。常见的有气厥、血厥、痰厥、蛔厥几种。

气厥：有些妇女常发生此病。大怒则昏倒，这是由于怒气伤肝，肝气上逆，神明失守所致，属实证。有时扶起，稍事休息即可苏醒。也有元气虚弱，每因过度疲劳或悲恐，气虚下陷，清阳不升而突然昏倒的，属于虚证。

血厥：如产后失血过多，气随血脱，引起昏厥。古代有烧称锤放醋中熏鼻治血厥，促其苏醒，此为治标而设。需要进一步补养气血，急用独参汤或当归补血汤救其濒危之势。现在，中西医结合进行抢救，疗效更好。产后恶露不下，瘀血上冲，手足发凉，口唇青紫，昏迷不醒，以艾灸百会穴，针十宣穴，苏醒后用生化汤活血化瘀使恶露得行。还有一种所谓"大怒则形气绝，而血菀于上"的昏厥，是血随气逆，气血上壅，扰乱神明引起的，属于实证，治当活血顺气。

痰厥：往往与气厥并发。气郁火结生痰，气逆上壅，上扰清窍，神明失守，发生昏厥，属实证，治宜化痰理气，以导痰汤为主方。

蛔厥：治应安胃杀虫，方用乌梅丸加减。

罗天益说："上脱者，下不固。"《内经》云："阳气衰于下，则为寒厥，阴气衰于下，则为热厥。"厥是由于下不固，所以厥属于下。

张景岳说："固，前后不通也。""固"，就是大小便不通。大便秘结，病变部位在大肠，病因是津液亏乏。不管什么原因（气血寒热虚实）只要导致津液亏乏，则大肠传导功能失常，就可形成便秘。小便不通，多由肾与膀胱气化失常所致。

阳明腑实证的热秘，为热盛灼津，肠道津液枯燥所致。治疗要用承气汤急下存阴，泻热通便。阳虚不能生津，肠道传送无力产生的便秘为寒秘，可用半硫丸加味，温通开秘。气血虚弱引起的便秘为虚秘，气虚者益气润肠；血虚者，养血润燥。对这种虚性便秘，不能单纯一味通便，欲速则不达，愈通愈损伤津液，更不能使大便通调。

小便不通部位在膀胱。《素问·灵兰秘典论》说："膀胱者，州都之官，津液藏焉，气化则能出矣。"肾主二便，膀胱的气化要靠肾阳作为动力。湿热蕴积于膀胱，或肾阳不足，命门火衰，使膀胱气化发生障碍，小便就不能排出，治当通阳化气，轻则用五苓散，重则用真武汤加减。肺为水之上源，通调水道，下输膀胱。若肺热壅盛，或肺气不足，水道不利，亦可形成小便不通。三焦为水液通行的道路，若气机不通，阻碍三焦水液运行，水道不通，则可形成小便不通。前者当清肺益气，后者当补肺益气。

泄，就是大便泄泻。泄泻的主要病变在于脾胃与大小肠。胃受纳、熟腐水谷，脾主运化，大肠主传导，小肠泌别清浊，它们的功能正常，就不会发生泄泻。其致病原因有内外两方面。外因，与湿盛关系最为密切。所以《素问·阴阳应象大论》说："湿胜则濡泄。"内因为脾虚运化失职，水湿内生而致泄泻。《景岳全书·泄泻》说："泄泻之本，无不由于脾胃。盖胃为水谷之海，而脾主运化，使脾健胃和，则水谷熟腐而化气化血，以行营卫。若饮食失节，起居不时，以致脾胃受伤，则水反为湿，谷反为滞，精华之气不能输化，乃致合污下降而泻利作矣。"

脾与肝关系密切，脾弱肝乘之，可引起泄泻。古人有"泄责之于脾，痛责之于肝"的说法，即指此而言。脾阳根于肾阳，脾病日久，必累及肾，脾肾阳虚而致泄泻，又称"五更泻"。

脾虚泄泻即小肠泄，治疗首先用分利的方法。久泻多虚，日久泄泻要健脾，分利药有健脾的功效，也有的没有健脾作用。五苓散、胃苓汤为夏季泄泻的常用方剂；泄久脾虚的用参苓白术散加减。

大肠泄泻一般属火热的比较多。大肠属阳明燥土，往往有积结。临床上看到的协热下利或热结旁流就属于大肠泻，治疗用通因通用法，不能分利；日久出现黏液性的泄泻，要用固涩的方法，方用四神丸加减。

厥、固、泄病位都在下，所以说："诸厥固泄，皆属于下。"

3. 六淫

六淫中属热的四条，属火的五条。热为火之渐，火为热之甚，清热泻火常相提并论。所以，火与热没有严格界限。火热过甚称为毒，常说清热解毒，泻火解毒。火热致病特点：发病速，病变多，表现兴奋亢进，易动风闭窍，易伤津液。若细分之，火性内聚，热性散漫；火性炎上，热性外驰；火多由内伤，热多由外感；火邪宜泻，热邪宜清。这是学习火热病机前应当了解的。在这里还需要明确的一个问题，就是火热为病有的发热，有的不发热，是什么道理呢？这是由于病因不同。一般地讲，凡是由外邪引起的多发热（体温高），由内伤五志化火所致则不发热，所以临床应当注意这一点。

（1）**诸病有声，鼓之如鼓，皆属于热**

有声的病很多，疼痛有呻吟之声，呕有声，肠鸣有声，喘有声，嗳气有声。还有变异之声，如声哑，狂证的"登高而歌"。《伤寒论》有谵语和郑声，实则谵语，虚则郑声等。

此处的有声不是指以上的声，只指腹部"鼓之如鼓"的声。意思是说出现腹胀肠鸣，叩之有鼓音，多属于热。气胀即叩之如鼓，腹胀大不坚，腹皮绷急，叩之空空，得矢气则舒，胁下胀满或隐痛，是肝脾不和，气滞湿阻，升降失常，浊气充塞。临床上若症见腹大坚满，二便不利，烦热，口苦，纳减，舌苔黄腻或灰黑，脉弦数，即属热胀。治应健脾行气，清热利湿，方用中满分消丸。也有属寒性的。

（2）**诸胀腹大，皆属于热**

腹胀一症寒热虚实皆有，互相错杂者亦不少。一般腹部坚硬胀满，兼见便秘，尿涩，烦热，口苦等多属热证。属寒者亦不少。《素问·五常政大论》说："适寒凉者胀。"《灵枢·经脉》篇说："胃中寒则胀满。"腹胀与脾胃关系非常密切。脾胃乃升清降浊之枢纽，如果脾胃功能失常，不能升清降浊，"浊气在上，则生䐜胀"。所以钱乙说："腹胀，由脾胃虚气攻作也。"

引起腹胀的病因很多。腹胀作痛，排气则减，多为气滞；胃脘胀痛，嗳气，为肝胃不和；腹部胀大如鼓，多为腹水；小儿腹胀，多为消化不良，或虫积。

治疗腹胀亦当分寒热虚实。《景岳全书·杂证谟》说："治胀当辨虚实，若察其果由饮食所停者，当专去食积；因气而致者，当专理其气；因血逆不通而致者，当专清其血。其余，热者寒之，结者散之，清浊混者分利之，或升降其气，或消导其邪，是皆治实之法也。"至于虚胀，如不"培补元气，速救根本，则轻者必重，重者必危矣"。虚实夹杂者，宜攻补兼施，或遵照钱乙的治法"先补脾，后下之，下后又补脾"。仲景所说："腹满不减，减不足言，当下之，宜大承气汤。"热邪与燥屎相结，出现痞满燥实坚，口渴，谵语，便秘的阳明腑实证，属实胀。"腹胀时减，复如故，此为寒，当与温药"，是指虚证而言。

（3）诸转反戾，水液浑浊，皆属于热

转、反、戾是指三种病证。

转，就是扭转；反，是角弓反张；戾，是屈曲。转反戾，就是指抽筋，角弓反张，肢体强直而言。即《金匮要略》所说："转筋之为病，其人臂脚直，脉上下行，微弦。"是筋脉失养的病变。转反戾，火热病占大多数。刘河间说："热气燥烁于筋，故筋转而痛。"急性热性病，高热伤津，筋脉失养，常可出现抽筋，角弓反张，肢体强直的症状。但也有不属热的，如小儿慢惊风，又称慢脾风，以慢性发作，面色淡白或青，神倦嗜睡，缓缓抽搐，时作时止，腹部凹陷，呼吸微缓为主症。发病原因，或因呕吐泄泻后引起，或由急惊转变而来，属木侮土证，并无高热见证。血虚筋脉失养，亦可形成转反戾，如产后失血过多造成的即属此类。治疗转反戾病证，应着眼于津液，使筋脉得以濡养，从肝入手。因肝主筋，乙癸同源，肝肾同治，离开肝肾是不能解决问题的。当然要分寒热虚实，辨证施治。

水液浑浊，主要指小便浑浊而言。临床上尿浊属火热的较多，与脾肾二脏关系最为密切，但仅热而无湿亦不浑浊。热兼湿，湿热下注于膀胱，发生尿浊，治宜清热利湿健脾，方用萆薢分清饮。前列腺炎患者，小便浑浊，或小便前后流白物，慢性期治疗要固摄阳气，方剂可用都气丸加减使用；急性发作时，要兼以清热，方剂可用都气丸加银花、茅根。

尿浊也有不属于热者，如尿浊日久，"则有脾气下陷，土不制湿而水道不清者。有相火已杀，心肾不交，精滑不固而遗浊不止者，此皆……无热证也。有热者当辨心肾而清之；无热者当求脾肾而固之、举之"（《景岳全书·杂证谟》）。脾气下陷者，方用补中益气汤；精关不固者，治宜温肾固涩，方用右归丸。如现代乳糜尿的小便浑浊，用补中益气汤常可收到满意的效果。

此外，小儿伤食，也可出现小便浑浊，不用专门治疗。伤食消，小便浑浊可自愈。

（4）诸呕吐酸，暴注下迫，皆属于热

呕，上面已谈过，有寒热之不同。不完全属于热，喷射性呕吐属热，主要谈一谈吐酸。

吐酸，就是泛吐酸水，有寒有热。都与肝有密切关系。

刘河间认为吐酸属热，他主张："呕吐酸者，胃鬲热甚，则郁滞于气，物不化而为酸水。酸者肝木之味，或言吐酸为寒者误也。"热证吐酸，而兼见心烦，咽干，口苦，脉多弦数，为肝旺侵胃所致。治宜疏肝清胃火，用左金丸为主方，加用栀子、青竹茹清胃热；加煅瓦楞、乌贼骨以抑酸和胃。左金丸，黄连用量大于吴茱萸五倍，方中重用黄连之苦寒，以泻肝经横逆之火，并兼和胃降逆，为主药；少佐吴茱萸之辛热，以开郁散结，降逆止呕，以为佐使，并制黄连之苦寒，以防折火格拒的反应，兼起反佐作用。

吐酸，李东垣认为因于寒。他主张，呕吐酸水者，甚则酸水浸其心，其次则吐出酸水，令上下牙酸涩不能相对，以大辛热剂疗之必减。寒证吐酸是由寒气过盛，脾胃虚弱所致，治应健脾胃，方用香砂六君子汤加炮姜。肝木乘之而致的，症见吐酸而兼有胸脘闷胀，腹部隐痛，嗳气，苔白，脉多弦细。治宜疏肝和胃，可以左金丸反用，即吴茱萸大于川连的五倍。吴茱萸辛热，温胃散寒，稍加苦寒之黄连以反佐。如食滞者，可加焦楂止其腐酸；挟湿浊者，可加藿香、佩兰、白蔻以芳香化浊。

暴注下迫，暴注，指急暴之泄如水注；下迫，是里急后重，为热迫大肠的病变。"肠胃热甚，而传化失常，火性疾速，故如是也"（《景岳全书·杂证谟》）。夏秋之间，暑湿较重，湿热伤及肠胃，以致传化失常，发生泄泻。热性急迫，腹痛即泻，泻下急如水注。治宜清热利湿，兼表证者，用葛根芩连汤加味；无表证者，用三黄汤加苍术。

菌痢初起多表现暴注下迫的现象，可用洁古芍药汤治之。芍药入肝，敛肝缓急，善止腹痛；大黄、黄芩、黄连清化湿热，通积滞；木香、槟榔消导调气，合大黄善通积滞，除气滞后重，取通因通用之意。

（5）诸热瞀瘛，皆属于火

瞀，头脑昏闷不清；瘛，抽搐。一般热性病出现神志昏迷、抽搐等症状，多属火证。火为热之极，为阳邪，其性炎上，上扰心神，引动肝风，出现瞀瘛。急性热病高热期，以清热为主，肝肾两经受侵时，治应清心息风，用羚羊钩藤汤，重者用"三宝"。

肝昏迷可出现瞀瘛，症见神志昏迷，四肢抽搐，头摇，舌质红，少苔，脉弦细数，治宜平肝潜阳，息风开窍，方用羚羊钩藤汤加减，兼服清心丸。

瞀瘛也有属虚的，如慢性病垂危阶段，出现神志不清，抽搐，痉挛，是神气将亡的表现。往往在一种精神振奋、语言清爽、思食等短暂的兴奋现象之后出现，这一种暂时振奋现象称为"回光返照"、"残灯复明"，应该引起注意。

（6）诸禁鼓栗，如丧神守，皆属于火

禁，就是口噤；鼓栗，鼓颔，寒冷作战，属寒象。"如丧神守"，就是好像丧失神守，并非真的丧失神守。类似祖国医学所说的脏躁证，现代医学所说的"癔症"。开始往往出现口噤鼓栗的情况，继则精神恍惚，悲忧善哭，坐立不安，不能自主，心悸神疲，时欠伸，好像是失神不守，但患者的神志是清醒的，所以说"如丧神守"。这是由于忧愁思虑过度，气机不利，营血耗伤，心神失养所致。治宜养血安神，用甘麦大枣汤为主方。一般人把甘麦大枣汤看得太简单，认为大枣、小麦皆为平常食用之品，能否治病？实际上，运用得当，疗效的确很好。小麦面温皮凉，养心气；大枣入心脾二经，补益中气，配合小麦养心气；甘草甘缓和中，以缓急迫。心阴不足者，加生地、龙骨、牡蛎疗效更为明显。

（7）诸躁狂越，皆属于火

躁，烦躁不宁；狂，狂乱；越，行动失常。躁、狂、越都是神志的病变，是精神亢奋失常的表现。热盛于外，则肢体躁扰；热盛于内，则神志不宁。所以，一般出现烦躁发狂、举动失常的症状，多属于火证。

《内经》对狂证已有描述，在《灵枢·癫狂》篇说："狂始发，少卧不饥，自高贤也，自辩智也，自尊贵也，善骂詈，日夜不休。"后世对狂证的描述更为具体，如《证治准绳》说："狂者，发病之时，猖狂刚暴……骂詈不避亲疏，甚则登高而歌，弃衣而走，逾垣上屋，非力所能，或与人语所未尝见之事。"

狂的发生，多由于情志不舒，恼怒悲愤，伤及肝胆，不得宣泄，郁而化火，煎熬津液，痰火互结，扰乱心神，神志逆乱成为狂证。因此，狂证属火证、实证，治疗当以治火为先，而兼治痰治气。暴怒伤肝，气郁化火，横逆犯胃，灼津生痰，痰火扰乱心神，致精神失常而成狂证，治宜泻火涤痰，用生铁落饮加减。釜底抽薪，火去痰不结，心神自安。若肝旺影响到胃土，阳明热盛，症见腹胀满，大便不通者，用承气汤合导痰汤加减治之。狂病日久，病势稍缓，出现火盛伤阴时，见形体消瘦、颧红、唇燥口干、小便短黄、舌红少苔等，治宜滋阴降火，可用二阴煎合安神丸加减。

躁证亦有属阴虚者，此为肾阴虚衰到极点所致，治宜养阴清热，方用知柏八味丸，或黄连阿胶汤。

（8）诸病胕肿，疼酸惊骇，皆属于火

胕，同跗，指足背。一般指足背肿痛酸楚，甚则有时惊骇的，多是火邪为病。脱疽，现代所说的血栓闭塞性脉管炎，有一种是热毒型的，就是火邪为病。此型因气滞血瘀，寒邪郁久化热所致。主要表现是热毒症状，患肢剧痛，昼轻夜重，甚则呼叫不已，喜凉怕热，灼热肿胀，舌质红绛，舌苔黄腻或黄燥，脉滑数，治宜清热解毒，兼以活血祛瘀，方用四妙勇安汤加味。

下肢丹毒，也属本条所说的疾病。患部有火红色斑片，灼热疼痛。病因多为湿热，治宜清热利湿，凉血祛瘀，方用犀角地黄汤配龙胆泻肝汤加减。痛风，又称尿酸性关节炎，可出现疼酸惊骇，治应清热通络，方用清络饮。

治疗本条所属疾病的方法应与"诸痛痒疮，皆属于心"联系起来看。丹参入心经，活血凉血，故可用来治脉管炎。心主血脉，属火，所以治不离心，方能取得良效。在清热解毒的基础上加活血、凉血药物，道理就在于此。

（9）诸逆冲上，皆属于火

此条关键在"逆"，冲上是对逆的解释，多属于气的病变，与肺胃的关系最密切。肺苦气上逆，胃体阳而用阴，以下行为顺，肺胃气上逆，属火热者居多。肺气上逆为喘咳；胃气上逆为呕吐、嗳气，一般连声响亮的呃逆、喷射状呕吐等多属火热。

咳嗽属火者，如肝火犯肺。由于肝气郁结，气郁化火，木火刑金而致气逆咳嗽，咳时引胸胁作痛，咽喉干燥，面红，舌苔薄黄少津，脉弦数，治宜清肝泻火，润肺化痰，可用泻白散合黛蛤散加减。但咳嗽并非全属火。痰湿侵肺，阻碍气机，肺气不得肃降，形成咳嗽。症见咳嗽痰多，痰白而黏，胸脘痞闷等。其治疗：发病时，以祛邪为主，燥湿化痰；平时扶正为主，健脾胃。燥湿化痰用二陈汤加味；扶正以六君子汤加减。

肺虚也可引起咳嗽。肺阴不足或肺气虚均可引起咳嗽。肺气虚者，多短气兼咳，活动时加甚，治宜益气敛肺，用生脉散加味；肺阴虚，肺阴不足，肺气上逆，引起咳嗽，其特点是干咳少痰，或痰中带血，形体消瘦，神疲乏力，咽干口燥，午后潮热，两颧红赤，手足心热，失眠，盗汗，舌质红，脉细数。治宜养阴清肺，化痰止咳，用沙参麦门冬汤加减。

火热之邪犯肺，可以引起喘咳。风热犯肺或风寒郁而化热，火热内迫，致热邪蕴肺，气逆于上，症见喘急咳嗽，甚则鼻翼煽动，身热不退，汗出口渴，舌红苔黄，脉浮数。治宜宣肺泻热平喘，方用麻杏石甘汤加减。喘证病因并非火热之邪一端，风寒、痰浊皆可导致肺失宣降而喘。如风寒犯肺，肺气失宣，症见喘急胸闷，伴有咳嗽，痰稀薄、色白，往往兼有表证，如恶寒、头痛、身痛无汗等，舌苔薄白，脉浮紧。治宜散寒宣肺平喘，方用杏苏散加减。痰浊壅肺，气机被阻，肺气失降而致气喘咳嗽，痰多黏腻，咳痰不爽，甚则喉中有痰鸣声，舌苔白腻，脉滑。治宜祛痰降气平喘，方用三子养亲汤合二陈汤加减。

胃气上逆之呕吐，病因很多，并非火邪一种。火在中焦引起的呕吐，可见有身热，口渴烦躁，脉洪数。呕吐声物俱出，声高而频，治应降其火，呕必自止。可酌情选用竹叶石膏汤或白虎汤等。急性热性传染病，当颅内压增高时，可出现这种呕吐。呃逆，有因胃火上逆引起者，特点是：呃声洪亮，连续有力，冲逆而出，口臭烦渴，面赤便秘，舌苔黄，脉滑数。治宜清胃泻火，平呃降逆，方用竹叶石膏汤合小承气汤加减。

呃逆的病因，并非火邪一端。胃中寒冷可以引起呃逆，特点是：呃声沉缓有力，得热则减，得寒则复，口不渴，舌苔白润，脉迟缓。治宜温中祛寒，降逆平呃，方用丁香散加味。胃阴不足引起的呃逆，呃声急促而不连续，口舌干燥，烦渴，舌红少津，脉细数。治宜滋养胃阴，降逆平呃，方用益胃汤加减。

年高体弱，或久病之后，气不相续并见面色苍白，手足不温，纳少困倦，腰膝酸软无力，舌质淡，脉沉细，治宜温补脾肾，降逆平呃，方用附子理中汤加减。若垂危患者出现呃逆，是胃气将亡的表现，不可不知。肝气主升发，但郁怒伤肝，升发太过，也可见气火上逆，出现头痛眩晕、昏倒、吐血等症。其头痛以胀为特点。

以上谈了属于火热的病机，中医说的火热与现代医学的发热，有什么关系呢？现代医学说的发热，有一定的客观标准，根据体温的高低有高热和低热之分。中医学所说的火热，并非单纯根据体温的数字而定，而是根据疾病出现的证候确定的。有时体温高，可以认为属热属火，即使体温不高，也可有属热属火的病变。虚火体温不一定高，实火也不一定高，如风火牙痛、风火头痛，体温都不高。此外，火邪未伤阴之前不发热，伤阴后则可发热；火邪郁结前不发热，郁结以后可以发热。发热则体温高，治火热固可用苦寒直折，但苦寒去火亦可伤阴，在本已伤阴的情况下，会越折越高。故应根据火热之邪所在的部位和脏腑的不同，因势利导，发泄之，即"火郁发之"。

（10）诸暴强直，皆属于风

暴，突然、猝急；强直，筋脉强劲不柔和，即痉挛。意思是突然出现筋脉强直痉挛的症状，多属风证。这条应与"诸风掉眩，皆属于肝"结合起来学习。这里所说的风实际是指肝风，属内风。肝主筋，肝风内动，故可出现强直痉挛的症状。治疗应从肝肾着手，滋补肝肾之阴，佐以平肝息风。"设误认为外感之邪，而用疏风御风等剂，则益燥其燥，非唯不能祛风，而适所以致风矣"（《类经》）。

风痰为患，蒙蔽清窍，横窜经络，可引起痫证。其病因是惊恐伤及肝肾，肝肾阴亏，浮阳上越生热，引动肝风，又热邪炼液为痰，风痰合邪；或脾胃虚弱，运化失职，痰浊内聚，再加上诱因，如情志郁结等，引动积痰，每易导致气逆或肝风挟痰上扰，而见突然昏倒，四肢抽搐等，发为痫证。治痫证不能离开痰。急则治标，发作时着重涤痰息风；间歇期根据情况可健脾化痰，疏肝解郁等。另外还应注意调养，以避诱因。

中风，又称卒中，症见昏倒，不省人事，身体强直，有时肢体抽动，瞳孔散大。之后出现半身不遂，口眼歪斜，舌謇语涩等症状。中风在唐代以前认为是外风所致，有中经、中络、中脏、中腑之分。《金匮要略》说："邪在于络，肌肤不仁；邪在于经，即重不胜；邪入于腑，即不识人；邪入于脏，舌即难言，口吐涎。"治疗多为小续命汤加减使用。自刘河间开始，已有不同于前人的认识。刘河间认为本病非外中于风，"俗云风者，言末而忘其本也"，"暴病暴死，火性疾速故也"。李东垣则认为由"气虚"所致，他说："中风者，非外来风邪，乃本气自病也。凡人年逾四十气衰之际，或因忧喜忿怒伤其气者，多有此疾。"张景岳更是反对中风病机为外风的观点，他说："非风一证，即时人所谓中风证也，此证多见猝倒，猝倒多由昏愦，本皆内伤积损颓败而然，原非外感风寒所致。而古今相传，咸以中风名之，其误甚矣。"张山雷则认为由气血上冲所致。明·王安道将中风分为真中风和类中风，实际上是一种病，他之所以分真中、类中，是受尊古思想的影响，因而后世对本病的认识就有些分不清了。

（11）诸病水液，澄澈清冷，皆属于寒

这是从体内水液的排泄物或分泌物，如呕吐物、泻下物、疮疡分泌物来判断疾病的性质。意思是说，一般体内排出的水液，如果稀薄透明而又有凉感的，多属寒证。这一条要与"诸寒收引，皆属于肾"联系起来认识。

寒为阴邪，易伤阳气。寒邪中里，直伤脾胃或脾肾之阳；或阳气虚弱，寒从内生，都会影响水液的代谢。由于水液代谢与肺脾（胃）肾等脏腑关系最为密切，肺脾（胃）肾阳气被伤而衰，或阳气素虚，水液代谢就不能正常进行，出现水液澄澈清冷的症状。在上表现为呕吐清水，痰涎稀薄；在下则下利清谷，小便清长，女子则带下清稀；在疮疡则脓液清稀。治疗应结合脉证，选择祛寒，温补脾胃之阳，或脾肾之阳等。

肾阳，又称"元阳"、"真阳"，是人体热能的源泉，对各脏腑起着温煦生化的作用。尤其是脾阳与肾阳关系最为密切，脾阳根于肾阳，久病及肾。治疗脾阳虚的久病，一定要考虑温补肾阳；肾阳虚也会影响到脾阳，治疗时亦要注意。许叔微说："补脾不如补肾"，孙思邈说："补肾不如补脾"，这是根据具体病情所定的治疗原则。例如，五更泻，又称肾泻，为肾阳虚弱所致，如单治肾阳，用右归丸，效果往往不满意，这是由于本病病根在肾，而部位在脾，水谷运化与脾的关系密切，加入健脾的药物，温肾健脾则疗效显著。

（12）诸痉项强，皆属于湿

这一条要与"诸暴强直，皆属于风"联系起来学习。痉，是以项背强急，四肢抽搐，甚至角弓反张为主证的疾病。《内经》中认为其病因属风和湿。如《素问·生气通天论》说："因于湿，首如裹，大筋软短，小筋弛长，软短为拘，弛长为痿。"《金匮要略》认为不但风寒湿之邪可以致痉，而津液耗伤，筋脉失于濡养，更是发病之关键。《金匮要略·痉湿暍病脉证治》说："太阳病，发热无汗，反恶寒者，名曰刚痉"，"发热汗出，而不恶寒者，名曰柔痉"，"太阳病，发汗太多，因致痉"。痉证的发生，最根本的原因是由于阴血亏耗，其病变部位在筋脉，病理是筋脉失养。

湿为阴邪，最易伤阳，筋脉得不到温养，形成痉证；湿邪郁久化热，或与热相结，壅滞经络，气血运行不利，筋脉受病，形成痉证。正如《温热经纬·湿热》所说："湿热证，三四日，即口噤，四肢牵引拘急，甚则角弓反张，此湿热侵入经络脉隧中。"流行性乙型脑炎有属于湿热型的，可出现"痉项强"的症状，治应本着叶天士"渗湿于热下"的原则，分化瓦解，湿去热自孤，用白虎加苍术汤进行治疗，效果很好。

痉项强的原因并非都是湿。邪热入里，消灼阴液，筋脉失养，可发生痉证，常见于热性病伤阴期；热性病，热邪内传营血，热盛动风，也可引起痉证。前者治当泻热滋阴润燥，方用大定风珠加减；后者治宜清热解毒，凉肝息风，方用羚羊钩藤汤加味。误汗误下，耗气伤津；或失血，气血耗伤，筋脉失于温养形成痉证，治宜气血双补，方用八珍汤加减。

破伤风是由于创伤之后，创口未洁，感受风毒之邪，侵于肌腠经脉，营卫不通，筋脉拘挛而发痉。有肌肉痉挛，四肢抽搐，项背强急，甚则角弓反张的症状。治宜祛风止痉。除风毒之外，也兼有湿邪，方药中应加祛湿的药物。

（13）诸涩枯涸，干劲皴揭，皆属于燥

病机十九条中，没有燥。刘完素以五运六气为指导，研究《内经》病机，增加了"诸涩枯涸，干劲皴揭，皆属于燥"一条。刘氏认为，燥的形成是由寒凉收敛，气血不通利所致；或由于"中寒吐泻，亡液而成燥"；更为多见的是，"风能胜湿，热能耗液"的结果。此外，刘氏还认为"金燥虽属秋阴，而其性异于寒湿，而反同于风热火也"。燥与风热关系密切。治疗上刘氏提出："宜开通道路，养阴退阳，凉药调之。慎毋服乌、附之药。"

清·喻昌提出秋燥论，概括凉燥和温燥。喻昌认为《内经》中"秋伤于湿，上逆而咳"，"秋伤于湿，冬生咳嗽"是"秋伤于燥"的错简。春主风，夏主火，冬主寒，长夏主湿，秋主燥。春、夏、冬三时，都是伤于主时之气，所以秋也应该伤其主时之气，即燥，发生咳嗽。他认为燥与肺关系最为密切。燥气过胜，则耗伤肺津，肺的宣降功能不能正常进行，就会发生咳嗽等病变。燥胜则干，从而发生皮肤皴揭，津液耗竭的病变。他还主张用甘寒滋润的药物以清燥救肺，特创制了清燥救肺汤。

从以上论述可以看出，燥邪与肺脏关系密切。燥自上伤，均是肺先受病。燥有内外之分，外燥证中又有温凉之别。

外燥是感受外界燥邪而发病，初秋尚热故易感温燥，表现为热证而兼伤阴的症状，如发热、微恶风寒、头痛、少汗、干咳或痰黏量少，咳而不爽，皮肤及鼻咽干燥，口渴心烦，舌边尖红等症状，治宜清热润燥，方用桑杏汤加减。深秋气候凉爽，易成凉燥，出现寒证兼伤阴液的证候，如发热、恶寒、头痛无汗、口干咽燥、皮肤干燥、咳嗽少痰或无痰，舌苔薄白而干，治宜辛开温润，方用杏苏散加减。

内燥是体内阴液耗伤过甚所致。外感病高热或汗出过多，伤津化燥可引起内燥证。如竹叶石膏汤，本方是为邪热未清而气阴已伤者所设。方中竹叶、石膏清余热，人参、麦冬益气生津，半夏降逆止呕，甘草、粳米和胃安中，合用清热生津，益气和胃。余热清而阴已亏者，用麦门冬汤；影响到心阴的用生脉散。

久病，精血内夺，或营养障碍，或瘀血内阻，或误用汗、吐、下损伤津液，也可引起内燥。如干血痨，就是由于瘀血内阻引起的。新血不生，不能润养肌肤，故肌肤甲错干燥，俗称鱼鳞皮，治宜祛瘀生新，方用大黄䗪虫丸。又如小儿疳证，由于营养障碍，气血津液亏虚，脏腑失养而致病，症见消瘦，毛发皮肤干枯，精神委靡等症状。

四、简论《金匮要略》

(一) 金匮的由来及命名

《金匮要略》一书为后汉·张仲景所著,原系《伤寒杂病论》的一部分。张仲景,《后汉书》无传,但在皇甫谧《甲乙经》序文中提到:"汉有华佗、张仲景。"据唐·甘伯宗的《名医录》记载,张仲景,名机,南郡涅阳人 (今河南南阳县),举孝廉官至长沙太守。他在青年时学医于同郡张伯祖,尽得其传,当时的人都说张仲景在医学上的造诣,超过他的老师,"识用精微过其师"(《太平御览》)。仲景为人笃实,好学深思,对于一切外感病及内伤杂病,都有深刻的研究和丰富的临床经验,是一位杰出的医学家。

仲景所著《伤寒杂病论》共十六卷,其中《伤寒论》十卷,杂病为六卷。在晋以前,经过战乱曾散失过。《梁七录》及《唐书·艺文志》载有《伤寒论》十卷,而无杂病。晋·王叔和曾整理伤寒部分 (当时是否有杂病部分亦未可考)。唐·孙思邈著《备急千金要方》时,采用伤寒论之文,但未述及仲景之名;直至著《千金翼方》时,始收集了仲景伤寒之文,分别列入第九卷、第十卷之中。孙思邈非常推崇仲景的学术成就,所以,他在《千金翼方》第九卷开始即评论说:"尝见太医疗伤寒,唯大青、知母等诸冷物投之,极与仲景本意相反,汤药虽行,百无一效。"至隋·巢元方等所著《诸病源候论》,在其伤寒门中只有伤寒本义,而亦未提仲景之名,然在其妇人门中称赞张仲景的医学原理"义最玄深,非愚浅能解"。唐·王焘之《外台秘要》则直述仲景《伤寒论》。总之,仲景之书,自晋至隋唐,时显时晦,无怪乎孙思邈说:"江南诸师,秘仲景书而不传。"

宋仁宗时,翰林学士王洙,在其馆阁蠹简中,偶然发现了仲景的《金匮玉函要略方论》三卷,上卷论伤寒;中卷疗杂病;下卷载其方,并疗妇人。后至宋英宗治平三年 (公元1066年),孙奇、林亿、高保衡等校正医书时,将其中伤寒部分删去,保留其杂病部分,这一部分林亿认为"仲景有金匮录故以金匮名之"。因而将其命名为《金匮要略方论》。王洙所得之《金匮玉函要略方论》中的伤寒部分名之为《金匮玉函经》,"取宝而藏之之义"。由此可知,仲景之书在当时为医学界所重视的程度了。也正与《素问·天元纪大论》所说:"著之玉版,藏之金匮"的意义是相同的。

由以上引述可以明确,《伤寒杂病论》和《金匮玉函要略方论》原为一书,"金匮"、"玉函"乃取其珍贵而名之。同时,也可推知《金匮要略》和《伤寒论》正式分为二书,可能是从宋朝开始的。《金匮要略》后世简称为《金匮》。

(二) 金匮的编写体例及内容

《金匮》和《伤寒》是祖国医学古典医籍之一,都是辨证论治的典范。《伤寒》以阴阳为纲,以六经分证,来分析伤寒病的表里寒热虚实,在治疗上根据其不同的证情分别运用汗、吐、下、和、温、清、补、消八法。由于伤寒病是寒邪为病,寒邪伤阳,故在治疗上始终以顾护阳气为要。《金匮》则以独立篇章,阐述每种杂病的脉因证治。《伤寒》和《金匮》为什么在编写体例上不同呢?这是由于伤寒是外因致病,而《金匮》杂病则多由于内因发病。《金匮》以篇章为题材,表面看来每篇各自独立、互不联系,但实际上,第一篇是总纲，其余篇与篇之间都有承前启后的关联。如《金匮》第一篇"脏腑经络先后病脉证"的原则理论，渗透到各篇之中。"痉湿暍病脉证并治"，列为第二篇，具有重要意义。因为这一篇是伤寒与杂病的分章，也是内因发病与外因发病的区别。仲景在第一篇提出"千般疢难，不越三条"的原则理论，贯穿在第二篇中说明了痉湿暍的发病为"外皮肤所中"，"经络受邪"为内因病的传变途径，同时也提示了第三篇"百合狐蜮阴阳毒病证治"为"血脉受邪"的浅深程度。因此，全书各篇都是在第一篇的启示下，贯穿了脏腑经络营卫气血的不同病因所引起的各种脉证。这样就为我们学习和研究本书提供了很大的便利。

关于《金匮》对疾病的分篇，大体上是以病机相同，证候相似，或病位相近，列为一篇。例如，第二篇"痉湿暍病脉证治"，痉、湿、暍三种病证，都是由于外邪所致，同时病初起都有发热恶寒表证，因此，痉湿暍合为一篇。第三篇百合、狐蜮、阴阳毒这三种病证，其病机或由热病转归，或因感受外邪，由于性质相近，故合为一篇。第四篇专论疟病。第五篇"中风历节病脉证并治"，由于中风有半身不遂；历节病有疼痛遍历关节等症状，二者的病情发展都有"善行数变"的特点，故用"风"字来形容，而且由于它们的病机相似，故合为一篇。第六篇"血痹虚劳病脉证并治"，血痹与虚劳的形成主要是由于内虚。血痹多由于外邪所感以致阳气痹阻、血行不畅所形成；虚劳则由于内脏血气亏损，因而，二者的病机都是血气失常，故合为一篇讨论。第七篇"肺痿肺痈咳嗽上气病脉证治"，本篇肺痿、肺痈都有咳嗽上气，病位又都在肺。咳逆上气这一症状为什么不与第十二篇痰饮咳嗽合为一篇？咳逆上气在肺痿肺痈篇中主要作为与此两种病证的鉴别，同时加深了对痰饮咳嗽的辨证联系。第八篇专论奔豚气病。第九篇"胸痹心痛短气病脉证治"，本篇由于胸痹、心痛皆有短气，同时二者互为影响。另外，心痛在本篇中还包括胃痛。胸痹与胃痛二者都与阳气不振有关。其发病原因，胸痹多由于胸阳不振，而胃痛则多由于胃阳衰或水饮痰涎停滞于胸中或胃中所致。由此可知，二者病机和病位都相近，故合为一篇。第十一篇"五脏风寒积聚病脉证并治"，本篇脱简较大，就其内容来看，所谓五脏风寒系指五脏受邪致使体内气血留滞，进而形成积聚，指出了外因与内因发病的关系。第十三篇"消渴小便不利淋病脉证并治"，本篇的病证都可涉及到口渴和小便的变化，而且主要病变在肾与膀胱，故合为一篇。第十四篇专论水气病。第十五篇专论黄瘅病。第十六篇"惊悸吐衄下血胸满瘀血病脉证并治"，本篇所列之病证比较复杂，但从发病机制来看都与心肝两脏有关，由于心主血，肝藏血，两脏功能失常，就会引起惊悸、吐衄、下血或瘀血，故合为一篇讨论。第十六篇"呕吐哕下利病脉证治"，本篇的病证都是肠胃病变的表现，故合为一篇。本篇的病证虽都属肠胃病变表现，但由于病因不同，疾病类型各异，都可发生本篇所论述的病证，这样对辨证有很大的帮助。此外，本篇的条文与《伤寒论》及《金匮》"痰饮咳嗽病脉证并治第十二"多重见，这种重复并不是无原则的，而是为了辨证的需要，其目的在于将不同病因和各种不同类型的呕吐下利合为一篇论述，以尽肠胃病的病机变化。第十八篇"疮痈肠痈浸淫病脉证并治"，本篇病证属外科范围，故合为一篇。第十九篇"趺蹶手指臂肿转筋狐疝蛔虫病脉证并治"，本篇所论述的五种病证，除蛔虫病外，均属筋脉为病，故合为一篇。此外，还有妇人病三篇：即第二十篇"妇人妊娠病脉证治"，本篇论述了妇女妊娠中的常见病，特别是重点论述了腹痛和下血，并提出了安胎养胎之法；第二十一篇"妇人产后病脉证治"，本篇论述妇女产后的常见病，特别提出了产后最易发生的三种病证——痉病、郁冒、大便难；第二十二篇"妇人杂病脉证并治"，本篇虽然称曰杂病，但实际上论述月经病较多，特别提出了虚、冷、结气为妇女杂病的三种原因。

《金匮》的内容已如上述，全书共二十五篇，包括四十多种病证，共载药方二百零五首，其中，只有方而无药的五首，如"水气篇"中的杏子汤，"趺蹶篇"中的藜芦甘草汤，"浸淫疮篇"中的黄连粉，"妇人妊娠篇"中的附子汤，"妇人杂病篇"中的胶姜汤即是。后人认为附子汤即《伤寒论》中之附子汤，而胶姜汤即胶艾汤之误。照这样说则实缺三首。其中第一篇"脏腑经络先后病脉证"相当于全书的总论。从本篇的标题来看，以脏腑经络作为辨证基础，重点介绍了病因、病机、诊断、治疗等方面的原则理论。特别在预防疾病上提出了早期治疗，并强调内在因素是发病的主要依据。它说："不遗形体有衰，病则无由入其腠理。"从第二篇到第十七篇属内科疾患，第十八篇属外科范畴，第十九篇把不便于归纳的五种病证合为一篇，第二十至第二十二篇专论妇女疾病。最后第二十三篇至第二十五篇为杂疗方和食物禁忌，是属于验方性质，故一般的讲义多不采录。在方药剂型方面，有汤剂、丸剂、散剂、酒剂、坐剂、洗剂、熏剂及外敷药等。此外对煎药和服药的方法及药后反应等都有较详细的记载。

通过以上的介绍，可以理解《金匮》的编写体例，是为辨证的需要，虽篇章独立，但在辨证上贯穿着同中求异，异中求同的意义，若能细心领会，实能掌握其中的规律。

(三)《金匮》的主导思想及学术论点

仲景撰写本书的主导思想和学术论点是导源于《内经》、《难经》，在他的序文中已明确提出："撰用素问、九卷、八十一难、阴阳大论……为伤寒杂病论合十六卷，虽未能尽愈诸病，庶可以见病知源。"仲景以《内经》、《难经》的理论为指导，并发展了《内经》、《难经》的理论，结合自己的临床经验，总结为一部《伤寒杂病论》，为祖国医学的辨证论治奠定了基础。下面简要谈谈仲景编写本书的主导思想。

1. 主导思想

（1）整体观念

整体观念是祖国医学的特点之一，起源于《内经》、《难经》。它包括两个方面：一是人与自然界的整体性；二是人体自身的整体性。这种整体性贯穿在祖国医学的各个方面。仲景继承和发展了这一观念，因而他对疾病发生和发展变化的认识都是以整体观念为依据的。他说："夫人秉五常，因风气而生长。风气虽能生万物，亦能害万物，如水能浮舟，亦能覆舟。"这一句话充分说明了人与自然界的关系，这种关系对人的生理与病因都作了原则说明。仲景根据这一原则，认为疾病的发生与自然界有密切关系。因而在诊断和处理疾病方面都是以整体观念为指导。如"呕吐哕下利病脉证治第十七"篇说："夫六腑气绝于外者，手足寒，上气，脚缩；五脏气绝于内者，利不禁，下甚者，手足不仁。"又如"惊悸吐衄下血胸满瘀血病脉证治第十六"篇说："从春至夏衄者，太阳；从秋至冬衄者，阳明。"这就具体说明了人与自然界的关系和人体本身的内外整体统一性。仲景注意到自然界的变化对疾病的发生和发展有一定的关系，而人类能够在多变的自然界中生存，主要是人体正气的强弱。《内经》特别强调正气的强弱是发病的主要依据，仲景也发挥了这一理论。他说："不遗形体有衰，病则无由入其腠理。"这一思想与《素问·刺法论》"正气存内，邪不可干"及《灵枢·口问》篇"邪之所在，皆为不足"的思想是一致的。

（2）预防思想

预防医学是医学科学的最高原则。它包括两个方面：一是未病之前预防疾病发生；二是已病之后防止疾病的传变。这种预防思想在《内经》、《难经》中早有论述，如《素问·四气调神大论》说："不治已病，治未病。"又《素问·阴阳应象大论》说："善治者，治皮毛，其次治肌肤……"前者属未病之前的预防；后者属已病之后早期治疗以防疾病的传变恶化。预防疾病的发生固然重要，已病之后预防疾病的传变更为重要。人体脏与脏之间是互相资生，相互制约的，因此，脏腑的疾病传变方式也是依照一定关系而形成的。故《素问·玉机真藏论》说："五脏相通，移皆有次。"仲景根据《内经》的这种精神，首先提出防重于治的重要性，因而他在第一篇就指出："上工治未病，何也？"并指出："见肝之病，知肝传脾，当先实脾。"仲景这一主导思想在本书中体现在两个方面：一是根据人体内外的整体统一性，对已病之后，提出治疗未病脏腑，以预防疾病的发展；二是根据治病必求本的精神，重视人体的正气。正气的源泉依赖脾肾，脾肾为先后天之根本。因此，内伤杂病至后期，往往会出现脾肾衰竭的症状，这样就会促使病情恶化。所以治疗内伤杂病要在适当的时机补脾或补肾，这是治疗内伤杂病的关键。仲景之小建中汤和肾气丸就是这方面的代表方剂。与此同时，仲景亦非常重视祛邪的一面，由于疾病的形成是正邪两方面的斗争，祛邪与扶正是治疗疾病的基本原则。在一定意义上讲，祛邪也是为了顾护正气，仲景正是在这种思想的指导下运用祛邪法的。如他在运用峻剂逐邪时极为慎重，大乌头煎即是一例，他在方后注明"不知，稍增"或"不可，一日再服"等字样，避免祛邪伤正。大黄䗪虫丸是著名的活血化瘀方剂，是祛邪之方剂，仲景称它是"缓中补虚"，这就说明了祛邪的目的是为了恢复正气。仲景的这种治疗原则值得我们继承发扬。

2. 学术论点

仲景的学术论点也是渊源于《内经》、《难经》。本书在强调辨证的基础上，以脏腑经络为中心作为辨证论治的根据。他认为疾病的产生都是邪正斗争所引起的脏腑经络的病理反应，因而他在第一篇中对这个问题作了原则性的论述。如"阳病十八"系指外表经络的病症；而"阴病十八"则是指内部脏腑的病症。这一论点贯穿在全书之中，如"中风历节病脉证并治第五"篇中就指出了内脏之虚是中风病的主要因素。据其病情表现而有在"经"、在"络"、在"脏"、在"腑"的不同，对后世中风的辨证指出了方向。唐·孙思邈就是在仲景这一理论的指导下将中风分为四个类型，即中风大法有四：一曰偏枯，半身不遂，肌肉偏不用而疼痛，言不变志不乱，病在分腠之间，血气偏虚，邪气留着于所虚之半边也。二曰风痱，身无痛，四肢不收，急则一身皆仰，志乱不甚，言微知，则可治，言变甚志乱者难治。三曰风懿，奄忽不知人，舌强不能言，咽中窒塞，噫噫有声，有汗身软者可治，无汗身直者不易治，七日死。四曰风痹，风寒湿三气杂至合而为痹，风胜则走注疼痛，寒胜则骨节掣痛，湿胜则麻木不仁。孙思邈这一分型，除风痹不属于中风外，其他都是在仲景这一辨证基础上总结的。中风一证自金元以后则有真中、类中之分，推其源也是由仲景对本病"营卫不足是病本，外风侵袭是病标"的论述发展而来的。因而刘河间和朱丹溪等认为本病"气虚为本，痰火为标"，清·叶天士则认为"阴虚为本，阳亢为标"。

此外，《金匮》"水气"篇中论述了由于水液积潴而发生浮肿或腹水等症状的十三种同类异型疾患。人体水液代谢，有赖于肺、脾、肾、三焦、膀胱等脏器的正常活动，相互协调，气化得以运行，从而保持水液调节协调平衡。可见，无论是水液积潴在肌表，或停留在腹内，都是由于五脏失职，气化失常所致。水停部位不同，在治疗上也不一样，因而仲景在这方面提出："诸有水者，腰以下肿，当利小便；腰以上肿，当发汗乃愈。"发汗、利尿、逐水是治疗水肿病的三大原则。这三大原则起源于《内经》，发展于张仲景，后世治疗水肿病都是根据这三大原则进行的。仲景学术论点具体表现在以下两方面：

（1）脉证结合进行辨证

仲景的辨证论治是有规律可循的。《伤寒杂病论》每篇中的病证，有详有略，有繁有简，有的条文有证有脉的描述，有的有脉无证，有的有证无脉，表面看这给学习本书增加了困难。但仔细推敲，仲景这样做并非是顾此失彼，乃是为了相互印证，为了进一步准确辨证。本书的脉诊方法分寸口、趺阳、少阴三个部位。仲景这种诊法是从《内经》的"三部九候"诊法演化而来的。仲景非常重视脉诊在临床上的重要性，他在《伤寒杂病论》序文中就批判那种不重视脉诊的作风，他说："省疾问病，务在口给，相对斯须，便处汤药，按寸不及尺，握手不及足，人迎趺阳，三部不参，动数发息，不满五十，短期未知，决诊九候……所谓窥管而已。夫欲视死别生，实为难矣。"脉象的变化同样是内脏病理变化的反映。因此，临床上一种脉象可以主多病，而一病又可见到多种脉。例如，弦脉，本属肝脉，若肝邪乘脾则可见于腹胀腹痛，也可见于寒疝或痰饮，又可见于疟疾、胸痹、虚劳。因此，临床上见到弦脉不一定是肝病，但任何病见弦脉都与肝有关。数脉主热，仲景在本书中"呕吐哕下利病脉证治第十七"指出："呕吐反胃脉数为阳微。"为什么"阳微"而出现数脉呢？这里仲景有明确回答，即"问曰：病人脉数，数为热，当消谷引饮，而反吐者，何也？师曰：以发其汗，令阳微，膈气虚，脉乃数，数为客热，不能消谷，胃中虚冷故也。"就是说，数脉本主热，若胃中有热邪而见数脉，应当食欲增进，现在不能食而反呕吐，是因为发汗伤及胃阳所致。因此，这时的数脉，不是胃有邪热，而是胃中虚寒所反映的虚热，虚热亦可见数脉，但必数而无力。浮脉主表，但在"血痹虚劳病脉证治第六"篇中指出："脉浮者，里虚也。"这里的里虚而见浮脉，是由于阴虚阳浮，脉虽浮而按之虚软无力。这种虚软无力的浮脉，必须与症状结合，才能定为虚证。如大失血后或与气喘、心悸并见者而见浮脉，才是真虚。由此可知，脉与证的表现，由于个体差异，病因、病位的不同及邪正消长的程度，从而出现各种不同的脉证。若单凭一脉一证来辨证，是不能达到目的的。必须从脉证中找到出现该脉证，或不出现该脉证的原因，即"有者求之"、"无者求之"，才能准确辨证。

此外，仲景《金匮》中亦不乏脉证结合以脉定病之例。如肺痿和肺痈两种病，"寸口脉数，其人咳，口中反有浊唾涎沫……为肺痿之病。若口中辟辟燥，咳即胸中隐隐痛，脉反滑数，此为肺痈，咳唾脓血"，又"脉数虚者，为肺痿；数实者，为肺痈"。脉证结合进行辨证是为了论治，但在论治时更应注意脉证的特征。如"黄疸病脉证并治第十五"篇中之酒疸的治疗就是以脉的变化为论治依据，如"酒黄疸者……腹满欲吐，鼻燥，其脉浮者先吐之，沉弦者先下之。"脉浮是邪近乎上，故可用吐法；脉沉弦为邪偏于下，则可用下法。这是顺应病势的一种疗法，即所谓"因势利导"。

再者，对诊断疾病的预后，仲景也非常重视脉证。如"水气"篇中水病脉出，为真气外脱，故主死。水病患者一般脉是沉的，若水肿未消，突然出现浮而无根的脉象，与证不符，一般预后多不良。再如"痰饮"篇中之久咳数哕，脉反实大，是邪盛正虚，故亦主死。久咳数哕，必然正气已虚，脉弱则与症相符合，若反见实大之脉，为邪盛正衰，预后不良。本书中此类的病症诸多，在此不一一例举。

（2）针对病情运用方剂

仲景运用方剂，是针对病情灵活选择。根据病情的需要，往往是一方用于多种疾病，或一病而应用数方，如葶苈大枣泻肺汤既用于支饮，又用于肺痈，亦可用于肺胀。再如枳实薤白桂枝汤和人参汤都可用于胸痹，而溢饮则用大、小青龙汤同治。关于"异病同治"和"同病异治"的精神从这里也可得到启示。此外，仲景运用方剂针对病情一丝不苟，如同为支饮病，若患者眩冒则用泽泻汤；若胸满则用厚朴大黄汤；若胸闷喘咳则用葶苈大枣泻肺汤；若呕而不渴则用小半夏汤主之。根据病证的变化而运用不同的方剂，这就提示了辨证的重要性。再如，痉证，痉是以项背强急，口噤不开，甚至角弓反张为主症。外感内伤都可致痉，外感致痉在辨证上若发热无汗，反恶寒为刚痉；若发热汗出而不恶寒则为柔痉。同是外感痉证，刚痉则用葛根汤；柔痉则用瓜蒌桂枝汤。葛根汤是桂枝汤加葛根、麻黄，以治发热无汗恶寒之刚痉，主要目的是开泄腠理，发汗祛邪，加葛根舒缓筋脉，滋养津液；而瓜蒌桂枝汤则是桂枝汤加瓜蒌根，桂枝汤能解肌祛邪，舒缓筋脉，瓜蒌根则生养津液。仲景治虚劳病，证偏于脾胃者，则用小建中汤；若虚劳里急诸不足，则用黄芪建中汤。小建中汤所治之虚劳也是里急，腹中痛，更有心悸、失精、四肢酸痛等症。这是由于虚劳阴阳两虚，故用小建中汤甘与辛合而生阳，酸得甘助而生阴，正如尤在泾所说："欲求阴阳之和者，必于中气；求中气之立者，必以建中也。"在阴阳两虚的情况下，仲景以甘温之小建中汤治疗其意很深。这种情况补阳则碍阴，补阴则损阳，唯有用甘温之剂以恢复脾胃之功能，脾胃健旺，气血自生，营卫和调，从而偏寒偏热之症状自然就会消失。仲景这一论点是从《灵枢·终始》"阴阳俱不足，补阳则阴竭，泻阴则阳脱，如是者可将以甘药，不可饮以至剂"的原则中引出的。黄芪建中汤所治之腹中拘急，是里气虚寒所致，里急者缓之以甘，不足者补之以温，故用小建中汤加黄芪最为合拍。据皇甫谧《甲乙经》序文记载："仲景论广伊尹《汤液经》。"就是说，仲景所用的这些方剂多是渊源于伊尹的《汤液经》。所以，有人认为，凡是以药名名方的，则是仲景独创之方。如干姜人参半夏丸、麻杏苡甘汤、苓甘术姜汤等。

此外，仲景还针对某种病证独创了一些方剂，这些方剂是为专病而设的，它的主攻目标比较集中。如奔豚汤治奔豚病，这种奔豚病主要是由于惊恐刺激，以致肝郁气冲，故可用本方疏肝解郁，降其冲逆。若因其他因素所导致的奔豚冲逆，则不能用奔豚汤。若因外邪引起冲气，则当服桂枝加桂汤助阳降逆；如因误汗阳气受伤，水饮有上冲之势的，则用苓桂草枣汤通阳利水，以防冲逆。四逆汤之治阳气衰微，四肢厥逆；百合地黄汤之治百合病都是这个意思。仲景不但方剂的运用有严格的要求和一定的规律，就是在药物的配伍上也是非常科学的。如麻黄石膏同用以治风水、水肿或哮喘，两药的配伍根据不同的病情，或麻黄多于石膏，或石膏多于麻黄。试以大青龙汤、麻杏石甘汤为例来分析两药的配伍：大青龙汤主治溢饮发热喘咳、无汗、肢肿等症，用本方散表寒清热化饮定喘，故麻黄多于石膏之量；麻杏石甘汤主治外邪入肺化热所致之喘咳，用本方清肺热而宣外邪，故石膏多于麻黄。附子白术配伍，仲景以治风湿痛，附子与干姜同用则能回阳救逆。仲景对附子的应用也有一定的规律：若回阳救逆，附子则生用，如四逆汤；若治阴寒疼痛则多炮用；回阳救逆多与干姜配伍；若治阴寒作痛多与白术同用，如甘草附子汤。乌头与蜜同煎，白蜜既可制乌头之毒，且能延长药效。仲景对方剂中的药物配伍都含有辨证的意义，如寒热并用、散收合配等。特别值得一提的是，两味相反药的配伍。如"痰饮咳嗽"篇中治留饮之甘遂半夏汤，其中甘遂与甘草同用，取其相反相成，以激发留饮得以尽去。总之，仲景对方药的运用，给后世医家以很大的启发。

本书在谈治法时，详于此而略于彼的情况是很多的，对此，仲景是遵循一定原则的，就是病因、病机相同而症状表现不同，如水气病和痰饮病二者病机相同，而症状表现则不尽同。因此，在论述痰饮病的治法时比较详细具体，而论述水气病的治法时就只提出发汗一法，而逐水方法则略而不谈。实际上对逐水法，全在"痰饮篇"中。故清·陈修园说："全篇以此病例彼病，为启悟之捷法。"陈氏之言，可以说是抓住了本书辨证论治的要领。

（3）"同病异治"与"异病同治"

《金匮》所述"同病异治"和"异病同治"规律，对临床辨证启发很大。关于同病异治，在本书可分为四种类型：第一，同属一种疾患，但由于阶段不同所用的治疗方法也不同。如同一痉病，若邪在表而发痉则用瓜蒌桂枝汤，调营卫，滋阴液，驱邪外出；若邪热内结阳明腑证而发痉则用大承气汤，荡涤肠胃逐邪下行。第二，病机和症状都相同，但由于个体差异，即所谓"因人制宜"，在治疗上也有所不同。如胸痹证，是由于痰饮水气互结于胸中所致。由于病者体质虚实不同，故其治法各异。正如《医宗金鉴》注解所说："实者用枳实薤白桂枝汤主之，倍用枳朴者，是以破气降逆为主也；虚者用人参汤主之，是以温中补气为主也。"（原文"胸痹，心中痞气，气结在胸，胸满，胁下逆抢心，枳实薤白桂枝汤主之，人参汤亦主之"）。第三，症状虽同，但由于病因不同，治法也不一样。如"小便不利"篇中有一条："小便不利，蒲灰散主之；滑石白鱼散、茯苓戎盐汤并主之。"这里所说小便不利的病因主要有两种：一是血瘀膀胱，用蒲灰散或滑石白鱼散理血利尿；一是湿滞下焦，用茯苓戎盐汤温肾健脾渗湿。第四，疾病相同，由于所表现的症状不同，故在治疗上也不一样。如"痉湿暍"篇中同为风湿相搏为患的病，但其症状不尽相同：一则为身体烦痛不能转侧；而另一则为骨节烦痛不得屈伸，汗出，短气，恶风不欲去衣，小便不利或身微肿。前者用桂枝附子汤温经散湿，后者用甘草附子汤助阳化湿，这就说明，病症虽同，但由于病情轻重不同，所以在治疗上应当区别对待。

关于"异病同治"，《金匮》中有四种情况：一是疾病虽不同，但由于病因症状相同，而用同一治法。如"痉湿暍"篇："风湿，脉浮，身重，汗出恶风者，防己黄芪汤主之。""水气"篇："风水，脉浮，身重，汗出恶风者，防己黄芪汤主之。"以上是两种病变，一为风湿，一为水气，疾病虽不同，但由于病因、病机相同，故都可用防己黄芪汤治疗。前者为风湿在表，表虚邪实；后者为风水在表，亦为表虚邪实，故共有汗出、恶风、身重等症，所以在治疗上都当用固表利湿兼和营卫之防己黄芪汤。二是疾病不同，症状也不同，但病机相同，也可用同一治法。如"腹满寒疝"篇："痛而闭者，厚朴三物汤主之。""痰饮咳嗽"篇："支饮胸满者，厚朴大黄汤主之。"以上两条，一是便闭内实气滞证，一是痰饮内停证。两证在病机上都属于内积结实，故均可用厚朴、大黄、枳实的厚朴大黄汤（厚朴三物汤）行气荡积来治疗。三是疾病和症状不同而病因相同，亦用相同的治疗方法。如"肺痿肺痈"篇："肺痈，喘不得卧，葶苈大枣泻肺汤主之。""痰饮咳嗽"篇："支饮不得息，葶苈大枣泻肺汤主之。"此两条，一为肺痈咳嗽吐痰，一为痰饮喘息不得卧。这两条虽疾病与症状都不相同，但都是肺实壅塞为患，故都可用葶苈大枣泻肺汤，以泻肺中之实邪。四是疾病虽不同，但主症病机相同，故可同治。如"血痹虚劳"篇："虚劳腰痛，少腹拘急，小便不利者，八味肾气丸主之。""妇人杂病"篇："问曰：妇人病，饮食如故，烦热不得卧，而反倚息者，何也？师曰：此名转胞，不得溺也。以胞系戾，故致此病，但利小便则愈，以肾气丸主之。"这两条，前者为虚劳肾阳不足，下焦寒水不化；后者为妇人转胞，胎气不举，下压膀胱。但就其主症而言，都是由于肾阳衰弱而致小便不利，故可用肾气丸滋补肾阳以生气，气足胎气自升，气足则气化水行，而小便自利。

（四）《金匮》对后世医学的影响

《金匮》一书是以脏腑经络为中心，进行辨证论治的，它为祖国医学杂病的辨证论治奠定了基础，成为历代医家所必须学习和研究的经典著作之一。有人说仲景之书为"万水之源"，后世的医学论著在理论上虽然导源于《内经》、《难经》，但对疾病的认识和分类、辨证论治的法则，则本于《伤寒论》和《金匮》。对仲景的推崇更是历代医家的普遍现象。如张洁古曾说："宗内经法，学仲景心，可以为师矣。"朱丹溪也说："列引推类，可以无穷之应用。"翻阅历代医家著作，可以看到仲景对祖国医学发展的重大影响：晋·王叔和的《脉经》在仲景脉阴阳分类的基础上总结了二十四种脉象，它对学习和掌握脉学起了很大的作用；宋·陈无择病因学说——三因说，就是在仲景"千般疢难，不越三条"的启发下，总结出来的；明·张景岳从《伤寒杂病论》中得到了辨证八纲的总结，为后世八纲辨证奠定了基础。仲景对论治有一定的原则性和它严格的规律性，而在一定的原则下又有灵活性。张子和就是在仲景论治原则的启发下，扩大了汗、吐、下三法的运用。李东垣，重视脾胃，与仲景小建中汤的启发分不开。清·叶天士对温热病辨证论治的理论，也是渊源于仲景。

五、《内经》的五郁理论及其临床意义

（一）概论

在正常情况下，人体保持着阴阳的动态平衡，脏腑气机协调，五脏藏精气而不泻，六腑传化物而不藏。升清降浊，津液布达，营卫通行，气煦血濡，经脉和畅。如果因内伤七情、外感六淫，造成脏腑的气机失常，壅滞不通，或郁结不舒，就会形成郁证。张介宾说："凡气血一有不调而致病者，皆得谓之郁证"。戴思恭更明确地说："郁者，结聚而不得发越也。当升者不得升，当降者不得降，当变化者不得变化也。"可见，郁是脏腑功能失调所引起的多种疾病的病理状态。非一病之专名，亦非一证之专词。所以，朱丹溪说："气血冲和，万病不生，一有怫郁，诸病生焉。故一身诸病，多生于郁。"郑守谦则更具体地指出："郁非一病之专名，乃百病之所由起也。"可见，郁证在祖国医学中占有的重要地位。

形成郁证的病因，有内伤七情、外感六淫。首先说内伤七情，七情（喜、怒、忧、思、悲、恐、惊）是精神刺激的不同反应状态，正常情况下，并不致病。但如果太过或不及，可导致气机的失常，即可致病。《素问·举痛论》说："怒则气上，喜则气缓，悲则气消，恐则气下……惊则气乱……思则气结。"这里所说的气，就是一身之气机。"气上"、"气缓"、"气消"、"气下"等不正是戴思恭所说的"当升者不得升，当降者不得降，当变化者不得变化"吗？郁证主要是气机郁滞，进而影响到血。

气机的升降出入是人体生命活动的根本。《素问·六微旨大论》说："非出入，则无以生长壮老已；非升降，则无以生长化收藏。"气机的升降出入是否正常，关系到人体的正常活动，而每一脏腑的气机升降出入发生异常，都会影响到全身，造成疾病。《素问·六微旨大论》说："出入废，则神机化灭，升降息，则气立孤危。"又说："升降出入，无器不有。故器者，生化之宇，器散则分之，生化息矣。故无不出入，无不升降。"

六淫的病变也会影响气机的升降出入。《素问·举痛论》就明确地说："寒则气收，炅则气泄。"六淫之邪的侵袭，主要影响气机的出入。如外感风寒，首先犯卫，致卫气开合失司，出入异常，故有"风伤营，寒伤卫"之说。但营卫是密不可分的，伤卫即可伤营，伤营也能伤卫。所以，外感风寒，出现发热恶寒无汗的症状，这是卫气被伤的主要表现。卫气具有温养皮肤的作用，风寒束表，卫阳失于温养，故恶寒；但卫阳趋于肌表抗邪被郁于肌表则发热；寒性收引，玄府被阻，故无汗。暑热之邪伤人，亦可使肌腠开发，营卫失常而发病。

历代医家，从不同方面研究郁证，所以有不同的名称。《素问·六元正纪大论》从五运角度进行分类，有"五郁"之称。朱丹溪、戴思恭以气郁为纲，进而论及湿郁、热郁、痰郁、血郁、食郁等称为"六郁"。张介宾有"情志三郁"之论："一曰怒郁，二曰思郁，三曰忧郁"。其实质一样，互相联系。下面分别论述"六郁"和"五郁"。

（二）对《内经》中五郁的认识

五郁始见于《内经》。《素问·六元正纪大论》主要论及气运之失常，影响人体而发生的郁病，正如张介宾所说："经言五郁者，言五行之化也。气运有乖和，则五郁之病生矣。"《内经》中的五郁，以五行为代表，提出了木郁、火郁、土郁、金郁、水郁，为运气学说的一个方面。五运之气郁极乃发，有太过、不及之殊。太过者其发暴，不及者其发徐。从对人体的影响来说，其暴发者病甚，其徐发者病微。自然气候的变异，必然会影响到人体，所以后世医家根据脏腑与五行的配属关系，把五郁作为五脏病加以论述。故马莳说："此言五郁，人身之郁也，或有天时之郁而成之者，或以五脏之郁而自成者。木郁者，肝病也……火郁者，心病也……土郁者，脾病也……金郁者，肺病也……水郁者，肾病也……"张介宾认为五郁是五脏的气机变化。他说："其在于人，则凡气血一有不调而致病者，皆得谓之郁证，亦无非五气之化耳。"所谓五气之化，乃五志激荡变化而成。他指出，五气之郁，诸病皆有，但有因郁而病者，或因病而郁者两个方面。

人体的生理活动，是以五脏为基础进行的，因此以五脏为纲讨论郁证，自然执简驭繁，纲举目张。讨论五脏之郁证时，首先明了引起郁证的病因有内伤七情、外感六淫之不同，还必须指出，五脏又各有其生理特点和功能，五脏之郁即五脏生理功能失常出现的病理状态，各不相同。但人体是有机的整体，五脏之间具有不可分割的联系，故五脏之郁也是相互影响的。

七情致病对内脏有不同的影响。一般认为，怒伤肝、喜伤心、思伤脾、悲忧伤肺、惊恐伤肾。但心主神志，故七情的变化，首先伤心，进而影响其他脏腑出现脏腑功能失调的征象。

如前所述，情志变化还易引起气血功能紊乱，气机升降失常，一般是怒则气上、喜则气缓、悲则气消、恐则气下、惊则气乱、思则气结。

七情病虽可影响五脏，但关系最密切的是心，其次为肝、脾二脏。张介宾说："至若情志之郁，则总归乎心。"因为，心主神志，肝主疏泄，脾主运化为气机升降之枢纽，所以三脏发病最为多见。六淫为病，则多与季节、气候、居处环境有关。五脏各有所恶，发病也各不同。

木郁：即肝郁。肝为刚脏，性喜条达而恶抑郁，主疏泄、藏血，在志为怒。暴怒易伤肝，影响肝的疏泄功能。疏泄太过则为肝气逆，疏泄不及则为肝气郁，疏泄太过与不及都可影响到脾胃。若疏泄太过气逆于上则见头目眩晕，若横逆于胃，则见食不下、呕吐、吞酸等症。但无论气逆于上或横逆于胃，都有肝气逆的症状，如两胁胀痛不舒，或窜痛、性情急躁易怒。若疏泄不及，则气机郁滞不畅，而见两胁胀痛、精神抑郁、闷闷不乐、咽干口燥。若影响到胃，则纳呆、嗳气不舒。气病可及血，在妇女则出现月经不调，或经前两乳胀痛、少腹胀痛等症。至于其变化，肝气郁，久郁可化火；肝气犯脾，脾失健运，郁而生痰，可形成痰气郁结；肝气郁结，气机不利，营血渐耗，心神失养，可见郁而伤神的症状。"六郁"中的气郁、血郁、痰郁与"五郁"中的木郁关系极为密切。

火郁：即心郁。心主神志，主血脉。心郁则气血凝滞。《素问·举痛论》说："心有所存，神有所归，正气留而不行，故气结矣。"气结血必凝，心气结则气机失调，可见心悸、心烦、胸闷等症。若血凝，则出现心前区疼痛诸症。"六郁"中的热郁与上述"火郁"关系非常密切。

土郁：即脾郁。脾主运化（运化水湿和运化水谷），为气机升降之枢纽。脾郁则出现水谷、水湿运化失常，升降失职之症。如水湿停留为痰为饮，甚则水肿；饮食不消，胀满；清气在下，则生飧泄；浊气在上，则生䐜胀。脾郁枢转不利，上则影响心肺，下则波及肝肾。"六郁"中的湿郁、食郁与上述的"土郁"关系密切。

金郁：即肺郁。肺主气，主宣降，通调水道。肺气失于宣或失于降，肺气郁则为喘为咳，甚则水肿。肺气郁则宣降失常，气机必然出现异常。《素问·至真要大论》说："诸气膹郁，皆属于肺。""六郁"中的痰郁与上述的"金郁"关系密切。

水郁：即肾郁。肾主藏精，主水，肾之元阴元阳为一身之原动力。肾郁则精不化，精不化，则肾衰弱；肾气不能升腾则水不化，而为水肿；腰为肾之府，肾主骨生髓，髓通于脑，精虚则脑转耳鸣，腰腿酸软等。肾为全身活动的动力，所以肾郁与全身其他脏腑关系密切。

（三）《内经》五郁与丹溪六郁的关系

朱丹溪临床经验丰富，在杂病方面提出"一身诸病，多生于郁"的理论，阐明了郁证的病理机制。其弟子戴思恭结合临证经验，对郁证的认识更加深刻，将六郁病证概括为："气郁者，胸胁痛，脉沉涩；湿郁者，周身走痛，或关节痛，遇阴寒则发，脉沉细；痰郁者，动则喘，寸口脉沉滑；热郁者，瞀闷，小便赤，脉沉数；血郁者，四肢无力，能食，便红，脉沉；食郁者，嗳酸，腹饱不能食，人迎脉平和，气口脉紧盛者是也。"但戴氏并未把郁的病变部位与内脏联系起来。他认为六郁发病多在中焦，中焦为脾胃所属，脾胃为气机升降之枢纽。若因六淫、七情或饥饱劳逸等，内脏出现了虚实克胜的变化，必然会影响到中焦脾胃。这样就会造成四脏一有不平，中气必为先郁。丹溪创制越鞠丸，统治六郁，其治亦重在中焦，升降兼施。越鞠丸方：苍术、香附、川芎、六曲、炒栀子。苍术是阳明药，气味雄壮辛烈，强胃健脾开发水谷之气，燥湿健脾，治湿郁胸痞痰多；香附是阴血中快气药，下气最速，行气开郁，治气郁胸腹胀满，二者配合，一升一降，即足以散其郁；川芎，手足厥阴药，直达三焦，使生发之气上至头目下抵血海，疏通阴阳，调和气血，不仅开发中焦，并能使胃行气于三阳，脾行气于三阴，治血郁刺痛；六曲，消食和胃，治食郁不思饮食；栀子清热泻火，治火郁嘈杂吞酸。

戴思恭说："治郁之法，有中外四气之异。在表者汗之，在内者下之，兼风者散之，热微者寒以和之，热甚者泻阳救水，养液润燥，补其已衰之阴。兼湿者审其湿之太过不及，犹土之旱涝也。寒湿之胜，则以苦燥之，以辛温之；不及而燥热者，则以辛温之，以寒调之。"戴氏虽然对郁病辨证施治的推求较详，也认识到郁证的病因，不仅包括七情，也兼赅六淫，但未能对郁证的病机加以阐发。

六郁之间有什么关系？有无主次之分？如上所述，郁证影响的主要是气机，因此，气郁是六郁的中心。什么是气机？物质和能量相互转化称为气化，气化过程及生理活动所表现的形式，称为气机。古人非常重视气和气机，《素问·调经论》说："人之所有者，血与气耳。"二者相比，气又最活跃，是动力又是基础。杨仁斋说："人以气为主，一息不运则机缄穷，一毫不续则穹壤判。阴阳之所以升降者气也，血脉之所以流行者亦气也，营卫之所以转运者气也，五脏六腑之所以相养相生者亦此气也。盛则盈，虚则衰，顺则平，逆则病，气也者，独非人身之根本乎？"《素问·举痛论》所谓"气上"、"气下"、"气缓"、"气结"等，皆气机失常的病变。所以越鞠丸以调理脾胃气机为主，张璐所说："郁证多缘于思虑不伸，而气先受病，故越鞠四七始立也。"在病理演变上，气郁可导致血郁、热（火）郁、痰郁、食郁、湿郁。虞抟对六郁的关系作了进一步发挥，他说："气郁而湿滞，湿滞而成热，热郁而成痰，痰滞而血不行，血滞而食不消化，此六者，皆相因而为病也。"此论颇为中肯、平妥。六郁重点在中焦脾胃，《内经》五郁是指五脏气机之郁滞。由此可知，六郁实际上是五郁中的土郁。朱丹溪通过临床实践发挥了土郁的内容，其所谓湿郁就是六郁的基本病机，逐步地影响到气血痰火食等方面，土郁脾胃升降枢纽功能发生障碍，进一步影响到其他脏腑而发病。

（四）《内经》五郁治法的临床意义

对五郁的治疗，《素问·六元正纪大论》说："郁之甚者治之奈何？岐伯曰：木郁达之，火郁发之，土郁夺之，金郁泄之，水郁折之。然调其气，过者折之以其畏也，所谓泄之"。后世医家对此多有论述。

木郁达之：达，即畅达之意，肝胆属木，性喜条达而恶抑郁。达之之法，各家认识不同。王冰说："木郁达之，谓吐之令其条达也。"以吐训达。王氏之说，受到王安道的辩驳，他在《医经溯洄集·五郁论》中说："木郁达之，达者，通畅之也。如肝性急，怒气逆，胠胁或胀，火时上炎，治以苦寒辛散而不愈者，则用升散之药，加以厥阴报使而从治之。又如外风入中的飧泄及不因外风之入而清气在下的飧泄，则以轻扬之剂举而散之，凡此之类，皆达之之法也……木郁固有吐之之理，今以吐字总该达字，则是凡木郁，皆当用吐矣，其可乎哉？"张介宾亦说："木主风邪，畏其滞抑，故宜达之，或表或里，但使经络通行，则木郁自散，是即谓之达也。"指出达之的不同途径。

如上所述，肝主疏泄而藏血，喜条达而恶抑郁，在志为怒，故怒最易伤肝。临床上有暴怒与郁怒之不同，二者都能影响肝气的疏泄。一般而言，暴怒多致肝气逆，郁怒多致肝气郁。气逆、气郁都属疏泄失常的病机变化，气逆为疏泄太过，气郁为疏泄不及。气逆有上逆和横逆的区别，治疗都可用柴胡疏肝散。上逆者加镇潜之品，如石决明、生龙牡等；横逆则酌加和胃之品，如陈皮、佛手、香橼等。气郁为肝气自郁而疏泄不及，可以影响脾胃出现消化异常的症状。治疗以开郁为主，以逍遥散为主方，可酌加郁金、香附。在女子，若肝郁日久，气病及血，影响肝藏血功能，可导致月经不调，治宜丹栀逍遥散为主方，可酌加香附、郁金；若经前乳房胀痛，于本方酌加王不留行；如果肝气犯脾，脾失健运，郁而生痰，痰气郁结不解，阻塞咽部，觉咽中如有物梗阻似梅核，吐之不出，咽之不下，每因情志刺激而加重，称为梅核气，本方加半夏、陈皮，其中薄荷的剂量要加重。以上这些治法皆属于木郁达之之法。所谓达之，就是使肝木得到条达，气机升降自如。

火郁发之：后世医家对五郁治法加以发挥，以五行代表五脏，但唯火郁之火多解释为病因，等同六淫之火。所以王冰说："火郁发之，谓汗之令其疏散也。"王安道虽然作了进一步发挥，然仍未脱离治六淫之火的巢穴。他说："火郁发之。发者，汗之也，升举之也。如腠理外闭，邪热怫郁，则解表取汗以散之。"此说使人费解，亦难以指导临床应用。

我们认为，火郁即心郁。心主血脉，主神志，为一身之主宰。心郁多表现在血液运行方面，分为局部与全身两种情况。局部之郁多在心的血络，其病因有二：一是由于心阳不足，痰湿生于胸中，或由胸阳不振，痰湿过盛，导致血络阻滞；二是心阴亏虚，局部血行迟滞，日久结滞。治疗前者用瓜蒌薤白半夏桂枝汤加郁金、丹皮等；后者以生脉散合失笑散治之。这两种情况都是以心痛为主，兼有心悸、胸闷等症。若出现心前区绞痛，冷汗淋漓，可用苏合香丸治之。

全身之郁，多属痒疮一类的病，《素问·至真要大论》说："诸痛痒疮，皆属于心。"疮疡的形成，多由于外邪侵袭入里化热，"营热肉腐"所致。其他的郁要看郁滞的部位，不一定尽皆属心。皮肤瘙痒，多为风热伏营，营卫通行受阻所致。疮疡属阳证者多，初起可用五味消毒饮。此外，外邪侵袭，可引起血脉凝滞，通行不畅，如《素问·五藏生成》篇所说："凝于脉则泣。"可出现疼痛、麻木、或有凉感。根据《难经·十四难》"损其心者，调其营卫"的理论，治宜调和营卫，祛除外风，可用黄芪桂枝五物汤加减治之。

临床所说的"心肾不交"，也是气机升降失常的一种病变，亦属心郁范畴。治疗通常用交泰丸。若不效，可从治脾着手，以调其转枢之机。心郁的另一方面，属气的病变，即"气有余便是火"。李梴说："散火之法，必先破气，气降则火自降矣。"五志的任何一志都可影响到心，使心气有余而成火证，症见心热、烦躁、失眠、口舌生疮等症。若心移热于小肠，可出现尿赤涩痛或尿急等症，导赤散加味治之。

以上所属火郁之证，治疗都应用"发之"的方法。对"发之"的解释，历代医家多把火郁之"火"作为六淫之火或五志之火，认为火是病因，这有违五行代表五脏的意义。就运气而言，木属风、火属热、土属湿、金属燥、水属寒，这是从发病方面认识。我们认为"发"有两方面的意义：一是发越病邪；一是发通气血，使其恢复正常活动。上述治疗火郁的方法，如通阳、活血、祛痰、清热泻火、交通心肾等都属于"发"的意义。

土郁夺之：土郁即脾郁（包括胃）。脾主运化并主统血；胃主受纳，是气机升降出入的枢纽。脾主运化包括运化水谷和运化水湿。通过脾胃气机升降出入，上则心肺，下则肝肾，升清降浊，达到运化的目的。而在运化当中，化生精微为气机的升降出入提供物质基础，保持人体正常的生理活动。运化功能失常，气机升降出入就会郁滞；而升降出入障碍，又会使运化功能迟滞。因此，临床上脾胃运化功能失常的病变，常出现气机郁滞的现象，所谓"气无补法"即指此而言。

运化失常的原因，多由于思虑过度，或饮食失节，治疗时应分清虚实，随证治之。属虚者，当补气，可用四君子汤加香附、砂仁以调理气机；若因气机郁滞，导致运化失常，应当首先调理气机，可用四七汤、四磨饮子或六磨饮子等方，调畅气机，气滞得伸，运化即可正常。治疗气病，要注意气血关系，二者在生理上关系密切，在病理上也相互影响。治疗时，治气不忘调血。故张三锡说："《难经》云'血主濡之，气主煦之'。一切气病，用气药不效，少佐芎归血药，流通而愈。"临床上治疗气病往往选用香附、川芎之类，其道理亦在于此。

脾运化水湿的功能失常，轻则湿浊内停，重则水肿，其肿常从四肢开始。因脾主脐腹，还可出现食少腹胀，或大便不实等症。治当培土以制水，用四君子汤和四苓散治之。水肿的形成与气有密切关系。余幼白说："始则为气，终则为水，小便不利，水液游行，脾莫能制而为水肿"。故在治疗时治水兼以治气，气行则水行。杨仁斋亦说："顺气和脾，俱不可缓耳。"

脾气主升，若脾虚不升，则不能统血，可出现崩中漏下，或便血，或身现紫斑等症，且兼有其他脾虚的症状。治宜补脾摄血，方用归脾汤加减。

脾郁之治，应用理气、健脾、制水、统血之法，都是夺得脾胃正常活动，使气机升降出入恢复其常。故曰"土郁夺之"。

金郁泄之：金郁即肺郁。肺主气司呼吸，通调水道，其气以宣降运动为特点。外感内伤都可影响肺气宣降，出现喘咳。《素问·至真要大论》说："诸气膹郁，皆属于肺。"

外感之邪，多影响肺的宣发功能。内伤之邪，多影响肺的肃降功能。外邪有风寒、风热、风燥的不同。属风寒者，其症为发热恶寒、咳嗽声重、鼻塞流清涕、咳吐白色泡沫痰，治当辛温宣肺解表，方用杏苏散加减；属风热者，症见发热、咳嗽、痰不易咳出、自汗等，治当辛凉宣肺解表，方用桑菊饮加减，若咳嗽轻而发热重者，可用银翘散加减；属风燥者，其症为干咳无痰、口舌干燥、烦热等，宜清润宣肺，桑杏汤加减治之。风寒入肺化热，或风热日久入肺，导致肺热咳喘，症见咳出黄痰、不能平卧等，治以清热宣肺为宜，方选麻杏石甘汤。

内伤咳喘有虚实两方面，虚证有肺肾之虚，亦应区分二者主次。以肺为主者，多为虚中夹实，其症为咳嗽、痰多、气喘、活动则甚。若因外感而发者，治当宣降并施，用小青龙汤。无外邪者，可用苏子降气汤合三子养亲汤，酌加人参、白术，肃降化痰为主。若痰多、咳嗽、气短、胸闷，可用二陈汤加减，化痰降气为治。以肾为主者多虚，当温肾纳气。

总之，肺郁导致气机上逆而不能宣降，均当泄其邪。属外感者，当宣泄；属内伤者，当降泄。故曰"金郁泄之"。

水郁折之：水郁即肾郁。肾藏精主水，涵元阴元阳，为人身之根本。肾病多虚，故有

"肾无实证"之说。临床以肾阴虚和肾阳虚为多见。肾阴虚多为精不足，由于操劳过度，或先天禀赋不足所致，其症为腰膝酸软无力、头昏脑胀、健忘失眠、梦遗精泄，在女子则月经闭止，治宜六味地黄丸或左归饮等。若肾阳不足，可出现二便不固、肾不纳气、或阳虚水泛等症。应针对病情加以适当治疗。肾阳不固，出现大便泄泻，一般称为五更泄，以四神丸为主方，酌加健脾燥湿之品，如山药、白术、人参、焦楂等。肾阳固摄失权，则小便失禁或遗尿，以右归饮和缩泉丸为主方。肾不纳气，属气机升降无力，呼吸升降失常的病变，其症为气喘，动则喘甚，呼多吸少，治当补肾纳气，方用都气丸合蛤蚧散。肾阳虚水泛，周身浮肿，按之凹陷，下肢为甚，当用真武汤加减治之。

水郁折之，折，挫也，就是挫其病势。因而补精填髓，助阳消水都是挫其病势的方法。对这些病变不可求速效，一剂两剂药难以根除，因此在治疗时挫其病势，抑制其发展，然后加以适当处理。

（五）小结

所谓郁证，是内伤七情，外感六淫导致脏腑气机失常，壅滞不通或郁结不舒的病理状态。主要影响气机的升降出入，非一病之专名，可引起多种病变。

心主神志、主血，肝主疏泄，脾胃为气机升降之枢纽。所以，郁证与心关系最密切，其次是肝、脾。治疗时，要以恢复气机正常为主。气血关系密切，治疗也应适当配合血分药。

《内经》中的五郁，本义是说明五运六气对人体的影响。后世医家对五郁的治法加以发挥，以五郁代表五脏，论述五脏之郁。我们的讨论即本于此。

后世所谓的"六郁"，是指以气郁为主，进而导致痰、食、血、火、湿等郁。和《内经》的五郁（五脏之郁）相辅相成，从不同方面论述郁证，临床可二者结合进行辨证论治。

五郁在临床上，有虚有实，治疗时既要掌握大法，又要辨证施治，有的放矢。郁证的治疗，不仅需要药物，而且要调养精神，解除思想负担，使心情开朗，才能取得理想效果。

六、对中医学气的认识

祖国医学的理论体系完成于《内经》，嗣后历代医学家在《内经》的基础上有所发展和补充，丰富了祖国医学的内容。正由于此，《内经》非一时一人之作，因而理论上不够统一，观点上不够一致。《内经》虽已认识和纠正了这些问题，但书中仍有不统一的地方。如《素问·五藏别论》说："余闻方士，或以脑髓为藏，或以肠胃为藏，或以为府。"这就是说脏腑的名称还有不同的说法。而《内经》的作者作了很大的努力，把脏腑的分类归纳为五脏六腑及奇恒之府，来纠正当时的不统一现象。虽然是这样，但有些地方还是看出它的不统一。如《素问·阴阳应象大论》说：肾"在窍为耳"，心"在窍为舌"。而在《素问·金匮真言论》则说："南方赤色，入通于心，开窍于耳。"在《素问·解精微论》则说心窍于目，它说："夫心者，五藏之专精也，目者其窍也。"以上举例足以说明理论上的不统一。就历代医家来说，虽然对祖国医学有所补充和发展，但由于各家对某一问题理解上不同，经验各异，因而对某些理论的认识则各有不同的论点。如朱丹溪的"阴常不足，阳常有余"论，虽然根据《素问·太阴阳明论》"阳道实，阴道虚"的理论加以发挥，充实了祖国医学的理论与临床，但明·张介宾对此论点提出"阳非有余而阴常不足"的看法，并从自然界联系到临床来证实他这一"阳非有余"的论点。再如"虚则补之"、"实则泻之"，这是治疗疾病的原则，这一原则是针对邪盛正虚两方面来运用的，但后世医家在运用上也有不同。邪盛当祛邪，在祛邪这一问题上也有不同的看法。如张子和说："夫病之一物，非人身素有之也。"他提出了"邪不先祛，补正亦无益也"的说法。而薛立斋则认为"邪之所凑，其气必虚"。故在治疗上当"补正以祛邪，方为要法"。当然扶正和祛邪二者是辨证关系。在某种意义上说祛邪是为了扶正，扶正也是为了祛邪，但二者不能混淆。因为祛邪的药物不是扶正的药物，反之扶正的药物也非祛邪之品。

由此可见，祖国医学虽然在其理论体系中有其完整的系统性，但就其严密程度来说还是不够的，必须加以整理。比如中医学中的气，在应用概念上就比较模糊，使人很难以掌握。现就气的问题谈谈个人看法。

（一）气原属古代哲学范畴

气最初可能指天空中的云气，人类及牲畜呼吸的气息和天地之间风气而言，到战国时期逐渐形成了一种学说。认为气是构成万物的本源。《荀子·王制》说："水火有气而无生，草木有生而无知，禽兽有知而无义，人有气有生有知亦且有义。"就是说水火有气但不能生成，草木有气能生长而无知，禽兽虽然有气有知觉，但没有道义，而人则有气有生机，同时还有智慧并明道义。这就是承认物质性的气是世界的本原，这也是人与其他生物不同的说明。《庄子·至乐》说："察其始而本无生，非徒无生也而本无形，非徒无形也而本无气；杂乎芒芴之间变而有气，气变而有形，形变而有生。"这里的"芒芴"即无形之气，也是说气是形成一切物质的本原。到东汉何休《公羊传解诂》则明确指出气是形成物质最初的东西，同时由于气的作用不同而物体各异，他说："元者，气也，无形以起，有形以分，造起天地，天地之始也。"这是说一切物质都来源于气。但由于物质本身的气各有不同的作用，因而构成了千差万别的物质世界，所以说气是"天地之始也"。

古人认为世界一切有形的东西既然都来源于气，当然人也不例外了。《庄子·知北游》说："人之生，气之聚也；聚则为生，散则为死。"《管子·心术下》说："气者身之充也。"王充《论衡·论死》作了比喻的说明，他说："气之生人，尤水之为冰也。水凝为冰，气凝为人。"这些论述，都认为人的形体是由气所成，而形体之中充满了气，但都没有进一步论述它的具体内容。

（二）《内经》发展了先秦气的学说

《内经》将气学理论运用到中医学中，并联系到自然界的变化，结合天文学、气象学等方面，使这一学说进一步理论化、系统化。因此气的概念在《内经》学术思想中，贯穿在各个方面，占有特别重要的地位。《内经》中把自然界凡是能发生变化的物质都加以气字。如天气、地气、风气、云气、雨气、寒气、热气、燥气、暑气、湿气、火气……同时以阴阳作为分类。也就是说世界上的气可以分为阴气和阳气两大类。就空间来说，"清阳为天，浊阴为地"（《素问·阴阳应象大论》）。属阳的气主热、主燥、主升、主动、主外；

属阴的气主寒、主湿、主降、主静、主内。这样天地阴阳的交感，构成了万物缤纷的自然界。就时间来说，"天有八纪，地有五里，故能为万物之父母"（《素问·阴阳应象大论》）。八纪就是四立、二分、二至，是一年中二十四节气中的八节，构成了春、夏、秋、冬四季。所谓五里，即指东南西北四方加上中央，由于五方地域不同，地形物产气候各异，这样天地交感，时间、空间的推移，产生了世界万事万物。所以《素问·宝命全形论》说："天地合气，别为九野，分为四时，月有小大，日有短长，万物并至，不可胜量。"

（三）气与阴阳、脏腑、气血之关系

人生存在大自然之中，古人称人为一"小天地"，人也是禀自然而生，故《素问·宝命全形论》说："人以天地之气生，四时之法成。"自然界的成形，是以气为主，当然人也不例外。人从总的方面可分为形、气两方面，形是形体，气是功能。有形体必然有功能，形体产生功能，功能支持形体，形寓气，气充形。就阴阳而论，形属阴，气属阳。但《内经》中无论在生理功能上和组织器官名称上都冠以气字，如正气、真气、胃气、元气、中气、宗气、营气、卫气、精气、血气、水谷之气、脾气、心气、肝气、肾气、肺气、胆气、三焦气、大肠气、小肠气、膀胱气等。就是人体外在的表现也都加以气字，如神气、气色等。这样就把气的概念混淆，很难把握了。固然人体总的来说可分为阴阳两气，具体一个脏腑也可分为阴阳两气。阴阳本来是"有名而无形"（《灵枢·阴阳系日月》），必然附着于事物来说明它的性能。一般地说，阴代表物质，阳代表功能。物质的属性与阴相似，有主静、主内、主寒的特性；而功能的属性与阳相似，有主动、主外、主热的特性，但这种动静、内外、寒热是相对而言，不能看作是绝对的。从阴阳的概念来说，人体的正气、真气、中气、宗气都不能分阴阳，而脏腑之气都有阴阳之分，元气有元阴元阳之别。营属阴、卫属阳，精有阴精、阳精等，这样分类的确能提纲挈领，执简驭繁地领会它的精神。但从气的概念来说，有几点需要搞清楚：一是气与阴阳的关系及气包括阴阳还是阴阳包括气；二是为什么任何脏腑器官名称及术语都加以气字；三是气血的气与以上所说的各种气是相同呢还是不同？这三点搞清楚了，对气的概念就可以进一步明确。除此而外，还要搞清气、阳、火三者的关系。下面就这几个问题略述己见：

（1）气与阴阳

气包括阴阳呢，还是阴阳包括气？上面已经谈到，人体总的来说就是阴阳两气，具体到每一脏腑组织都有阴阳之分。那么从这个意义上说，是阴阳包括了气。《素问·阴阳应象大论》中又提出了："阴阳者，天地之道也……变化之父母，生杀之本始。"又说："阳化气，阴成形。"似乎这一定论可以成立。从这一理论指导临床的话，阳虚到一定程度，就可致气虚，也就是说在阳虚的过程中已经包含了气虚。但《内经》中又有"形归气……气生形"（《素问·阴阳应象大论》）和"气合而有形"（《素问·六节藏象论》）的论述。在论述天地的形成时也都说由气构成，地球能够运转不息也是由气的推动，所以《素问·五运行大论》中说："地为之下否乎？岐伯曰：地为人之下，太虚之中者也。帝曰：凭乎？岐伯曰：大气举之也。"这是说地球悬浮在太虚之中，全由于大气的浮托。太虚即指整个宇宙，太虚一词是古代哲学术语，根据宋·张载的解释，太虚即气，他说："太虚不能无气，气不能不聚而为万物，万物不能不散而为太虚。"太虚即气，而太极亦即

气，这两个术语似乎相同，《易·系辞》说："易有太极，是生两仪，两仪生四象……"太极为派生万物的本原，张载的解释也是气。这种气生两仪，两仪即阴阳，阴阳生化四季而万物生。就这个意义上说，气包括了阴阳。就临床来说，气虚包括阴阳两个方面，阴的物质不足以充实阳的功能，从而表现出气虚的征象，气虚无寒象，这是由于阴和阳俱不足的低阈平衡所形成。气包括阴阳是符合临床实际的，如肝气、脾气、心气、肾气、肺气之五脏气，都包括阴阳两方面。

（2）气与脏腑

中医学对脏腑名称及术语都加以气字，这是为什么？中医学的脏腑是五脏六腑及奇恒之府的简称，在生理功能的论述上对脏腑都加以气字，如心气、脾气、肝气、肺气、肾气、胆气、胃气等。这个意义已如前述。在术语上也都加一气字，如精气、神气、营气、卫气等，精亦可以分阴阳，有阴精、阳精之分，《内经》就有如此之分，如"阴精所奉其人寿，阳精所降其人夭。"而神气、营气、卫气等就不能分阴阳了。这样对气的运用，就会使人费解。我们知道，气是人体脏腑组织功能活动的动力。所以说，气既是维持生命活动的基本物质之一，同时又是人体各脏腑器官生理活动的能力。因此说，气具有生命物质和生理功能两种含义，由于《内经》尚未将生理功能和生命物质在概念上完全区分开来，从而造成了概念上的混淆。我个人认为，脏腑加一气字，如心气、脾气、肾气等，这个气是包括每个脏腑的阴阳两方面，就是说心气是指心的阴阳两方面的共同作用。其他脏腑也都是如此。这与阴气、阳气、精气、营气等的气字有概念上的不同。这里的气字是指它的本身活力而言，如阴气、阳气和精气等，若它本身没有活力，就失掉它的应有功能。从这个意义上说，没有活力的阴、阳、精、营等物质它本身也就不存在。

（3）气与气血

气血的气与以上所说的气是否一致呢？《素问·调经论》说："人之所有者，血与气耳。"这里所说之气即是我们所说的"血为气母，气为血帅"的气。这种气系指"气机"的气。什么是气机呢？物质和功能相互转化是谓气化。气化过程及生理活动所表现的形式，则称为气机，它具有升降出入之功能。这种气在上焦靠宗气运行，在中焦则靠中气化生。所以临床上所称之气虚即指上焦肺气不足，不能产生宗气，及脾气虚而言。《素问·通评虚实论》说："气虚者，肺虚也。"由于宗气"贯心脉而行呼吸"，因此，宗气衰则肺气亦衰。中气包括脾胃两脏器的功能，它能化生气血，故中气虚，特别是脾气虚不能输精于肺，可导致肺脾气虚，正是由于这个原因，所以补气的药物专入肺脾，其道理就在这里。明确了气血之气的意义，那么它与脏腑之气及精气、阴气、阳气、营气、卫气等有何不同呢？上面已经谈过所谓脏腑之气的肺气、心气、脾气等的气是阴阳共同作用所表现每脏的生理功能，当然这种功能是由物质产生的，物质属阴、功能属阳。气是脏腑的功能，阳也是脏腑的功能，这样怎么区分呢？我们知道，阴阳是一个代名词，各代表其属性，物质则具有阴的属性，功能具有阳的属性。从物质和功能的关系而言，则有阴阳之分，但阴阳共同作用的表现则称为气。这个气则包括阴气和阳气两个方面，所以说它既不同于气血之气，也不同于精气、营气的气。

（4）气、阳、火三者的联系与区别

我们通常所说的气，即是人体的气机，也就是气血之气，它随血液运行，无处不到，血到的地方，气一定要到，但气所到的地方，血未必到。这种气，具有气化、保卫、温煦、固摄、推动等作用，是人体的重要物质。它的生成基于先天，并由后天饮食之精微及吸入之清气而成。这种气在人体有物质和功能两种含义，随血而行，灌注全身各个组织器官，以支持生命活动。阳是对阴而言，气虽属阳，但不等于阳，因此，气与阳既有联系又有区别。由于阴阳是"有名而无形"的，因此它必须附着于事物来说明它的属性。《内经》总结阴阳的属性是"阴静阳躁"、"阳生阴长"，从静与躁而言，说明阴的性质是偏于静（相对而言），阳的性质偏于动，所以阳偏于向上向外，阴偏于向下向内，正因为它有这样的属性，因而它们在生物上的关系是"阳生阴长"、"阳杀阴藏"。由此可知，古人称阴阳为"天地之道"，而人生存在天地气交之中，当然也可用阴阳这个理论来说明其生理病理变化。在生理上阳代表其功能，在病理上功能减退则为阳衰，若为阳邪所侵则为阳盛，或功能亢进亦为阳盛。气与阳的关系是气属阳，有阳的属性。它们的区别是：气为阴阳双方共同作用下所产生。故曰："阳化气，阴成形。"这是说阴阳共同作用可以化气，也可以成形。就人体来说一个生命机体从总的方面来说就是阴阳，用阴阳这个概念研究人体的生理活动及其相互之间的关系。就人的形体来说，它充满了气。假若没有气，就是一具僵尸，因此说人死后什么也不缺，唯独缺少了气就没有了生命活力。故《内经》将活的机体归纳为形气两个方面。《素问·三部九候论》说："形气相得者生。"由此可知，气与阳的区别是气是支持生命活动的物质，又是生命功能活动的动力。而阳只是代表某一脏腑组织阴阳双方的一方，它并没有具体物质，必须附着于事物上来说明它的属性。

再谈谈火的含义及与阳和气的关系。火在《内经》中有三方面的内容：一是六淫之火；二是五行之火；三是生理之少火、病理之壮火。这三方面的火怎样区分呢？六淫之火属于病因。但就病因而论，"火无外火"，都是由其他"五淫"转化而来，或五志化火，前者属外因，后者属内因。《伤寒论》有以火熏取汗而导致火邪者此属外火，其114条说："太阳病以火熏之，不得汗，其人必躁。到经不解，必圊血，名曰火邪。"五行之火，属于心，《灵枢·热病》篇说："火者，心也。"五行配属五脏来说明五脏之中每脏各有五行的属性，同时也说明脏腑之间相互资生、相互制约的生克关系。六淫之火与五行之火，虽名称相同，属性亦同，但它们各有所指，六淫之火，天气主之；五行之火，地气主之。天之六气（过则为淫）与地之五行，两相感应，自然界万物才能化生，所以《素问·阴阳应象大论》说："天有四时五行以生长收藏，以生寒暑燥湿风。"这里的天是指自然界，就是说自然界有四时五行的变化，促成了生物的生长收藏过程，并产生了寒暑燥湿风的气候。六气中之火与热同。但火与热也是有它一定的区别，自然界的火是物体燃烧的现象，而热是太阳光能的表现，所以《素问·阴阳应象大论》说："在天为热，在地为火。"这说明了属于病因的火，在六淫来说是热，在五行来说是火（火熏之火邪）。火与热虽然有此区别，但它们也有联系，热可以生火，火可产热。因此，火与热联称，而没有严格的区分，原因就在这里。就病理而论，火属血分，热属气分。在人体之火有五行之心火为"君火"和其他四脏之"相火"，这个火是属于《内经》中所论述的"少火"，这是生理之火；若是邪气之火则称"壮火"。它与气的关系是少火能生气，壮火能耗气，《素问·阴阳应象大论》说："壮火之气衰，少火之气壮；壮火食气，气食少火；壮火散气，少火生气。"从这段经文可以看出火与气的关系：生理之火能化生气；病理之火，则可损伤气。在正常的生理情况下，气与火都是机体组成部分，都是支持脏腑活动的重要物质。气源于脾、肺，而火源于心、肾。故气虚可补脾、肺，而火衰可助心及命门。所谓命门即肾中之火，亦称元阳。元阳和元阴合称元气，是谓气之根。由此可知，在人体中的气、火、阳三者既有联系，又有区别。气来源于脾、肺（饮食之精微及吸入之清气），充实元气以支持脏腑组织的功能活动；火来源于心、肾，是化生气的原动力（少火生气）；阳是对阴而言的，这里的阳是指元阳，与元阴相对，它根于肾，元阴指肾中之水，元阳则为肾中之火。临床上所说的"气有余便是火"（朱丹溪语）便是气机郁滞而生火，在治疗上当理气火自消。由于理气药物多香燥耗气伤阴，故理气药不能过用、久用，因此，临床上运用理气药治疗初服有效，再服无效而反加重，道理就在这里。

（四）真气、正气、胃气的意义

真气的生成在《灵枢·刺节真邪》篇中说："真气者，所受于天，与谷气并而充身者也。"就是说真气所受于天，这个天包括先天和后天两个方面，先天指的是原气，后天指的是吸入之清气。它是由先天而来，又须不断地接受后天之清气与水谷之精微，合并藏之于肾而充养身体，故张景岳说："真气即原气。"这种充养是通过经脉输送到各脏腑器官以支持脏腑器官的功能活动，并有修复脏腑器官组织损害的功能及防御邪气的侵害。正由于它的运行循经脉而周流全身，故《素问·离合真邪论》说："真气者，经气也。"临床上用针刺治疗所谓"得气"，这个气即真气。真气的生成与循行与情志有密切关系，《素问·上古天真论》说："恬惔虚无，真气从之，精神内守，病安从来？"这就充分说明真气与情志的关系。由于真气的分布部位不同，因而有不同的名称。在上焦者称宗气，在中焦者称中气，在下焦者称元气。

正气是对邪气而言的，是生命功能的总称，它有抗拒邪气的能力。《素问·六元正纪大论》说："避虚邪以安其正"，《素问·五常政大论》也说："无使过之，伤其正也"，《素问遗篇·刺法论》说："正气存内，邪不可干"，这都是对邪气而言的。那么什么是正气呢？所谓正气即真气（前面已谈）。

胃气有广、狭两个含义：狭义指胃本身的功能；广义指的真气。这种胃气，是从脉象上表现出来的，《素问·玉机真藏论》说："脉弱以滑，是有胃气。"由于脏腑的功能活动来源于真气，真气的生成由狭义胃气所化生的精微所成，而五脏必须依赖真气的支持才能进行正常功能活动。因此，脏气正常与否直接关系到真气的盛衰，真气旺盛则脏腑活动正常，真气衰则脏腑活动失常。真气起源于先天，充养于后天。就其部位而言，上焦的宗气是由真气支持心肺而产生的；中焦的中气也须有真气支持，脾胃才能运化水谷；下焦的元气，本来是真气的本源，但须宗气和中气的支持才能产生。由此可知，所谓胃气，实际上就是真气，也就是正气。张景岳说："胃气者，正气也。"称胃气者，只不过是强调水谷精微在人体的重要作用而已。所以《素问·平人气象论》说："平人之常气秉于胃，胃者平人之常气也。"总之，真气、正气、胃气都是气机的异名，实则一也。

（五）气脱与亡阳的意义与区别

气脱一证相当于《内经》之气绝，它不同于气厥。气厥是由于气机厥逆所致，多由于暴怒而厥，卒然仆倒，昏晕痰塞，口出冷气，牙关紧闭，酷似中风。治以顺气降气为主，属实证，而气绝则属虚证。《灵枢·经脉》篇说："五阴气俱绝，则目系转，转则目运，目运者为志先死，志先死，则远一日半死矣。六阳气绝，则阴与阳相离，离则腠理发泄，绝汗乃出，故旦占夕死，夕占旦死。"这里所说的五阴、六阳实际是指的五脏与六腑，五脏属阴，六腑属阳，故称为五阴、六阳。五脏精气绝，首先出现眩晕，后则神志不清，继则六腑精气绝，这样五脏之阴与六腑之阳不能协调而离决，从而绝汗出乃至危险阶段，应急救，可与独参汤浓煎取汁服。本证起病多急暴，如大量出血、过度吐泻、剧烈疼痛等都可引起气脱。本病与现代医学之休克相似，表现为微循环或氧化代谢障碍的全身反应。休克时，组织缺氧，代谢紊乱，如不积极抢救，进而细胞功能衰竭，最终死亡。

亡阳是疾病过程中的一种突然发生的证候，多由于发汗过多或吐泻过剧等因素致使阳气突然衰竭的病理现象。由于阴阳是一个机动的代名词，就疾病来说，大可概括总的病情，小可说明一个症状。总的来说，疾病的形成都是阴阳的偏盛偏衰，但在疾病上就不能以阴阳直接命名了，若疾病到了严重关头，或根本受到损伤的时候，又往往以阴阳直接命名。所以亡阳就是人体之根本——肾中阳气受到损伤而取名的。亡阳是由于阳气散越所致，而阳气散越多由于阴液骤耗过度，阳无所附而散越，患者出现虚脱的危象。其主要症状为汗出不止，四肢厥冷，神志不清，脉微欲绝，治以回阳救逆，宜四逆辈。

从以上分析可以看出，气脱与亡阳都是危重阶段的一个病证，气脱除上述五脏之阴与六腑之阳俱竭导致阴阳离决所出现外，临床多见于大失血患者，气随血脱，血脱则气无所附，故气随之而脱，由于气脱而阳亡，故症见绝汗不止，四肢厥冷，昏迷等。亡阳则多由于发汗过度或吐泻过剧等因素导致阴液亏损，阳无所附。二者从病机上说，气脱多由于失血过多，而亡阳多由于阴津耗散太过。从症状上说，气脱以绝汗、昏迷为主要症状；而亡阳，以大汗不止、四肢厥冷为主要症状，这就是气脱与亡阳的区别。

总之，气在中医学中的应用比较广泛，无论生理、病理、诊断、治疗等方面都有气的概念存在，就是药物也有气与味两个方面，因此气在祖国医学中占重要地位。正因为如此，所以必须将气的概念搞清楚，并明确它与其他生理物质的关系及都加以气字的原因。这对整理和发扬祖国医学是有一定意义的，也才能更有效地指导临床。

七、论中医理论和应用

中医学是实践医学，实践形成理论，理论又反过来指导实践。

（一）整体观念为主导思想

人体自身的整体观：人体是以五脏为中心，经络为桥梁，"内属于腑脏，外络于肢节"构成的完整统一体。如同是疮疡，生在不同的部位，治疗效果不同，项后正中对着口唇的地方发生蜂窝组织炎，俗称"对口"，易治，因为，此处属于奇经八脉通诸阳的督脉，易溃、易散、易愈。而"偏对口"则难愈，因为此处属于十二正经的足太阳经，主寒水，本寒标热，故不易溃而难愈。

人与自然的整体观：人生活在自然环境中，时刻受自然界的影响，"天食人以五气，地食人以五味"。如结肠炎这种病，刮西北风容易犯病，体现了西北风的性质及风和肠的关系。有的荨麻疹则与西南风有关。以上只是举例说明理论不是空洞无用的。中医治病之所以有效，就是有中医理论的指导。现在临床上大部分中医师不是用中医理论指导，而是用西医观念指导，用西医理论开出中药治病。什么是中药？中国产的药叫中药？错了！中药的舶来品也不少。离开中医理论指导的药材不叫中药，如黄连素、麻黄素不是在中医理论指导下应用的，所以不是中药。现在临床常见血压高、血糖高、血脂高，用中药降血压、血脂、血糖永远赶不上西药。因为，中药治病是从整体出发调整人体的偏颇。如针灸治疟疾，关键是调整阴阳，恢复正气从而治愈疾病，并不是针刺能杀死疟原虫，这就是中医理论。现在的通病是：某药降压、某药降糖、某药降脂、某药抗癌等，但是永远不如西药。要发挥中医特色，研究中医理论。世界向往中医，我们要把中医的特色教给学生，发扬光大中医学术。

整体观念贯穿在中医学生理、病理、诊断、治疗用药等各个方面。现在研究中药，只注重化学成分。中医是以四气五味、药用部位定效用。子、叶、花向上、向外生长，治上焦病；根在下部，有向下向内的趋向，多用于治下焦病，因为它们接受自然界生长收藏的气不同，所以用此补偏救弊有效。全部《伤寒论》的活血化瘀方中都没有红花，这就是按中医理论整体观念指导组方的体现。《伤寒杂病论·序》中说得很清楚，仲景是根据《内经》理论撰写《伤寒杂病论》的。仲景所以不用红花，就是因为它是花，诸花皆升（旋覆独降），《伤寒杂病论》的瘀血在下焦，故不用。另外，对比王清任的几个逐瘀血汤和妇科常用的生化汤、跌打损伤常用的复元活血汤等也可以说明同样的道理。

我从来都不反对中医借用现代科技手段诊察疾病。例如，咳嗽用听诊器听到有干、湿啰音，但是只依此开不出中药方，如果中医四诊参考干湿啰音开方，服药后咳嗽愈，干湿啰音亦消失，证明此方有效，不是很好嘛。用现代科技手段和方法证实中医，这是我们应当做的，但不是唯一要做的。关键是要发挥中医的特长。我们的科研、教学、文献工作最终目的都是为临床治病服务，理论不结合临床能行吗？再如关节炎与天气变化的关系，今天天气很好，明天要变，关节炎患者知道，就是自然界天气变化对疾病影响的表现。例子很多，不能一一列举。人生存在自然环境中，疾病也时刻受自然条件的影响，此乃亘古不变之理。

（二）阴阳五行为论理方法

阴阳五行是古代的哲学概念，文革时期写教材要废五行存阴阳，实在是掩耳盗铃之举。因为阴阳和五行关系至密，正如张介宾所说："阴阳是五行之气，五行是阴阳之质。"二者不可分离。阴阳五行属于中国古代哲学范畴，哲学是指导科学的，不能代替科学。中医学就是阴阳五行作为哲学取代了中医学，必然阻碍中医学的发展，所以中医学要发展必须打破这个框框，摆脱哲学的代替。

阴阳五行理论的运用在中医学范围内以脏象学说为主，应用在生理、病理、诊断、治疗及药物等方面。自然界的运动发展就是用它来说明的，人生活在自然界中，当然不能例外，药物更是如此。所以，目前还必须要掌握并理解它。但有许多人理解错了，把阴阳作为具体的物质来认识了，要研究阴阳的实质，这是永远不可能的。因为阴阳有名无形，必附着于事物说明。临床的阴虚阳虚，滋阴药、助阳药并不是阴阳的实质？临床非阳病即阴病，那是疾病的属性分类，临床所有的病皆可分为阴病、阳病，为什么不这样称谓？就是因为有名无形。临床疾病必须通过辨证来认识，只有在阴阳受到根本损伤时才可用阴阳直接命名。根本是什么？肾！其他脏必须加冠脏腑名称。老年便秘属肾阴虚，可以直接称阴虚便秘。阴阳的概念必须掌握有名无形，它什么都可代表，但什么都不能代表阴阳，只能属于阴阳。

五行不是五种物质的实质,而是它们的属性。心属火,但心病不等于火病。治病要理解关系,疾病是因为生克制化关系的破坏,有生有克才能生化。《素问·宝命全形论》说:"木得金而伐,火得水而灭,土得木而达,金得火而缺,水得土而绝。"是这样单纯的相克吗?不,体现的是制化的特点,有生有克,有克有生。所以,阴阳五行是中医学的论理方法。

(三)脏象经络气血津液是理论核心

何谓脏腑?什么是脏象?脏腑完全以解剖说理,脏象是以解剖学为基础,但不以解剖学说理,明确从中医学角度不应称脏腑,而应称脏象。因为,脏象含解剖学为基础之脏腑,离开解剖便无脏象,但脏象不以解剖学说理,阴阳五行是其论理方法。要知为什么叫脏象学说,脏居于内,象见于外,有黑箱学说的特点,有解剖学基础,如肺主呼吸、心主血脉就是明证。而肺主治节、宣降;心主神明,脾主运化等,就是脏象。有人要把中医脏象和西医脏器合到一起,合不上,因为中医脏象以阴阳五行论理,而脏腑是以解剖说理的,用阴阳五行说理时不叫脏腑,叫脏象。中医治病的指导理论核心就是脏象。临床见神明错乱、失常,西医治疗以脑为中心,而中医是要经过辨证的。神志失常的精神病是实证要治心,因为心主神明;记忆力减退的虚证要治肾,因为肾藏精生髓,充脑藏志。志者,记忆也。脑萎缩要治肾不能治心,此即中医理论,能分得清,治疗就有效,否则,非但无效反增病。

经络是人体的生理组成部分,含神经、血管、内分泌等系统,但不能等于神经、血管、内分泌系统,而是它们综合作用的结果。针刺治疗面瘫是经络作用,非神经作用。经络到底是什么?至今无结论。西医是解剖刀下找经络,永远找不到,因为它不是解剖刀下形成的概念,解剖的是尸体非活体,活体很复杂,气化起作用。从解剖学而言切除脾后照常吃饭,西医永远不承认脾主运化,但在中医舍此无法指导临床。脾胃用药不同必须分清,脾宜甘温,胃宜苦降,二者一阴一阳,一升一降是表里相关。治脾为的是治胃,治胃为的是治脾,用四君子汤也可治胃病,就是治脾达到治胃的目的。能做到这一点说明临证已达到一定的水平。气既是哲学概念,又是医学概念,中国古代科学家认为气是宇宙的本原,没有气,就没有宇宙。宇,上下四方;宙,古往今来,气充满其间。所以气含有空间和时间的概念。无气的运动便无时间和空间,而且空间生时间。因为"天有五行御五位,以生寒暑燥湿风",五位即空间,寒暑燥湿风即时间,所以说空间生时间。宇宙万事万物的变化皆因为气,连地球亦大气举之。气,作为哲学的概念,用在中医学论人体,它是生理组成部分,体现气的重要性,人死了什么都不少,只是少了气,不呼吸了,血液循环停止了,气血津液不能供养,机体本能丧失而死亡。怒则气上,轻则见头昏眩晕;恐则气下,有欲大、小便的感觉;思则气结、惊则气乱、喜则气缓、悲则气消等皆有相应的改变。气虚则体弱、乏力、自汗,治疗气虚,以脾肺为主,入脾肺之药有人参、黄芪,因为脾胃是气血生化之源,肺主一身之气,脏腑经络之气皆由肺宣散,故治疗需考虑辨证要求。

情志变化会影响气机,气机异常也会导致情志变异,二者互为因果,治疗首先要抓住主次分别解决,不分主次解决不了问题。所以脏腑、经络、气血津液是理论核心,辨证时要按照病在何处，脏腑、经络还是气血津液。脏腑的概念实际应该是脏象，现在常把二者混淆了，应当纠正过来。一脏象的病变能否影响他脏，影响气血津液的运行，还要看主次，气血津液病影响脏腑，肺脾病可以导致气病，气病也会导致肺脾病；血病能引起心肝病等。

津液也是人体的生理组成部分。病变特点与气候关系密切，春秋气候燥，人体也燥。津液润养脏器，津液亏乏脏腑功能减退，出现津亏便秘。大肠主津、小肠主液，治疗泄泻要分大肠泻还是小肠泻。西医所说的结肠炎属大肠泻，小肠泻多由饮食不节引起。治大肠泻，要视其通与不通，结肠炎有时候不泻反秘，大肠是传导之官，传导太过就泄泻，不及就秘结。所以，治大肠泻要根据传导特点，痢疾属大肠泻，用通因通用，虽泻还要通；治小肠泻要用分利的方法。

脏腑经络气血津液是理论核心，可现在有许多人不考虑这些，而是用西医病名，说脑血管病、心血管病、面部痤疮由内分泌失调引起等，作为中医不能随便用西医病名和术语，因为西医要通过物理诊断、化学方法才能确定诊断，不是随意说的。如中医也学西医写什么"不明原因的发热"，既然是不明原因，你开什么方？用什么药？治的什么？西医可以写，因为用物理和化学的方法未找出原因。身为中医要在中医方面下工夫。国外的人向往中医，自己却自卑，说明尚未真正认识中医。现在临床已证实，中医确有精华，治肺宣降失常之咳嗽、气喘，外感宜宣，治内伤咳嗽以降为主，掌握好辨证，两剂药就能治好。从配方看中医学之奥妙更有意义，小柴胡汤是临床常用方，内有半夏，其作用是什么？降逆止呕，对！历代医家皆如此说。但是，麻黄汤证有体痛呕逆，桂枝汤证有鼻鸣干呕，都不用半夏，唯独小柴胡汤之心烦喜呕才用，为什么？热入血室并无呕逆，为什么也用半夏？根据我的临床体会是，半夏能协助小柴胡汤治表里证，半夏的性味是辛开苦降，辛能散，苦能降。现在临床几乎完全抛弃了四气五味。张洁古认为，小柴胡汤治表证、里证、半表半里证，就是用半夏之辛味协助柴胡走表，苦味助黄芩治里。要学会体验中医学理论的精深。

（四）辨证论治是诊疗特点

中医学是以辨证论治为诊疗特点，在整体观念指导下进行的。辨证是为了论治，而论治也是对辨证正确与否的验证。由于证是由病因、病位、病机在疾病的某一阶段所表现的病情和病势，辨证时还要因人、因时、因地制宜。证由病来，没有病不可能有证，所以辨证必须在辨病的基础上进行。全部《伤寒论》开始就是太阳证，不了解六经证，就不可能知道伤寒病。四诊——望、闻、问、切，许多人以问为主，认为切脉是形式，基本不考虑脉的问题。历代医家著述的脉书很多，脉的种类对诊断意义重大。虽然有"胸中了了，指下难明"之困惑，但也有些非常符合病机的脉象，有一锤定音之功，何证就该有何脉。临床病证虽复杂，切脉诊病是至精至微之术，不可不掌握。辨证论治有上病下治，下病上治；左病治右，右病治左；内病外治，外病内治的理论。《金匮》指出疾病不同，而病因、病机相同，则用同一治法。如"痉湿暍"篇的风湿与"水气"篇的风水，都用防己黄芪汤治疗以达到固表利湿和营卫之功；又如疾病和症状不同，而病因相同，亦可用相同治法，肺痈喘不得卧与支饮不得息，二者都属于邪实壅塞，因而都可用葶苈大枣泻肺汤。另外，疾病虽不同，但主症和病机相同，故可同治。如虚劳腰痛，少腹拘急，小便不利与

"妇人"篇之转胞，前者为虚劳肾阳不足，下焦寒水不化，后者妇人转胞，胎气不举，下压膀胱。二者主症都是小便不利，是肾阳虚衰所导致，故都可用肾气丸治之。由此可见辨证和论治不是简单从事的，应有深广的基础理论才能掌握辨证论治的要旨。治病药物是一方面，针灸、推拿等非药物疗法，也是不可或缺的部分，还有内治、外治的不同。针灸又要精通经络理论，掌握好俞穴知识和手法，不要仅仅以痛为俞，更要按中医理论指导辨证处方。

八、王道与医理——浅谈儒学思想对中医学之影响

（一）儒家思想对中医学影响的历史演进过程

儒学为孔子所创始，儒学的中心思想是"忠恕"二字。其弟子曾参曾说过："夫子之道，忠恕而已矣"（《论语·里仁》）。朱熹注："尽己之谓忠，推己之谓恕，而已矣者，竭尽而无余之辞也。"孔子力主"忠恕"不失为中华传统美德之基石。他周游列国无非是宣教其所主张之"忠恕"。一天其弟子子贡问："有一言而可以终身行之者乎?"孔子答："其恕乎? 己所不欲，勿施于人"（《论语·卫灵公》）。程颐注曰："恕者仁之施也。"何谓仁? 孔子曰："夫仁者，己欲立而立人，己欲达而达人"（《论语·雍也》）。可见忠与恕在孔子看来是相对并立，不可分之，其主要在于行恕道，所谓行恕道，即所谓行"仁"之事。"仁"之含义，用一句话说，即是"爱人"。

中医学理论体系奠基于《内经》，而《内经》的成书受黄老思想影响较大。虽然儒家思想在汉代为黄老思想所排斥，直至魏晋南北朝时为盛行于当时的佛教所压制，但自汉武帝倡导"罢黜百家，独尊儒术"以来，中医学在漫长的历史发展过程中，受儒家思想影响颇甚，如所谓"医乃仁术"，就是受孔子忠恕思想影响而提出的。东汉·张仲景受儒学影响较甚，其"仁者爱人"的思想，从其《伤寒杂病论》序文中可以得知。此外，古代医家认为"医易同辙"，孔子作"系辞"，阐发了《易经》之阴阳理论。其内容从"一阴一阳之谓道"出发，肯定自然界中阴阳、动静、刚柔等两种相反势力的"相摩"、"相荡"是事物变化的普遍规律。而《素问·阴阳应象大论》则指出："阴阳者，天地之道也，万物之纲纪，变化之父母，生杀之本始，神明之府也。"很明显《内经》的阴阳理论是受《易经》的影响的。所以说《易经》对中医学发展起到了推动作用。因此，唐·孙思邈强调说："不知易，不足以言太医"（《千金要方·卷一》）。明·张景岳也强调说："是以易之为书，一言一字，皆藏医学之指南"（《类经附翼·医易》）。

唐·孙思邈是受儒学思想影响较甚的医学家，他在《备急千金要方》中提出"大医精诚"一文，强调作为一个医生不但在医学上要"精通医理"，还要以"仁"心来对待患者，二者缺一不能成为一个大医。唐·王焘也是以儒而通医，身为银青光禄大夫之职，撰写了一部与《千金方》齐名的方书《外台秘要》，为后世留下了不少的有效方药，如黄连解毒汤就是他所辑崔氏之方，目前仍为临床常用的有效方药。

到了宋朝，儒学与医学的关系更为密切，当时的儒学家们，不但身居高官，且留神医药，如王安石、苏轼、司马光、沈括等人。苏轼与沈括辑《苏沈良方》，司马光著有《医问》，高若讷著有《素问误文阙义》及《伤寒类要》等书。宋朝儒士文人知医者颇多，朱

奉仪在其《伤寒百问》序文中说："近世士人，如高若讷、林亿、孙奇、庞安时皆惓惓如此，未必章句之徒，不屑且骇也。"以高若讷来说，官至枢密使，却颇知医，此时儒医知医在一定程度上推动了医学的发展，这是无可讳言的。

明清时期更是如此，以儒知医称为高尚，因而凡是行医者皆以"儒医"名之，可见儒学影响医学之深。

孔儒学派主张以"仁"治理天下，则称为"王道"，是与"霸道"相对而言的。儒与医关系密切，可谓医道即儒道，正与明·陈实功所说："要先知儒理，然后方知医业，或内或外，勤读先古明医确论之书，须旦夕手不释卷，一一参明融化，机变印之在心，慧之于目，凡临证时自无差谬矣"（《外科正宗·医家十要》）。陈氏指出"要先知儒理，然后方知医业"，这是说凡是作为一个医生必须具备"仁"心，才能有目的地去钻研医学，这样才能成为一个真正的医生。明·龚廷贤对此讲得更为明确，他说："一存仁心，乃是良箴，博施济众，惠泽斯深；二通儒道，儒医世宝，道理贵明，群书当考"（《万病回春·医家十要》）。这是说通儒道，明"仁义"，方能存"仁"心而博施众济。由此可见，儒学思想对中医学影响之深。

（二）儒家思想对中医学影响的具体体现

（1）"仁义"与"精诚"

"仁"是开儒学思想之先河的孔子对古代道德观念的反思，"仁义"是儒学思想的核心。"精诚"是古代医学家为医之道的总结，也是作医生的准则。儒与医皆求"仁义"、"精诚"，仁者爱人，医者精诚，若能俱备之，"则与医道无所滞碍，而尽善尽美矣"（《备急千金要方·大医习业》）。

孔子论"仁"，是对人的反思。孔子认为对人的评价标准，应该是他的道德品质的高低，并不是论其地位贵贱。儒学认为"仁"是最高的道德品质，具有这种道德品质的人则称为"仁"人，作为一个医生更应如此。孔子有关"仁"的论述颇多，概之可以分为三类：一是"仁"的基础，即是为"仁"的人所必具有的素质；二是"仁"的内容，即处事接物，待人待己要达到"忠信"；三是为"仁"的方法，即"诚朴"。具此三者方能有为"仁"的成就。

孔子认为作为一个人须具有真情实感，这就是"仁"的主要基础，他说："刚毅木讷近仁"（《论语·子路》），又说："巧言令色，鲜矣仁"（《论语·学而》）。"刚毅木讷"与"巧言令色"成为鲜明对比，前者以自己刚毅之性，但语言朴实，而有真情实感，而后者则是隐瞒自己的本质，做事待人专以讨人喜欢的虚伪作风。因而前者"近仁"，虽未达到"仁"，但接近于"仁"，而后者则"鲜矣仁"，这样的人难以成为"仁"。由此对比可以看出，孔子认为"仁"的基础是人的真情实感，有此基础才能逐步实现"仁"人，但较"鲜矣仁"之弄虚作假，华而不实，讨人欢心的人高出一筹。"博施济众"必须有一定的修养和坚实的医学理论及丰富的临床经验。这是作为一个医生所具有的条件，按儒学思想说也达到了为"仁"的素质。

儒与医密切相关，行作"仁"之术，须具为"仁"之道，故称"医乃仁术"。医当"精诚"，精是诚的基础，诚是精的目的。所谓精，需博极医源，恒心不倦，勤求古训，博采众方，用心精微，潜心经典医籍，集众家之长于一身，不耻下问，且不可自矜。以至精之术，以仁爱之心，拯救病厄，博施济众，唯有如此，始能达到"智圆、行方、心小、胆大"的医疗作风。否则只求名利，自逞俊快，甚不仁矣。

概之，儒倡仁义，医知博济，医与儒有相对之益，医当以仁爱之心，行精诚之术，此乃医通儒之精髓，亦儒与医相结合之必然。当今医虽不言儒，但儒之美德仍寓于医术之中，这一传统美德也可以说是中医学特点之一。

（2）"中庸"与"平衡"

《论语》上有一段记载：古代有一个圣王，即尧，在他临终时，把帝位让给了舜。他不但传给了他统治的政权，并传给他统治的秘诀"允执其中"（《论语·尧曰》）。后来舜把帝位传给禹的时候，也传给他这个"秘诀"。唐、宋以降，儒家有一个"道统"观，说是有一个"道"，从尧舜传到孔子。"道统"的中心思想是一个"中"字。

《中庸》原是《礼记》中的一篇，相传为子思所作，子思是孔子的孙子，其内容肯定"中庸"是道德行为的最高标准，并提出"诚者不勉而中，不思而得，从容中道，圣人也"的说法，把"诚"看作是做人的根本。并提出"博学之，审问之，慎思之，明辨之，笃行之"是诚的学习过程和认识方法。

《中庸》引孔子的话说："执其两端，用其中于民"（《第六章》）。这句话比《论语》中虽多了"执其两端"四个字，但其意义是一致的。"允执其中"的"其"字很明显指"两端"，"其中"即两端之中。

医学与中庸有不可分割的联系。明末清初医学家张志聪在他《侣山堂类辨》论"中庸之道"一文中指出了医与中庸之关系。他说："中者不偏，庸者不易。医者以中庸之道，存乎衷，则虚者补，实者泻，寒者温，热者凉，自有一定之至理。若偏于温补，偏于凉泻，是非中非庸矣。夫医道，上通天之四时六气，地之五方五行，寒热温凉，升降浮沉，信手拈来，头头是道，急者急治，缓者缓治，若仅守平和之橘皮汤者，又执中无权也。溯观古今，多有偏心，偏于温补者，惟用温补；偏于清凉者，惯用寒凉，使患者之宜于温补者，遇温补则生，宜于凉泻者，遇清凉则愈。是病者之侥悻以就医，非医之因证以治病也，岂可语于不偏不易之至道哉！"张氏所论之医学"中庸"当以客观病情为标准，不可有偏，所谓"不偏不易"，"执中有权"，"权也者，不偏也，不易也"，即在不偏不易中还要根据患者的具体情况，使药物配伍恰当，在祛病的同时而不伤正气。如《素问·五常政大论》所说："病有久新，方有大小，有毒无毒，固宜常制矣。大毒治病，十去其六；常毒治病，十去其七；小毒治病，十去其八；无毒治病，十去其九；谷肉果菜，食养尽之，无使过之，伤其正也。不尽，行复如法。必先岁气，无伐天和，无盛盛，无虚虚，而遗人夭殃；无致邪，无失正，绝人长命。"又说：毒药攻邪，"能（耐）毒者以厚药，不胜毒者以薄药。"药之气味本有厚薄，耐毒与不胜毒当有所别，其基本原则"无使过之"，以免伤及正气。这一原则与儒学之"王道"思想，"执中有权"是一脉相承的。

孔子将"中"和"庸"联在一起，是有一定意义的，他说："中庸之为德也，其至矣乎！民鲜久矣"（《论语·雍也》）。在论语中讲"中庸"只有这一条，且无所作解。那么怎样解释呢？宋·朱熹在《中庸章句》标题下作了说明："中者不偏不倚，无过不及之名；庸，平常也。"又引程子曰："不偏之谓中；不易之谓庸。中者天下之正道；庸者天下之定理。"

张志聪对"中"的理解和具体应用当"执中有权"。"权"的含义，在《论语·子罕》章中也作了解释，说："可与共学，未可与适道；可与适道，未可与立；可与立，未可与权。"这是说"中"虽是讲不偏不倚，权衡轻重，但"中"也不是固定不变的，它是随事物的不同而变动的，并不一定在与"两端"等距离的中心点上，也不是永远在同一个点上，因此，"中"有"时中"之谓。此"时中"有协调平衡之意；就"平衡"的含义来说也不是绝对的、静止的，而是相对的动态平衡。如中医学阴阳学说，也是在消长过程中建立起来的平衡，当这种平衡被破坏之后，即所谓阴阳失调。孔子所说的"可与立，未可与权"，就是说不能把"中"看作是固定的，要达到"中"的"可立"，必须"可与权"。以"权"而趋平衡不是僵死的、不变的，有"权"始能平。因此，阴阳的平衡也是动态的平衡，若是这种平衡被破坏在人体即是病态，治疗时当据其偏而调之，使其"以平为期"。作为一个医生千万不能在主观上有所偏，不要主观上习用寒凉，一切病证都用寒凉，习用温补不论何病而用温补，这就是所谓"执中无权"。可见，儒学之"中庸"，对中医学在理论上起着支配作用。

总之，儒学思想对中医学有着深远影响，这是在漫长历史长河中的必然结果。历史上有儒士通医，医为儒士，故其著书立说在理论上必然有儒学思想对医学的渗透，这是主要方面；但在具体学术内容上，儒学思想也吸收和利用了不少的医学成果。从另一方面讲，儒学论述人的思想，人与人及人与社会之间的关系；而中医学则论述人体生理、疾病及诊治等内容，二者所论述的都是人，都论述了人与自然，人与社会等。故历来知医者必儒，儒与医具行"仁"始可精诚，解"中庸"之道方可为医，故医之与儒，关系密切，岂容疏之。

九、中医学目前存在的问题与解决对策

近百年来，有着数千年历史的中医药学与西医学突飞猛进的发展相比，出现了发展相对缓慢、后继乏术的现象，由此极大地影响着中医学术的发展，动摇了中医工作者的信心，在中医界产生了众多的困惑。为此，针对中医学在教学、临床、科研上存在的问题，探索其产生原因，找寻相应解决对策，对于发展中医学术、弘扬中医文化，实现中华民族优秀遗产的伟大复兴，具有极其重要的意义。

（一）目前中医教学、临床、科研存在的问题

1. 中医教学存在的问题

目前中医教学中存在的主要问题是忽视理论与实践的整体联系，导致理论与实践相互脱节，集中表现在以下几个方面：

（1）理论教学与临床实践相脱节

这是一个不争的事实，其主要表现为：或是理论脱离临床，空谈理论，不断地提出"新理论"、"新假说"，却难以指导临床实践；或是临床脱离理论指导，毫无章法地盲目实践，影响理论的传承与发展。须知理论与实践的关系是辩证统一的，理论源于实践，又反过来指导实践。没有实践的理论是空洞的理论，而没有理论指导的实践则是盲目的实践。既有理论指导又有临床实践，二者有机结合，才能提高临床疗效。理论与临床脱节的结果，导致了中医专业的一些毕业生在临床实践中不是以中医学理论为指导，而是以西医

理论为根据；部分中医医生较少研究中医理论，不仅治病疗效不高，也难以在临床实践中发展和创新中医理论。

（2）教材内容相互脱节

主要表现有二：一是基础课教材内容相互脱节。如《中医基础理论》教材中的前后章节相互脱节，讲阴阳五行不联系脏象理论，而讲脏象理论时又少提及阴阳五行。又如《中医诊断学》教材中脉诊中有"数脉主热证、虚证"的内容，但在脏腑辨证对"气虚、血虚、气血两虚"等证的描述中皆无数脉。二是基础课教材与临床课教材相互脱节，如《方剂学》作为联系基础与临床的桥梁课，其与临床各科尤其是《中医内科学》（简称《内科学》）的关系甚为密切，但《方剂学》教材中所载方剂在《内科学》中应用的比率仅占50%左右，《内科学》中约50%的方剂在《方剂学》中未作介绍。教材内容不能紧密相扣，各自为政，失掉了宏观整体联系，如此教材，如何适应教学和临床实践的需要？

（3）教学过程与临床实践相脱节

如今，中医院校的学生大多先在校学习基础课程三年到三年半，最后集中到医院实习一年到一年半。在学习基础课，甚至是《中医诊断学》、《方剂学》、《伤寒论》、《金匮要略》、《温病学》等临床基础课时也很少到医院见习、实习，学生对疾病的表现及中医学诊治特色难以有直观而感性的认识。而中医学理论多采用抽象思维，强调悟性，重视思辨，缺乏直观性、精确性，再加学生见习时间过少、接触临床过晚等原因，致使学生在基础学习阶段，学无兴趣、记忆不牢，或仅仅停留于书本知识，缺乏重要的感性认识，而等到临床实习时相关中医药知识大多遗忘，需要重新学习，直接影响到临床实习的质量与效果。

（4）教师授课与临床实践相脱节

目前，大多数基础课教师，尤其是青年教师多直接来源于学校，除实习时到过医院之外，基本没有在临床工作的经历，缺乏相应的临床实践经验，因而教学中难免固守书本、人云亦云，难以将医学理论与临床实际相结合。而临床课教师常常忙于诊务，少有备课时间与精力，更少研读中医经典理论与相应中医著作，在临床实践中多中西药同用，不注重对中药疗效的观察与比较，因而较少在中医理论与实践上有所领悟与提高。由此不仅影响了中医药学术的传承与发扬，而且直接或间接地影响了教学效果。

2. 中医临床常见的误区

目前中医临床实践最大的问题就是以"西医的模式"指导中医临床，严重地影响了中医学特色的发挥与中药疗效的体现，具体表现如下：

（1）以西医辨病取代中医辨病

中医学强调辨病与辨证相结合，而有些人将之误解为西医辨病与中医辨证相结合，即将中医辨证纳入西医辨病的前提之下。须知，中医学"病"的内涵与西医学"病"的内涵不同，辨病与辨证相结合中的"辨病"是中医辨病，而非西医辨病。在中医学理论中，或以病因为病名，或以证候为病名，或以症状为病名，或以部位为病名。以病因为病名者，如伤寒、中暑、破伤风等；以证候为病名者，如《伤寒论》中辨太阳病脉证并治、辨阳明病脉证并治等，六经病实际为六经证，其诊治特点为"知犯何逆，随证治之"；以症状为病名者，如眩晕、呕吐、头痛等。同一疾病，其病理阶段不同，或病机特点不同，证候有别，治疗不同，即所谓"同病异治"。而西医之病是有一定病因、病理、病症表现的病理过程，其疾病的诊断主要以生理结构和生理功能的改变为依据。许多中医医生未分清中医辨病与西医辨病之不同，以西医辨病取代中医辨病，并认为西医辨病和中医辨证是中西医结合的最佳途径。如临床上有人认为中医之胸痹病即相当于西医冠心病，其机制皆是动脉硬化、血液黏稠，即瘀血阻滞，治疗皆用活血化瘀之法，而较少考虑痰浊内阻、胸阳不振等病机。如此混淆中西医关于疾病的内涵，以西医的病名、病理为依据进行中医辨证，当然难以取得满意疗效。

（2）以西医理论指导中医用药

随着中药现代药理研究的日趋深入，许多中医医生直接将有关理论移植并指导中医临床治疗，一见炎症，即用清热解毒药；病为心脑血管病变，即考虑活血化瘀；症见血压升高，即选用平肝潜阳药；病为肿瘤，即考虑活血化瘀或软坚散结药。他如黄连抗菌消炎、大青叶抗病毒、苦参纠正心律失常、五味子降低转氨酶等，将西医疾病与中医证候对应起来，以现代药理为依据应用中药。如此辨病治疗或对症处理，"有是病用是药"，而非"有是证用是药"，不仅极大影响了中药疗效，而且严重地干扰了中医学辨证论治特色的发挥，从而使中医治疗学走入误区。

（3）治疗以西药为主，中药为辅

不少中医院是以西医办院模式建立起来的，无论是在医院规划、科室分布，还是诊疗技术、诊治标准，皆与西医院如出一辙；中医病房的治疗医嘱亦等同于西医院，所不同之处是外加一剂中药。据有关部门统计，多数中医院中药的利用率不足50%，有些中医院甚至低于20%；中医院的诊断、治疗不以中医药为主，缺乏中医特色；或以强调中西医结合为借口，少用中医中药，甚至把中医中药作为摆设。如此中医院，如何提高中医药人员的素质？如何培养中医药人才？如何发扬与传承中医学术？长此以往，势必导致中医学独特疗法的萎缩及中医辨证论治经验的缺乏。

3. 中医科研存在的问题

中医科研在思路与方法上也存在着诸多问题，主要是不重继承，忽视基础，过分强调新药研发与经济效益。

（1）中医继承不足，喜欢盲目创新

如今，许多中医工作者未认识到继承中医学理论与经验的重要性，不注重学习和借鉴前人正确的学术理论和行之有效的临床经验，满足于一知半解，浅尝辄止。忽视继承，盲目发展，即所谓"不会走就想跑"。如此这般，主动放弃了千百年来临床实践证明行之有效的方药与技术，满足于一知半解，甚至粗制滥造，自创新方，好大喜功，由此出现了临床新方、新药层出不穷，但真正经得起实践检验的效方、验方屈指可数的尴尬局面。

（2）重视新药研发，忽视基础研究

中医药科研的另一大问题集中体现在无论是临床研究还是基础研究，皆向中药新药的研制与开发靠拢，以现代药理知识为指导，片面强调中药提纯和一类、二类新药研制与开发，忽视了对中药复方治病机制的研究与分析，不重视对中医学理论自身的形成发展规律与研究方法、中医药治疗临床病证规律的研究与探讨。许多所谓的"中医现代研究"不但没有发展中医学术，反而导致许多中医药科研人员迷失了研究方向。

（3）忽视自主发展，失去中医特色

任何学科的发展都必须与时代同步，中医科研也应与时俱进，实现现代化。但是，目前对中医的现代研究有一种认识误区，认为中医现代化就是中医西医化。在理论方面，强调西医学的科研思路与方法，甚至认为任何研究都必须符合西医思路与方法，凡是符合西医学的理论即是科学的，而不符合西医学的理论都是不科学的；在临床方面，疾病的诊断治疗标准皆以西医的病证诊疗标准为依据，单有中医病证结论是不行的，必须有两套诊断；在科研方面，中医学专业的研究生，不论是基础专业还是临床专业，都必须进行动物实验研究等。时时处处以西医学理论与方法为检验标准，过分强调中西医的"认同性研究"，以西医为主流、以中医为附属，忽视了中医学的自主发展，忽视了中西医学的"差异性研究"。缺乏对中医学病证诊治标准、中医学防治疾病机制的深入研究。当前虽然对中医基础理论进行了众多的现代研究，却很少取得对中医学理论的发展及临床诊治水平提高有益的进展，其研究结果也很难说是对中医学的发展与创新。

（二）解决方法与对策

1. 重视中医发展，为中医学创造良好的生存与发展环境

自新中国成立至今，党和国家历届领导都十分重视中医事业的发展。2001年3月4日，国家前主席江泽民同志在全国政协体卫分组会上的讲话中强调指出，中医药学是我国医学科学的一大特色，也是我国优秀文化的重要组成部分。要正确处理好继承与发扬的关系，推进中医药现代化。中西医并重，共同发展，互相补充，可以为人民群众提供更加完善有效的医疗保障服务（《现代教育报》2001年9月21日）。2003年10月1日《中华人民共和国中医药条例》正式颁布实施，中医药学越来越受到国家的重视。因此，欲要发展中医学，各级政府必须大力关心和支持中医药事业，把中医与西医放到同等的地位上，真正做到中西医并重。要注重教学、临床、科研与医疗条件的改善和投入，真正解决中医学后继乏人、后继乏术的问题。

2. 重视中医教学，充分传承与发扬中医学优秀文化

继承与创新是密切相关的，继承是创新的前提，创新是继承的目的，没有继承，创新则成为无源之水，无本之木。

（1）要立志中医事业，为中医学的发展做出贡献

中医学自古即有"医乃仁术"之说，孙思邈在《千金要方·大医精诚》中说："世有愚者，读方三年，便谓天下无病可治，及治病三年，乃知天下无方可用。故学者必须博极医源，精勤不倦，不得道听途说，而言医道已了，深自误哉。"医学事业为治病救人的神圣事业，工作艰辛，责任心强，为此，广大中医药教学、临床与科研工作者，应当具备立志中医、与中医事业荣辱与共的专业思想和顾全大局、拼搏进取的敬业精神，做到"勤求古训，博采众方"，善于学习继承古今经验，勤于归纳总结临床体会，不断探索新规律，解决新问题，从而不断创新和发展中医学。

（2）编著体现中医特色的教材

学术的传承在于人才，人才的培养在于教学，而教学质量的高低在于教材与高素质的师资队伍。中医学教材对于中医人才的培养与学术的传承具有重要的意义。中医药学几千年的发展史雄辩地证明，中医学基本理论是一门来自于实践且能有效指导临床实践的科学，中医学术发展史是一部不断继承同时又不断创新的历史。只有在充分继承中医学术理论与方法、汲取古今医家经验的基础上，才能编写出体现中医特色的实用教材。教材的编

写要以中医学理论为指导，不能不中不西，要突出宏观整体思想，注重中医理论与临床实践之间的整体联系，成为能够真正指导临床实践、提高临床疗效的优秀教材。

（3）提高中医教师自身素质

"师者，所以传道、授业、解惑也。"继承与发展中医药学，师资队伍建设尤其重要。中医学的学科特点决定了中医学基础与临床是不可分割的整体，因此，中医教师不但要有广博的知识和精专的技能，而且要对中医学具有坚定的信念，真正承担起培养教育中医药人才的重任。做到真正以中医理论指导中医教学与临床，养成勤奋好学、锐意进取的良好习惯，基础课教师要多参加临床实践，临床课教师要勤下研读中医理论，二者相互交流，取长补短，从而不断提高教学能力及临床能力。

3. 重视临床实践，使理论创新与临床实践相结合

中医药学是一门实践性极强的科学，中医学对人体与疾病的研究皆以临床需要为前提，离开了临床，中医学基础理论则毫无价值。因此，中医学基础理论的现代研究，必须以为中医临床服务为前提，以阐释和发展中医学基本理论为目标。注意做到"继承而不泥古，创新而不离宗"。要通过中医学的现代研究，不断总结中医诊治疾病的规律，提高运用中医诊疗方法诊断疾病的能力和治疗疾病的疗效，不断开拓中医中药的临床应用领域。2003年春夏之交的中西医结合抗击"非典"，以及辨证论治、因人调理在航天医学中的应用，即体现了中医学理论与实践相结合的重要性。目前，国家中医药管理局组织的"全国著名中医药专家学术继承人"及"优秀中医临床人才的研修项目选拔"也充分体现加强中医临床工作的重要性。

4. 通过现代科学研究，不断弘扬中医学理论

中医科研的目的是运用现代科学技术证实中医药治疗疾病的科学性，继而创造和发展中医理论，指导临床实践，更好地为解除患者痛苦、提高民众的健康水平服务。中医药学的现代研究包括"认同性研究"与"差异性研究"两个方面，与当代科学（尤其是西医学）认识相同者要研究，而与之不同者同样需要研究。若抛开中医临床，孤立地进行动物实验研究，或过分强调认同性研究，凡事以西医学为标准，处处以新技术、新指标、新方法为借口来研究中医药。其结果则会将系统的中医基础理论弄得支离破碎，使之脱离了与中医临床的血肉联系，从而难以指导中医临床。中医学是宏观整体医学，西医学是微观分析医学，其对人体与疾病的认识各有所长，亦各有不足，二者可相互取长补短，同时并存，不能互相取代。我们应当结合当代先进的科学理论，如系统论、信息论、控制论、超循环理论、模糊数学等，来阐明中医学基本理论，使之进一步适应新时代的需要，更好地为广大民众服务。

医　话

一、对中医应给以实际支持

实践证明，必须在中西医各自发展提高的基础上实现中西医结合，即现代医学必须发展与提高，中医学也必须发展与提高。可是"四人帮"践踏党的中医政策，对中医教育、科研机构肆意砍杀，对名老中医和中西医结合工作的骨干横加迫害，致使中医药人员逐年锐减，造成了中医"后继乏人"的严重局面。"四人帮"这样削弱，甚至取消中医，实际上就是破坏了中西医结合的基础，又怎么能谈上继承发扬祖国医学遗产呢？以国家前主席华国锋同志为首的党中央去年对发展中医事业做出了重要指示，并提出了加强这一工作的重大措施，这是一个根本指导性文件，必将对中医事业的发展起积极的促进作用。

我认为，要解决"后继乏人"的问题，一是要尽快壮大中医队伍，这主要应靠办好中医院校培养新生力量来解决；二是进一步办好西医离职学习中医班，培养中西医结合的骨干力量。过去办了不少的西学中班，大都没有发挥很好的作用，其主要原因是结业后安排不当。领导上今后要注意这个问题。

我认为，要发展中医，就要舍得花一点力量，要给中医事业以必要的物质支援。目前中医教育、科研和医疗单位底子实在太薄了，不给以适当支持，发展中医只是一句空话。即使目前财力有限，我以为重点支持一下中央文件上已经指出的八所中医院校和某几个中医研究单位，应该是办得到的。多年来重视中医的话说了不少，实际支持却不大。我以为还是"中医不需再发展了"的错误认识在作怪，应当认真纠正。

二、谈谈"脏象学说"

在五版教材《中医基础理论》的编写过程中，我们承担了"脏象"部分的撰写任务。现将此章的特点，介绍如下：

（一）关于题目

四版教材的第二章原题为"脏腑"。我们认为"脏腑"一词只代表五脏六腑、奇恒之府的名称和内容，没有确切地体现出脏腑学说的研究方法、内容和特点，即没有把中医学"脏象"的特点体现出来。"脏象"的含义，如王冰所释："象，谓所见于外，可阅者也。"又如张景岳注云："象，形象也，藏居于内，形见于外，故曰脏象。"他们的解释体现了脏象学说的特点及其在形成过程中所采用的方法和手段。这就是说，古代医家在研究人体的生理功能和病理变化时，主要的不是采用解剖直视的研究方法（虽然当时已具有了一定的解剖知识和方法），而主要是采用了以活着的人体作为研究对象的方法，即在不割裂人体，不干扰人体正常生理活动的情况下，通过观察人体外部的"象"（包括生理反应、临床症状和体征等）来逐步了解和获得人体内脏活动规律的。所以我们可以给脏象学说下这样一个定义：脏象学说是通过观察活的人体的外部征象来研究人体内脏活动规律的学说。这就指出了中医学的脏象学说和现代医学研究人体内脏在方法和内容上的根本不同点，从而使人们能够认识到脏象学说确实是具有特色的理论体系，同时也使我们进一步认识到，不能简单地用"脏腑"二字来代替"脏象"或"脏象学说"，更不能把现代解剖学上的脏器名称和中医学的脏腑概念等同起来。所以这次我们将章名取为"脏象学说"。比之"脏腑"，"脏象学说"更具有中医特色。

（二）内容和体例

本章开首即写了"脏象学说"的概述，重点写明了脏象的含义，脏象学说的概念、内容、形成及其特点等。在论述各脏腑的生理功能时，又皆以"脏象"为纲，每一条目都从"脏"到"象"，或从"象"到"脏"。重点论述每一脏腑的生理功能，同时也略述它们的病理现象。

另外，有几点新的变动需要指出：

1）脏象学说是人体脏腑生理功能、病理变化及其相互关系的学说。它是以五脏为中心，又分别与其相应的腑、官窍、体表组织相联系，并且五脏各自主持一定的精神活动，为此我们把五脏所主的五神（神、魂、魄、意、志）、七情（喜、怒、忧、思、悲、恐、惊）和五液（汗、泪、涎、涕、唾）等内容补充在新教材中，加以说明，这样既可使脏象学说的内容比较系统完整，同时对指导临床也有较大价值。例如，汗为心之液，临床上常见到发汗或出汗过多的人出现心悸、心烦等症状。

2）对六腑的内容也作了必要的补充。如胃在六腑中具有特别重要的地位，故对胃的内容论述更为详尽，对"胃气"的概念和含义作了较为全面的阐述。

3）在脏腑中，奇恒之府占有重要地位，故把它与五脏六腑并列起来，除胆已在六腑中论述外，将脑、髓、骨、脉、女子胞的生理病理情况作了较为完整的论述，可使学习者认识到奇恒之府的重要性。

关于三焦和命门，历代医家认识不统一，新版教材将诸家观点作了文献式综述，最后写出较为公认的观点，并对其指导临床有价值的理论作了总结。

4）关于肺的宣发和肃降功能，须指出二者的关系。由于这两个方面是同时进行的、相反相成的，所以新教材将宣发和肃降合成为一个标题，并增述了二者相互关系的内容。

从中医学理论体系的结构来看，"脏象学说"是中医基础理论的核心内容，故应当把这部分内容学的系统而完整，这是学习中医基础理论的关键，同时，亦应注意本章内容与全书内容的有机联系。

（三）关于中医的名词术语

中医基础理论源于《内经》，后经历代医家不断补充和发展。其中有些名词术语和语句古奥生涩难懂，有些基本概念难以理解和阐明，且许多教材和参考书上的解释又不完全一致，这就给学习者带来了不少的困难。新版教材力求概念规范化、统一化，并写明概念的出处，以便查阅。如"疏泄"一词，新教材不仅写明了出处，并把《内经》原文和王冰的注释列出，以启发学者。再如"肾主纳气"的概念，许多教科书都没有写清楚，致使教师讲课、学生学习产生了困难。在新教材中，我们补充了这一点，将"肾主纳气"的概念写为"是指肾脏有摄纳肺吸入之清气以助呼吸的功能，既是说，由肺吸入之气，必须由肾摄纳、潜藏，然后才能敷布全身"，这种写法虽然不一定完全符合"肾主纳气"的本义，但基本上能够体现出"肾主纳气"的含义，有助于学生理解。一般来说，只有在解释清楚名词术语和弄清概念的含义的基础上，才能进一步详细而深入地理解某一问题的具体内容。

由于我们的学术水平有限，在编写此章的过程中难免存在某些内容的不足，敬祈各位读者在教与学的过程中及时指正。

三、漫话平胃散

平胃散出自《和剂局方》，其组成药物有苍术、厚朴、陈皮、甘草四味。综观此方之药物功效，乃燥湿运脾之剂，皆非治胃之剂，何以称平胃而不称平脾？名曰平胃，必有深意。苍术辛温燥湿，可散可宣；厚朴苦温，散满除湿；陈皮辛温，理气化痰；甘草中州主药。若以此命之曰"平脾散"亦无不可。

盖脾胃皆属土，脾为湿土，胃为燥土；脾虽属湿而恶湿，胃虽属燥而恶燥。就其阴阳属性而言，脾为阴而主升，胃为阳而主降。脾胃二者，一阴一阳，一湿一燥，一升一降，从而相反相成，共同完成饮食物的受纳、消化、输布与排泄。正由于此，脾病可影响及胃，胃病也可波及于脾。若脾湿过盛，阻于中焦，可使胃燥不及而见脘腹胀满，嗳气吞酸，不思饮食，呕吐恶心等症状。因病机在脾而症状表现在胃，治疗得当，可使胃气平和，故曰平胃。但须运脾除湿，芳香化浊方为正治。故柯琴说："《内经》以土运大过为敦阜，其病腹满；不及曰卑监，其病留满痞塞。"土之太过与不及都可出现腹满，太过为湿邪之阻滞，不及则为健运无力。就脾胃而论，本方所治为胃燥不及而导致脾湿太过，药虽祛湿，实是助燥，故柯琴说："平胃散平胃之卑监（不及），培其卑监者，而使之平，非削平之谓。"就是说平胃散之平，并非削平之平，而是使胃燥复于正常之平，从而脾湿可消，诸症可除。所以，本方虽是祛湿运脾之品，而实为助胃燥之剂，故名曰平胃散者，其意实存有燥湿相关，脾胃相成之义也。古人之立方取名，实寓病机于其中。

四、漫话女子胞

女子胞一词，见于《内经》。《素问·五藏别论》曰："脑、髓、骨、脉、胆、女子胞，此六者，地气之所生也，皆藏于阴而象于地，故藏而不泻，名曰奇恒之府。"女子胞，顾名思义当女子之属。胞，《说文解字注》释："从包，儿生裹也"、"包，妊也，象人裹妊"。段注：勹象裹其中，巳字象未成之子也。包谓母腹，胞谓胎衣。望形生意，胞乃女子孕育胎儿之处。明代医家张景岳注曰："女子胞，子宫是也。"《尔雅·释宫》曰："宫谓之室，室谓之宫。"《简明中医辞典》谓女子胞"又名胞宫、胞脏、子宫、子脏"。据此可知，对女子胞的称谓有多种，其意多指胎儿孕育之处。

《内经》中将女子胞列为奇恒之府，认为其生理功能既不同于五脏，又异于六腑，如张介宾所说："亦以出纳精气而成胎孕者，为奇。"中医脏象学说认为女子胞的生理功能有二：一是孕育胎儿，二是产生月经。但作为奇恒之府，其功能受诸多因素的影响。

首先，女子胞与五脏当中的肾、心、肝、脾有密切关系。《素问·奇病论》曰："胞络者，系于肾。"《素问·评热病论》说："胞脉者，属心而络于胞中。"肾藏精，肝藏血，精血是胞宫活动的物质基础；又肝主疏泄，肾主闭藏，疏泄与闭藏之间相互制约、相反相成，关系胞宫精血的出纳。心为一身之主，又主血脉，系于胞络；脾为生血之源具统血之用，对全身气血的充盈和运行具有调节作用，故月经之来潮与胎儿之孕育均与此两脏相关。而尤以肾为先天之本，精之所藏，肾中精气与人的生殖功能关系最为密切。肾精充盛，天癸溢至，女子月事以时下，故能有子。而肾精衰少，则天癸竭，地道不通，月经闭止。其中"天癸"对女子胞的发育及其功能具有明显的影响。《内经》认为，天癸是随着肾精逐渐充盛而产生的精微物质，又因肾精衰少而竭绝，其至可促进女性生殖器官的发育成熟，竭则进入绝经期，丧失了生育能力。

其次是冲任二脉的影响。女子胞与奇经八脉中的冲脉和任脉相通，二脉皆起于胞中，冲脉与肾经并行，与阳明脉相通，能调节十二经脉气血，故《灵枢·海论》称其为"十二经脉之海"，又称"血海"。任脉与足三阴经相会，能调节全身诸阴经气血，故为"阴脉之海"。《素问·上古天真论》曰："女子二七而天癸至，任脉通，太冲脉盛，月事以时下，故能有子……七七任脉虚，太冲脉衰少，天癸竭，地道不通，故形坏而无子也。"说明冲任二脉气血盈亏亦与女子月经与胎儿孕育有直接的关系。

女子胞作为奇恒之府之一，属女性的生殖器官，对男子则难以称谓，但并非男子奇恒之府缺如。考《内经》关于经脉的论述，有"冲脉任脉皆起于胞中"（《灵枢·五音五味》）之说，冲任二脉男女皆有，因此，此"胞"就不能单纯以女子胞解。胞在男子，当是男性内生殖器，此亦在情理之中。陈士铎《石室秘录》说：胞胎为一脏，男女皆有。唐容川《医经精义》更明确指出："女子之胞，男子名为精室，乃血气交会，化精成胎之所，最为紧要。"陈修园则将男女子之胞皆称血海，谓："人身之血海，胞也，居膀胱之外，而为膀胱之室，经云：冲脉任脉皆起于胞中，是男女皆有此血海，但男则运而行之，女则停而止之，运行者无积而不满，故阳气应日而一举；停止者，有积而始满，故阴血应月而一下。此男女天癸之总根也。"陈氏之言不但说明男女皆有此胞，同时也指出了男女之胞的不同作用。由此可见，"胞"乃奇恒之府中的一个脏器，因男女有别，而称谓有异，功能亦不相同。女子胞为血之处，血随阴气而积，故有月经；男子胞为精之蓄，随阳气而行，故满而溢之。男女天癸皆系于此胞，故男女生殖功能亦皆本于此。《素问·上古天真论》所谓：女子"二七而天癸至"，丈夫"二八肾气盛，天癸至"即明此意。故此可说，胞在男子为精室，在女子为胞宫，都是生殖器官，但不可混为一谈。

五、治咳之要在宣降

咳嗽既是许多疾病的一个症状，又是一个病名。凡以咳嗽为主症者，概属咳嗽一病的范畴，治法虽多，但其关键在于善于调肺之宣降，宣降二法是治诸咳之法门。把握这两法门，灵活运用治咳之常用方，无不方平药淡而每取良效。这是笔者总结多年治咳经验得出的结论。

肺之基本功能，主宣发肃降，调理全身气机升降出入，人皆周知。但肺之宣发，宣中有降；其肃降，降中有宣，人多忽略。观"上焦开发，宣五谷味，熏肤、充身、泽毛，若雾露之溉"，则知宣而后有降。而"通调水道，下输膀胱，水精四布，五精并行"之论，则降中寓宣已明。宣降相因，则气机通畅。因此不论何因，一旦影响到肺之宣降，气机壅滞，外不能达，内不能降，则生咳嗽。故《内经》曰："诸气膹郁，皆属于肺。"膹为气逆咳喘，郁为痞塞不通。气逆责之于肺气不降，痞塞责之于肺失宣发。失宣多由外邪所闭，不降则常因内伤劳倦所为，故咳嗽分为外感与内伤两端。究其治法，亦不外两途：外感重在宣发，佐以肃降；内伤重在肃降，佐以宣发。宣与降的侧重，既应注意药味的比例，又须留心宣降剂量的比例，还需根据肺失宣降的程度，酌配升降药对、参以调理气机的动药，格成一方。看去平淡，然其方其要无不与病机丝丝相扣。或许，这也就是平中寓奇的缘由之一。

咳嗽之因分为两端，然外感中有风寒、风热、燥热等不同；内伤中有肝火、痰湿之异，宜详加分别，下面分述之：

（一）外感宣为主，肺宣咳自平

外感六淫，不管属寒、属热，妨碍了肺气的宣发功能，气不得宣发，冲逆激荡，即发为咳嗽。故治重在宣，一则以宣驱散外邪，一则借宣助肺之宣发。邪去肺气宣畅而咳嗽自愈。宣散药余常用麻黄、苏叶、葱白、桑叶、薄荷、豆豉等味。助气机通畅，余最喜用陈皮一味，先贤虽有去白留白之论，然调气化痰，其性平和，偏寒偏热伍入无不相宜。

然外感六淫，其侵入途径不同，即使感受同一病邪，其临床证候亦不一致。邪从皮毛及口鼻而入者，多出现咳嗽为主，兼有寒热表证。若单纯从皮毛而入者，以表证为主而多不咳嗽。

（1）风寒犯肺

风寒犯肺，症见胸闷咳嗽，其声重浊，鼻塞流涕，初期或有寒热表证，苔白，脉浮紧。治以辛温宣肺，余喜用杏苏散加减。该方颇具匠心，即着眼宣肺散寒，以解表外，又注意升降相因，以复肺之宣降。因内无痰湿，去茯苓；恐碍气运，减大枣；重在于宣，半夏亦多不用。其中关键在于：宣散之药味、药量一般应大于肃降之药味、药量。

病案举例：张×，女，12岁，1974年10月来诊。感冒三天，始恶寒头痛，今咳嗽频作，鼻塞流涕，吐白泡沫痰，苔薄白，脉浮紧。诊为风寒犯肺，用杏苏散加减：炒杏仁6g，麻黄3g，前胡6g，桔梗6g，枳壳6g，陈皮4g，甘草3g，生姜3片。服2剂咳愈涕止。

（2）风热犯肺

风热犯肺，症见胸闷，咳嗽连声，咽干时痛，痰不易咳出，苔微黄，脉浮数。治以辛凉宣肺，取桑菊饮依法化裁，疗效可靠。无发热头痛，减菊花，加牛子、前胡，以助宣散；佐以枳壳，使宣中有降，且与桔梗组成升降药对。如有发热头痛者，加菊花6g，银花12g，大青叶9g。痰多黄稠者，加浙贝9g，竹茹9g，以增强清宣泻热之力。

病案举例：李×，女，26岁，1972年4月就诊。感冒半月，咳嗽，咽干时痛，痰不易咳，苔薄白，脉浮数。属风热犯肺，取桑菊饮加减：霜桑叶9g，炒杏仁9g，连翘9g，桔梗6g，薄荷6g，芦根12g，牛子6g，前胡6g，枳壳5g，甘草3g。水煎服。3剂后咳嗽大减，痰已咳出，量少色白，仍咽干。前方加生地9g，丹皮9g。继服3剂而愈。

（3）风燥咳嗽

风燥咳嗽，症见干咳无痰，喉痒胸闷，苔白而燥，脉浮数。宗叶天士"辛甘凉润上燥"之法，选桑杏汤加减。如热势不甚，不用栀皮，津伤不甚，梨皮亦可不用。加薄荷助桑叶宣散燥邪。为使痰易于咳出，常加一味杭芍，借其酸甘敛阴之性，即养阴防宣散太过，使痰易于咳出。

病案举例：孟×，男，两岁半，1986年4月来诊。感冒三天，发热咳嗽有痰，不易咳出，舌红苔黄而干，脉浮数。春暖早来，久干未雨，感冒风邪，化燥伤津，称肺燥咳嗽。当宣肺润燥，桑杏汤加减：桑叶6g，杏仁3g，薄荷3g，桔梗4g，北沙参4g，陈皮3g，枳壳3g，川贝3g，杭芍3g，甘草3g。水煎服。3剂而病愈。

（4）肺热咳嗽

肺热咳嗽，多为感受寒邪，郁而化热所致。以发热，咳嗽胸痛，气粗或喘，痰黄稠，脉数为特点。取清热宣肺，止咳平喘之麻杏石甘汤，常应手取效。但需留心该方剂量比例与加减。如热甚而不恶寒，石膏用量至少大于麻黄四倍以上，如热不甚，尚有轻微恶寒，石膏量为麻黄三倍左右为宜，并加银花、连翘轻清宣透之品，助麻石之透热；如气粗而喘，加浙贝 6~9g，桔梗 6g，枳壳 5g，以助肺之宣降。

病案举例：1972 年 3 月，治一 6 岁男孩，感冒发热 5 天，微恶寒，咳嗽吐稠痰，气粗微喘，体温 39.2℃。属外邪入里化热之肺热咳嗽，麻杏石甘汤加味，以清宣肺热：炒杏仁 6g，麻黄 6g，生石膏 20g，甘草 3g，银花 12g，连翘 9g，桔梗 6g，浙贝 6g，陈皮 4g。水煎服。2 剂后，热退至 38℃，咳减喘轻，脉仍数。上方去桔梗加桑白皮 6g，3 剂后诸症悉除。唯咽干纳呆，舌红不退，此为余热未清，胃阴受伤。仿叶氏养胃汤，代茶饮以善其后。

（二）内伤降为主，气降咳自愈

内伤咳嗽主要为脏腑功能失调，五志化火，及痰湿内生，阻于肺中，肺气不得清肃，上逆而为咳嗽，故肺气不得肃降为内伤咳嗽的总病机，治疗当以肃降肺气为基本大法。然内伤咳嗽的病理基础，多为脏腑功能失调。故视病情调理脏腑又为不可忽视的治法，唯不管何法，总应注意肃降肺气为基本原则。

《内经》曰："肺苦气上逆，急食苦以泄之。"降肺气，选以苦味为主，但应注意两点：一是苦味药有寒热温凉之别，肺为娇脏，不耐寒热，故大寒大热之药，如栀子、黄芩、南星及钟乳石之类，应当慎用；二是肺为阳中之阴脏，虽以宣降为用，但仍以阴津为本，故苦燥伤阴之药不可轻用，以防伤其肺阴。如需用者，宜酌加配伍，方可免诛伐无过之虞。

（1）火热咳嗽

火热咳嗽，应分虚实两类。实者多为五志化火，炼津成痰，肺不得肃降所致。症见咳嗽连作，咳吐黄痰，昼轻夜重，苔黄，脉数有力。需清泻肺热，下气止咳。泻白散加味多有捷效。桑白皮江笔花称其为"泻肺猛将"，地骨皮入肺肝两经，即清肺中伏热，又泻肝郁之火，且兼肃降，配合甘草、粳米，颇合火热咳嗽的病机。

病案举例：1973 年余治一马姓小学女教员，产后半月，曾因与其夫吵架，之后出现低热干咳，口干舌燥，动则喘促，时两胁作胀，舌红少苔，脉细数。此为产后伤血，忧怒火郁，犯肺而咳。治以滋阴清热，肃肺止咳，泻白散加味治之：桑白皮 6g，地骨皮 9g，甘草 6g，粳米 9g，沙参 12g，白芍 9g，炒杏仁 9g，桔梗 6g，陈皮 6g。水煎服。3 剂后干咳愈半，低热仍在。原方加柴胡 6g，又 3 剂，咳胀皆愈，唯时有低热。换滋阴活血的四物汤、生化汤调之而愈。

属虚者，肺肾之阴素亏，虚火内炽。症见烦热咳喘，少痰而呛咳，脉数而弱。治当滋阴清热止咳。阿胶补肺汤颇有效验。

（2）痰湿咳嗽

余常以二陈汤中伍以升降的桔梗、枳壳，并视痰湿多少，配三子养亲汤之类。在健脾的基础上，突出一个降字，气降痰自消，肺肃咳自平。

病案举例：1977 年 2 月，治一男性，48 岁，咳嗽吐痰十余年。今因天气变化，症状加重，咳嗽胸闷，吐白痰，偶有气喘痰鸣，纳呆便稀，苔腻，脉濡缓。诊为痰湿内阻，肺失肃降，二陈汤合三子养亲汤加减，前后进 12 剂，诸症缓解。

总之，治咳之要，外感重宣，宣中有降；内伤重降，降中有宣，主次分明，乃是大法。再举麻杏石甘汤与泻白散为例，以说明之。二者同治肺热咳喘，属外感入里化热，当用前者，重在宣散；属五志化火，则用后方，重在肃降。若当宣反降，当降反宣，每致重病。

但若内伤痰湿壅肺，因外感而诱发，则应既宣又降，取宣降并重的小青龙汤。

又"五脏六腑皆令人咳"，治此则应视咳所累及的脏腑而定。我曾治一 50 岁的老妇，咳则尿出，以补中益气汤而愈。

六、口 疮 方

处方：煅炉甘石 2g，煅人中白 1g，青黛 2g，冰片 0.3g，枯矾 0.5g。

主治：口腔溃疡。

用法：上药共研为极细末，放瓶中收贮，盖严勿受潮湿。取药末适量搽于患处，一日 1 次。

病案举例

病案一 李×，女，2 岁，本院教师家属。患口腔溃疡已半月，吮奶困难，口流涎。经服维生素 B2 及搽冰硼散无效，用本方涂搽 1 次即愈。

病案二 刘×，62 岁，离休干部。患口腔溃疡 5～6 年，时发时愈，经多方治疗无效。用本方 3 次即愈。10 余年未发。

分析：本方为祖传验方，主要用于治疗口腔溃疡。口腔溃疡为口腔黏膜上皮的损伤，中医称之为口疮，引起口疮的原因很多，如心脾积热，胃火上蒸，阴虚火旺，脾虚湿盛等。无论何种原因引起的口疮，都可用本方外治。

方中煅炉甘石有燥湿消肿，收敛生肌之效，据理化分析，其主要成分为氧化锌，有中度的防腐、收敛、保护创面的作用；青黛清热解毒，有抗菌作用，二者配合，能增强防腐生肌的功效；人中白降火，散瘀血，治咽喉、口舌生疮；枯矾清热燥湿，解毒杀虫；冰片化湿消风散郁火，清热止痛。诸药配合，燥湿收敛，化腐生肌，清热止痛，促进溃疡愈合。

七、胆石证辨治

胆石证系现代医学病名，祖国医学虽无此病名，但它包括在胁痛、腹痛、黄疸等病证之中，有它现实的理论和丰富的经验。本证之主症，以突然上中腹部或右胁部疼痛剧烈，并牵及右肩胛处或右肩部痛，患者坐卧不安，弯腰，打滚，大汗淋漓，面色苍白，恶心呕吐。本病反复发作，一次发作时间长短不一，少则半小时，多则数小时不等。

剧烈疼痛过后，多伴有消化不良及右上腹部自觉胀满，或胃中有灼热感，时嗳气，泛酸及腹胀。特别在吃油腻后，上述症状更为明显。

本病就其临床表现，大致可分为肝胆湿热和肝气郁结两种情况，但二者之间互相联系，就是说肝胆湿热中也有肝气郁结，肝气郁结中也存在湿热，就其症状表现为主而言，不可截然分开。

肝气郁结，其主症右胁胀痛，胃脘不舒，食欲不振，时有嗳气泛恶，右胁部疼痛，时轻时重，反复发作，或有口苦咽干，心烦易怒，苔薄白，脉弦细。若兼有低热，则苔薄黄略腻，脉弦数。治当疏肝理气，利胆和胃，可采用柴胡疏肝散加减。将本方去川芎，枳实易枳壳，加郁金9g，广木香9g，金钱草12g，大黄4g，芒硝6g。若发热加银花15g，连翘9g。本方加减应注意配伍中的用量，如柴胡与白芍的用量宜相等，这样既能疏肝解郁，又能养肝柔肝，且柴胡不致竭伤肝阴。大黄与芒硝的用量，应大黄小于芒硝，这样可起到咸软其坚的作用，同时也加强排泄的功效。曾治一李姓妇女，年46岁，小学教员，1976年9月来诊，自云半年前患胆石证（经某医院检查），经常右胁部疼痛，不思饮食，腹部胀满，易发脾气，大便时干时稀，苔白厚，脉弦。经服本方15剂后疼痛消失，饮食正常，后经医院复查结石消失。

湿热积滞，其主症为寒热往来，或但热不寒，右胁部疼痛，有时剧痛，右肩部亦有胀痛之感，剧痛时大汗淋漓，面色苍白，口苦，咽干，不思食，时有恶心欲吐，小便赤，大便秘，或稀黏便，或目发黄，苔黄腻，脉弦数。证系湿热蕴蒸于肝胆，煎熬胆汁郁积而成砂石，故治当清热利湿，和肝利胆。选用柴胡疏肝散和茵陈蒿汤加减，每收良效。方用柴胡9g，白芍9g，枳壳6g，茵陈12g，山栀6g，大黄6g，芒硝6g，郁金9g，金银花15g，连翘9g，甘草6g。水煎分2次服。若恶心呕吐，加半夏9g；疼痛较甚者，加川楝子9g，醋元胡9g；若寒热往来甚，将柴胡加至12g，再加黄芩6g；大便不实者，去大黄；若体质较弱者，可加党参15g。服用本方后，患者自觉疼痛似有加重及大便稀者，此为药物作用，这可能是排石象征，此时应嘱患者注意粪便排石情况。若患者服药时间较长，对饮食有影响，应间断服药，或加和胃之品，以增强食欲。曾治一壮年男性，于1980年经友人介绍，来诊时右胁痛胀，时轻时重，并有泛恶，食欲不振，时腹胀，厌油腻，苔黄腻而厚，脉弦大而数。患者素有饮酒癖，每次饮量不多，但每日必饮。用上方加白蔻6g，服20余剂，右胁痛消失。

八、补法的运用

《素问·五常政大论》说："虚则补之。"凡人体脏腑阴阳气血不足，均当用补法。补法用药亦当据药物性味而定，《素问·阴阳应象大论》说："形不足者温之以气，精不足者补之以味。"

（一）虚的含义

关于虚的含义《内经》则指出形、精两方面的不足。所谓形不足即是全身之虚，精不足则指阴阳气血和脏腑局部或暂时之虚；形不足当用温性的药物，精不足主用药物之味。从《内经》的论述看，导致虚有三种情况：一是有一时性因素（如过劳、情志过激）造成阴阳气血暂时之虚；二是由于局部经脉阻滞，血气欠通，造成气血局部之虚；三是由于久病或暴病"精气夺则虚"的全身之虚。形与精是密切相关的，形以精充，精以形存。由此可知，虚的实质为气血阴阳之不足。

（二）补法的运用

虚证的复杂性，决定了治疗的两种情况：一是全身严重虚损之证，要视阴阳气血为主的虚衰，以补为主；二是局部、暂时之虚，或以祛邪为主，或补泻兼用。药物的运用，以四气五味的规律为依据，如治阴虚的养阴药大多为甘苦咸寒；治阳虚的助阳药，多为辛甘咸温；气虚宜用甘温；血虚而有热者宜甘凉，无热者甘平或甘温为宜；若元阳暴脱者，急救其阳，干姜、附子之类；久病阳虚当责之于肾，可选用补骨脂、菟丝子、鹿角胶之类，既能温阳，又无伤阴之弊。五脏虚损离不开阴阳气血，但需视五脏之虚损实情而选用药物。五脏之间，关系密切，故其虚实互相影响。如肾阴不足可使肝阳上亢；肝气横逆，可使脾胃受损等。

阴阳气血虚损互为影响。阴损及阳，阳损及阴，视其主证，进行阴阳双补。气血亦是如此，血虚切勿忘补气，气虚当以调血，大失血之血虚，常以独参汤、当归补血汤，补气以帅血。而久病造成血虚，则当补血为主，佐以补气之品，以利血药发挥作用，其意就在于此。这是中医学治疗血虚证的特点。

九、古方运用二则

（一）心悸怔忡

李×，男，16 岁，初中学生。1974 年期末考试后自觉心悸不安，头昏，时失眠，烦躁。经医院检查，无器质病变，心电图正常，血压正常，后经多方治疗无效，于 1975 年 2月经友人介绍来诊。察面无病容，营养中等。询及病情言自 1974 年 7 月考试后自觉心跳，几分钟即消失，每日有三五次发作，特别是遇异常声音时心悸不安，经常失眠，头脑不清，记忆力减退，饮食尚可，二便正常，诊其脉数而弱时有间歇，舌红无苔。初步印象为劳心过度，心阴亏虚，阴阳不能顺接所致，乃以炙甘草汤去清酒、桂枝，加郁金 9g，生龙骨 12g。水煎服，嘱服 6 剂再诊。服 6 剂后自觉头目清爽，睡眠较前大有好转，心悸在服药期间只发作三次，诊其脉已无数象，舌质已复常，脉弱仍在，再以原方加黄芪 15g，6剂，服后其症消失。

分析：心悸怔忡为临床常见症状，许多病都可引起，古代医家将其分为二症。心悸又称惊悸，虞天民说："忽若有惊，惕惕然心中不安，其动也有时；怔忡者，心中惕惕然动摇不静，其作也无时。"指出心悸为突然有外界声音，则心跳不安；而怔忡则不因受惊终日自觉心跳不安。同时认为心悸病位在心，怔忡病位在肾。戴元礼提出："惊则安其神，恐则定其志。"从病机上论，心悸为心血虚，怔忡为肾精怯。实际上心悸与怔忡一证也。血虚者固有心悸，而心悸未必尽为血虚，如水气凌心、痰火内扰皆可出现心悸；怔忡亦未必皆肾精匮乏，肾精匮乏则精不化血而怔忡之证有之，究其原因为心血不足所致。因此，笔者认为心悸怔忡不能分为二证，只不过是程度上的轻重而已。心悸较怔忡为轻，而怔忡则重于心悸，二者都是心血的病变。故可以说，只有轻重之别，而无心肾之分。

心之阴阳不调为本证病机：心主血脉而藏神志，心具此功能全赖心气，心气包括心阴和心阳两方面，任何一方的不足或亢奋均可导致对方的不足和亢奋，从而使心之阴阳不得协调而发生本证。因此，心阴、心阳的相互协调是心的生理功能正常发挥的保证，不论何种因素，若导致其阴阳不得协调，都可出现心悸或怔忡，在不调的过程中也可出现脉结代。心悸怔忡是心病必有症状，很多病都可引起。若因其他病证所引起者，当治其原病，原病愈而心悸怔忡自愈；若心病所出现心悸怔忡当调心之阴阳，阴阳协调其心悸怔忡自愈。

治悸不在养而在调阴阳：心悸怔忡虽有轻重之别，但都是由于心之阴阳偏颇所导致，从而使阴阳不能顺接协调。其心阴偏衰者，则可兼烦躁，且心惊而悸，头目昏晕而胀，体倦乏力，或有失眠，食少便干，脉细数无力，舌绛少苔等症。若心阳偏衰者，自觉心吊悬终日悸惕不安，胸闷且有恐怖感，时自汗并畏寒，困倦无力，饮食不振，小便清而大便不爽，脉沉弱，舌淡苔薄。此二证出现结代脉则为重度阴阳不能协调顺接。故治疗本证不在养心安神，而在调整偏颇之阴阳，则心悸怔忡可除。张仲景说："伤寒脉结代，心动悸，炙甘草汤主之。"程知在解释本条文时说："心主血，曰脉结代，心动悸，则是血虚而真气不相续也，故峻补其阴以生血，更通其阳以散寒，无阳则无以缩摄微阴，故方中用桂枝汤去芍药而渍以清酒，所以挽真气于将绝之候，而避中寒于脉弱之时也。"程氏指出对心动悸、脉代结，本方以调整阴阳为主要目的。本方虽为伤寒而设，但对杂病之心动悸、脉代结，加减得法确有良效。从本方药物之组成看，是以阴药与阳药相互配伍，从而达到调整心之阴阳偏颇而续顺接，方中阴药有生地、阿胶、麦冬，阳药有桂枝、生姜、清酒。在临床应用本方时据病情适当加减，每获良效。若阴偏虚者，可去清酒、麻仁，留桂枝以鼓心阳而配阴，加郁金以防阴药之腻滞，且有入心行瘀之功，加龙骨以镇阴虚之浮阳。阳偏虚者，生地易熟地加黄芪益气以助阳，亦可加龙骨以防阳之上浮。

处方：炙甘草12g，生姜6g，桂枝6g，人参6g（亦可用党参18g代之），阿胶6g，生地9g，麦冬6g，麻仁6g，大枣6枚，黄酒100ml（亦可用白酒30ml）。水煎2次混合，分2次服用，每日1剂。

（二）慢性腹泻

丁×，男，32岁，空军某部技术员。五年前患慢性腹泻，每日2~3次，有时1~2次，每次泄稀软便，并有白沫，便前肠鸣腹痛，经医院检查为慢性肠炎。曾服黄连素等多种药物未能根治。1985年9月来诊。患者面容清瘦，但精神不减，饮食尚可，时有腹胀，脉弦细，舌淡苔薄白。遂处以加减参苓白术汤为治，嘱服6剂，服药后便泄次数大减，腹痛肠鸣已止，仍稀软便，嘱继服前方，共服20余剂后便下如常。因届婚期不愿再服药，一年后其爱人来诊月经病，询及其腹泻再未发作。

分析：泄泻一证，古人分为很多类型，但从字义上即分为二证：泄，有漏泄之意，其证时作时止；泻者，其势直下倾泻之谓。从时间上有暴久之别，暴泻者其势急，多水泄；久泄者其势缓，多稀软便。久泄亦称慢性腹泻。久泄有濡泄、飧泄、五更泻等不同。

慢性腹泻是一种比较顽固的病证，即便暂时治愈仍有复发的可能。但笔者数十年经验认为在辨证的基础上固本培正方可全愈，且无复发之患。

气虚不固，水反为湿为泄泻病机：慢性腹泻多由于暴泻失治致脾气虚衰，运化失权，脾胃积湿不化，升降失司所致。盖胃主受纳腐熟，脾主运化，共同为气血生化之源。若后天失养湿滞内停，或情志所伤等因素每致脾气虚弱，饮食稍有不节，起居略有不适亦可导致泄泻不止。由于脏腑关系密切，脾虚可导致肝乘，又可累及肾阳。总之，气虚不固，水反为湿为本证的病机。脾虚则泄，泄则脾更虚，脾虚则水反为湿而泄，泄则气虚不固，此为泄泻之常理也。

健脾益气，舒肝温肾为治本证之要法："湿盛则濡泄"，"清气在下，则生飧泄"。濡泄、飧泄皆因脾虚。脾虚则不能升清降浊，脾虚则运化失权，水湿下流而为泄泻；脾虚则肝必乘之，脾阳根于肾阳，由此可知，久泄不但肝气乘之，同时肾阳亦受损。故本证在治疗上以健脾益气为主，舒肝温肾为佐是其要法。脾健则湿消，气充则无下陷之患。脾健则肝无所乘，肾亦不受累。从药物上说，健脾的药物都有利湿功效，而利湿药物未必有健脾之能，因此在选用方药时，当须识此。此外，健脾虽能助气血之化生，但健脾不等于益气，益气亦不是健脾，只有在健脾的基础上适当加入益气药物，才能相得益彰。舒肝温肾不但有助于健脾，同时也有益肝肾。温肾不宜过，以免主次不分。本证虽属慢性疾患，但不要妄用固涩，固涩虽有暂时之效，终非治本，故难全愈。据此，笔者对本证采用加减参苓白术汤，每获良效，且疗效巩固。

处方：人参6g（可用党参15g代之），白术（炒）9g，茯苓9g，山药（炒）9g，炒扁豆6g，白芍（炒）9g，柴胡6g，台乌药6g，焦山楂9g，甘草3g。水煎2次混合后分2次服，一日量。

本方以四君子汤健脾益气，配扁豆、山药以加强健脾之功，以白芍、柴胡疏肝以抑其乘脾，加焦山楂养肝以和胃，乌药温肾以利气，使肾得温以助脾，且厚肠使气机顺通，而无积滞之患，故本方共奏健脾、益气利湿止泻之效。

十、温法的临床运用与体会

温法是一种以温热药治疗寒性病证的方法。发端于"寒者温之"的经旨。温为药性，而任何药物都具有性味两方面，寒证亦有内外虚实的不同。温法用于除表寒证归汗法外的一切寒证。应用温法，必须将药物的性味、寒证的部位及虚实综合考虑，方可切实。

（一）性味相合，定其主证

不同味的药物主治不同。辛善走窜，能疏理血气，祛除邪气；甘善滋补和中，可补虚缓急；酸性收涩，且能敛阴阳气血；苦能降能燥，善理气逆湿阻；咸能软坚散结，且能通下。另外，还有淡味能渗能利。因此，同样运用温热药，必须结合药物的五味，更重要的是分析药物性味的特点。寒邪外袭，导致经络阻滞，营卫被伤，出现恶寒、背痛、头项强痛的表寒证，当治以辛温，以辛之散达表，以温祛寒，以散表邪。寒邪入里，凝滞气血，可出现腹痛泻下，日久可导致坚积，气滞血瘀等症，当以辛苦温合而治之。借苦降之功，合辛散之能，可使寒祛，气血通畅，阳气得复，坚积气结消散。如苦辛温之半夏，是消除里寒积滞或痰结常配用的药物，意即此。须指出，辛苦相合并不局限于一味药，辛温与苦温结合应用，更能体现祛寒散结作用，是方剂配伍基本原则之一。如辛热之巴豆与苦寒之大黄配伍，其意就在于借巴豆之大辛大热以散寒邪，用大苦大寒之大黄防辛热过盛并取其苦降之能以通滞，而使其下行。此外，同是辛温之品，有的只散寒而不助阳，有的既能助阳且能散寒。前者通过祛寒而护阳，后者则温阳而祛寒，如良姜、荜茇，能祛胃脘之寒滞，善治寒性胃痛，但没有助脾阳的作用；而脾肾阳虚，亡阳欲脱，脉微欲绝等症，则当以干姜、附子、肉桂之品，大温其阳，消解寒邪。

（二）辨别部位，选择用药

结合寒邪所在和脏腑组织的分布，可将寒证分类如下：一是按表里分，有表寒证和里寒证；二是按脏腑分，主要为心肺阳虚、脾阳虚和肾阳虚，阳虚寒自内生。

表寒证，治宜辛温解表；里寒证有虚实之别，实证多为寒邪直中，多在胃肠，当温中散寒。若阴寒内盛或阳气暴脱当回阳救逆；若寒邪阻滞经络，肌肉关节疼痛，或胞宫受寒之月经不调，经行小腹冷痛，或宫寒不孕等症，当温经散寒。虚证多为寒自内生，在上焦者多为心阳虚，中焦者多为脾阳虚，下焦者肾阳虚。《医学心悟》说："纳凉饮冷，暴受寒侵者，宜当温之。体虚夹寒者，温而补之。寒客中焦，理中汤温之，寒客下焦，四逆汤温之。"

古人对药物的作用除重视性味外，认为其五色也有一定的参考价值，也是用药的重要依据。如干姜色黄，善助脾阳以祛寒，但炒黑之后则兼入肾，而青色的吴茱萸则能入肝散寒，桂枝色赤入心通阳，薤白色白入肺能宣通胸中之阳，以散阴寒之结。可见，以温药之色，识主证部位，也是用药的一种方法。

总之，温法能助阳散寒，温通血脉，温气通结，往往与其他治法相结合治疗各种虚实不同的夹寒证。如温散法治表寒，温下法治寒结，温补法治疗虚寒，温利法治疗阳虚小便不利之水肿，温涩法治疗虚寒滑脱，温阳法治疗阳虚头痛等，随辨证的需要而运用之。

十一、通 法 俚 言

通法为常用治疗方法之一，虽然清·程国彭《医学心悟》论"医门八法"中未曾论及，但本法为历代医家所重视。方与法有密切关系，方由法立，方有十剂，通剂为其一种。十剂原为药物功效的一种分类，见于北齐徐之才《药对》，据药物性能而分为宣通补泻轻重滑涩燥湿十类。日·丹波元坚说："乃药之大体，而不是合和之义。"至宋《圣济经》始添一剂字，成无己《伤寒明理论》称为十剂，与七方配成体用关系，阐发了十剂应用的理论，他说："制方之体宣通补泻轻重滑涩燥湿十剂是也；制方之用大小缓急奇偶复七方是也。是以制方之体欲成七方之用者，必本于气味生成而制方成焉。其寒热温凉四气者，生乎天，酸苦辛咸甘淡六味者，成乎地，生成而阴阳造化之机存焉，是以一物之内气味兼有，一药之中理性具矣，主对治疗由是而出，斟酌其宜参合为用。"通法由通剂而体现，徐之才说："通可去滞。"刘完素也说："留而不行为滞，必通剂而行之。"故通剂的含义是以疏通积滞为目的，方药的配伍须据病情从而达到通法的要求。

辨证论治是理法方药的临床验证。必须在中医学理论指导下，根据病情而定法，从而遣方用药。方又称方剂，它根据配伍原则而组成，是治法的体现；法是治法，依辨证而定，故方据法成，法以证立。刘完素说："方有七，剂有十；故方不七，不足以尽方之变；剂不十，不足以尽剂之用。方不对病，非方也，剂不蠲疾，非剂也。"刘氏将七方与十剂的结合应用，体现了方与法的关系，方是剂的目的，剂是方的要求，方与剂是为法服务的。

通可去滞，即用通利之药，祛除邪壅气滞之证。就通而言，除治法外，有生理之通、病证之通。前者为正常之通，后者则为异常之通。生理之通，系指人体气血津液畅行无阻，《灵枢·本藏》说，"经脉者，所以行血气而营阴阳……"血在脉中有秩序地循行，须赖气的推动。《素问·平人气象论》说："人一呼脉再动，一吸脉亦再动，呼吸定息，脉五动……命曰平人。"脉的跳动标志血的循脉流行，故有"气为血帅"之说。唐容川说："其气冲和则气为血之帅，血随之而运行，血为气之守，气得之而静谧；气结则血凝，气虚则血脱。"唐氏不但指出气与血在生理上的关系，同时还强调血病由于气。五脏对气血的生成和运行起着重要作用，其所藏之精气津液亦贵流通。六腑在饮食消化过程中，亦不得停留而不运，《素问·五脏别论》说："六腑者，传化物而不藏，故实而不能满也"，"六腑以通为顺"，即指此而言。

病证之通，即各种因素所致之气机紊乱，血不归经，阴阳失调等，从而出现呕吐、泻利、自汗、盗汗、多尿、遗精、崩漏、带下等，虽然病因不同，病位各异，病机不一，脏腑有别，但都属于病证之通。故有"以通为补"之说，但这是不够全面的。

治疗之通，是针对邪气留滞，气血瘀阻而设。应"伏其所主，先其所因"而通之。李时珍说："滞，留滞也。湿热之邪，留于气分而为痛痹，宜淡味之药，上助肺气下降，通其小便，而泻气中之滞，木通、猪苓之类是也；湿热之邪，留于血分，而痹痛肿注，二便不通者，宜苦寒之药下引，通其前后，而泻血中之滞，防己之类是也。经曰，味薄则通，故淡味之药，谓之通剂。"李氏对通法和通剂作了说明，虽不够全面，但还是有一定的参考价值。

通法的运用，是根据病情而定方药，由于病证的不同，因而有温通、寒通、宣通、润通、补通、泻通等的不同。程国彭说："论病之情，则以寒热虚实表里阴阳八字统之，而论治病之方（法），则为汗吐下和温清补消八法尽之。"程氏所谓八法尽之未免过于武断，虽未论及通法，但他认为八法的制订，是以八纲为基础，而八法的运用，同样以八纲辨证为依据，通法也不例外。通法在八纲辨证的基础上运用导滞、祛瘀、活血、理气、催吐、通利大小便等，都属通法范围。此外，在治疗上为了达到正常生理之通，故在补虚、泻实中都具有通的含义。由此可知，通法是运用一定原则配伍的方药，从而达到生理正常之通。

诚然生理上六腑以通为顺，但在病理上有通之太过与通之不及之分。太过者，如泻利、多尿；不及者，如便结、癃闭等。若有积滞而表现通之太过者，如痢疾初起，热结旁流，瘀血崩漏等，当"通因通用"。张子和说："陈莝去而肠胃洁，癥瘕尽而营卫昌，不补之中有真补者存焉。"张氏此言含有祛瘀生新之意，针对邪正关系而言，祛邪与扶正虽都有通的含义，在某种意义上说，祛邪是为了扶正，扶正也可祛邪，但祛邪和扶正毕竟是不同的，由于祛邪之品并非扶正之药，扶正之方也非祛邪之药，"邪气盛则实"，当祛邪为务，"精气夺则虚"，应补虚为先，补虚泻实截然两途，虽有虚实相兼，亦当遵"无实实、无虚虚"，勿"损其不足而益有余"。此为医者切记。

通法是针对邪壅气滞，致使气血津液不得正常运行而设，若因气血津液不足而运行无力者，当补其虚促使其正常运行。因此说，通法虽运用于实证，但补虚亦含有通意。从这个意义上说，通法似有泻通与补通两大类。前者指方药具有通滞功效而言，后者则为扶正作用而论，二者殊途同归，故药物之升降浮沉，寒热温凉在通法中俱可用之。方以法立，方与法律立在辨证求因，审因论治的基础上，谨守病机，各司其属，有者求之，无者求之，才能达到理法方药的一致。此外，通法与下法，有时混通，由于下有通意，通未必下，以此别耳。

十二、脱 发 治 肺

脱发一证为临床常见病之一，多发于青中年男女。脱发有稀脱和斑脱之分，虽对健康影响不大，但对患者思想上造成一定的压力。

中医学认为，发为血余，又为肾之外荣。此处之血，系肝血，肝血不足，发易斑白脱落。《素问·五藏生成》说："肾之合骨也，其荣发也。"发虽为血之余，但与肾气的强弱密切相关。肝肾同源，精血互化，故脱发一证，以肾气不足为主要病机。外感内伤都可导致肾气不足。外感热病后期，肾阴被伤；劳心过度或房劳太过，精血暗耗。上述两端，均可导致脱发。但在临床上，多数脱发患者，以养血补肾治疗效果不显，就是没有考虑到气与精血的关系。《灵枢·经脉》说："皮肤坚而毛发长。"皮肤为肺之合，肺与皮毛的关系是通过气的作用而实现的。《素问·五藏生成》说："诸气者，皆属于肺。"肺与皮毛的联系实际是卫气的作用。《灵枢·本藏》说："卫气者，所以温分肉，充皮肤，肥腠理，司开合者也。"诸经之气，归宗于肺，从而靠肺的宣降作用，布散于周身，完成与皮毛的联系。卫气虽然不受经脉的约束，但它循经脉流行，输精于皮毛。在病理上，不论何种因素导致肺气虚衰，则宣发无力，卫气不达，毛发随之而憔悴枯槁、脱落，肌表不温，皮肤不固等症，故肝肾不足之脱发亦当从肺论治。

李东垣曾指出："脉弦气弱，皮毛枯槁，发脱落……"脉弦为肝病，肝藏血，肝病血衰，从而气弱，故可出现皮毛枯槁发落的现象。由此可知，肺气虚衰为导致脱发之主要病机。《难经·十四难》说："损其肺者，益其气。"肺气足则卫气充，卫气充则皮肤坚，皮肤坚则毛发长。本证虽无明显的病苦，但必兼有周身乏力、易自汗，动甚则有气短之感。自拟"黄芪益气汤"有良效，足以证之。方药如下：生黄芪20g，党参15g，当归9g，白芍（炒）9g，白术（炒）9g，桂枝6g，桔梗6g，茯苓9g，炙甘草3g。水煎分2次服。方中以四君子汤加黄芪补气助卫，白芍、桂枝和营助卫，当归养血和血以载气，桔梗入肺为使。共奏补肺助卫实表之功，气充则精血自化，表坚而发自生矣。

笔者曾治张×，女，42岁，自述头发全脱已五年余。开始梳头则脱，初不介意，至头脱发稀疏，露头皮，始四处求医，治疗无效，渐至全部脱落。来诊时，天气炎热，仍戴帽子，帽檐儿四周装以假发。细询之，素日懒动，动甚则气短，且易汗出，舌脉如常。观前医所处方，皆以养血补肾为治，汤丸并用，但均无效。予自拟黄芪益气汤。服20剂，头部已见细微之黄色发生出，药已中的，效不更方。继服10余剂，开始生黑发且粗壮。嘱患者将原方加倍量配丸药服之，以图后效。三个月后，黑发全生，一如常人。

十三、下法的临床运用与体会

下法是临床常用的治疗胃肠积滞、寒热便结或悬饮腹水等的一种方法。临床上最常见的是以下法治疗便秘，本文仅就此谈谈个人的看法，不当之处，请指正。

（一）便秘的基本病机是气结津亏

便秘是以大便干结、排出困难为特征的一种病证。虽然其病因有寒热、食积、阴亏、血虚等的不同，但就其基本病机来说，不外乎气结与津亏两方面，因此，大便正常与否，取决于大肠中的津液含量和大肠传导能力的强弱。一般来说，津液含量适中，传导功能正常，则大便正常；若实热搏结，阴虚火旺，或血虚生燥，则往往易使津亏而致便秘。

大肠的传导功能有赖于肺气、脾气的支持。肺主气，司呼吸；脾主运化，为气血生化之源，与全身气机通畅与否密切相关，尤其肺与大肠传导功能关系更为密切。若痰浊阻肺，实热犯肺或肺气亏虚日久，皆可使大肠气机不利，或气滞或气虚，传导失常而便秘。正由于便秘的基本病机是气结津亏，所以，《内经》才言"大肠主津所生病"、"肺与大肠相表里"。

（二）通下大便有直接间接之不同

一般认为，下法即当使用泻下之品，如大黄、芒硝、巴豆之类。而实际上，因便秘的病情有虚有实，因而通下大便亦有直接、间接之不同。凡外感六淫，入里化热，结于胃肠者，可根据其具体情况，选择使用通下药物，如《伤寒论》中之三承气汤。但由于这些药物往往可致"积结祛而肠胃竭"，过量可使肠道津液伤，故运用时要中病即止，不可妄用无度。

内伤便秘，往往缘于气血阴阳的不足或气机异常，如肺脾气虚、肝气郁结等，在治疗上就必须求本而治，不一定非通便泻下，如老年性或习惯性便秘，其本为年高体衰，气血不足，或肺气不足，肠道津亏，若用大黄及利气之品，虽收一时之效，终难以达到便通正常之目的，且大黄过用久用不但伤津，同时对气机不利，致使脾肺益虚，贻害无穷。此种情况当以补益肺气为主，可用党参、黄芪等，佐以滋润之品。补益肺气兼生津而助大肠传导，临床用之效果显著，若佐以杏仁宣通肺气下达大肠，则效果更佳。

肝主疏泄气机，肝气郁结而致便秘者，临床颇为常见，尤其对更年期综合征之便秘患者，因其多有烦躁易怒，胁肋疼痛之症，采用疏肝理气或清泄肝火之法，常可事半功倍，并不需要直接使用通下药物。

必须指出的是，内伤便秘患者，因患病日久，正气已虚，除非万不得已，不可速泻，即使是便秘日久，标病甚急，不得不用泻下之品时，也要酌量使用，且要根据病情，配以肉苁蓉、生地、党参、当归等益气养血滋阴之药。可见，治疗便秘，灵活圆机非常重要。若邪实内结而致者，自当以攻邪为主，取其邪去正安之效。因正气不足或气机失调而致者，则当以扶正为主，可少佐以泻下之品。

十四、理气法在治疗中的作用

理气法是治疗便秘的重要措施。肺主宣降，可使津液下润大肠，而且肺气肃降助大肠之传导功能。因此，治疗便秘，调理气机是一项重要的措施。

这里所说的理气，不仅仅是指在治疗气虚便秘时要使用补益肺气的方法，而且要配合行气等各种调气方法。其目的旨在调气散结，从而解除气结这一便秘的基本因素。如《伤寒论》中大小承气汤证，都是在以大黄等泻下药为主的基础上配合厚朴及枳实等组成的，而且行气药量的大小，直接影响泻下力量的强弱。其机制正如柯韵伯《伤寒来苏集》所说："诸病皆因于气，秽物之不去，由气之不顺也。故攻积之剂，必用气分之药，故以承气名汤。"

再如桔梗一药，性平味苦，既升且降，善于开提肺气。笔者在治疗气虚便秘时，因肺失宣降者，每用桔梗配杏仁而取效。汪切庵说："桔梗味苦入肺，能载诸药上浮，又能通天气于地道，使气得升降而益和。"可见，桔梗之所以能治便秘，是由于桔梗能理肺与大肠之气机，气机畅，则气结散。正寓"提壶揭盖"之意。

脾胃为气机升降枢纽，且为气血生化之源。因此，便秘理脾气也非常重要。在脾运不及的情况下，健脾益气也可起到通便的效果。

十五、寄语热爱中医学之青年

祖国医药学是我国劳动人民长期同疾病做斗争创造的，它有系统的理论体系和丰富的临床经验，为防治疾病、保护人民健康和中华民族的繁衍昌盛做出了巨大贡献。直至今天，祖国医药学在人民卫生事业中仍起重大作用。它是我国优秀的文化遗产之一。

中医学有其完整的理论体系，经过几千年临床实践检验，证明是正确的、科学的。但由于受历史条件的限制，不免存在有些不符合现实要求的地方，必须以辩证唯物主义和历史唯物主义的观点去批判地予以整理，使之发扬光大。

中医学是华夏之瑰宝，许多青年爱好中医学，但在学习中往往碰到不少困难。对初学者来说，苦无门径、无师指导，就是自学有一定基础及受过高、中等中医教育者来说，也需要深造。这里的关键，是学习方法和学习态度问题。《素问·著至教论》中指出了"五字"学习方法，即诵、解、别、明、彰。这"五字"是相互联系、各有特点的。在学习态度上，要有恒心，有毅力，随地求师，不耻下问。现将"五字诀"的学习方法，分别讨论如下：

（一）诵

诵，指背诵，是学习任何学科的一种基本方法，中医学亦不例外。在学习中医学时，无论是先从经典开始，或是先从启蒙医学开始，都需要背诵。就是学习大学教材，亦应先学习基础各科后再学习临床各科，并必须背熟应熟记的内容。如学习中医基础理论时，对阴阳五行的内容、概念、基本内容及其在医学上的应用，都要背熟。学习启蒙医学，如《医学三字经》、《药性赋》等，更要背熟。《伤寒论》、《金匮》、《内经》、《难经》等经典著作，特别是《伤寒论》、《金匮》必须将原文逐条背熟。俗话说"熟能生巧"，千万不可急于看注家解释，这样容易"先入为主"，妨碍自己独立思考能力的发挥。对《内经》、《难经》，虽然不用全部背诵，但属基础理论的内容及对临床有指导价值的原文，亦须背诵。如《素问·灵兰秘典论》中之脏腑生理功能，《素问·阴阳应象大论》中之阴阳五行内容等。另外，药物学中的药物性味、归经、主治功效及常用方剂，都要背熟、牢记。背诵的目的，不是为背诵而背诵，而是为了掌握它、应用它。

（二）解

解，即理解、了解的意思。对背诵的内容必须理解，但是怎样才能达到理解呢？查资料，看注解或求师指导，这样不但容易背诵且记得牢固，同时也便于掌握和应用。就是对不须背的内容，亦应加以理解，才能明确其真正意义。如《内经》中提出的"脱精"、"失营"这两种病证，为什么称"脱精"、"失营"呢？精是精气，营为营气。精藏于肾，为先天之根本；营运于血，有营养全身的作用。这两种病证，都是由社会地位的变迁及生活习惯的变化所致的。前者先伤了精，故称脱精；后者则伤营，故曰失营。由此可知，"解"是"诵"的基础，只有理解了，才可算是真正的背诵，因此说，"解"是学习过程中主要的一环，千万不可"食谷不化"。

（三）别

别，即识别、辨别。换句话说，就是比较、对比。这样对学习的内容才能有深刻的理解。俗话说"不怕不识货，就怕货比货"。这是从优劣、高低、好坏上去对比，从而认识它的特点，以便于选择。然而在学习中医学时，要对每一句要点、每一症状及每一味药物的功效进行对比、鉴别，才能得出真正的结论。如羌活与独活，同为辛温解表祛风湿药，在临床应用当予以鉴别。羌活偏上偏表，独活则偏下偏里，因此凡在表在上之风湿当用羌活，在下在里当用独活。《灵枢·决气》篇曰："壅遏营气令无所避，是谓之脉。"脉中有血，尽人皆知，况《脉要精微论》明确指出："夫脉者，血之府也。"《灵枢·经脉》篇也指出："脉不通，则血不流。"这里不说壅遏血，而说壅遏营气，需要识别一下。这是因为，血在脉中所以能流行不止，全凭营气的作用，因此不说壅遏血而说壅遏营气，这就体现了脉的作用，是从营、血的功能上识别而得出的结论。

再如，《伤寒论》中麻黄汤证有"体痛呕逆"，桂枝汤证有"鼻鸣干呕"，小柴胡汤证有"心烦喜呕"。三汤证皆有呕。必须将三汤证加以辨析，才能得出呕的病机。呕是胃气上逆所出现的一个症状，三汤证虽都有呕，但因病位不同，都可导致胃气上逆而呕，故三汤不治呕而呕自止，也就是主症祛而兼症退。由以上举例可以明确，"别"是在诵、解的基础上更进一步的学习方法。

（四）明

明，即明白、通晓之意，也就是精通。要达到精通，应在"别"的基础上进一步深化。如中医基础理论精通则运用自如，指导临床辨证不误、论治确切，对进一步总结病例、提高疗效都具有重要意义。另外，要达到真正的"明"，除专业知识的深度广度外，更重要的还涉及学习文、史、哲的知识。文，指文学。首先要掌握古汉语文法、文言词类用法及特殊句法运用，然后读医古文，还可读一些古代文学作品。史，即历史。我国是一个文明古国，有悠久的历史，中医药在奴隶社会起源，在漫长的封建社会中，历代的诸多医药学家，为中医学理论与临床医疗的发展做出了巨大贡献，因此特别要对他们为中医药事业的发展所做的贡献作一研究，这对提高我们的理论水平是有裨益的。哲，即哲学。任何一门科学都要受到哲学的支配，特别是中医学受古代哲学思想的影响较深，如"气"、"阴阳五行"就导源于古代哲学，因此既要通晓古代哲学，又要用马克思主义哲学来分析它、研究它，才能得出正确的结论。由此可知，要达到医学上的真正的"明"，还必须结合学习文、史、哲知识。

（五）彰

彰，即显扬之意。也就是在"别"、"明"的基础上有所发挥，使理论更加充实而完善，指导临床更为有效，且在某些理论与临床疑难病证上有所突破，以此作为基点进行科学实验，使它有所创造，有所发明，有所前进。这不但丰富了中医学的理论，同时为中西医结合创造条件，为人类健康事业做出贡献。这就是所谓"彰"的基本涵义。

综上简单介绍了"五字"的学习方法。这"五字"学习方法是建立在热爱中医，并有信心、有毅力的基础之上的，这样才能圆满完成学习任务。愿有志学习中医学的青年，为祖国四化建设，为振兴中医事业，努力学习吧！你们的目的一定能够达到，也必定能够达到！

十六、参芪紫癜汤

处方：白术（炒）9g，党参15g，黄芪20g，当归9g，生白芍9g，生阿胶6g（烊化），茜草6g，陈皮6g，甘草3g。

功能：健脾益气，养血归经。

主治：血小板减少性紫癜、过敏性紫癜。

用法：先用500ml冷水将药浸泡半小时（阿胶除外）后，用文火煎30分钟，倒出再加冷水煎20分钟，两煎混合分2次服，每日1剂，连服6剂，停药1天，后连服10~15剂，紫斑可消退。

方解：本方为归脾汤加减而成。脾虚不能摄血，致血妄行，瘀于肌表可致本病。气壮则自能摄血，故以参、术、芪健脾益气，脾健则摄血有力。本证属本虚标实，血渗出瘀于皮肤而成紫癜，故加当归、阿胶、白芍以养血活血，且白芍、阿胶有敛阴养阴之功以制黄芪之温燥；伍以茜草活血止血，且无瘀滞之患；配以陈皮和胃以助脾，脾胃健壮则生化有源。此方动静配合，标本兼治，故收到应有之疗效。

加减：若口干唇燥，鼻腔时衄者，加栀子（炒）6g、生地9g；大便溏泄，食欲不振者，加山药（炒）9g、砂仁6g。

方歌：脾不统血身紫斑，参术芪草脾气健；再加归芍与阿胶，陈皮茜草病可安；若见口干鼻常衄，栀子生地随症添；大便溏泄加山药，砂仁用之可进餐。

分析：本方在于健脾益气，可恢复脾气统血之能，因而具有消除紫癜之效。本方经过几十年的临床运用，颇为有效。血小板减少症，原因不明，据现代医学研究与遗传有关，多发于妇女及儿童，也有其他疾患所导致者。本病起病较缓慢，一般无明显不适，只有少数患者有乏力、食欲不振等。过敏性紫癜，血小板计数正常，多由于接触或对某种食物过敏所致。过敏的体质中医学认为与正气有关。正气充沛与否和脾气强弱有直接关系。脾胃为后天之本，气血生化之源，血小板之减少与脾气衰密切相关，脾气衰则气血生化无力，故统血之力亦减，血溢肌肤而现紫癜。紫癜病与热病发斑有本质的不同，不可同日而语。

本病的病机为本虚标实。脾气虚为本，肌肤瘀血为标，故而治疗上当以治本为主，兼以活血祛瘀治标。本病日久，一方面阴血被伤，另一方面瘀久阴亏又可生热，因而随症配以滋阴清热养血之品。滋阴清热不但可缓解肌肤出血，且能助参、芪益气之功，相得益彰，共奏健脾益气、消除瘀斑之效。

十七、桑薄清宣汤

处方：霜桑叶6g，薄荷4g，炒杏仁3g，桔梗4g，枳壳4g，陈皮4g，紫菀4g，生白芍3g，甘草3g。

主治：小儿外感咳嗽。

用法：上药用300ml水煎至头开时加薄荷，再煎15分钟，倒出。再加水150～200ml，煎15分钟倒出，与头煎混合，分服。本方剂量适用于6岁以下，周岁以上患儿。3岁以下每服1勺（约20ml）每日3～4次，每隔4～6小时1次，3岁以上每服2勺，日2次。

加减：若发热可加银花9g；咽喉痛加牛蒡子4g，川贝母3g；不思饮食加麦芽（炒）6g。

病案举例　患者，男，6岁。因洗头后晚间发热38℃。服感冒药热退，晨开始咳嗽，咳嗽连声，咳有痰声、咽喉痛、二便正常。舌苔薄白，脉数。诊为外感咳嗽。予桑薄清宣汤，1剂咽痛止，咳减过半，2剂咳止如常。

十八、阴茎勃起痛，温肾暖肝平

患者，刘×，52岁，男，干部。1957年5月来诊。自诉阴茎勃起后，向上弯曲，疼痛难忍，不勃起则不痛，夫妻不能同房。平日清晨阴茎勃起亦如此，已2年余，经多方医治都不见效。询之，则云腰部有冷坠感，且阴囊周围亦有凉感。饮食正常，大便亦无异常变化，唯夜尿较多，余无所苦。诊其脉沉细而弦，舌苔薄白，舌质正常。

外生殖器为肾之外候，又是肝经经脉所过之处。细考此证乃为肾阳衰，寒湿内生，波及脾肝所致，故兼有肾阳虚证。《素问·至真要大论》中之病机十九条肾脏病机指出："诸寒收引，皆属于肾。"故本证以阴茎收引疼痛为主症。《金匮要略》"五脏风寒积聚"篇中所指出的肾着病与此证颇相符合，本方原为温中散寒，健脾燥湿之剂，所以能治肾着病。尤在泾在《金匮要略心典》中说："甘、姜、苓、术，辛温甘淡，本非肾药，名肾着者，原其病也。"所谓原其病，即病源在肾，虽病在肾而其症在阴茎，故尤氏又说："然其病不在肾之中脏，而在肾之外府，故其治法，不在温肾以散寒，而在燠土以胜水。"遂处方肾着汤加胡芦巴，3剂而愈。

处方：甘草6g，干姜6g，茯苓9g，白术（炒）9g，胡芦巴9g。

用法：水煎2次，令做2次温服，每日1剂。

分析：盖寒性收引，乃为肾病，由于脾阳根于肾阳，温中散寒，健脾燥湿正所以救肾阳。肾寒肝亦寒，波及经脉，故阴茎收引而疼痛。胡芦巴温肾暖肝，温而不燥，守而不走，能温肾阳以暖肝，寒湿祛，收引回，其病因之而愈。收引与拘急略同，收引因寒而不颤动，拘急因内风而颤动，前者宜温中散寒，后者当熄内风，以此为别耳。

十九、消渴无分上中下，唯取都气加黄芪

消渴一证，古人就其症分为上、中、下三消：以饮多病在肺，为上消；食多病在胃，为中消；尿多病在肾，为下消，故以"三多"而定名。《临证指南医案·三消》曾云："三消一证，虽有上中下之分，其实不越阴亏阳亢，津枯热淫而已。"赵献可在《医贯》中亦云："治消之法，无分上、中、下，先治肾为急。"依余多年体验，此说符合临床实际。

盖肾为水脏，若真水不竭，则无渴饮之患。五脏之津液皆本于肾，肾阴虚则阳旺，故渴饮不止而消谷善饥；肾为胃之关，关门不利，故渴饮而小便多也。加之肾阴亏虚，无力制火，火旺则煎熬脏腑，火因水竭而益烈，水因火盛而益干，故饮多而不济渴，此名消渴。

余用都气丸变汤剂加黄芪，治疗本证，无论新久，每获良效。其中之六味地黄汤，治肝肾之不足，真阴亏损，精血枯竭，消渴淋沥等证。五味子之咸酸，而长于保肺气，滋肾水，收心气，生津止渴，合六味地黄汤不但加强滋补肝肾之阴，且能制其火旺，从而津生渴止，加黄芪借其生发之性，故能补气升阳，温运阳气以生血，助气化水，气化则津生，颇合都气之意，故余运用此方以治消渴，效果满意。

方中熟地改用生地，处方如下：

生地12g，山萸肉9g，山药（炒）9g，丹皮6g，茯苓6g，泽泻6g，五味子9g，黄芪20g。水煎分2次服，每日1剂。忌辛辣烟酒，炙煿之物。

病案举例　王×，女，60岁，干部。自诉三年前患糖尿病，执医院化验单，尿糖（+++），血糖9.9mmol/L，渴饮不止，每日能喝3暖瓶（6.8L）水，食量大且易饥，小便亦多。身体较胖，自觉周身乏力，动则气短，且足跟部有一痈肿已半年。诊其脉滑数，舌无苔而红干，即处方都气丸加黄芪，剂量同上。服10剂后，病情大减，效不更方。继服10剂，"三多症"已不明显，脚跟痈肿已消退过半，唯时有口干，不饮水亦可支持，尿糖化验正常，但血糖仍偏高，嘱将原方用量各加倍配成水丸剂服用，每日服2次，每次服9g以巩固疗效。后因血压高来就诊，询及前病自云无明显症状。化验多次尿糖虽无，但血糖略偏高。

二十、"邪气盛则实、精气夺则虚"辨

"邪气盛则实，精气夺则虚"语出于《素问·通评虚实论》。这两句话对虚实的概念作了原则性的概括，所以它是虚实辨证的基础。

所谓实证，是因于邪气盛；虚证则是因于精气夺。什么是邪气？邪气是对正气而言。换句话说，凡是能使人发病的因素，都可称邪气。邪气又有内邪、外邪的不同：外邪，如六淫之邪；内邪，如痰饮、瘀血、气滞、食积等即是。精气，则是泛指人体营养物质而言。这里的精气可理解为正气，即真气。《灵枢·刺节真邪》说："真气者，所受于天，与谷气并而充身者也。"精气的被劫夺，有因邪气而致者，有因过度消耗而致者。前者为邪气所伤，后者多为劳倦酒色所致。由此可知，"精气夺则虚"的虚，有被

邪气所伤及自耗精气两种情况。外邪感身，初起邪气盛，中期则势均力敌，至末期则有两种转归：一是邪盛正衰，病情恶化；一是正复邪退，病情向愈，此时虽然邪气退，正气复，但正气却伤。外邪之所以侵身，是由于"邪之所凑，其气必虚"的原因。这里"其气必虚"的虚，有暂时、局部及全身之虚的区别。外邪入侵，当身体出现一系列证候时，大多属于邪气实。也就是说，此时以邪气为主要矛盾，治疗时当以祛邪为主。若邪祛正衰，此时以正气衰为主要矛盾，治疗当以扶正为主。在邪盛为主的情况下，当遵"邪不先去，补正亦无益也"的原则；在正虚为主的情况下，当遵"扶正以祛邪，方为要法"的原则。因此，在临床上当察疾病之虚实，以定缓急之治。所以张介宾说："所谓缓急者，虚实之缓急也。无虚者，急在邪气，去之不速，留则生变也。多虚者，急在正气，培之不早，临期无济也。"临床上虚实情况是复杂的。既有虚实夹杂（包括虚多实少，或实多虚少，以及表虚里实，表实里虚等），又有虚实真假。在虚实夹杂的病情中，总有其偏重和缓急，不论是上实下虚，或是表实里虚，或是气实血虚等，都要抓偏重缓急而治之。如治气虚外感，当解表以祛邪兼以扶正。至于"大实有羸状，至虚有盛候"的虚实假象，更当细辨。所以明确"邪气盛则实，精气夺则虚"的意义，对指导临床有重要价值。

此外，还有阴阳气血相并所导致的虚实，这种虚实不属于邪气所侵之实证，也非由邪劫夺精气的虚证。而是由于阴或阳，气或血单方面的消耗，而另一方相并所致。如阴虚而阳并之，则阴实而阳虚；血虚而气并之，则血实而气虚。反之亦然。在治疗上，属阴阳者，当根据具体情况阴中求阳或阳中求阴；属血气者，当补气以帅血或补血以养气。

二十一、肠 澼 解

肠澼这一病名，首见于《内经》，多指赤白痢而言。但《素问·生气通天论》却有"肠澼为痔"之论。"澼"字，《集韵》释为"肠间水"，似指泄泻而言。泄泻在《内经》中有濡泄、洞泄、飧泄等不同的名称。《难经》并提出"五泄"之名。五泄中包括了赤白痢。张景岳称泄泻为下利；赤白痢则曰便脓血。《素问·通评虚实论》中有"肠澼便血"、"肠澼下白沫"及"肠澼便脓血"的不同论述。据此，肠澼为一病，由肠澼而便血，或下白沫，或便脓血。肠澼为何病？肠间有水气，郁积日久，伤及气分，则下白沫；伤及血分，则下血；若气血两伤，则便脓血。《外台秘要》称肠澼为滞下，《千金要方》称肠澼是由于"春伤于风，下为脓血，多滞下也。"明·吴崐明确指出："肠澼，滞下也。"张志聪说："肠澼者，邪澼积于肠间，而为便利也。"吴氏未将澼字加以训释，认为肠澼，即滞下之痢疾；张氏虽将澼字加以解说，但意又未明指肠澼即痢疾。以致后世对肠澼、滞下、痢疾理解为同属一病而名别。更有人说肠澼为《内经》之名，滞下为后世之名，而痢疾为近世之名。这种说法是撇开病因、病机，而只从症状来认识肠澼，因而造成了认识上的混乱，故为说焉。

二十二、40 年来天天走

我自 50 年代开始，每天早晨上山，既不打太极拳也不练气功，只是上山走一趟，约 1

小时。不论严寒酷暑，风雨无阻，坚持锻炼，心中只有一个"恒"字。40多年来从未间断。

我的生活比较有规律，无论冬夏，都是早6点起床，晚10点睡觉。夏季中午睡半小时到1小时。

我认为起居有常、饮食有节、保持乐观、少吃油腻、多吃青菜水果等，对健康有益。我也喜欢吃些酸的水果和酸味汤菜，几乎每顿饭都要吃点，醋可以增加食欲，帮助消化。

我每年要感冒1~2次，只是流清鼻涕打喷嚏。开始感觉不适时，服一点银翘片。若遇流行性感冒时，在炉上熬醋熏蒸房间可以避免之。我这一生患过大叶性肺炎和胆囊炎，现均已痊愈。

我的生活习惯是根据先辈人教诲而养成的，"慎风寒，调饮食，息忿怒"，加上清晨锻炼，这便是我生活的写照。

中医学的养生方法讲究调神调身，使之顺乎自然，适应社会。但任何养生方法，都必须坚持一个"恒"字。若是"三天打鱼，两天晒网"，就决不能达到目的。

二十三、一本切合实用的优秀本草辞书

——评《实用中药辞典》

中药是祖国医学的重要组成部分，随着当代中药研究和应用的发展，有关中药学方面的辞书也大量涌现。因此，编写一部内容和规模适中，切合临床与科研实用的中药辞典，便成为广大中医药临床和科研工作者的迫切需要。最近，由田代华主编、谢宗万主审、人民卫生出版社出版的《实用中药辞典》，正是这样一部能够满足上述需要的优秀著作。笔者翻阅良久，感慨颇多，深为作者独具之匠心所折服。约而言之，该书有以下特点：

（一）选药精当合理

《实用中药辞典》一改以往中药辞书追求大而全的惯用做法，从临床和科研的实际出发，在对各类文献进行全面调查研究的基础上，精心取舍，合理选择，共收录药物800种，附药108种，均为临床和科研工作中常用或可能涉及的药物。这样做既能满足临床与科研检索资料的需要，又可以节省中医工作者的经费和时间，可以说是两全其美。

（二）资料全面准确

《实用中药辞典》选药虽然不多，但每味药的资料却非常全面，从近500万字的篇幅即可窥见一斑。该书在药名之下列异名、释名、基原、植物（动物、矿物）、采集、药材、化学成分、药理、炮制、药性、功效主治、用法用量、使用注意、配伍应用、附方、临床报道、文献综录、备考、参考文献等子项，全面系统地收录了每味药物的古今研究资料，尤其重视新资料的搜集。如"基原"项，对部分药物品种进行了深入地考证，在获取充分证据的基础上做了取舍，使该书对药物所用植物品种的认识更为科学全面；又如"药理"项，收集了每味药物药理研究的最新成果，从整体上体现了此类研究的进展水平；再如

"临床报道"项中收录文献的时间下限已经达到2001年底，为临床和科研工作者省去许多查询检索的麻烦。

（三）继承与创新结合

《实用中药辞典》在全面系统地收录前人本草知识，借鉴其他中药辞书优点的同时，又结合中药研究动态和本草文献研究成果，在继承的基础上有所创新，尤其是在"药性"项中，不仅第一次在辞书中归纳了药性特点，而且对药性特点的描述深刻精辟，给人以耳目一新之感。如对生姜、炮姜、干姜的药性分别概括为"芳辣宣散，升中有降，走而不守"、"辛辣香燥，守而不走"、"芳辣窜散，降中有升，走而能守"，三种药物的药性形象生动，跃然纸上。继承与创新在该书中的有机结合，反映了作者深厚的文献学、本草学底蕴。

（四）检索方便实用

该书药物按笔画排序编号，书后附有"药物名称索引"、"拉丁文英文名称索引"、"古今度量对照表"、"药理学名词中英文对照表"等检索工具。"药物名称索引"收录了在该书中出现的所有正异名、植物名、矿物名、动物名、药材名等，每个名称后附有药物编号及名称性质，无论选取哪一种方法进行检索都能很快达到目的，使用非常方便。

总之，《实用中药辞典》创造性地融科学性、实用性于一体，资料翔实，内容全面，反映了中药学研究的最新成果，诚为中医临床、科研工作者及医学生的良师益友。

二十四、让《伤寒论》自己诠解自己

——评李心机新著《伤寒论通释》

李心机是我的学生，前些日子给我送来了他新近由人民卫生出版社出版的近73万字的学术专著《伤寒论通释》。2002年夏天他向我索序，我欣然答应了。《伤寒论通释》继续实践了作者在《伤寒论疑难解读》中所倡导的"让《伤寒论》自己诠解自己"，"让张仲景自己为自己作注释"的学术主张。

继《伤寒论疑难解读》之后，作者运用考辨与阐释相结合的方法，对宋本《伤寒论》六病诸篇、《辨脉法》等以及诸可、诸不可各篇和《金匮玉函经》、《金匮要略》等出自张仲景（或王叔和）之手的文献进行全面考察，从中找出确凿的论据，对《伤寒论》六病诸文做出合理的、符合仲景理论与临床思路的解释。作者对《伤寒论》理论思路和理法方药进行系统的还原分析，特别对《伤寒论》研究史上的"误读传统"做了深入的剖析，纠正了《伤寒论》研究史上多遵汉唐义疏之例"注不破经，疏不破注"随文敷饰的弊病，提出了许多宝贵的见解；对若干"误读现象"进行了驳正，做出了全新的解释，这有助于促进《伤寒论》学术研究从低水平的重复走向深刻。

本书特点之一是以赵刻宋本《伤寒论》原文顺序进行全文阐释，辅以《脉经》、《金匮玉函经》、《千金翼方》、《太平圣惠方》相对应的条文进行校读。作者指出："对《伤寒论》中的疑点、难点，若不下工夫，仅靠臆测、妄断，必谬误百出，而要做出正确的理解，得出正确的结论，其正确的方法，只能是充分利用本证、本训，对《伤寒论》进行校读，进行还原分析"。据我所知，对各不同传本进行校读、训释、诠解，这是目前《伤寒论》研究中少见的新颖形式。本书是作者数十年来对《伤寒论》学习、讲授、研究，尤其对"教"与"学"两个方面的实践体会的总结，全面体现了作者在《伤寒论》研究方面的学术思想。其研究方法对读者颇多启发。

现代人多用红花活血祛瘀，为什么张仲景在抵当汤和丸中不用呢？今人多用半夏止呕，小柴胡汤证喜呕用半夏，为什么太阳病，或已发热，或未发热，必恶寒、体痛、呕逆，以及太阳中风，桂枝汤证鼻鸣干呕，却不用半夏呢？要理解这些问题都需要研究张仲景是怎么思考的，而不是我们后世人的随意附会。这也就是作者所说的应当"让《伤寒论》自己诠解自己"的道理。

作者在本书后记说道，要理解敦煌壁画中的飞天是在"空中飞舞"，只需要通过"飘带"去想象。要理解中医学和《伤寒论》的真谛，主要还得依靠蕴含于中国传统文化中的中国人的思维方法。要学会从"象"中求"意"的方法，宛若从"飘带"中理解"飞"的含义，而不是从"形"中求"实"。

我理解作者这段话的意思就是一个"悟"字。《内经》曰："持脉之道，虚静为宝"虚能引和，静能生悟。从总体上说，中医学的思维方式可以从这个"悟"上理解。"静能生悟"，只有静下心来，才能对中医学的真谛有所体悟，本书作者可谓深谙此理，潜心数十年，静悟《伤寒论》之理。

本书的特点之二是作者用了较大的篇幅写出的导论。导论从五个大的方面对《伤寒论》做出了纵深的论述，这也是本书作者学习、讲授、研究《伤寒论》的深刻体悟。尤其"《伤寒论》对伤寒的基本认识及认识方法"一节，作者从认识论的角度，试探性地挖掘了仲景对伤寒发病认识思路的基本脉络。"关于学习《伤寒论》方法的建议"一节，作者提出的五点建议十分精当，我认为很有实际和实用意义，尤其对学习和研究《伤寒论》的年轻学者，当很有裨益。